보건통계학의 이해

공저자
안윤옥·이무송

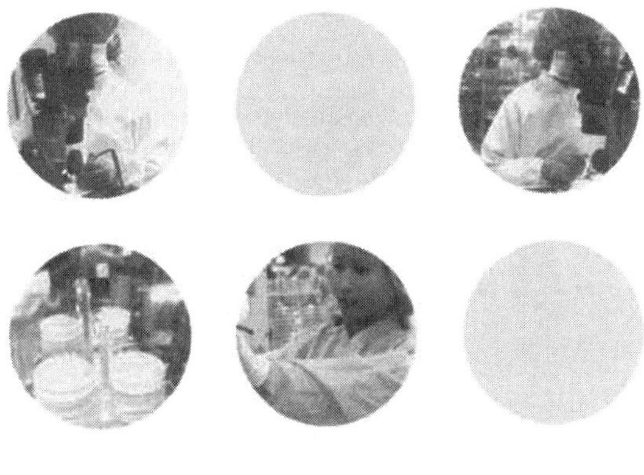

정 문 각

머 리 말

개정판을 내면서

"보건통계학이해"가 1992년에 첫 출간되었으니 벌써 14년이나 지났다. 그동안 많은 독자는 물론 이 책을 교재로 사용하였던 교수님들로부터 따뜻한 격려도 있었고, 따끔한 질책성 문의도 있었다. 또한 정문각의 김시동 사장께서도 직접 개선, 보완사항을 지적하시면서 개정판의 필요성을 독려하시었다. 격려와 충고, 그리고 지적과 독려 모두 고마울 따름이다.

초판의 서문에서도 언급하였지만, 보건의학도들에게 필요한 통계학적 지식과 방법은 통계학 자체의 수리적 이해나 기법의 숙련이 아니고, 통계학적 논리체계에 대한 개념적 이해이어야 한다는 소신은 지금도 변함이 없다. 보건의학도들이 졸업 후 해당 전문분야의 실무에 종사하면서 다루게 되는 많은 업무의 기본 또는 출발점은 밖으로 나타난 인체의 건강-질병현상을 포함한 갖가지 생명현상들을 관찰하고 이로부터 그 현상의 근원이 되는 생명현상의 참모습을 그려내는 것이라 하겠다. 예를 들어 여러 가지 증상과 증세로부터 질병의 참모습을 진단하고, 증상 또는 증세의 변화로부터 질병경과나 예후 또는 치료효과 등을 판단하며, 질병 이환율이나 사망률로부터 보건정책을 수립하거나 적정성 등을 평가하기도 한다. 관찰된 현상으로부터 참모습을 그려내는 가장 합당한 방법은 어떤 것이어야 하는지, 통계학적 논리체계가 그러한 합당성에 해당하는지, 그리고 통계적 논리체계의 제한점은 무엇인지 등등을 이해하는 것이 통계적 기법 몇 개를 기억하는 것보다 훨씬 중요하다고 생각하는데, 더구나 통계 패키지 이용이 보편화된 시대적 상황에 비추어 보면 이는 더욱 분명하다. 본 교재는 바로 이 부분에 역점을 두고 있으며, 보건의학도와 보건의료 분야 종사자에게 통계학적 논리체계의 기본 개념과 그 개념에 바탕을 둔 통계적 기법 등을 알기 쉽게 소개하고, 동시에 간단히 직접 적용할 수 있는 예제를 제공하고 있다.

아직도 보건통계학 또는 통계학에 대하여 잘못 이해하고 있는 오해가 있다. 그 첫째는 보건통계학을 제대로 이해하려면 복잡한 수학 공식을 익혀야 한다는 오해이다. 통계적 기법에 수학적 방법이 적용되는 것은 사실이지만 수학을 모르더라도 보건통계학을 이해할 수 있다. 수학과 통계학의 관계에 대하여는 제1장에 잘 설명되어 있다. 수학을 싫어하는 독자라면 공식같이 머리 아픈 부분은 건너뛰어도 무방하다. 둘째는 SPSS와 같은 통계분석 패키지를 이용하면 통계분석이 해결된다는 오해이다. 그러나 통계적 논리체계에 대한 이해가 없이는 패키지의 출력결과를 해석할 수 없는 바, 이는 곧 '돼지 앞의 진주'에 다름 아니다. 세 번째는 통계적 분석은 복잡하고 어려울수록 좋다는 오해인데, 패키지의 보편화 때문에 더욱 심화된 측면이 있다. 하지만 분석은 깔때기 형태의 방향으로 이루어져야 한다. 즉, 쉽고 직관적으로 이해되는 분석에서 시작하여 심층적 분석으로 진행하는 것이다. 따라서 쉬운 기초통계 기법에서 시작해서 점차 복잡한 기법으로 진행하여야 한다. 기초 분석인 기술통계분석에서 그 자료에 대한 의문이 모두 풀린다면 여기에서 멈추는 것이 최선의 분석전략이다. 다른 한 가지는 자료 자체에 대한 의문을 갖지 않는 것이다. 자료수집이 목적에 맞도록 타당하게 이루어졌는지를 검토하는 선행과정이 있어야 한다는 것이다. 이상의 몇 가지 오해나 관행의 허실을 이해하는 것만으로도 보건통계학의 기초를 익혔다고 할 수 있으며, 이 책을 통하여 그 오해를 완전히 해소하길 기대한다.

이번 개정판은 내용을 모두 일곱 개 장과 부록으로 구성하였다. 그리고 제2장, 제3장과 제6장의 말미에는 각 장의 내용에 상응하는 SPSS 패키지 이용방법을 예제로 소개하였는데, 대부분의 통계 패키지는 SPSS와 같이 메뉴 방식으로 구동되므로 SPSS 예제를 이해한다면 다른 패키지 또한 이를 응용하여 사용 가능하리라고 기대한다.

제1장에서는 통계학 및 보건통계학의 기원과 연혁을 소개하였으며, 초판에서와 마찬가지로 보건통계학의 논리체계와 기본 개념을 이해하는 데 필요한 몇 가지를 기술하였다. 여기서 독자들은 통계학이 전혀 낯설고 어려운 과목이 아니고 오히려 이미 평소의 일상생활에서 흔하게 사용하고 있는 지식체계라는 사실을 알게 된다. 다시 한번 강조하건데, 제1장의 이해가 있은 후에야 이후 내용의 충실한 이해가 가능할 것이다.

제2장에서는 통계자료의 수집, 표본과 표본을 선정하는 방법을 기술하였다. 통계학은 표본을 출발점으로 하여 이루어진다. 따라서 표본추출의 오차와 비뚤림을 이해하여야 한다. 한편 관찰대상 현상의 측정과 그 측정 척도를 소개하였다. 변수의 척도는 분석기법을 결정하는 데 중요하므로 정확히 이해하여야 한다.

제3장에서는 자료를 요약하는 방법을 포함하여 기술통계기법을 소개하였다. 자료의 첫 분석단계인 기술통계는 흔히 사소하고 귀찮은 것으로 생각하기 쉬운데 실제로는 자료 분석의 핵심기법이다. 기술통계는 실제로 자료 분석의 2/3 이상을 차지하며, 때로는 기술통계만으로 분석이 종료되기도 한다. 특히 자료의 가시적 요약기법인 그래프 작성, 요약지표인 평균, 표준편차 및 표준오차 등은 명확히 이해하여야 한다.

제4장에서는 확률과 확률분포를 기술하였다. 확률분포와 중심극한정리는 이후에 기술할 분석통계(또는 추론통계)의 이론적 근거가 되며, 정규분포, t 분포, F 분포, 카이제곱 분포 등이 이 장에서 소개된다. 수리적 또는 수학적 표현이 많이 나오는데, 수학을 싫어하는 독자라면 수학적 표현을 건너뛰면서 읽어도 무방하다.

제5장에서는 분석통계의 바탕개념인 추정과 가설검정을 다루었다. 밖으로 나타난 현상으로부터 그 근원인 참모습을 그려내는 논리체계에 관한 것이다. 통계학의 핵심이 되는 부분이기 때문에 모든 독자에게 정독하길 권한다. 제6장에서는 제5장의 개념을 바탕으로 실제 적용하는 구체적인 분석통계기법을 소개하였다. 분석기법의 구체적 과정을 이해하는 것보다는 자료의 성격에 따라 적절한 분석기법을 선별, 결정할 수 있어야 한다. 또한 자료가 해당 기법의 전제조건 등을 충족하는지 판단할 수 있어야 한다.

제7장에서는 이전 초판의 5장 보건통계지표를 전재한 것이다. 이전 초판 4장이 이번 개정판에서 제4, 5, 6장으로 확대 개편됨으로 하여 제7장으로 옮겨 오게 되었다.

초판에 이어 이 개정판이 출간하기까지는 많은 분들의 도움이 있어서 가능하였다. 먼저 공동 저자로 울산의대 예방의학교실의 이무송 교수가 참여하게 된 것은 이 책으로서는 큰 행운이 아닐 수 없다. 초판에 대하여 격려와 질책성 의문을 주신 여러 독자와 교수님들께도 감사를 드린다. 교정에 힘써 준 울산의대 예방의학교실의 신민경 조교, 그리고 정문각의 김시동 사장 및 관계자 여러분께도 감사드린다.

2006년 6월
저자 씀

차 례

제4장 확률과 확률분포

제5장 자료의 통계적 분석

제7장 보건통계지표

01 통계학의 기원과 몇 가지 기본 개념

1. 통계학의 기원과 발전사

통계학이 학문적 체계를 가지기 시작한 것은 1660년대 전후라고 알려진다. 영국의 정치산술(政治算術, political arithmetic), 독일의 국세학(國勢學, staatkunde) 그리고 프랑스의 확률론(theorie des probabilites) 등이 비슷한 시기에 등장하였고 이들이 융합되어 근대적 개념의 통계학으로 발전하였다.

영국의 정치산술은 1662년 존 그란트(John Graunt)[1] 가 발표한 논문 '사망자에 대한 자연적 및 정치적 관찰(Natural and political observations mentioned in a following index, and made upon the Bills of Mortality)' 을 그 시발점으로 하고 있다. 영국에서는 1603년부터 가톨릭 교구별로 사망과 출생을 파악하는 제도(bills of mortality)가 시행되었다. 존 그란트는 1603년부터 1658년까지 55년 동안의 런던과 햄프셔 교구의 서류(bills)를 집계하여, 이를 종합하는 형식(표)을 고안하였다. 이는 인구집단의 사망 및 출생 양상을 수량적으로 표현한 최초의 시도이다. 이 논문에서 인간의 출생, 사망 현상에도 어떤 일반성 또는 규칙이 있다는 것을 처음 보고하고 있는데, 예를 들어 ① 출생 성비는 남녀 14:13 또는 16:15이다. ② 도시 지역의 사망률은 농촌 지역의 사망률보다 높다. ③ 출생자 100명 중 36명이 만 6세 이전에 사망한다. ④ 유행성 감염성 질환에 의한 사망자 수는 연도에 따라

1) 평범한 런던의 상인이었던 존 그란트는 절친한 친구 윌리엄 페티가 당시 왕립런던학술원(Royal Society of London)의 창단 회원이어서 학술원의 재정적 후원자 역할을 하게 되었다. 학술원 회원들의 학문적 활동에 자극을 받아 55년 동안의 사망 서류를 수집하여 이를 집계하고 종합한 표와 함께 그 내용을 발표하게 되었는데, 이것이 근대 의학통계학 또는 인구통계학의 효시가 된 것이다. 그는 이 업적으로 상인의 신분으로 국왕의 추천을 받아 학술원 회원이 되었다.

변동이 심한 반면, 만성질환, 사고, 자살 등에 의한 사망자 수는 대개 일정하다. ⑤ 상기 규칙을 적용하여 일부 인구추계가 가능하다. 존 그란트의 업적은 윌리엄 페티(William Petty)에 의해 '정치산술'[2] 로 발전하였는데, 인간 사회에서 일어나는 모든 종류의 집단현상을 숫자(number)와 비중(weight) 그리고 척도(measure)를 이용하여 표현할 수 있다는 개념이 정립되고 그 방법이 제시되어 근대통계학 특히 기술통계학(descriptive statistics)의 효시를 이루고 있다.

독일 국세학(staatskunde)의 원형은 Helmstädt 대학의 콘링(Hermann Conring) 교수가 각국의 국민, 영토, 정치, 행정, 재정, 군비 등의 기술(記述)을 내용으로 하는 소위 '국상론(國狀論)' 강좌라고 할 수 있다. 국세학은 영국의 정치산술로부터 수량적 표현 방법을 도입하여 국가통계를 작성하는 내용으로 발전하였고, 약 1세기 후 Göttingen 대학 교수인 아헨발(Gottfried Achenwall)은 이 학문의 명칭으로 스타티스틱(statistik)라는 용어를 처음 사용하였는데, 이 이름이 '통계학(statistics)' 명칭의 기원이 되었다. 국세학과 정치산술이 융합되면서 '비교통계학(vergleischende statistik)' 및 '표식통계학(tabellenstatistik)' 으로 발전하였다.

우연의 수리를 다루는 확률론은 16세기 이태리에서 시작되었으나 그것이 수학의 형태를 갖추게 된 것은 17세기 초반 프랑스에서이다. 파스칼(Blaise Pascal), 페르마(Pierre de Ferma) 등이 수학의 형태를 갖춘 확률론을 정립한 대표적인 학자이다. 그 이후 한동안 별 진전이 없다가 베르누이(James Bernoulli, 1654~1705)가 등장하면서 급속히 발전하게 된다. 그의 대표적인 저서 '추측법' 은 그가 사망한 후인 1712년에 발간되었는데, 유명한 '베르누이 정리' 가 이 책에서 처음으로 소개되었다. 그 뒤 베이즈(Bayes)는 '사후(事後)의 확률' 이라는 저서에서 '베이즈 정리' 를 제시하였다. 확률론은 18세기에 들어와 모와브르(Abraham de Moivre, 1667~1754)와 라플라스(Pierre Simon Laplace, 1749~1827)의 등장으로 집대성되는데, 모아브르는 후에 가우스(Carl Friedrich Gauss)에 의하여 가우스 확률분포(정규분포)로 사용하는 곡선의 수식을 1733년에 개발한 당사자이고, 라플라스는 과거 3세기 동안 이루어진 확률론 내용을 총 망라한 종합서 '확률의 해석이론(Theorie

2) '정치산술' 은 영국 왕립런던학술원 창단 회원인 윌리암 페티(William Petty)가 1670년에 출간한 저서의 이름이다. 네덜란드, 프랑스, 영국의 경제적 및 사회적 현상을 수량적으로 표시하여 국력을 비교한 책으로 경제학의 효시라고 불린다.

analytique des probabilites, 1814)' 을 출간하였다. 이 책에는 확률론을 이용하여 인구의 출생, 사망, 수명, 결혼 등의 양상을 기술하고 예측, 추계하는 내용도 기술되어 있다. 즉, 인구통계학과 확률론의 접합이 시작되었으며, 확률론은 '추론통계학(inferential statistics)' 의 모태(母胎)가 된다.

집단현상, 특히 인구집단에서 일어나는 현상의 일반성을 파악하고 이로부터 예측을 시도하는 일은 과학자들에게 매우 매혹적인 주제가 되었다. 핼리 혜성의 발견자로 유명한 천문학자 핼리(Edmund Halley, 1656~1742)는 브레슬로(Breslaw)시의 5년 인구(1687~1691)를 이용하여 처음으로 근대 개념의 생명표를 작성하여 사망과 출생 및 생존에 관련한 어떤 규칙과 예측을 제시하기도 하였다. 1830년에서 약 20년간은 통계적 규칙으로부터 인구집단의 생명현상뿐 아니라 사회현상, 경제현상 등등 인간집단에서 일어나는 모든 움직임의 진리를 알아낼 수 있다고 맹신하는 소위 '통계만능 시대' 또는 '케틀레(Adolfe Quetelet, 1796~1874) 시대' 로 불리기도 한다. 실제 1853년 제1회 국제통계회의(Congress Internationale de Statistique)가 케틀레의 주관으로 벨기에의 브뤼셀에서 열렸다.

정치산술, 국세학, 확률론 등은 고전통계학이라 하고, 케틀레의 통계학, 사회통계학, 기술통계학은 근대통계학이라 하며, 추론통계학은 현대통계학이라고 편의상 부른다. 추론통계학은 고셋(William Sealey Gosset, 1876~1936)의 소표본이론[3]이 발표되면서 발전의 시발점이 되었다고 할 수 있고, 그 후 피셔(Ronald Aylmer Fisher, 1867~1947)에 의해 지금의 모습을 갖추게 되었으며, 피어슨(Egon Sharpe Pearson, 1895~1980), 네이만(Jerzy Neyman, 1895~1981) 등에 의해 더욱 발전하였다. 또한 1945년 윌콕슨(Frank Wilcoxon)의 순위척도에 의한 가설 검정(rank test 또는 individual comparisons by rank methods)을 시작으로 소위, '비모수(非母數)' 통계분석법(non-parametric method)[4] 에 대한 연구와 발전이 현저하였다. 매우 작은 규모의 표본에서 얻어진 자료, 혹은 순위척도로 관측한 자료, 그리고 모집단 상황에 대해 어떤 가정을 하지 않아도 되는 통계적 분석방법이 등장함

3) 아일랜드의 기네스(Guiness) 양조장에서 품질관리 사원이었던 고셋은 Student라는 가명으로 1908년 Biometrika 학술지에 발표한 'The probable error of a mean' 이라는 논문에서, 작은 규모의 표본에서 얻어지는 평균들은 정규분포와는 약간 다른 분포를 이루는데 이를 'Student t-분포' 라고 하였다.

4) 추론통계학에서 행하는 가설검정 방법에는 모수적 기법(parametric method)과 비모수적 기법이 있다. 표본의 출처라고 가상하는 모집단 상황에 대하여 몇 가지 가정(예를 들면 모집단의 변수들은 정규분포를 한다. 또는 두 모집단의 분산은 동일하다 등)을 하지 않고 행하는 방법을 비모수적 기법이라고 하는데, 윌콕슨(Wilcoxon)의 부호순위 검정(signed rank test)은 비모수적 기법의 효시이다.

으로써 통계적 방법의 적용 범위는 크게 확장되었다. 오늘날의 통계학은 무생물계와 생물계를 불문하고 모든 움직임(motion)의 집단현상을 가장 합당하게 기술하고 해석하는 논리체계로 자리하고 있다.

2. 보건통계학

'Statistics' 는 학문 영역으로서 '통계학' 과 '자료 또는 지표로서의 통계'[5] 의 두 가지 뜻을 가진 용어이다. 학문 영역으로서의 통계학은 다음과 같이 정의한다.

"무작위성을 가진 움직임을 관측한 자료를 수집, 집계, 요약, 제시 및 분석하는 방법과 이론을 다루는 과학이며 기술이다(Statistics is the science and art of collecting, summarizing and analyzing data that are subject to random variation)."

한편, '자료 또는 지표로서의 통계' 는 '집단 현상을 표현하는 수량적 자료 또는 그러한 자료로부터 도출한 수량(Statistics are numerical data relating to an aggregate of items or numbers derived from the data)' 으로 정의한다.

통계학은 다루는 영역에 따라 기술통계학(descriptive statistics)과 추론통계학(inferential statistics)으로 분류할 수 있다. 통계학의 기원에서 설명한 바와 같이 영국의 정치산술 및 독일의 국세학에서 유래한 기술통계학은 집단현상을 체계적으로 표현하는 수단과 방법을 다루는 영역이다. 집단현상의 자료를 수집하고 정리, 요약하여 대푯값의 크기와 그 변동 등을 구하는 방법을 다루며 또한 그러한 내용들을 일목요연하게 표나 그림 등으로 표시하는 방법도 포함된다. 따라서 이 영역에서는 집단현상으로부터 어떤 결론이나 추론을 이끌어 내는 목적은 없고, 관측한 내용을 현상적으로 기술하는 데 그친다. 예를 들어 남녀 고등학생 1,000명의 신장을 측정하였다고 하면, 그 1,000개의 신장 측정값(원자료, 原資料, raw data라고 한다)을 그대로 나열해 놓고는 전체를 파악할 수가 없기 때문에 이들을 표나 그림 또는 평균 등과 같은 몇 가지 수치들로 요약, 정리할 필요가 있다. 그렇게 정리된 내용이나 수치를 우리는 단순히 '통계량(statistic)' 이라고 부른다.

추론통계학은 자료에 내포되어 있는 정보를 분석하여 아직 알려지지 않은 사실에 대한 추론을 이끌어 내거나 혹은 연구자의 의사결정에 필요한 증거를 만드는 분야이다. 즉 관측, 수집한 자료를 분석하는 이론적인 근거 등을 제시하고 그러한 근거들이 합당한지를 평가하며, 분석된 자료나 정보를 가지고 미지의 특성에 대한 결론을 도출하고, 불확실한

5) '통계량(statistic)' 이라는 용어가 있는데, 이는 표본을 관측하여 얻은 표본의 특성 값(예를 들어 표본평균, 표본분산 등)을 의미하는 것으로 통계와 혼동하지 않도록 한다.

사건에 대한 예측을 추구한다. 예를 들어 A시 남녀 고등학생 1,000명에 대하여 측정한 신장 값을 가지고 한국 남녀 고등학생 전체의 평균 신장을 '추정(estimation)' 하거나, 혹은 B시의 남녀 고등학생 평균 신장과 비교하여 차이가 있는지 '가설검정(hypothesis testing)' 하는 일이 여기에 속한다. 요컨대 '통계적 추론 또는 증거' 라고 불리는 내용들은 모두 여기에 속한다.

보건통계학(health statistics 또는 biostatistics)은 보건학(또는 의학) 분야에서 다루는 여러 현상, 즉 건강-질병에 관련되는 모든 움직임에 대하여 기술통계학적 및 추론통계학적 방법을 적용하여 그 현상들의 일반성이나 규칙성 등을 파악하고, 그 현황을 기술, 요약, 제시하며 나아가 건강-질병 현상의 변동을 확률론에 근거하여 추론, 해석하는 학문 분야이다. 궁극적으로는 건강-질병 현상에 관련한 학문적 지식을 축적하고 실천적 방법을 찾아내어 건강증진에 기여하는 과학의 한 분야라 하겠다.

3. 관측한 현상이 곧 실체인가?

맹자의 사단설(四端說)은 사람의 성품, 즉 인성(人性)의 본질을 설명하는 내용으로 유명하다. 인성의 본질은 인(仁), 의(義), 예(禮), 지(智)인데 이를 직접 인식하거나 관찰할 수는 없고, 단지 그러한 본질로부터 유래하여 현상적으로 발현되는 실마리(端)에서 거슬러 올라가 인식할 수 있다는 설이다(후에 주자는 여기에 신(信)을 추가하여 오상(五常)이라 하였고, 이는 소위 성리학의 핵심이다). 예컨대, 仁은 측은지심(惻隱之心, 남을 어여삐 여기는 마음과 행동)으로 나타나고, 義는 수오지심(羞惡之心, 부끄러워하는 마음과 행동)으로 나타나며, 禮는 사양지심(辭讓之心, 양보하는 마음과 행동)으로, 그리고 智는 시비지심(是非之心, 사물의 옳고 그름을 따지는 마음과 행동)으로 발현된다는 것이다. 우리가 현상적으로 관측할 수 있는 것은 이러한 실마리에 해당하는 것들인데, 이로부터 초감각적이며 형이상학적인 인성의 본질을 알 수 있다는 설명이다. 그러나 실마리로부터 본질이 무엇인지를 알아내는 방법 혹은 근거에 대한 설명은 없다.

실체(實體, 통상적으로 우리는 진리 또는 참지식이라고 부른다)를 알고자 하는 것은 모든 분야의 학문에서는 물론이고 일상생활에서 일어나는 사물판단에서도 핵심이 되는 내용이다. 만약 우리가 관측하고 경험하는 것이 실체 그 자체이고 그 참모습 그대로 인식된다면, 또는 상기한 인성론에서처럼 실체와 그림자 사이가 오로지 외길로만 연결되어 있다고 믿거나 인정된다면 현상 관찰로부터 실체를 파악하기란 그리 어렵지 않을 것이다 (이러한 상황에서도 약간의 문제는 있다. 즉, 관측한 현상 그것이 참모습인지 단(端)에 해당하는 그림자인지를 어떻게 구분할 수 있겠는가? 그리고 단(端)에 해당하는 내용이 하나밖에 없다는 것을 어떻게 확인할 수 있을까? 등등이다). 그러나 실제로 이러한 상황은 매우 드물고 거의 대부분에서는 하나의 실체로부터 여러 종류의 그림자들이 나타날 수 있고, 또한 하나의 현상도 언제나 일정하게 나타나지 않는 변이성을 보이기도 하며, 한편으로는 서로 다른 실체에서 동일한 현상이 얼마든지 나타날 수도 있기 때문에 관측한 현상으로부터 실체를 파악하는 것이 결코 간단한 일이 아님은 분명하다.

참지식을 타당하게 알아내기 위해서는 우리가 관측하고 경험하는 현상 모두가 실체의 단(端)에 해당하는 그림자라고 전제하는 것이 안전하다. 그림자라고 생각했는데 그것이 실체이었다면 별 문제가 안 되겠지만, 실체라고 생각하였는데 그림자였다면 실체에 대하여 명백한 오류를 범하기 때문이다. 다음의 문제는 그림자로부터 참지식을 이끌어 내는

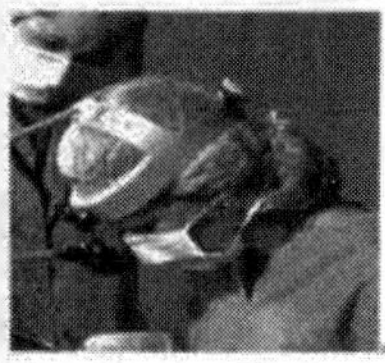

가장 타당한 방법은 무엇인가이다. 이론적으로는 명백한 답이 있다. 즉, 실체에서 그림자로 표현되는 일정 규칙이 있고 이를 알 수 있다면 이 규칙을 역으로 적용하면 될 것이다. 움직임의 법칙(law of motion) 같은 것이다.

지금까지 과학적 진보에 의하여 도달한 움직임의 근본 법칙은 바로 무작위성(behave at random, randomness)이다. 소립자와 같은 기본입자의 움직임과 유전자 정보의 움직임을 관측한 결과에서 도달한 결론이다. 이전의 소위 뉴턴 과학에서는 모든 물질에는 태생적으로 정해진 움직임(natural motion 또는 정상운동)이 있다는 필연성 개념이 기본 사상이었다. 예컨대 "이미 정해진 대로 꼭 일어나게 되어 있다"라는 결정론적 사고에서 움직임의 문제를 다루었다. 별의 공전 또는 자전 운동은 필연적으로 일어나는 움직임이고 생물체의 생명현상도 목표를 향해 나아가는 필연적인 진화 과정의 움직임이라고 해석하였다. 그러나 20세기에 들어와 움직임의 근본 법칙은 우연성 개념으로 바뀌었는데, 즉 "어떤 경우의 상황도 일어날 가능성은 모두 있는데(Anything is possible) 그 발현 빈도는 확률의 문제이다"라는 확률적 사고에 그 바탕을 두고 움직임의 문제를 풀게 된 것이다. 생명체의 출현도, 생물체의 진화도 모두 우연성의 산물이라고 해석한다.[6] 확률론에 기반을 둔 통계적 방법은 관측한 현상(端 또는 그림자)으로부터 실체를 파악하거나 사물에 대한 판단을 내리는 데 가장 타당한 방법이 된다.

6) DNA의 나선 구조를 처음 밝힌 업적으로 노벨의학상(1965)을 수상한 프랑스 학자 자크 모노(Jacque Monod)의 수상집 'Chance and necessity' (1971년 출판)에서, 이 우주는 우연성의 원리에 의해 움직인다는 점을 강력하게 주장하였다. 생물체의 돌연변이와 진화도 우연성의 법칙에 따른다는 것을 많은 예를 들어 설명하고 있다.

4. 개별현상으로부터 사물판단은 어떻게 이루어지는가?

약속시간 30분이 지나도 나타나지 않는 친구 A가 있다고 하자. 휴대폰 등으로도 연락이 되지 않아, 의사결정을 해야 하는 상황이라고 하자. 친구 A가 안 올 것이라고 판단하여 그 자리를 떠날 것인가? 아니면 늦더라도 이내 올 것이라고 판단하여 더 기다릴 것인가? 당신은 두 가지의 상충되는 가능성, 즉 자리를 떠난 후에 친구 A가 나타날 가능성과 계속 기다려도 결국 친구 A가 나타나지 않을 가능성(이 둘은 모두 '판단의 잘못' 에 해당한다)을 비교하여 그 중 가능성이 더 적다고 판단되는 쪽으로 의사결정이 이루어질 것이다. 어느 쪽으로 의사결정이 되더라도 판단의 잘못이 일어날 가능성은 존재하며 결정 방향에 따라 한 쪽의 잘못은 작아지지만 다른 쪽의 잘못은 커지게 되어 있다.

위와 같은 상황에서 무엇을 근거로 판단을 하는가? 동전 던지기 등으로 판단의 근거를 삼지는 않을 것이다. 친구 A가 약속시간을 지키는 평소의 행태에 관한 자료를 종합하여 이를 근거로 판단하게 될 것이다. 그 과정을 보면, 먼저 "특별한 이유 없이 약속시간보다 먼저 올 수도 또는 늦게 올 수도 있다"라는 무작위성을 개념적으로 수용하고, 다음으로는 친구 A가 평소에 약속시간 지키는 행태에 관한 자료를 종합하는데, 만약 "30분 이상 늦은 경우도 있었지만 그 빈도는 드문 편이다"라는 내용으로 요약되었다면 당신은 A가 오지 않을 것이라고 판단하게 될 것이다. 반대로 "평소에도 30분 이상 늦는 경우가 흔하게 있다"라고 요약되었다면 당신은 계속 기다리기로 의사결정을 할 것이다. 그런데, 친구 A가 아니고 친구 B라면 B의 행태에 관한 자료와 정보를 근거로 판단하게 되므로, 개별현상(늦은 시간 30분)은 동일하지만 A의 경우와는 반대쪽으로 의사결정이 될 수도 있다.

한편 A가 평소의 친구가 아니고 처음 만나기로 한 사람이라면 당신은 그런 자료 또는 요약된 정보를 가지고 있지 않을 것이고 따라서 판단에 필요한 어떤 근거도 없는 상황에 처할 것이다.

우연성의 원리와 확률론에 기반을 둔 통계적 방법은 비단 학문적인 대상뿐 아니라 일상생활에서 만나고 경험하는 모든 사물에 대해 판단이나 의사결정을 하여야 할 때, 우리가 의식적이든 무의식적이든 실제로 아주 흔하게 사용하고 있는 방법이다.

한 환자의 질병(X라고 하자)을 진단하기 위해 Y라는 특정 임상검사를 시행한 결과 양

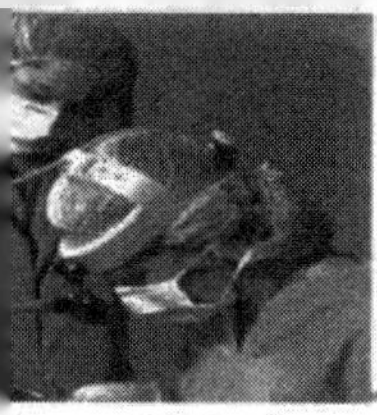

성으로 나왔다고 하자. 이 결과(개별현상)를 가지고 그 환자의 질병이 X인지 아닌지를 판단하여야 하는데, 이 때 어떤 정보가 필요할 것인가? 답은 분명하다. 즉, X질병에서 Y검사 양성이라는 현상이 어떻게 나타나는가 하는 집합적 내용을 알고 있으면 된다. 예를 들어 X질병 환자는 언제나 예외 없이 Y검사에서 양성으로 나오고, X질병이 아닌 환자에서는 언제나 예외 없이 Y검사에서 음성으로 나온다는 일반성이 있다면 당신은 Y검사 결과로써 X질병을 진단하는 데 주저함이 없을 것이다. 그러나 한편 X질병 환자에서도 Y검사가 음성으로 나오기도 하고, 반대로 X질병이 아닌 환자에서 Y검사에 양성으로 나오기도 한다면 이 때는 그러한 결과들의 출현 빈도(확률)에 관한 정보가 있어야 할 것이다.

이상의 예에서와 같이 관측된 하나의 개별현상(무작위성이 인정되는)을 가지고 사물판단을 하기 위해서는 그 현상의 일반성 또는 집합적 양상에 관한 정보가 필요하다. 그런데 그 일반성을 파악해 내려면 개별현상 하나만으로는 안 되고 반복적이거나 집단에서 관측한 복수의 현상이 있어야 한다. 특히 생물체의 생명현상에 대한 일반성 파악은 집단현상을 관찰함으로써만 가능하다. 집단적 또는 반복적으로 관측한 현상을 종합하여 이로부터 어떤 일반성을 얻어내고 이를 근거로 특정 개체에서 관측한 개별현상을 해석하는 접근방법은 통계적 방법의 골격을 이루는 요체이다. 관측한 현상의 확률분포를 알고 있어야 개체에서 관측한 개별현상을 해석할 수 있다.

5. 전체가 아니고 일부 표본만을 관측한다

전구 공장에서 생산되는 전구의 수명을 알기 위해서 생산된 모든 전구를 켜고 수명이 다 할 때까지의 시간을 재는 방법을 사용하는 사람은 없을 것이다. 통상 생산된 전구의 일부를 골라서 그 수명을 재고 그렇게 하여 얻은 성적(평균 수명)을 전체 전구의 수명에 적용(이를 외삽, 外揷, extrapolation이라 한다)하는 방법을 이용한다. 이렇듯 일부분(표본, 標本, sample)을 관측하여 전체(모집단, 母集團, population)의 상황을 파악하는 것은 통계학의 주요한 내용의 하나이다. 그러나 관측 대상으로 뽑힌 표본이 전체를 잘 대표할 때에는 일부분의 관측으로도 전체의 상황을 비교적 정확하게 파악할 수 있겠지만, 그렇지 못한 경우는 비뚤린 외삽이 된다는 점은 통계학을 전혀 모르는 사람도 쉽게 생각할 수 있다.

통계학에서는 모집단의 상황을 잘 반영할 수 있는 표본을 뽑는 적절한 방법이 무엇인가 하는 문제도 다루지만, 한편으로는 전체를 대신하는 표본을 관측한 결과들이 어떤 양상으로 나타나는가 하는 사항도 매우 중요하게 다룬다. 예를 들어, 평균 수명이 1,000시간인 전구의 모집단에서 일정 수의 표본을 적정한 표본선정 방법으로 뽑아 평균 수명(표본평균, sample mean의 일종이다)을 관측하면 언제나 1,000시간으로 나오지 않는다. 물론 수없이 반복하여 표본조사를 하면 1,000이라는 표본평균이 가장 높은 빈도로 나오겠지만 1,000이 아닌 표본평균도 적지 않게 출현할 것이다. 요약하자면 표본조사에서의 관측결과는 특별한 이유 없이도 어느 정도의 변이가 있기 마련이다. 이것은 무작위성의 원리에 의해 나타나는 현상이다. 그런데 만약 어느 특정한 날에 생산된 전구 100개를 표본 조사하여 평균 수명이 980시간으로 나왔다면, 이 성적을 어떻게 해석하여야 하겠는가? 그날 생산된 전구의 수명이 다른 날에 생산된 것보다 짧다고 할 것인가? 아니면 표본조사에서 생길 수 있는 차이라고 할 것인가? 이럴 때, 수 없이 반복한 표본조사에서 나타나는 표본평균들의 출현양상(또는 빈도)을 알고 있다면 그것이 바로 판단의 근거가 될 것이다. 예컨대, 100개의 전구를 표본으로 하여 수 없이 반복, 관측한 평균들의 출현양상에서 표본평균 값이 980시간 이하로 나타나는 빈도가 20번 중에 1번(5%) 이하로 매우 드물었다면, 980이라는 표본평균은 무작위성 원리에 의해 나타난 현상이라고 해석하기보다는 다른 이유가 있을 것이라는 해석이 더 유력하다.

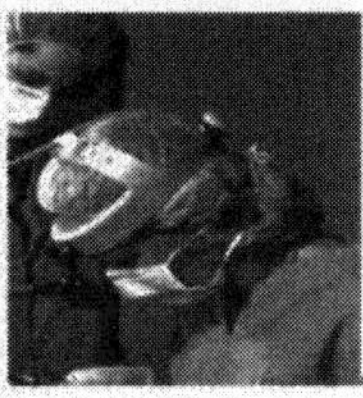

6. 통계학은 수학의 일부가 아니다

통계학은 분명 수학의 일부가 아니다. 오히려 수학과 대립되어 있는 또 다른 하나의 논리체계이다. 아직 알지 못하거나 불확실한 사상(事象, event)을 예측하거나 해석 또는 판단함에 있어 수학적 방법은 결정론에 기반을 두고 있기 때문에 그 추론의 결과는 언제나 정답 아니면 오답으로 분명하게 양분된다. 그러나 통계적 방법은 비록 그 중간 전개과정에서 수학적 기법이 사용되기는 하나 확률론(또는 무작위성)에 기반을 두고 있기 때문에 추론의 결과는 확률적 해석에 의하여 결론에 도달한다. 통계학은 지금까지 과학의 진보에 의하여 밝혀낸 움직임의 근본 법칙에 가장 합당한 해석 방법이며 논리체계이다. 예를 들어 약속 시간 30분이 지나도 나타나지 않는 'A', 'B' 두 친구가 있다고 하자. 이 경우 수학적 입장에서 두 사람은 모두 '30분 경과' 라는 동일한 평가와 해석을 받게 되지만, 통계적 입장에서는 A의 30분 경과와 B의 30분 경과는 전혀 반대의 상황으로 해석될 수도 있다. 앞서도 설명이 있었지만, 친구 A는 평소 약속시간을 잘 지키는 편으로 30분 이상 늦는 경우가 매우 드물지만, 친구 B는 그렇지 못하고 30분 이상 늦는 경우가 흔하게 있다면, 숫자상으로는 같은 '30분 경과' 이지만 A의 30분과 B의 30분은 전혀 다른 상황이라고 해석한다. A의 30분은 무슨 이유가 생겨서 늦어진 시간일 가능성이 크나 B의 30분은 특별한 의미가 없는, 평소에도 흔하게 나타나는 시간일 가능성이 크다고 해석한다. 수학에서는 언제나 30=30 또는 0=0이지만 통계학에서는 30≠30일 수도 있고 또한 30=0일 수도 있다.

02 통계자료의 수집

자료는 관찰(observation)과 실험(experiment)에 의해 얻어진다. 연구자가 조사대상에게 어떠한 조작이나 변동을 가하지 않은 상태에서 있는 그대로의 현상을 주시하는 것이 관찰이다. 그러나 실험을 행하는 연구자는 필요한 조작을 대상에게 가하기도 하고, 연구자가 원하는 방향으로 환경을 통제하기도 한다. 실험은 전통적으로 물리학이나 화학에서 사용하던 자료수집 방법이었지만 다른 분야에서도 인과관계를 분석할 때 보편적으로 이용하고 있다. 서로 다른 두 가지 학습법의 교육 효과를 비교하기 위해 연구대상을 둘로 나누고, 각각 다른 학습법을 적용한 뒤 나타난 결과를 비교 · 분석하는 것은 실험의 좋은 예이다.

일반적으로 실험은 관찰에 비해 비교적 정교한 자료를 얻을 수 있다. 그러나 실험의 결과는 인위적인 환경이나 조건에서 나타난 것이기 때문에 실험에서 얻은 자료가 관찰에서 얻어진 자료보다 항상 질적으로 우수함을 의미하지는 않는다. 좋은 자료란 관찰 또는 실험을 막론하고 체계적인 노력의 산물임을 명심해야 한다.

제2장에서는 자료의 수집에 관련된 통계학적 문제들을 기술하였다. 제2장 제1절에서는 표본과 모집단의 관계를 다루면서 '표본조사' 에 관련된 통계학적 개념들에 대해 서술하였다. 제2절에서는 조사대상의 속성 또는 특성들이 '측정' 이라는 과정을 통해 어떻게 관측되며 그 성적들이 어떠한 경로를 거쳐 통계학적 방법의 적용범위 안으로 들어오게 되는지를 논의하였다. 제2장은 비수리적인 내용들로 기술되어 있다. 제2장의 내용을 개념적으로 명확히 이해하는 것이 중요하다.

1. 표본조사(Sample Study)

예 2.1

야외에서 밥을 지어 본 경험이 있는 사람이라면 적절하게 뜸이 든 밥을 짓기가 쉽지 않다는 것을 잘 알고 있다. 뜸이 잘 들었는지를 아는 가장 손쉽고도 확실한 방법은 짓던 밥을 실제로 떠먹어 보는 것인데, 그러나 아무도 짓던 밥을 다 먹고 난 후 "뜸 잘 들었는데!" 라고 말하지는 않는다. 대개 중간에서 한 숟갈을 떠내어 먹는 것만으로도 뜸이 잘 들었는지를 알 수 있다. 조금 신중한 사람이라면 두세 군데에서 밥을 떠먹어 볼 것이다.

자료수집의 첫 단계는 정보를 얻고자 하는 대상의 전체 집합을 규정하는 것이다. 그 전체집합을 통계학적 용어로 모집단(母集團, population)이라고 한다. 모집단은 우리가 무엇을 알려고 하는가에 따라 다르게 정해지므로 모집단을 명확히 규정하는 것은 매우 중요한 일이다. 왜냐하면 모집단이 규정되어 있어야만 조사대상의 한계를 설정할 수 있고, 조사결과를 적용할 집단이 분명해지기 때문이다. '30세 이상으로 국내 거주하는 남자들' 을 모집단으로 정의했다면 25세의 해외교포 여인은 조사대상에 포함되지 않을 것이다. 또한 이러한 모집단에서 얻어진 결과를 외국인에게 적용할 수도 없다.

위의 예 2.1에서는 솥에 담겨 있는 밥 전체가 모집단이 될 것이다. 그런데 이제 두 개의 솥에 나누어 밥을 짓고 있었고, 이 때 두 솥의 밥을 모두 모집단으로 규정했다면 그 중 하나의 솥에서만 밥을 떠서 뜸이 들었는지를 확인하는 것은 잘못이다. 조사대상이 두 솥 모두이어야 할 것이다. 모집단을 명백히 규정하는 것은 그래서 중요한 일이다.

우리가 알고자 하는 정보는 모집단 전체에 관한 것이지만, 모집단에 소속한 대상 모두를 조사하기란 매우 어렵고 때론 불가능하다. 그래서 우리는 모집단의 일부분만을 선택하여 조사할 수밖에 없는데, 이렇게 선택된 모집단의 부분집합을 표본(標本, sample)이라 하고, 표본을 선택하는 행위를 표본추출(標本抽出, sampling)이라고 한다. 예 2.1에서는 떠낸 한 두 숟갈의 밥이 곧 표본이다.

모집단에 소속한 개개의 원소들을 표본추출단위(標本抽出單位, sampling unit)라고 부른다. 예 2.1에서는 밥알 낱개를 표본추출단위라고 할 수 있다. 사람을 대상으로 하는 조사의 경우 표본추출단위는 대개 사람 개개인이 될 것이나 항상 그런 것은 아니다. 일정 시점에서 서울에 거주하는 시민의 가구당 TV 수상기 대수를 조사하는 경우에 표본추출단위는 가구(household)가 된다. 다음에 제시하는 예를 통해 모집단, 표본, 표본추출단위 등의 개념에 익숙해지기로 하자.

예 2.2

A 대학의 교육심리학과에서는 매년 신입생의 지능지수를 측정하여 연도별 추이를 살펴보는 것에 관심을 갖고 있다. 2005년도의 신입생은 총 3,287명(모집단)이었다. 이 중에서 신입생 오리엔테이션에 참석한 1,539명(표본)을 대상으로 지능검사를 실시하였다.

예 2.3

B 종합병원의 임상병리검사실에서는 검사기계가 제대로 작동하는지를 확인하기 위해 매월 둘째 화요일에 보관된 표준시료 검체 300개(모집단)에서 무작위로 45개의 검체(표본)를 뽑아 검사를 실시하고 있다.

예 2.4

우리나라에서는 매 5년 마다 통계청 주관으로 '인구 및 주택 센서스' 를 실시하고 있다. 이 센서스에서는 연령, 성별, 직업 등과 같은 인구관련 사항과 주택의 종류, 난방시설 등과 같은 주거관련 사항을 조사한다. 이 센서스의 모집단은 조사 시점에서의 국내 모든 가구이며 조사대상은 모집단과 동일하다. 이러한 형태의 조사를 전수조사(全數調査, census)라고 한다.

1) 왜 표본조사를 하는가?

이미 짐작하였겠지만, 모집단에 관한 정보를 알기 위해 센서스처럼 모집단 전체를 조사하는 것은 현실적으로 어려울뿐더러 또한 전수조사가 표본조사에 비해 더 정확한 결과를 얻을 수 있는 것도 아니다.

표본조사를 하는 첫 번째 이유는 전수조사가 현실적으로 실시하기가 어렵다는 것이다. 전수조사는 표본조사에 비해 수십 배 더 많은 시간과 경비, 그리고 전문인력 등을 필요로 한다. 예 2.4의 인구 및 주택센서스처럼 전수조사를 통해서만 기대수준에 부응하는 정보의 양이나 질을 얻을 수 있다는 확신이 서기 전에는 표본조사를 먼저 생각하는 것이 순서이다. 또한 시급히 정보를 얻어야 할 때 전수조사를 하다가는 적절한 시기를 놓치기 쉬운 경우가 있다. 예를 들어 매월 실업률을 조사해서 발표해야 한다고 하면 표본조사를 실시하여야 해당 월의 실업률을 제때에 발표할 수 있을 것이다. 질병의 집단유행이나 시장점유율의 급변과 같은 경우도 현실적 이유로 표본조사를 실시하여야 하는 예에 해당한다.

둘째, 무한개의 표본추출단위를 갖는 모집단(무한(無限)모집단, infinite population)에서는 전수조사를 하는 것은 불가능하다. 전 세계에서 재배되는 작물의 매년 수확량이라든가, 병원 개원 후에 앞으로 오게 될 전체 환자의 집합과 같은 것이 무한모집단이다. 이들 모집단을 추상적으로 개념화하여 규정할 수는 있으나 실제로 전수조사를 하는 것이 불가능하므로 표본조사를 통해 모집단에 대한 정보를 얻을 수밖에 없다.

셋째, 조사의 성격상 조사대상을 파괴하지 않으면 안 되는 경우에는 표본조사를 실시해야 한다. 전구의 수명이나 전기 퓨즈의 융점 검사라든가 탄약의 파괴력 검사 같은 것이 여기에 속한다.

넷째, 전수조사가 표본조사에 비해 항상 더 정확한 결과를 얻을 수 있는 것이 아니기 때문이다. 뒤에서 자세하게 다루겠지만, 조사관측의 결과에는 항상 어느 정도 오차가 발생할 수 있다. 예를 들어, 실제와는 다른 값으로 관측할 수 있는 조사과정 상의 오류가 있을 수 있으며, 자료를 컴퓨터에 입력하는 과정에서의 실수 또는 오류, 결측자료(missing data) 등과 같이 표본추출 과정과는 관계없이 발생하는 오차(비표본추출 오차)가 있다. 전수조사에서는 표본을 선정하는 것 자체 때문에 발생할 수 있는 오차(표본추출 오차)는 없겠지만, 수십, 수백 배 더 많은 대상을 조사하고 결과를 정리하는 과정에서 발생하는 비표본추출 오차가 더욱 커지게 되어 정확도가 떨어지는 성적을 얻을 수 있다. 요컨대 전수조사가 최선의 방법은 아니다.

다섯째, 적절한 방법에 의해 표본추출을 하였다면, 표본에서 얻은 성적으로부터 모집단의 특성 값을 비교적 정확하게 추정할 수 있기 때문이다. 모집단이 가지는 특성 값을 흔히 모수(母數, parameter)라고 하는데 대개는 그 값을 알지 못한다. 한편 표본으로부터 얻은 특성 값은 통계량(statistic)이라고 하며, 통계량은 매 표본마다 다르게 나타날 수 있는데 표본의 크기나 종류에 따라 통계량들의 출현양상이 다르게 된다. 통계량의 출현양상에 관하여는 제4장에서 깊이 있게 다룰 것이다. 통계량의 출현양상을 이해하는 것은 통계학의 핵심이 되는 내용을 이해하는 것으로 매우 중요한 부분이다.

통계량으로부터 모수를 짐작하는 일련의 과정, 즉 표본으로부터 모집단의 특성을 귀납해 내는 것을 추정(推定, estimation)이라고 하며 이것은 제5장에서 더욱 깊게 다룬다. 여기에서는 통계량으로부터 모수를 추정하는 것이 통계학의 주요 분야이며, 표본추출이 잘 이루어졌다면 일정 오차범위 내에서 모수를 추정하는 것이 가능함을 기억해 두는 것으로도 충분하다.

2) 표본추출에는 어떠한 방법들이 있는가?

모집단을 명백히 규정했다면 다음 단계로 적절한 표본을 뽑아야 한다. 우리의 목적은 추출된 표본을 통해서 모집단의 특성을 파악하는 것이며, 이를 통계학적 용어로 '통계량에서 모수를 추정' 한다고 함은 이미 언급한 바 있다. 표본조사만으로도 모수를 추정할 수 있기 때문에 반드시 전수조사를 해야만 하는 것은 아님을 앞에서 지적하였는데, 이것은 표본조사가 올바르게 계획되고 정확하게 실행되었을 때에 한한 것임을 명심해야 한다. 만일 표본설계에 잘못이 있었다거나, 실행과정에서 잘못이 개입된다면 결과는 전혀 엉뚱할 것이다.

통계학의 기본을 이루고 있는 개념이 무작위성(randomness)이라는 것은 앞에서 설명한 바 있다. 표본의 추출과정에도 반드시 무작위성이 들어가야 한다. N개의 표본추출 단위가 있는 모집단에서 n개를(단, N은 n보다 크거나 같다) '무작위' 로 뽑아낸다는 것은, 모든 가능한 부분집합 ${}_NC_n$(N개에서 순서 없이 n개를 뽑을 때 가능한 경우의 수)개 중에서 표본으로 선택될 기회가 동일하도록 표본을 추출하는 것을 의미한다. 이는 결국 무작위성이 있는 표본추출이란 모집단의 구성요소인 개개의 표본추출단위가 표본으로 선택될 확률

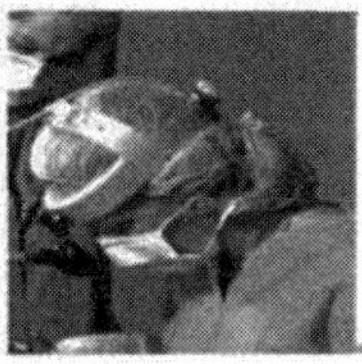

(표본추출률, sampling fraction)을 알 수 있게 하는 것이다. 이처럼 모집단의 각 표본추출 단위가 표본으로 선택될 확률을 알 수 있게 추출하는 것을 확률표본추출(probability sampling)이라고 한다. 확률표본추출은 표본통계량에 대하여 통계적 방법을 적용할 수 있게 하는 전제사항이므로 이를 잘 이해하는 것이 매우 중요하다.

한편, 확률표본추출에 상대되는 것을 비확률표본추출(non-probability sampling)이라고 한다. 비확률표본추출에 의해 얻어진 통계량에서 추정된 모수는, 그 신뢰성을 객관적으로 평가할 수 없는 단점이 있다. 따라서 될 수 있으면 비확률표본추출을 피해야 한다. 앞으로 이 책에서 표본추출은 특별한 언급이 없는 한 모두 확률표본추출을 가리킨다. 확률 및 비확률표본추출은 표본을 선택하는 방법에 따라 몇 가지 유형이 있는데 이를 표 2.1에 정리하였다. 이제 이들에 대해 좀 더 자세히 살펴보기로 하자.

표 2.1 표본추출의 종류

■확률표본추출
가. 단순 무작위 표본추출(simple random sampling)
나. 층화 무작위 표본추출(stratified random sampling)
다. 다단계 표본추출(multistage sampling)과 군집 표본추출(cluster sampling)

■비확률표본추출
가. 편의 표본추출(convenience sampling)
나. 판단 표본추출(judgemental sampling)
다. 연속 표본추출(consecutive sampling)
라. 계통 표본추출(systematic sampling)

(1) 확률표본추출

가. 단순 무작위 표본추출

무작위성의 원리에 가장 충실한 확률표본추출로서, 모집단을 구성하고 있는 모든 표본추출단위가 표본으로 선택될 가능성이 동일하게끔 표본을 추출하는 방법을 말한다. 단순 무작위 표본추출은 확률표본추출의 기본이기 때문에 이를 잘 이해하도록 한다. 단순 무작위 표본추출이 다른 표본추출 방법에 비해 좋은 점이 있다면 '간단함' 과 '공정함' 을 들 수 있다.

*N*개의 표본추출단위를 갖는 모집단에서 *n*개의 단위로 구성된 표본을 선택할 때, 가능한 모든 부분집합들이 표본으로 선택될 기회가 동일하게끔 표본을 뽑는 것이 단순 무작위 표본추출법이다. *N*개의 표본추출단위를 나열한 목록(표본추출틀, sampling frame)을 작성하고 일련번호를 붙인 뒤, 적절한 방법으로 *n*개만을 선택해 내면 된다. '간단함' 은 곧 이러한 과정의 개념적 또는 이론적 간단함을 의미하는 것으로 실제적 간단함과는 구별된다. 예컨대 무한모집단은 물론이고 유한모집단이라 할지라도 표본추출틀, 즉 모든 표본추출단위의 목록을 작성하는 것이 실제로 간단한 일은 아니다. 또한 표본추출틀을 작성했다 해도 선택된 표본추출단위를 실제로 조사하여 필요한 정보를 얻는 것이 항상 가능하지는 않다. 요컨대 단순 무작위 표본추출법은 '이론적' 으로 간단한 방법이다.

공정하다는 것은 모든 표본추출단위가 표본으로 선택될 가능성 또는 확률이 동일함을 뜻한다. 즉, 표본추출틀의 특정 부분이 다른 부분에 비해 과도하게 반영되지 않는다고 하는 것인데, 이를 가능하게 하는 것이 바로 무작위성의 원리이다. 표본을 통해 모집단에 대한 정보를 추정하는 데 있어, 표본추출의 공정함은 가장 중요한 요소이다. 사실 통계학에서 확률표본추출, 그 중에서도 단순 무작위 표본추출에 많은 관심을 갖는 이유는 확률표본추출만이 공정함을 보장할 수 있기 때문이다.

공정하게 표본추출단위를 표본으로 선택하는 방법에는 여러 가지가 있다. 먼저 쉽게 생각해 볼 수 있는 방법은 표본추출틀의 각 단위에 일련번호를 부여하고, 여기에 1:1로 대응되도록 번호를 적은 쪽지를 통 속에 넣은 뒤 그 속에서 일정 수의 표본이 될 때까지 쪽지를 뽑는 것이다. 예를 들어 100개의 표본추출단위를 갖는 모집단에서 크기가 10인 표본을 단순 무작위 표본추출으로 뽑는다고 가정해 보자. 먼저 각 표본추출단위에 1부터 100까지의 번호를 부여한다. 다음으로 1~100이 적혀 있는 쪽지를 만들어 통에 넣고 잘 섞은 뒤, 한 번에 하나씩 쪽지를 뽑는다. 일단 뽑은 쪽지는 다시 통 속에 집어넣지 않는다. 이러한 방법을 비복원추출이라고 하며, 일반적으로 복원추출(뽑은 쪽지를 통 속에 다시 집어넣고 쪽지를 뽑는 방법)보다 우수한 것으로 알려져 있다(복원추출과 비복원추출 결과로 얻어지는 표본통계량의 차이에 관심 있는 독자는 부록 A를 참조한다). 이상의 방법으로 뽑은 쪽지에 적혀 있는 번호가 19, 56, 3, 87, 65, 97, 11, 34, 28, 93이었다면 이 번호에 대응하는 표본추출단위가 표본으로 선택되는 것이다.

번호가 적힌 쪽지를 이용하는 방법은 표본추출틀이 작을 때는 비교적 간단히 사용할 수 있지만 1,000개, 10,000개 또는 그 이상의 크기를 갖는 모집단이라면 문제는 달라진다. 또한 번호가 적힌 쪽지를 잘 섞는 것, 즉 표본추출틀의 모든 단위가 동일한 확률로 선택되게 하는 것도 쉬운 일이 아니다. 화투 놀이를 해 본 사람이라면 48장의 화투짝들을 잘 섞는 것이 쉽지 않음을 잘 알고 있다. 난수표(table of random numbers)는 0에서 9까지의 10개 숫자가 동일한 확률로 선택되도록 만들어진 표이다. 쪽지를 섞는 대신 난수표를 이용하는 것이 정확한 방법이다.

상품화된 통계 패키지에는 난수를 발생하는 각종 응용 프로그램이 내장되어 있다(제2장 부록 참조). 이러한 난수발생기들이 난수를 만드는 구체적인 방법은 조금씩 다르지만 그 기본은 언제나 동일하다. 그림 2.1은 룰렛(roulette) 게임에 사용되는 원형 회전판이다. 이 원형 회전판에는 0부터 9까지의 숫자가 적혀 있고 각 숫자가 차지하는 내각은 36도(=360도/10)로 동일하다. 즉, 원형 회전판을 돌린 후 멈출 때 옆의 지침이 가리키는 숫자가 0, 1, ... , 9의 어느 한 숫자일 확률은 모두 동일하다. 그리고 적절한 힘을 가해 돌리기만 하면 한 회전의 결과는 다른 회전의 결과에 아무런 영향도 미치지 않는다. 이것은 마치 정당하게 제작된 주사위를 반복해서 던질 때 눈의 숫자가 1, ..., 6의 어느 한 숫자가 나올 가능성은 모두 동일하고, 한 번 던진 것의 결과가 다음에 던진 어떤 것의 결과에도 영향을 미치지 않는다는 사실과 개념적으로 같다.

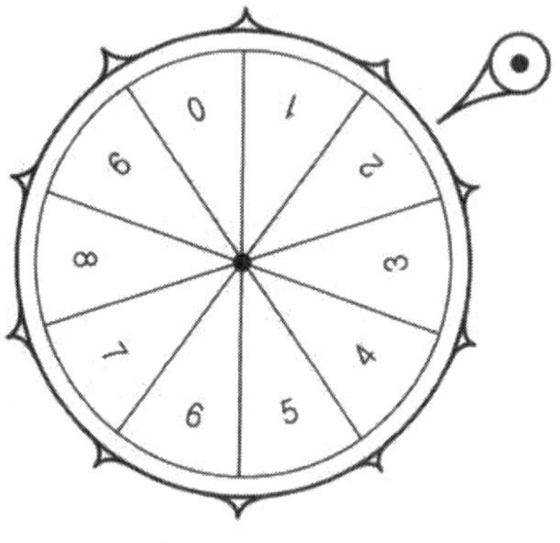

그림 2.1 원형 회전판

회전판을 무한히 돌렸다고 가정하면 우리는 0~9에 속한 10개의 숫자로 구성된 일련의 긴 숫자 사슬을 얻게 될 것이다. 이러한 숫자 사슬을 일정 간격으로 끊어서 표로 정리한 것이 난수표인데, 부록 B와 같다. 부록 B 난수표의 제일 왼쪽에 따로 선을 그어 구분한 것은 난수가 아니라 행의 번호이다. 그리고 난수를 다섯 자리씩 끊어서 표시한 것은 사용의 편이를 위해서이고 다른 의미는 없다.

난수표를 이용해 단순 무작위표본을 뽑는 방법을 간략히 설명하기로 한다. 실제 독자들은 난수표를 이용하기보다 통계 패키지를 이용하는 것이 더욱 편리할 것이다. SPSS 패키지를 이용하는 방법을 제2장의 끝 부분에 부록으로 부기하였다(제2장 부록 참조).

먼저 난수표의 몇 가지 성질을 알아둘 필요가 있다. 이미 지적한 대로, 난수표에 나와 있는 숫자에서 0, 1, 2, 3, 4, 5, 6, 7, 8, 9 중 하나가 뽑힐 가능성은 동일하다. 또한 어떤 한 숫자가 다른 위치에 있는 숫자에 미치는 영향은 없다. 즉, 어떤 한 숫자를 아는 것과 다른 위치에 있는 숫자가 무엇인지를 아는 것에는 전혀 관계가 없다. 이것을 '난수표에 있는 숫자들은 서로 독립이다' 라고 말한다.

만일 난수표에 있는 숫자를 두 자리씩 끊어서 읽는다고 하면 이때는 뽑힐 가능한 숫자들은 00부터 99까지의 100개가 된다. 이것은 마치 두 개의 원형 회전판을 함께 돌려서 나온 숫자(두 자리)를 읽고, 이를 반복하여 일련의 난수들을 만든 것과 개념적으로 같다. 따라서 이 때 역시 난수표의 어떤 위치에 있는 두 자리 숫자들이 00, 01, 02, ..., 99 중의 하나가 될 가능성은 동일하게 된다. 뿐만 아니라 이들은 서로 독립이다. 이러한 과정을 반복한다고 가정하면 난수표에 나와 있는 몇 자리의 숫자들이라 할지라도 이들이 가능한 숫자들 중 어느 하나일 가능성은 언제나 동일하며, 상호 독립이라는 사실이 성립한다. 난수표의 이와 같은 특성이 난수표를 이용한 단순 무작위 표본추출을 가능하게 하는 것이다.

이제 난수표를 이용하여 단순 무작위표본을 추출하는 방법에 대해 알아보자.

예 2.5

전구 공장에서 생산되는 전구의 수명을 조사하기 위해 100개의 전구에서 5개를 단순 무작위 표본추출법으로 뽑으려고 한다.

① 100개의 전구에 00, 01, ..., 99와 같이 일련번호를 붙인다.

② 부록 B 난수표의 임의의 행과 임의의 열의 교차점에서 시작하여 난수를 읽는다. 만일 35번째 행의 처음 열부터 난수를 읽었다고 하면 다음과 같은 난수들이 얻어질 것이다. 32179 00597 87379 25241 .....

③ 위의 난수열을 두 자리씩 끊어서 읽는다. 32, 17, 90, 05, 97, ... 위의 다섯 개의 두 자리 숫자에 해당하는 전구를 표본으로 선택한다.

④ 만일 두 자리씩 끊어 읽은 난수에 이미 읽은 것과 겹치는 것이 나오면 이를 무시하고 그 다음 난수를 읽는다. 예를 들어 난수가 32179 00590 87379 .....와 같았다면 32, 17, 90, 05, 90(무시), 87, ...을 읽음으로써 5개의 단순 무작위 표본을 얻을 수 있다.

300개의 전구로부터 5개를 뽑는다고 하면 난수를 세 자리씩 읽어서 300 이상의 숫자는 버리고(무시하고), 차례로 다섯 개의 서로 다른 세 자리 숫자를 얻으면 된다. 즉, 난수가 09188 20097 32825 39527 04220 86304 83389 87374 64278 .....와 같았다면, 091(선택), 882(무시), 009(선택), 732(무시), 825(무시), 395(무시), 270(선택), 422(무시), 086(선택, 304(무시), 833(무시), 898(무시), 737(무시), 464(무시), 278(선택)로 표본을 선택하면 된다.

그러나 이 방법은 원하는 크기의 표본을 얻기까지 무시해야 할 난수가 많아지므로 효율이 떨어진다. 따라서 이러한 경우에는 예 2.6과 같은 방법을 이용하여 표본추출의 효율을 높일 수 있다. 예를 들어 300 이상이 되는 일련번호도 가지도록 조정하는 방법이다.

예 2.6

전구 공장에서 생산되는 전구의 수명을 조사하기 위해 300개의 전구에서 5개를 단순무작위 표본추출법으로 뽑으려고 한다.

① 첫 번째 전구에는 000, 300, 600의 3개 번호를 부여한다. 두 번째 전구에는 001, 301, 601의 번호를 부여한다. ... 300번째 전구에는 299, 599, 899의 번호를 부여한다.

② 난수표에서 세 자리씩 끊어서 읽는다. 만일 이 때 읽은 난수가 100, 973, 253, 376, 520, 871, ...이었다면 973의 번호를 부여 받은 전구는 없으므로 이를 무시하고, 100번째 전구, 253번째 전구, 그리고 376의 번호를 부여받은 77번째 전구, 520의 번호를 부여받은

221번째 전구, 871의 번호를 부여받은 272번째 전구를 표본으로 선택하면 된다.

나. 층화 무작위 표본추출

모집단을 구성하고 있는 표본추출단위의 특성에 대하여 사전에 어느 정도의 지식을 갖고 있다면 이러한 지식을 표본추출에 이용함으로써 모집단을 더욱 잘 반영하는 표본을 얻을 수 있다. 예를 들어 모집단의 연령층 구성을 알고 있으면, 미리 모집단을 연령층별로 구분하여 놓고 그 크기에 비례하여 각 연령층에서 독자적인 표본을 추출하고 이를 합한 것을 표본으로 하면 표본의 연령층 구성은 모집단의 그것과 거의 같게 된다. 층화 무작위 표본추출은 모집단 구성요소의 특성을 표본추출에 활용하는 대표적인 방법이다. 모집단을 그 구성성분에 따라 몇 개의 동질적인 집단으로 나눈 뒤, 각 집단에서 단순 무작위 표본추출을 이용해 표본을 추출하고 이를 합한 것을 최종 표본으로 한다. 이 때 나누어진 각 집단을 층(層, stratum, 복수는 strata)이라고 부른다.

층화 무작위 추출은 모집단의 특정한 층을 전체 표본에 더 많이 반영시킬 수 있다. 이 경우 표본추출틀의 표본추출단위가 표본으로 선택될 가능성 또는 확률이 동일하지 않게 되어 전체 표본에서는 무작위성이 지켜지지 않았으나, 각 층내에서는 단순 무작위 표본추출을 적용하기 때문에 층내 무작위성은 성립한다. 또한 비록 전체 표본이 모든 표본추출단위에 대해 동일하지는 않더라도 각 단위가 표본으로 선택될 확률은 알 수 있으므로, 층화 무작위 표본추출 역시 확률표본추출의 하나가 된다.

층에 따라 표본에 반영되는 정도를 달리할 수 있는 방법은 두 가지 장점을 갖고 있다. 첫째, 각 층별로 독립된 정보를 얻을 수 있다. 이것은 더 이상의 설명이 필요 없는 사실이다. 둘째, 얻고자 하는 정보 내용이 각 층 내에서는 거의 변동을 보이지 않고 층간에는 차이가 있을 때 이를 반영하는 층화구분을 하면 단순 무작위 표본보다 훨씬 적은 크기의 표본을 갖고도 모집단의 모수를 잘 추정할 수 있다. 예를 들어 1,000개의 표본추출단위로 구성된 모집단을 10개의 층으로 나눌 수 있고, 각 층에는 각각 100개의 표본추출단위가 속한다고 가정하자. 더 나아가 같은 층에 속한 표본추출단위끼리는 조사하고자 하는 내용의 측정치가 동일하고, 층이 다르면 측정치도 다르다고 가정하자. 이 경우 층화 무작위 표본추출을 사용하면 각 층에서 단 한 개씩의 단위만을 선택하여도, 즉 10개의 단위로 구성된 표본만으로도 전체 모집단의 특성을 완벽하게 반영할 수 있게 된다. 그러나 만일 단순 무작위 표본을 추출한다고 하면, 10개의 표본추출단위가 각 층에서 꼭 하나씩 뽑혀지리란 보장이 없기 때문에 전체 모집단을 잘 반영하지 못할 수도 있다. 요컨대 층화 무작위 표본은 층화 구분이 정당하기만 하면 동일한 크기를 갖는 다른 어떤 표본보다도 전체 모집단을 잘 반영해 주는 표본이다.

한편 구성원의 측정치 변이 정도가 특정 층에서 다른 층에서보다 더 크다면 그 층에서는 상대적으로 많은 수의 표본추출단위를 뽑아야만 전체 모집단을 잘 반영하는 표본을 구성할 수 있다.

예 2.7

각 학년에 250명씩 1,000명으로 구성된 어떤 법과대학은 남학생의 수가 800명, 여학생의 수는 200명이다. 이 법과대학의 학생을 대상으로 '법대학생의 의식조사'란 제하의 표본 설문조사를 하기로 하였다. 표본의 크기는 100명으로 하였다. 이 경우 만약 단순 무작위 표본추출을 한다면 모든 사람이 표본으로 선택될 확률 또는 가능성은 0.1(= 100/1,000)로 동일할 것이고, 따라서 남자는 약 80명(= 800명×0.1), 여자는 약 20명(= 200명×0.1) 정도가 표본으로 선정될 것이 예측된다. 그러나 몇 년 전에 실시한 유사한 설문조사에서, 법과대학의 여학생들은 남학생들에 비해 훨씬 다양한 의식을 갖고 있다는 결과를 참조하여 여학생을 더 많이 표본에 포함시키기로 했다. 남녀가 각각 50명씩으로 구성된 전체 표본을 생각해 볼 수 있는데, 법과대학 학생들을 남, 녀의 두 층으로 나누고 각 층에서 50명씩을 단순 무작위 추출하며 층화 무작위 표본을 선정하였다.

예 2.7에서 최종 선정된 표본을 보면, 남자는 800명에서 50명이 선택되었으므로 각각의 남학생이 표본으로 뽑힐 가능성은 0.0625(= 50/800)이다. 마찬가지로 여학생이 표본으로 뽑힐 가능성은 0.25(= 50/200)가 된다. 이처럼 계획적으로 모집단의 특정한 층을 전체 표본에 더 많이 반영시킬 수 있다는 점이 층화 무작위 표본추출의 장점이다. 여학생을 상대적으로 많이 표본에 포함시킨 것은 여학생의 의식이 남학생보다 다양하기 때문이었다. 다시 말하면 측정치의 변이 정도가 여학생에게서 크기 때문이다. 사실 층화 무작위 표본추출의 장점을 최대로 살리려면 개개 층내에서의 변이 정도는 최소화되도록 하고(즉, 보다 동질적인 구성원으로 층을 구성), 대신 층간의 변이 정도는 극대화되도록 층화구분을 해야 한다. 그리고 변이 정도가 큰 층을 사전에 미리 알고 있다면 이 층에서는 상대적으로 많은 수의 표본추출단위를 선택한다.

층에 따라 표본으로 선택될 확률이 다르다면, 즉 무작위성이 지켜지지 않는다면 아무리 층화무작위 표본이 전체 모집단을 잘 반영한다고 해도 특정한 층의 정보가 과대히 반영됨으로써 문제를 일으키지는 않을까? 예 2.7에서 여학생의 의견이 설문조사에 많이 반영됨으로써 전체 학생의 의견을 '공정하게' 추정할 수 없는 것은 아닐까? 이러한 의문에 대하여 결론부터 말하면, 비록 표본추출 단계에서의 공정성은 떨어졌지만 자료 분석단계에서 공정한 추론을 할 수 있게 해 주는 장치가 마련되어 있다. 층화 무작위 표본 역시 확률표본이라는 사실이 어떻게 분석단계에서의 공정한 추론을 가능하게 하는지, 예 2.8을 통해 알아보기로 하자.

예 2.8

모두 3,000가구가 살고 있는 아파트 단지가 있다. 이 단지는 8평 규모의 임대주택부터 92평 규모의 복층식까지 다양한 평형의 아파트로 구성되어 있다. 표본조사를 통하여 가구당 자가용의 수가 얼마나 되는지를 알고자 한다. 다음과 같이 아파트의 평형 규모에 따라 세 개의 층으로 나누고, 각 층마다 단순 무작위 표본추출을 통해 총 20가구로 구성된 표본을 추출하였다. 다음 표 2.2는 그 결과를 요약한 것이다.

표 2.2 각 층의 표본에서 조사된 자가용의 수

층(stratum)	가구 수	표본의 크기	표본에서 조사된 자가용 수
25평 이하	2,400	8	1
26~54평	540	7	4
55평 이상	60	5	15
계	3,000	20	20

표의 맨 오른쪽 열은 각 층에서 뽑은 표본가구가 소유하고 있는 자가용의 총 수를 나타낸다. 표본으로 뽑힌 20가구에서 모두 20대의 자가용을 갖고 있으므로 전체 아파트(모집

단)의 가구당 자가용 수를 1.0(= 20/20)대로 추정하는 것이 언뜻 타당해 보인다. 그러나 과연 이러한 추정이 옳은 것일까? 각 층마다 표본추출률이 다르기 때문에 표본으로 뽑힌 20가구는 무작위성이 지켜지지 않고 뽑힌 가구이며, 따라서 단순 무작위 표본에서와 같은 '공정함' 을 인정할 수 없다. 모집단의 가구당 자가용수를 1.0대로 추정하게 된 것은 일반적으로 자가용이 많을 것으로 생각되는 '55평 이상' 인 층의 자가용 대수가 표본에 많이 반영됐기 때문이다. 모집단에서는 단지 2%에 불과한 '55평 이상' 층이 표본에서는 25%(= 5/20)나 차지, 불균형을 초래한 것이다. 이러한 불균형은 각 층의 표본추출률을 이용한 보정 방법으로 교정할 수 있다. 다음과 같다.

① 표본으로부터 각 층의 가구당 자가용 대수를 구한다. 25평 이하는 8가구에 1대, 26~54평은 7가구에 4대, 55평 이하는 5가구에 15대이다.
② 각 층의 총 가구 수에 위에서 구한 가구당 자가용 대수를 곱해 각 층의 총 자가용 대수를 추정한다. 25평 이하는 300(= 1/8×2,400)대, 26~54평은 308.7(= 4/7×540)대, 55평 이상은 180(= 15/5×60)대이다. 따라서 총 자가용 대수는 788.7(= 300+308.7+180)대가 된다.
③ 총 자가용 대수를 총 가구 수로 나누면 모집단의 가구당 자가용 대수를 추정할 수 있다. 즉, 가구당 0.263(= 788.7/3,000)대가 표본으로부터 추정한 전체 아파트의 가구당 자가용 대수이다. 이 값은 1.0보다 훨씬 작은 값인데, '55평 이상' 층이 과도하게 반영되는 것을 보정하였기 때문이다.

예 2.8로부터 비록 표본추출단계에서 표본추출률의 공정함이 지켜지지 않았더라도 확률표본추출을 사용하기만 하면 자료 분석 단계에서 이러한 불공정함을 보정하여 공정한 추정을 할 수 있음을 배웠다. 표본추출률이 동일하지 않아도 각 표본추출단위의 추출확률만 알 수 있다면, 즉 확률표본추출에 의해 선택된 표본이라면 단순 무작위 표본을 대상으로 적용할 수 있는 모든 통계학의 기법들을 적용할 수 있는 것이다. 확률표본의 이러한 성질은 계통 표본 및 다음에 논의할 군집 표본에도 적용된다. 따라서 이 책에서 다룰 모든 통계적 개념 및 기법들은 단순 무작위 표본을 전제한 것들이지만, 단순 무작위 표본이 아닌 다른 확률표본에서도 적절한(때로 복잡할 수도 있지만) 보정을 통해 적용 가능한 것들임을 기억하기로 하자.

다. 다단계 표본추출과 군집 표본추출

단순 무작위 표본추출이 개념적으로는 매우 간단하지만 표본추출틀을 얻을 수 없는 경우나, 표본추출틀을 얻을 수 있더라도 표본으로 선택된 각 표본추출단위를 실제로 조사하는 것이 어려운 경우가 많아 현실적인 유용성이 적다. 전국적인 규모의 여론조사라든가 시장조사 또는 관공서에서 실시하는 각종 통계조사 등이 대표적인 예들인데, 이 경우 표본추출틀을 얻기도 힘들고, 조사원을 전국 각지로 보내야 하는 등의 기술적 어려움들 때문에 단순 무작위 표본추출을 사용하기가 어렵다.

다단계 표본추출은 단순 무작위 표본추출의 실제적 어려움을 해결하기 위해 고안된 방법으로, 전국적 규모의 여론조사를 예로 들어 이 방법을 알아본다. 우선 각 시, 군, 구의 목록을 얻고 이중에서 일차적으로 단순 무작위 표본추출에 의해 1단계 표본을 뽑는다. 이어 1단계 표본으로 선택된 시, 군, 구의 각각에 대해 조사 목적에 맞게끔 가구나 거주자의 목록을 얻는다. 이 목록으로부터 최종 표본을 뽑게 되는데, 이 때 첫 단계에서 선택된 시, 군, 구의 가구나 거주자 전부를 표본으로 하는 방법을 군집 표본추출이라고 부른다. 따라서 이러한 표본은 '처음 단계에서는 단순 무작위 표본추출을, 마지막 단계에서 군집 표본추출을 사용한 2단계 표본' 이 되는 것이다. 표본 크기가 너무 많다고 생각되면 표본 시, 군, 구에서 다시 '동' 을 단순 무작위 표본추출로 뽑고, 뽑힌 동의 전체 가구나 거주자를 표본으로 할 수 있다. 이 경우는 3단계 표본이 된다.

군집이란 개념은 자연적으로 존재하는 집락을 의미하는데, 모집단이 지역적으로 널리 퍼져 있거나 전체 모집단의 표본추출틀을 얻기 힘든 경우에는 군집 표본추출이 아주 효과적이다. 다단계 표본추출을 실시할 때, 어느 단계에서든지 군집 표본추출을 적용할 수 있지만 대개는 마지막 단계에서 적용하는 것이 통상적이다. 또한 다단계 표본추출의 각 단계에서는 위에서 설명한 어떤 확률표본추출 방법도 적용할 수 있다. 예를 들어 3단계 표본추출을 적용한다고 할 때, 첫째 단계에서는 단순 무작위 표본을, 둘째 단계에서는 계통 표본을, 마지막 단계에서는 군집 표본을 선택할 수 있는 것이다.

(2) 비확률 표본추출

가. 편의 표본추출

쉽게 이용하거나 조사할 수 있는 표본추출단위만을 표본으로 선출하는 방법인데 주로 의학연구 등에서 많이 사용한다. 편의 표본은 단순 무작위 표본에 비해 훨씬 저렴한 경비로 쉽게 추출할 수 있다는 장점이 있다. 그러나 모집단의 특성을 공정하게 반영하지 못할 우려가 크며 무엇보다도 모든 통계적 방법의 근간을 이루는 확률표본이 아니라는 단점이 있다.

나. 판단 표본추출

연구자나 조사자가 보기에 가장 적절할 것으로 '판단되는' 표본추출단위를 표본으로 선택하는 방법인데, 모집단의 특성을 잘 알고 있는 경우에 간혹 쓰이기도 한다. 편의 표본추출과 비슷한 장단점을 갖는다.

다. 연속 표본추출

일정 기간 동안 또는 일정 수의 표본추출단위가 찰 때까지 해당 표본추출단위를 연속적으로 모두 표본으로 선택하는 방법이다. 비확률표본추출의 다른 두 가지 방법에 비해 비교적 모집단의 특성을 잘 반영해 준다는 장점이 있으나, 이 방법 역시 비확률표본추출의 한계를 완전히 벗어날 수는 없다.

라. 계통 표본추출

'몇 번째마다' 에 해당하는 표본추출단위를 표본으로 뽑는 방법이다. 처음 뽑히는 시작 번호만을 단순 무작위로 정하고 그 이후는 일정 간격의 번호로 결정한다.

예 2.9

100개의 전구에서 10개를 계통 무작위 표본추출로 뽑는다고 하자. 일련번호를 부여하는 것은 동일하다.

① 난수표에서 임의로 두 자리 숫자를 정한다. 이 숫자가 '36' 이었다고 하자.
② 36의 일련번호를 부여받은 전구부터 매 10번째마다의 번호에 해당하는 전구를 선택한다. 즉 36, 46, 56, 66, 76, 86, 96, 06, 16, 26의 번호를 갖는 전구들을 표본으로 선택한다.

계통 표본추출은 단순 무작위 표본추출보다 간단하지만 조사대상이 내재적 주기성

(natural periodicity)을 갖고 있을 때는 모집단을 제대로 반영하지 못할 수 있다. 예를 들어 100개의 전구가 10개의 다른 공정에 의해 생산되었고, 일련번호 부여가 공정별로 체계화되어 있다면, 즉 00, 10, 20, ..., 90의 일련번호를 부여받은 전구들이 모두 같은 공정에 의해 만들어졌다고 가정해 보면, 계통 표본추출을 이용하면 한 공정의 제품만 뽑히게 된다. 결국 모집단을 제대로 반영하지 못하는 표본이 추출될 위험이 있다.

3) 표본조사 결과의 오차에는 어떠한 것들이 있는가?

지금까지 우리가 다룬 내용은 표본조사를 해야 하는 이유와 구체적으로 표본을 선정하는 방법들에 관한 것이다. 즉, 전수조사를 할 수 없거나 가능하더라도 시간, 경비 등을 포함한 여러 가지 현실적 이유 때문에 전수조사가 적절하지 않은 경우 표본조사를 하게 되고, 또한 굳이 전수조사를 하지 않고 표본조사로서도 모집단에 대한 특성을 알아낼 수 있음을 설명하였다. 이때 표본은 확률표본이어야 하는데, 그 이유는 확률표본만이 표본추출 단계나 자료 분석 단계에서의 '공정함'을 보장할 수 있으며, 공정함이 보장되었을 때 표본으로부터 모집단의 특성을 제대로 추론(모수 추정)할 수 있기 때문이다.

그러나 비확률표본은 말할 것도 없고, 확률표본을 사용하더라도 표본으로부터 얻은 정보가 항상 모집단 상황을 정확하게 반영해 주는 것은 아니다. 우리는 이러한 사실을 경험적으로 잘 알고 있다. 통계학적으로 표현하면, '표본에서 얻은 통계량으로부터 모수를 추정한 결과에는 항상 오차가 개입될 수 있다.' 즉, 오차(error)란 표본통계량과 모수와의 차이를 말한다. 이것은 마치 정확하게 1.0센티미터가 되는 길이(참값, 즉 모수에 해당)를 자로 쟀을 때 1.0센티미터가 아닌 다른 값, 예를 들어 0.9센티미터의 성적을 얻은 상황과 유사하다. 자로 잰 결과(표본에서의 측정, 통계량에 해당)가 참값이 아닌 다른 값으로 나타날 수 있으며, 이 둘의 차이가 오차이다. 이러한 오차는 자가 나빠서 또는 측정하는 사람이 서툴러서 생길 수도 있지만, 자가 정확하더라도 표본측정에서는 우연히 오차가 생길 수도 있다.

표본 측정값, 즉 통계량은 모수와 일치하는 값으로 나올 수도 있고, 그렇지 않을 수도 있다. 즉, 오차가 발생할 수도 있고 발생하지 않을 수도 있다. 오차가 발생하지 않는 것이 제일 좋겠지만 실제 모수를 모르는 상황에서 오차가 있는지 없는지를 확인할 수도 없다. 그러나 오차가 발생했다 하더라도 오차의 원인을 규명하고 이를 분류해 낼 수 있거나, 오차의 크기를 수학적으로 계산해 낼 수 있다면 모수 추정에 큰 문제가 되지 않는다. 본 장의 앞 절에서 표본조사를 해야 하는 이유의 하나로 적당한 오차한계 내에서 모수를 추정할 수 있다는 점을 지적한 바 있는데, 바로 오차의 크기를 계산할 수 있는 경우를 가리키는 것이다. 이것은 물론 확률표본일 때만 가능하다.

표본조사 결과에 나타날 수 있는 오차는 크게 표본추출 오차(sampling error)와 비표본추출 오차(non-sampling error)로 구분할 수 있다. 표본추출오차란 표본을 사용하기 때문에 발생하는 오차이다. 따라서 전수조사에서는 표본추출오차가 발생하지 않는다. 비표본추출오차란 표본추출과는 관계없이 발생하는 오차인데, 주로 조사방법이나 조사대상에서 발생되는 잘못 때문에 생겨난다. 전수조사에서도 비표본추출오차는 발생할 수 있다.

(1) 표본추출 오차

표본추출 오차는 다시 무작위 오차(random error)와 계통 오차(systematic error)로 구분한다. 무작위 오차란 표본선정 과정의 무작위성에 의해 발생하는데, 우연(chance)에 의한 오차라고도 한다. '우연' 이란 용어는 '사전에 그 향방을 짐작할 수 없는 변동' 이란 뜻을 갖는다. 따라서 무작위 오차는 양 또는 음의 값 중 어느 값이라도 가질 수가 있다. 통계량이 모수보다 작을 수도, 또는 클 수도 있다는 뜻이다. 예를 들어 큰 주머니 안에 모양과 크기가 동일한 흰 구슬과 붉은 구슬이 가득 들어 있는데, 붉은 구슬이 20% 섞여 있다고 하자. 이제 이 주머니 속에서 무작위로 25개의 구슬을 꺼내기로 하자. 주머니 안의 구슬 전체는 모집단이 될 것이고, 구슬이 잘 섞여 있다면 무작위로 꺼낸 25개의 구슬은 단순 무작위 표본이 될 것이다. 25개의 구슬 중 붉은 구슬의 수가 5개라면 표본에서의 붉은 구슬의 점유율은 0.2(= 5/25)로 구해지고, 이것은 모집단의 붉은 구슬의 점유율을 정확하게 반영한 것이 된다. 그러나 표본에서 붉은 구슬이 항상 5개로 나오는 것은 아니다. 단순 무작위 표본이라 하더라도 4개나 3개가 될 수도 있고, 붉은 구슬이 한 개도 없거나 극단적으로 25개 모두가 붉은 구슬인 경우도 가능하다. 무작위로 추출된, 크기가 25인 표본에서 붉은 구슬이 몇 개 나올 것인가는 전적으로 '우연의 원리' 에 따라 나타난다. 이처럼 우연에 의해 발생하며, 그 변동의 향방을 가늠할 수 없는 오차가 무작위 오차인 것이다. 즉, 무작위 오차는 확률표본이라 할지라도 표본조사에서는 피할 수 없는 오차이다.

단순 무작위 표본과 같이 통계학적으로 이상적인 표본에서까지 오차가 발생하는 것을 매우 의아하게 생각할 수도 있다. 또한 25개의 구슬 중 25개 모두가 붉은 구슬로 나올 수도 있고, 그것조차도 우연에 의해 결정된다고 하니 어떻게 단순 무작위 표본을 신뢰할 수 있겠는가 하고 의아해 할 수 있다. 그러나 '우연의 향방' 을 예측할 수는 없다고 할지라도 '우연의 크기' 는 계량화할 수 있다. 결론부터 말하면, 25개의 구슬 중 25개 모두가 붉은 구슬로 나올 가능성은 거의 '0' 이다. 즉, 정상적인 방법으로 단순 무작위 표본을 선정했다고 하면 붉은 구슬이 5개일 가능성이 제일 높고, 3, 4, 5, 6, 7일 때가 대부분이며 25일 경우의 가능성도 계산할 수 있는데 거의 '0' 으로 나온다('우연의 크기' 를 계량화하는 방법은 제4장 제1절의 '확률 및 확률분포' 에서 더욱 자세히 다룰 것이다). 요컨대 확률표본의 조사결과에 무작위 오차가 발생할 수 있음에도 불구하고 오차의 크기를 알 수 있기 때문에 여전히 신뢰할 만한 표본인 것이다.

계통 오차는 한쪽 방향으로만 나타나는 것이 특징이다. 하나의 계통 오차가 발생하면 통계량은 모수보다 항상 작은 값을 갖거나, 항상 큰 값을 갖는다. 앞의 구슬 추출을 예로 들어 보자. 이번에는 단순 무작위 추출을 25개의 홈이 파여 있는 주걱으로 한다고 가정하자. 만일 붉은 구슬이 흰 구슬보다 크기가 작고 주걱에 새겨져 있는 홈이 붉은 구슬에 맞게끔 작게 만들어져 있다고 하면 표본으로 뽑히는 25개의 구슬 중 대부분을 붉은 구슬이 차지할 것이다. 즉, 이러한 주걱을 사용하여 표본추출을 하면 통계량(붉은 구슬의 점유율)은 모수(주머니 안의 붉은 구슬 분율)보다 항상 큰 값을 가지게 된다. 만일 흰 구슬이 붉은 구슬보다 작다고 하면, 이때는 통계량이 모수보다 '항상' 작은 값으로 비뚤려서 나타나게 될 것이다. 계통 오차를 일으키게 하는 원인, 즉 통계량을 모수에 비해 한쪽 방향으로만 벗어나게 하는 변동의 결과를 비뚤림(bias)이라고 부른다. 일반적으로 넓은 의미에서의 비뚤림이란 통계량이 모수로부터 비뚤린 값을 가지게 하는 모든 근원이나 이유 및 그 결과 등을 지칭하기도 한다.

계통 오차가 있을 때, '표본은 모집단보다 큰 쪽(또는 작은 쪽)으로 비뚤려 있다' 라고 말한다. 따라서 공정한 방법에 의해 추출된 단순 무작위 표본이나 확률표본은 비뚤려 있지 않음을 쉽게 알 수 있다. 요컨대 계통적 오차를 일으키는 가장 흔한 원인은 잘못된 표본추출 방법을 사용했기 때문인데, 예 2.10 및 2.11을 통해 분명히 이해하기로 하자.

예 2.10

1936년 미국 대통령 선거를 앞두고 Literary Digest사에서는 전화번호부와 자동차 등록대장에서 추출한 200만 명 이상의 유권자를 대상으로 여론조사를 실시하였다. 여론조사의 결과는 Landon 후보가 Roosevelt 후보를 압도적인 표 차로 누르고 당선되리라는 것이었다. 그러나 실제 투표 결과는 오히려 Roosevelt의 압도적 승리였다. 1936년 당시 전화와 자동차를 소유하고 있는 대상은 상류층이었고, 이들은 Roosevelt를 지지하는 서민층에 비해 상대적으로 소수였다. 즉, Literary Digest사의 여론조사는 표본추출의 방법이 상류층 쪽으로 '비뚤려' 짐으로써 모집단에 대한 정보를 정확히 파악할 수 없었던 것이다.

예 2.11

새로 개발된 항고혈압제가 기존의 의약품에 비해 혈압 강하 효과가 뛰어나다는 내용의 임상시험 결과가 의학 잡지에 게재되었다. 그러나 이 결과는 곧 다른 의학자들에 의해 비판되었는데, 새로 개발된 항고혈압제를 복용한 이들은 모두 자원자들로서 기존 의약품을 복용하던 환자들에 비해 훨씬 치료에 협조적이고, 의약품이 아닌 다른 방법, 예를 들어 적절한 운동, 염분 섭취의 제한 등에도 열심을 보였다는 것이다. 이처럼 자원자들로 구성된 표본은 흔히 비뚤려 있기 쉬우며, 이는 다른 분야의 표본조사에서도 마찬가지이다.

무작위 오차나 계통 오차는 모집단에서 표본을 단 1회 추출한다고 할 때에 이끌어 낸 개념들이다. 그러나 동일 모집단에서 반복적으로 수 회 표본을 추출하는 상황을 가정하더라도, 이 두 가지 오차의 개념을 그대로 적용할 수 있다. 반복적으로 시행한 추출에서 얻어진 단순 무작위 표본은 각 표본의 통계량이 각기 다른 값을 가질 수는 있지만, 모수를 중심으로 일정 범위 내에 그 값이 집중되며, 모수를 벗어나 큰 쪽 또는 작은 쪽에 몰려 있을 가능성은 거의 없다. 즉, 반복 추출한 단순 무작위 표본은 각각 단순 무작위 오차를 갖지만 비뚤려 있지 않으며, 그 결과가 반복되는 경향이 있다. 여기에서 우리는 반복적인 표본추출의 경우에 관측되는 통계량들이 얼마나 밀집되어 나타나는가 하는 소위 '반복성' 과 비뚤림을 구분할 필요가 있다. 반복 추출의 결과, 얻어진 표본통계량이 일정 값을 중심으로 그 근처로 반복되는 경향이 있을 때, '표본통계량의 정밀도(precision)가 높다' 라고 말한다. 그러나 '정밀도가 높다' 라는 것이 '비뚤림이 적다' 를 의미하지는 않는다.

표본통계량의 정밀도와 비뚤림의 차이를 사격 연습을 한 과녁의 탄착군으로 비유, 설명할 수 있다. 과녁의 중심(모수에 해당)을 향해 여러 번 사격을 실시하면(반복 표본추출에 해당), 사수의 실력(표본추출이나 연구가 잘 수행된 정도에 해당)에 따라 탄환에 맞은 흔적인 탄착군(반복하여 얻어진 표본통계량에 해당)이 형성된다. 이 때 형성된 탄착군의 양상은 사수의 실력에 따라 그림 2.2와 같은 경우들이 나타날 것으로 생각할 수 있다.

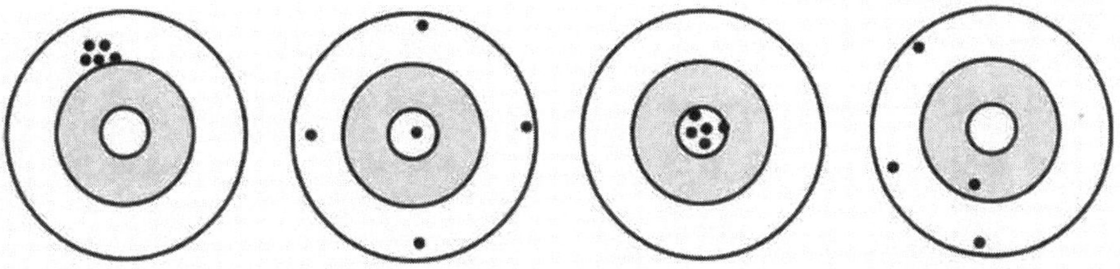

그림 2.2 사격 훈련을 중심으로 한 정밀도와 비뚤림의 유형

그림 2.2에서 우리는 총기의 '0점 조준' 이 정밀도에 해당되고 사수의 실력은 비뚤림에 해당됨을 알 수 있으며, 또한 정밀도가 비뚤림의 발생과는 무관함을 알게 된다. 즉, 비뚤림이 큰 경우에도 정밀도는 높을 수 있으며, 그 반대의 경우도 있다. 바람직한 표본조사의 결과는 그림 2.2의 세 번째처럼 비뚤림이 작고 정밀도는 높은 경우라고 하겠다. 공정하게 추출된 단순 무작위 표본은 비뚤림이 없으며, 그림 2.2의 두 번째와 세 번째 경우에 해당한다. 두 경우의 차이는 정밀도가 다르다고 하는 것인데, 일반적으로 표본통계량의 정밀도는 표본의 규모가 클수록 높아진다. 확률표본에서 얻은 통계량의 정밀도를 높이는 방법은 표본의 크기를 크게 하는 것임을 명심하자.

(2) 비표본추출 오차

앞에서 표본의 크기가 커질수록(극단적인 경우가 전수조사이다) 비표본추출 오차가 커진다는 점을 지적한 바 있다. 비표본추출 오차란 한 마디로 표본추출 과정에서 발생하는 오차 이외의 것을 통칭한 것이다. 여기에는 주로 자료수집 과정이나 자료처리 과정상의 잘못 때문에 발생하는데, 결측값(missing values), 응답 잘못(response errors), 자료처리 잘못 또는 자료수집 방법에 기인한 효과 등이 있다.

결측값이란 표본에서 자료를 실제로 얻지 못했음을 의미한다. 조사대상자를 만나지 못했거나 없는 경우, 조사대상자를 만났더라도 원하는 정보를 얻지 못한 경우에는 모두 결측값이 발생할 수 있다. 만일 결측값이 발생한 대상자들이 모집단의 다른 표본추출단위와는 다른 특정한 부분집단이라면 결측값으로 인하여 표본조사 결과에서는 비뚤림(비표본추출 오차)을 피할 수 없게 된다.

예 2.12

정부에서 실시하지 않는 연구 목적의 사적인 조사에서는 통상 표본 중의 약 15% 정도가 응답을 거부한다고 한다. 대도시는 농촌에 비해 응답 거부율이 더 높아 25%까지 이른다고 한다. 이러한 응답 거부는 결측값으로 나타나고 비표본추출 오차의 주요 원인이 될 수 있다.

예 2.13

A, B 두 의약품의 치료효과를 판정하기 위해 각각 50명의 환자에게 약물을 투여하고 1년간 결과를 관찰하였다. 이러한 형태의 관찰을 추적관찰(follow-up)이라고 한다. A 처치군에서는 모두 45명을 추적관찰할 수 있었으며, 25명에게서 임상경과의 호전을 발견할 수 있었다. 따라서 투여 후 1년 동안의 임상경과 호전율은 0.56(= 25/45)이다. B 처치군의 경우에는 25명만을 관찰할 수 있었으며 그 중 20명이 호전을 보여, 임상경과의 호전율은 0.80(= 20/25)이었다. 이 결과를 놓고 B 약물이 A 약물보다 더 우수하다고 결론지을 수 있겠는가? 만약 극단적으로 A 처치군 중 추적 관찰을 할 수 없었던 5명은 모두 호전을 보였고, B 처치군 중 추적관찰이 불가능한 25명은 모두 악화된 경우였었다면 위의 결론(B 의약품이 우수하다)은 잘못된 것이다.

응답 잘못이란 자료수집 과정 중에서 조사대상자가 응답하거나 검사받을 당시의 상황 차이에 관련되어 발생하는 오차이다. 조사자가 미숙하여 틀린 응답을 얻어내는 경우, 조사대상자가 잘못 이해, 과거 사실에 대한 기억불능, 조사자를 기쁘게 하려고 틀린 응답을 하는 경우 등은 모두 응답 잘못을 발생하게 한다. 또는 공복 혈당을 재어야 하는데 아침식사를 해버린 경우도 여기에 해당한다.

예 2.14

임신 중에 먹은 약물이 태아에게 미치는 영향을 조사하기 위해 정상 아이를 낳은 산모와 기형아를 분만한 산모 각 100명에게 "당신은 임신 중에 약물을 복용한 적이 있습니까?" 라는 면접설문조사를 하였다. 그러나 이 조사의 결과를 올바로 해석하기 위해서는 임신 중에 복용한 약물을 기억해 내는 정도가 산모 개개인에서 다를 수도 있음을 명심해야 한다. 즉, 기형아를 분만한 산모는 기형아 분만에 대한 자신의 책임을 회피하기 위해서 실제로는 약물을 복용했음에도 불구하고 '복용하지 않았다' 고 응답할 수도 있으며, 반대로 자신이 복용했던 약물의 제조회사를 상대로 손해배상을 청구하기 위해 시시콜콜한 것까지도 기억해 낼 수 있다.

예 2.15

임상검사의 많은 계측치(혈당, 체온, 호르몬 농도 등)는 같은 사람에서도 일중 변동(circadian rhythm)을 보인다. 즉, 아침에 측정한 값과 오후에 측정한 값이 다른데 이는 인체의 생리현상 때문이다. 따라서 이러한 변동으로 오는 차이를 없애기 위해서는 매일 같은 시간에 측정하여 비교하여야 한다.

자료처리 잘못이란 조사성적표에 조사결과를 써 넣는다든가, 컴퓨터에 자료를 입력한다든가, 또는 계산을 하는 과정에서 발생하는 오차이다. 이것은 반복 검토를 통해 상당 부분을 줄일 수 있다.

예 2.16

조사대상에서 얻은 자료를 입력하는 수단으로 컴퓨터를 많이 이용한다. 데이터베이스는 이러한 목적에 적합한 것인데, 상품화된 패키지에는 동일 자료에 대하여 독립적인 입력을 2회 실시하여 두 번째 입력이 첫 번째 입력 결과와 동일한 경우에만 최종 입력되도록 하는 프로그램을 개발해 놓고 있다.

자료수집 방법 자체에 의해서도 비표본추출 오차가 발생할 수 있다. 예를 들어 설문조사를 할 때 조사대상자가 직접 기입하게 한 것과 면접조사자가 기록한 것의 결과는 많은 차이를 보인다. 면접조사자의 경우에는 조사대상자가 이해하지 못하는 질문 내용을 잘 풀어 설명해 줄 수도 있고 불명확한 대답을 했을 때 재차 질문하여 명확한 대답을 얻어 낼 수도 있다. 동일 내용에 대해서도, "당신은 태아의 생명을 보호하기 위해 임신중절을 금지해야 한다고 생각하십니까?" 라는 질문과, "당신은 산모의 건강을 위해 임신중절을 허용해야 한다고 생각하십니까?" 라는 질문은 매우 다른 응답을 유도할 수 있다. 즉, 전자의 질문은 임신중절을 금지하는 쪽으로, 후자는 허용하는 쪽으로 조사대상자의 응답을 유도하고 있다. 또한 임상검사에 사용하는 기기가 부적합하여 발생하는 오차도 여기에 속한다.

예 2.17

B형 간염 바이러스의 항원 및 항체를 검사함에 있어 혈구응집법을 사용한 경우와 방사면역측정법을 사용한 경우에서 서로 다른 결과로 나올 수 있다.

2. 측정과 척도(measurement and scale)

자료수집의 둘째 단계는 표본으로 선정된 대상으로부터 얻고자 하는 정보를 실제로 조사하는 일이다. 즉, 표본추출단위의 '무엇'을 조사하고, 이를 '어떻게' 표현하는 일이다. 표본추출단위의 속성이나 특성이 바로 '무엇'이 되는데, 이를 변수(variable)라고 한다. 일개 표본추출단위에 대한 변수 값은 유한 또는 무한의 값 중에서 어느 한 값만을 배타적으로 취하게 된다. 여기에서 '배타적'이란 용어는, 하나의 표본추출단위는 일정한 변수에 대해 결코 둘 이상의 변수 값을 동시에 갖지 못한다는 뜻이다. 예를 들어 한 표본추출단위의 성별(변수)이 '남자'(변수 값)면서 동시에 '여자'(변수 값)라든가, 체중(변수)이 '65.1킬로그램'(변수 값)이면서 동시에 '65.2킬로그램'(변수 값)일 수는 없다는 것이다. 이처럼 표본추출단위 각각에 대해 그 특성을 나타내는 변수 값을 대응시키는 일련의 과정을 측정(measurement)이라고 한다.

1) '어떻게' 측정 결과를 표시할 것인가?

일상적인 의미에서 측정은 흔히 무엇을 재서, 그 결과를 수치로 표현함을 말한다. 신장을 측정한다든가 또는 폐활량을 측정한다든가 하는 것들이 그 예이다. 그렇다면 조사대상의 성별이나 국적, 경제적 상태 등도 '측정'할 수 있겠는가? 다시 말하면 성별, 국적, 경제적 상태 등을 재어 그 결과를 수치로 표현할 수 있겠는가 하는 문제이다. 언뜻 보기에 불가능해 보일 것 같은 이 문제의 정답은, 그러나 '측정할 수 있다'이다. 측정이라는 것이 표본추출단위의 속성이나 특성에 1:1로 변수 값을 대응시키는 과정임을 기억하면 다음의 대응관계는 하나도 이상할 것이 없다. 예를 들어 성별에 있어 남자는 1, 여자는 2, 또는 남자는 2, 여자는 1이다. 국적의 경우 한국은 1, 일본은 2, 미국은 3, 기타는 4로 대응시킬 수 있고, 경제적 상태에서는 상은 3, 중은 2, 하는 1로 대응시킬 수 있다.

남자를 '1', 여자를 '2'로 대응시켰을 때(그 반대의 경우도 같다), '1' 또는 '2'가 갖는 의미는 자연수 1, 2의 의미와 다르다. 즉, 자연수의 세계에서는 1의 두 배가 2이지만, 남자('1')의 두 배가 여자('2')임을 의미하는 것은 아니다. 그럼에도 불구하고 이러한 대응관계는, 수치로 표현된 측정값이 의미를 가질 수 있고('1'은 남자를, '2'는 여자를 의미한다), 한 표본추출단위가 두 개 이상의 변수 값을 동시에 갖지 않으므로('1'이면서 '2'라든가 '2'이면서 '1'인 경우는 없다) 측정의 정당한 표현방법이라 볼 수 있다. 국적이나 경제적 상태

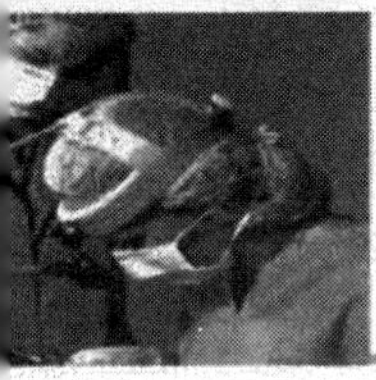

등도 같은 맥락에서 이해할 수 있다. 이 경우에서 수치는 '분류' 또는 '범주화'의 기능을 가지는 것으로 자연수가 가지는 기능은 없다. 이제 측정의 정의를 다음과 같이 확장, 정리할 수 있다. 즉, 표본추출단위의 각 변수에 대해 그 변수의 특성을 표현해 주는 수치를 1:1로 대응시키는 일련의 과정을 측정이라고 한다.

측정의 결과는 다음과 같은 네 가지 유형으로 표현하는데 이를 척도(scale)라고 한다.

(1) 명목척도(nominal scale, 명칭척도)

분류 또는 범주화의 기능만을 가진 척도로서 측정을 통해 하나의 표본추출단위가 어떤 범주에 속하는지만 표현할 수 있는 척도이다. 성별, 혈액형, 국적, 질병의 분류, 인종 등은 모두 명목척도로 측정될 수 있는 변수들이다.

(2) 순위척도(ordinal scale, 순서척도)

분류와 순위 기능을 가진 척도이다. 하나의 표본추출단위가 어떤 범주에 속하는가를 표현할 수 있음은 물론, 각 범주간의 대소 관계도 말해 줄 수 있다면, 그 측정은 순위척도의 수준에서 이루어졌다고 말한다. 경제적 상태를 상, 중, 하로 나누고 각각 3, 2, 1의 수치를 부여한 것은 순위척도로 측정한 예이다. 경제적 상태가 '3'인 것은 '2'나 '1'보다 잘 사는 것을 의미한다. 즉, 대소 관계의 표현이 가능하다. 그러나 경제적 상태 '3(상)'과 '2(중)'의 차이가 '2(중)'과 '1(하)'의 차이와 동일한 것은 아니며, '3'이 '1'보다 세 배만큼 잘 사는 것을 의미하지도 않는다. 요컨대 순위척도로 측정된 변수들 간에 가감승제와 같은 일상적인 계산법을 적용하는 것은 전혀 무의미하며 가능하지도 않다. 사회과학에서 흔히 사용하는 척도가 바로 이 순위척도이다.

(3) 간격척도(interval scale, 구간척도)

한 표본추출단위를 분류할 수 있고, 상호간의 대소 관계를 말할 수 있으며, 다른 표본추출단위와 얼마만큼 차이가 난다고 표시할 수 있다면, 그 측정은 간격척도의 수준에서 이루어진 것이다. 섭씨나 화씨로 표현된 온도가 간격척도의 대표적인 예이다. 20도와 10도의 차이는 10도인데, 이것은 50도와 40도의 차이인 10도와 동일한 값(간격)이다. 그러나 100도가 50도보다 2배 뜨겁다는 것을 의미하지는 않는다. 즉, 간격척도로 측정된 변수들 간에는 가감(덧셈과 뺄셈) 계산은 가능하나 승제(곱셈과 나눗셈) 계산은 아무런 의미를 갖지 못한다.

(4) 비척도(ratio scale)

이 척도는 우리에게 이미 친숙한 것이다. 즉, 한 표본추출단위를 분류할 수 있고, 상호간의 대소 관계 및 차이를 표시할 수 있음은 물론, 다른 표본추출단위의 몇 배 또는 몇 분의 일이라는 표현을 할 수 있다면, 그 측정은 비척도의 수준에서 이루어졌다고 말한다. 신장, 체중, 폐활량, 수입(원으로 표시) 등은 모두 비척도로 측정 할 수 있는 것들이다. 신장 170센티미터와 160센티미터의 차이는 180센티미터와 170센티미터의 차이인 10센티미터로 동일하며, 2미터는 1미터보다 2배 길다고 말할 수 있다. 요컨대, 비척도로 측정된 변수들 간에는 가감승제 계산이 모두 가능하며, 다른 척도들에 비해 훨씬 많은 정보를 포함하고 있다. 간격척도와는 달리 비척도에는 '절대 0점' 이 존재한다. 수입이 0원이라고 하는 것은 진짜로 수입이 없다는 것을 말한다. 그러나 섭씨온도 0도는 열이 없음을 의미하지 않는다. 물론 온도를 절대온도로 표현했다면, 절대 0점(절대온도 0도 = 섭씨온도 − 273도)이 존재한다. 즉, 절대온도는 비척도인 것이다.

명목척도와 순위척도를 질적 척도(qualitative scale), 간격 및 비척도를 양적 척도(quantitative scale) 또는 수치 척도(numerical scale)라고 부른다. 간격 및 비척도의 경우에만 계량화된 양적 개념을 적용할 수 있음을 떠올리면, 이들을 양적 척도라 부르는 데 큰 거부감이 없을 것이다. 표 2.3에 각 척도의 특성을 정리하였다.

표 2.3 측정 척도의 분류

척도	척도에 담겨 있는 의미*				가감승제
	분류	대소 구분	차이	절대 0점	
질적 척도					
명목 척도	+	−	−	−	불가
순위 척도	+	+	−	−	불가
양적 척도					
간격 척도	+	+	+	−	가감 계산만 가능
비척도	+	+	+	+	가감승제 모두 가능

* + : 가능하거나 의미가 있음, − : 불가능하거나 의미가 없음

2) 어떤 척도를 사용할 것인가?

예 2.18

고혈압은 다른 많은 질병의 위험요인임이 잘 알려져 있다. 그 중에서도 뇌졸중은 고혈압을 치료함으로써 상당 부분 예방이 가능하다고 한다. S대학병원의 김 교수는 고혈압이 뇌졸중에 미치는 영향을 연구하기 위해, 그의 진료실에 내원한 고혈압 환자와 고혈압이 없는 다른 환자들을 택하여 수년간 뇌졸중의 발생 여부를 관찰하기로 했다. 이때 관심의 대상은 혈압이라는 변수이다. 혈압은 명목, 순위, 비척도로 모두 측정할 수 있다. 만일 대상 환자의 혈압을 '고혈압' 과 '정상(=고혈압이 아님)' 으로 표시했다면 이것은 명목척도 수준의 측정이다. '정상', '경증 고혈압', '중등도 고혈압', '중증 고혈압' 으로 측정한 것은 순위척도를 사용한 것이다. '135mmHg' '152mmHg' 등과 같이 측정 결과를 표시했다면 이때는 비척도로 나타낸 것이다.

위 예에서 순위척도로 표현된 혈압은 명목척도로 변환시킬 수 있다. 즉, '정상' 은 '정상' 으로, '경증 고혈압', '중등도 고혈압', '중증 고혈압' 을 모두 묶어 '고혈압' 으로 변환할 수 있다. 그러나 처음부터 명목척도로 표현된 혈압의 변수 값은 순위척도로의 변환이 가능하지 않다. 만일 혈압을 처음부터 '고혈압' 과 '정상' 으로만 측정했다면 '고혈압' 으로 측정된 내용을 '경증', '중등도', '중증' 등으로 변환할 수 없다.

표 2.3에서 아래에 위치한 척도일수록 많은 정보량을 갖는다. 정보량을 많이 담고 있는 척도는 언제나 그보다 정보량이 적은 척도로의 변환이 가능하지만, 그 역은 성립하지 않는다. 따라서 어떤 척도를 사용할 것인가는 측정에서 얻을 수 있는 정보량이 얼마인가에 의해 결정된다. 일반적으로, 가능하다면 정보량이 많은 척도로 측정하는 것이 바람직한데, 필요에 의해 낮은 정보량을 가진 척도로의 변환이 항상 가능하지만 그 역은 불가능하기 때문이다. 예 2.18에서 김 교수는 혈압을 'mmHg' 와 같은 비척도로 측정하기로 했고, 이는 적절한 결정으로 보인다.

척도에 따라 적용할 수 있는 통계적 분석 방법이 다르다는 것은 독자가 꼭 기억해 둬야 할 매우 중요한 내용이다. 이것은 각 척도가 갖는 정보량의 차이에 기인한다. 앞으로 주로 제 4장에서 더 자세히 다루겠지만, 일반적으로 정보량이 많은 척도에 적용되는 통계적 방법을 그보다 하위 수준의 척도에 사용할 때는 논리의 비약이 일어나며, 그 반대의 경우에는 정보의 손실이 발생하여 효율성이 떨어진다. 변수가 갖고 있는 정보량을 더도 덜도 없이 이용하는 통계적 방법을 적용하여야 함이 통계적 자료 분석의 기본이다.

예 2.18에서 5명의 이완기혈압을 비척도(단위 : mmHg)로 측정한 결과 각각 80, 82, 95, 85, 100으로 나타났다. 이완기혈압의 산술평균은 $\frac{80+82+95+85+100}{5}$ = 88.4(mmHg)이며 전체 환자의 이완기혈압은 경계역에 가까운 정상 범위(이완기혈압이 90mmHg 이상이면 고혈압이라 함)라고 해석할 수 있다.

한편 혈압을 명목척도로 측정하였고, 다음과 같이 정상은 1, 고혈압은 2로 변수 값을 부여했다고 가정하자. 환자 5명의 혈압 상태는 정상, 정상, 고혈압, 정상, 고혈압으로 표현되어 이들의 변수 값은 각각 1, 1, 2, 1, 2가 된다. 이제 혈압에 대한 변수 값의 산술평균(각 변수 값을 모두 더하여 총 관찰 수로 나눈 값)을 구하면, $\frac{1+1+2+1+2}{5} = \frac{7}{5} = 1.4$ 이다. 5명의 혈압 상태 평균이 1.4라는 것은 무슨 의미를 갖는가? 이러한 수치가 얻어진 것은 명목척도로 측정된 자료에 적용할 수 없는 통계적 방법(이 경우는 산술평균)을 적용했기 때문이며, 그 결과 역시 해석을 어렵게 한다. 다시 말하면 해석에 필요한 논리의 근거를 찾기가 힘들다.

그러나 명목척도로 측정된 자료에 적합한 통계적 방법인 최빈값(mode, 가장 빈번하게 관찰되는 값)을 구하면, 최빈값 = 1 = '정상' 으로 구해지고 혈압상태의 가장 흔한 값이 '정상' 임을 의미한다. 분명히 이러한 결과로부터 얻을 수 있는 정보는 제한되어 있으나, 해석을 어렵게 할 만큼 비논리적이지는 않다.

3) 측정의 결과를 얼마나 믿을 수 있는가?

동일 대상에게 동일한 방법을 사용하여 반복 측정하더라도 그 값이 항상 동일하지는 않음을 우리는 경험적으로 잘 알고 있다. 측정방법을 개선하여 아무리 정밀한 기기를 사용하더라도 이는 마찬가지이다. 반복측정의 결과는 어떤 값(대푯값 또는 참값)을 중심으로 일정한 변동 양상을 보이는데, 이것은 모집단에서 반복적으로 표본을 추출하여 관측한 통계량이 모수를 중심으로 일정한 변동 양상을 보이는 것과 개념적으로 동일하다. 따라서 반복 측정의 경우에서도 반복적 표본추출의 통계량이 보이는 비뚤지 않음(unbiasedness, 비편향성) 및 정밀도(precision)와 비슷한 의미를 가진 지표를 생각해 볼 수 있는데, 측정의 정확성(accuracy)과 신뢰성(reliability)이 그것이다. 다음의 예를 보자.

예 2.19

참값이 10.0그램으로 알려진 어떤 물체의 무게를 A, B, C, D 네 사람에게 5회 반복 측정하도록 한 후, 다음과 같은 결과를 얻었다. 단, 물체의 무게는 반복 측정치의 산술평균으로 정하기로 했다고 가정하자.

측정자	측정치(단위: 그램)	산술평균	판정
A	10.0, 10.1, 9.9, 10.2, 9.8	10.0	정확하고 신뢰성이 있음
B	10.5, 9.5, 10.0, 11.0, 9.0	10.0	정확하나 신뢰성이 없음
C	11.0, 11.1, 10.9, 11.2, 10.8	11.0	부정확하나 신뢰성이 있음
D	11.5, 10.5, 11.0, 12.0, 10.0	11.0	부정확하고 신뢰성도 없음

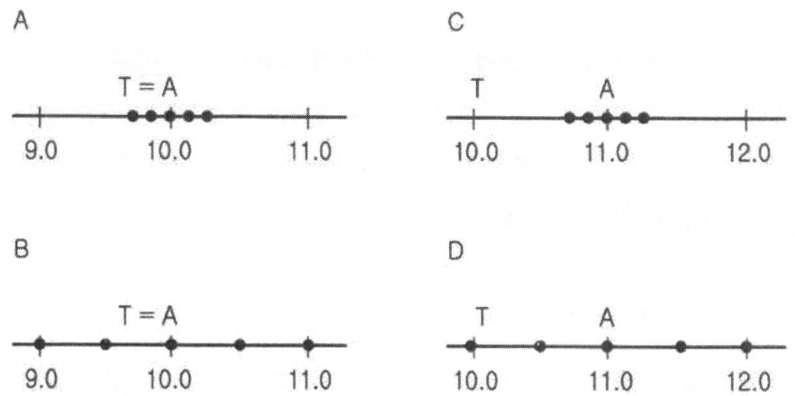

그림 2.3 예 2.19 측정자별 반복 측정의 결과*

* T : 참값, A: 반복측정치의 산술평균

측정의 결과가 변수의 참값에 더도 덜도 없이 일치하거나 근접했을 때, '정확하다' 고 말한다. 한편 반복 측정의 결과들이 계속 일정한 값으로 나오거나 거의 같으면 '신뢰성이 있다' 고 한다. 요컨대 측정의 정확성은 참값에의 근접 정도를, 신뢰성은 반복측정 결과의 재현성(reproducibility)을 의미한다고 보면 된다. 어떠한 측정이든지 '정확하고 신뢰성이 있을 때' 에만 측정의 결과를 믿을 수 있다. 둘 중의 하나를 결여했거나 모두 의심이 간다면 측정 결과를 믿을 수 없음은 분명하다.

앞서 반복 측정에서 변수 값이 나타내는 변동 양상과 반복적인 표본추출에 의해 얻어진 값(표본통계량)의 변동 양상 간에 유사성이 있음을 지적한 바 있다. 각각의 측정 결과는 모두 다르지만 여러 번 반복한 결과는 일정한 모양을 가지게 된다. 이러한 일정한 변동 양상을 측정값의 분포(distribution)라고 한다. 반복 측정의 결과가 정확하다는 것은 측정값들이 평균적으로 참값에 근접했다고 하는 것으로서, 이는 반복적인 표본추출의 통계량들이 평균적으로 모수에 근접하여 그 평균값은 모수와 같다는 것과 개념상 동일하다. 또 반복 측정의 산술평균은 1회 측정한 것의 결과보다 신뢰성이 높다. 이것은 표본의 크기가 클수록 통계량의 정밀도가 더 높다는 것과 개념적으로 동일하다. 표본추출의 정밀도란 다른 표본에서도 비슷한 통계량이 나타날 것인가 하는 근접성을 의미하며, 측정의 신뢰성은 동일 단위를 여러 번 측정할 때 그 측정값의 재현성, 즉 반복성을 말하기 때문이다.

2장 부록. SPSS를 이용한 무작위 표본추출의 예

단순무작위표본을 추출하기 위해 표 3.15의 연령에 대한 자료를 이용한다.

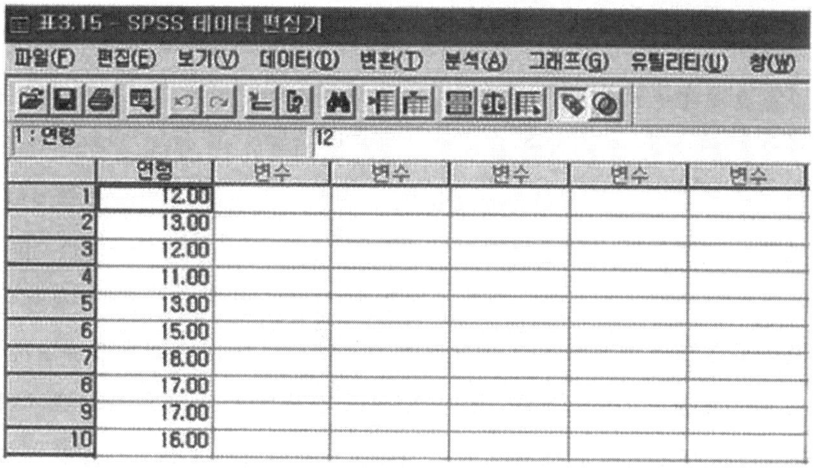

	연령	변수	변수	변수	변수	변수
1	12.00					
2	13.00					
3	12.00					
4	11.00					
5	13.00					
6	15.00					
7	18.00					
8	17.00					
9	17.00					
10	16.00					

1. 단순무작위표본 추출

메뉴에서

> 데이터
>
> 케이스 선택

를 선택하면 『케이스 선택』이라는 대화상자가 나타난다.

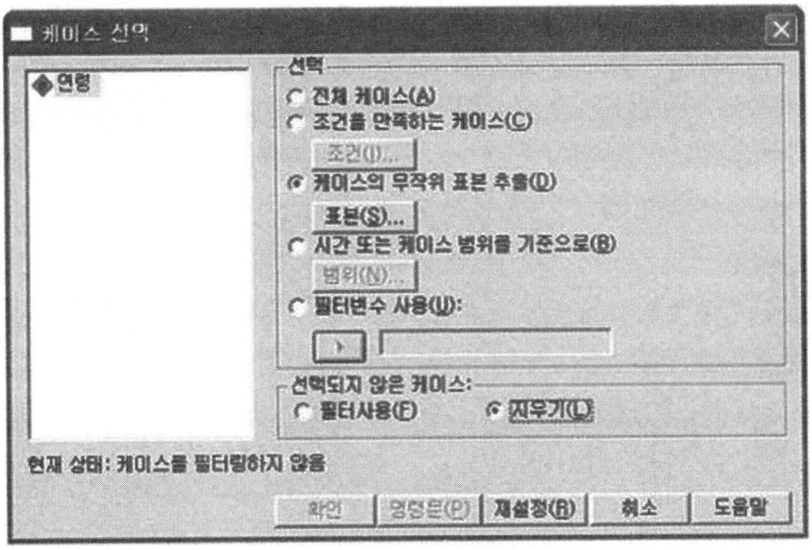

『케이스의 무작위 표본 추출』을 선택하면 모집단을 대표하는 표본을 선택할 수 있다.

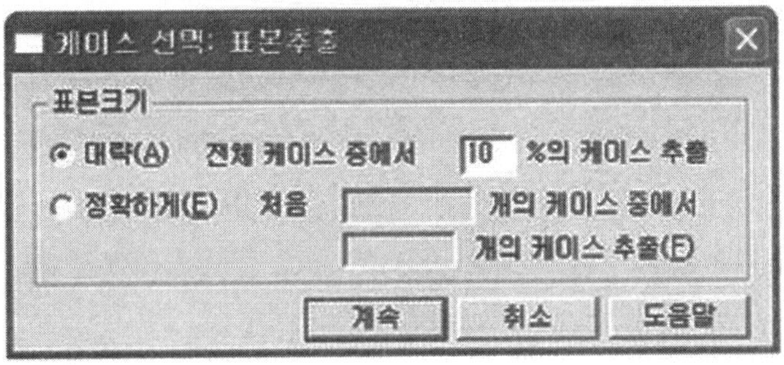

『대략』을 선택하고 전체 케이스 중에서 『10%의 케이스 추출』을 지정하면 모집단을 대표하는 표본을 추출할 수 있다.

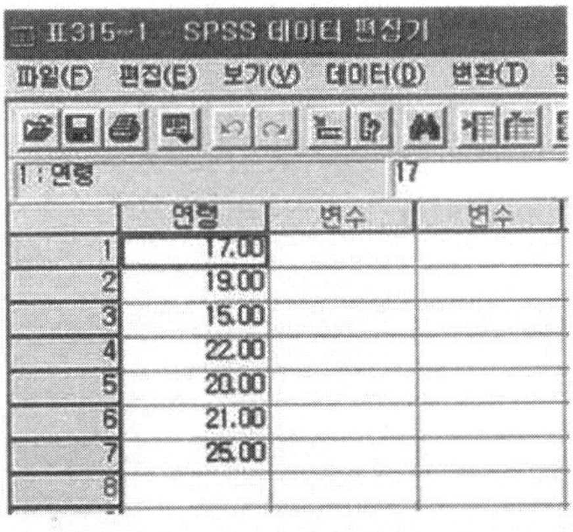

03 자료의 요약과 기술통계

제1장에서 설명한 바와 같이 기술통계학은 영국의 정치산술과 독일의 국세학에서 유래하였는데, 특히 존 그란트가 발표한 논문 '사망자에 대한 자연적 및 정치적 관찰'은 기술통계학의 효시라고 할 수 있으며 기술통계학의 필요성과 학문적 가치를 확고히 하는데 결정적인 기여를 했다. 존 그란트의 업적은 두 가지 측면에서 매우 획기적이었다. 하나는 생물체의 생명현상에도 일반성이 존재한다는 사실을 발견한 것으로 그 이전까지의 통념은 무생물의 물리적 내지 화학적 현상에만 어떤 원리나 일반성이 있고 생물체의 생명현상은 개개가 모두 고유한 사건이라고 생각하였었다. 다른 하나는 생명현상의 일정한 규칙성이나 일반성을 파악하는 방법이 물리적 또는 화학적 현상에서와 같이 특정 현상을 반복적으로 관찰하는 것이 아니고, 개개의 생명현상을 집단적으로 관찰하는 것이 필요하다는 점이었다.

기술통계학은 수집된 집단현상의 자료를 정리, 요약하여 대푯값의 크기와 그 변동 등을 구하며, 또한 그러한 내용들을 일목요연하게 표나 그림 등으로 표시하는 방법 등을 다루는 분야이다. 따라서 이 분야에서는 집단현상으로부터 어떤 결론이나 추론을 이끌어내는 목적은 없고 관측한 내용을 현상적으로 기술(記述)하는 데 그친다.

'구슬이 서 말이라도 꿰어야 보배'란 말이 있는데, 바로 기술통계학을 일컫는 내용이라고 해도 틀리지 않다. 서 말의 구슬(수집한 원래 자료)을 갖고 보배(유용한 정보)를 만들기 위해서는 '꿰는' 행위가 필요한데, 그 첫 과정은 자료를 요약하고 정리하는 것이다. 여기에는 대푯값이나 산포도 등 몇 개의 수치로 전체 자료를 요약하는 것과 표와 그래프를 이용하여 자료를 정리하는 것 등이 포함된다.

한편 원자료(原資料, raw data)를 올바른 방법으로 요약, 정리하면 모집단 상황을 일목요연하게 파악하는 데 도움을 주지만, 잘못된 방법을 사용하면 모집단 상황과는 전혀 다른 왜곡된 모습으로 표현될 수 있다. 합당한 방법을 이용하여야 한다.

제1절에서는 표와 그래프로, 제2절에서는 몇 개의 지표들로 전체 자료를 요약하는 방법에 대해 알아보고, 각각의 특성 및 장단점을 논의할 것이다. 자료 요약 이외에도 변수들 간의 관계를 요약하는 방법과 그 의미들도 '기술통계'에 해당한다. 그러나 이 부분은 제6장 제1절에서 통계적 분석법의 하나로 다루게 된다.

1. 표와 그래프

1) 도수분포(frequency distribution)표

수집된 자료를 정리할 때, 제일 먼저 하는 일은 변수 각각의 값이 몇 번이나 나타났는지를 세어 보는 것이다. 그 횟수를 도수(度數, frequency)라 하고, 관측한 총 수에 대해 각 변수 값의 도수가 차지하는 정도인 분율, 점유율 또는 백분율 등을 상대도수(relative frequency)라고 한다. 따라서 도수분포표(frequency table)란 변수 값, 도수, 상대도수 등을 알기 쉽게 하나의 표로 정리한 것을 말한다.

예 3.1

200명의 성인을 대상으로 실시한 '통일에 관한 의식 조사'란 설문에서 "당신은 통일을 원하십니까?"란 질문에 96명이 '예', 29명이 '아니오', 75명이 '모르겠다'로 응답하였다. 이 경우 관측 총수는 200이고, '응답'이라는 변수 값 '예', '아니오', '모르겠다' 각각에 대한 도수는 각각 96, 29, 75가 된다. 따라서 상대도수는 0.480(= 96/200) 또는 48.0%, 0.145(= 29/200) 또는 14.5%, 0.375(= 75/200) 또는 37.5%와 같이 구할 수 있다. 표 3.1은 이것을 도수분포표로 정리한 것이다.

표 3.1 '통일에 관한 의식조사' 결과에 대한 도수분포표

응 답	응답자(단위: 명)	백분율(%)
예	96	48.0
아니오	29	14.5
모르겠다.	75	37.5
계	200	100.0

자료원: 가상적 자료

예 3.1과 같이 명목척도나 순위척도로 측정된 변수 값에 대해서 도수를 세는 것이 큰 문제가 되지 않는다. 그러나 간격척도나 비척도로 측정된 변수라면 문제가 그리 간단하지 않다. 예 3.2는 55명의 성인 남자를 대상으로 삼두박근 중간 부위에서 피하지방층의 두께(단위: 밀리미터)를 측정한 원자료이다. 피하지방층의 두께는 비척도로 측정할 수 있는 변수이다. 이것을 각 변수 값에 대한 도수를 계산하여 도수분포표를 만든 것이 표 3.2이다.

예 3.2

성인 55명의 삼두박근의 중간 부위에서 측정한 피하지방층의 두께 (단위: 밀리미터)

18.4	11.4	14.3	12.6	9.4	11.1	20.4	15.7	17.6	14.8	10.7
15.3	11.7	13.9	18.9	9.6	7.9	23.7	21.3	17.3	16.8	7.9
9.1	11.4	16.8	10.7	15.1	16.6	13.3	16.2	9.5	11.3	7.6
18.4	12.7	11.4	14.8	13.6	18.5	4.9	14.9	13.6	11.3	23.3
10.9	18.2	27.3	17.8	13.6	16.2	8.3	9.9	12.4	11.4	9.6

표 3.2 피하지방층의 두께에 대한 도수분포표

두께(밀리미터)	도수	백분율	두께(밀리미터)	도수	백분율
4.9	1	1.8	14.9	1	1.8
7.6	1	1.8	14.8	2	3.6
7.9	2	3.6	14.3	1	1.8
8.3	1	1.8	15.1	1	1.8
9.1	1	1.8	15.3	1	1.8
9.4	1	1.8	15.7	1	1.8
9.5	1	1.8	16.2	2	3.6
9.6	2	3.6	16.2	1	1.8
9.9	1	1.8	16.8	2	3.6
10.7	2	3.6	17.3	1	1.8
10.9	1	1.8	17.6	1	1.8
11.1	1	1.8	17.8	1	1.8
11.3	2	3.6	18.2	1	1.8
11.4	4	7.3	18.4	2	3.6
11.7	1	1.8	18.5	1	1.8
12.4	1	1.8	18.9	1	1.8
12.6	1	1.8	20.4	1	1.8
12.7	1	1.8	21.3	1	1.8
13.3	1	1.8	23.3	1	1.8
13.6	3	5.5	23.7	1	1.8
13.9	1	1.8	27.3	1	1.8

자료원: 예 3.2

표 3.2는 원자료에서 각 변수 값에 대한 도수를 계산하여 만든 도수분포표이지만 이것으로 전체의 윤곽을 파악하기에 여전히 미흡하다. 요컨대 간격척도나 비척도로 측정된 자료를 정리하기 위해서 각각의 변수 값에 대한 도수를 세어 도수분포표를 만드는 것은 적절하지 못한 방법이다.

그래서 생겨난 것이 소위 계급(또는 등급, class)을 사용하는 방법이다. 변수 값이 연속적으로 나타나는 경우나 변수 값이 취할 수 있는 범위가 너무 크다면 변수 값을 몇 개의 구간으로 나누고, 각각의 구간에 속하는 도수를 세어 도수분포표를 만드는 것이다. 이때 나누어진 구간 하나 하나를 계급이라고 한다. 표 3.3은 피하지방층의 두께를 6개의 등급으로 나누고, 각각의 등급에 속하는 도수를 정리한 도수분포표이다. 표 3.3을 표 3.2와 비교해 볼 때 전체의 윤곽을 보다 쉽게 파악할 수 있음을 알게 된다. 한편 각 등급을 대표하는 수치를 계급값(class mark)이라고 하며, 대개는 구간의 중앙값을 의미한다. 예를 들어 5.0~9.9 등급의 계급값은 7.5가 된다.

표 3.3 피하지방층의 두께(단위: 밀리미터)에 대한 개선된 도수분포표

두께(밀리미터)	도수	백분율(%)
0.0~4.9	1	1.8
5.0~9.9	10	18.2
10.0~14.9	23	41.8
15.0~19.9	16	29.1
20.1~24.9	4	7.3
25.0~29.9	1	1.8
계	55	100.0

계급 및 계급값을 사용하여 도수분포표를 만들 때 계급의 수를 몇 개로 할 것인지를 결정하는 일이 중요하다. 일반적으로 계급의 수가 너무 적으면 원자료가 지니고 있는 정보를 많이 잃게 된다. 이는 간격척도나 비척도로 측정한 자료를 하위수준의 척도로 변환할 때 정보가 소실되는 것과 비슷하다. 반대로 계급의 수가 너무 많으면 조사대상의 전체적 윤곽을 파악하기가 어려워진다. 표 3.2는 원자료로부터 만들 수 있는 도수분포표 중 가장 많은 등급을 갖는 표이다.

적정한 등급의 수가 얼마인가 하는 것은 학자들에 따라 이견이 있으나, 조사대상의 수가 50~100 사이라면 $\sqrt{\text{조사대상의수}} \pm 3$ 정도가 적절하다. 표 3.2의 경우 대상수가 55명이므로 계급의 수는 4~10이 적절하다. 계급을 몇 개로 할 것인지를 정했다면, 그 구간을 어떻게 나눌 것인지를 결정해야 한다. 즉, 계급의 간격을 정해야 한다. 여기에는 일견 아무런 문제도 없는 것처럼 보인다. 예를 들어 조사대상의 수가 100이고 변수 값이 취할 수 있는 범위가 0~200이라 하자. 만일 계급의 수를 10으로 정했다면 각 계급의 간격을 20(=(200−0)/10)으로 하는 데 아무런 문제가 없다. 즉, 0~19, 20~39, ……

180~200 등으로 등급을 구분하면 된다. 그러나 이처럼 각 계급의 간격을 동일하게 하면(등분하면), 어떤 경우에는 특정한 몇 등급에 도수가 집중되어 오히려 전체의 윤곽 파악이 어려울 수도 있다. 표 3.4는 어떤 도시에서 정상적으로 분만한 신생아 중 1년 이내에 사망한 경우를 사망시의 월령(月齡)에 따라 도시한 도수분포표이다. 등급의 수를 6으로, 등급간격은 2개월로 등분하였다.

표 3.4 1년 이내에 사망한 정상 분만아의 생존 기간별 수

생존 기간(월)	사망한 신생아	백분율(%)
0~2	852	79.0
3~4	87	8.1
5~6	56	5.2
7~8	31	2.9
9~10	30	2.8
11~12	22	2.0
계	1,078	100.0

자료원: 가상적 자료

표 3.5 표 3.4를 개선한 도수분포표

생존 기간	신생아 수	백분율(%)
0 ~ 1 시간	63	5.8
1 ~ 24 시간	362	33.6
2 ~ 7 일	244	22.6
8 ~ 28 일	95	8.8
1 ~ 2 개월	88	8.2
3 ~ 4 개월	87	8.1
5 ~ 6 개월	56	5.2
7 ~ 8 개월	31	2.9
9 ~ 10 개월	30	2.8
11 ~ 12 개월	22	2.0
계	1,078	100.0

자료원: 표 3.4

표 3.4를 보면 월령이 증가할수록 사망자 수가 감소하는 경향이 있음을 알 수 있다. 그러나 신생아의 사망이 생후 2개월 이내에 79%나 집중되어 있으므로, 조사자는 한 걸음 더 나아가 이 기간 중에도 사망이 주로 언제 발생하는지를 알고 싶어 할 수 있다. 표 3.5는 이러한 조사자의 요구에 맞게끔 표 3.4를 개선한 것인데, 전체적인 윤곽은 물론, 세세한 정보까지도 파악이 가능하다. 요컨대 계급의 수와 계급간격의 결정은 고정된 규칙을 따라야 하는 것이 아니고, 자료의 특성이나 조사자의 의도에 따라 그때그때 결정하면 된다.

상품화된 통계 패키지는, 입력된 자료에 가장 적절하다고 컴퓨터가 판단한 도수분포표를 생산해 내며, 필요에 따라 분석자의 의도에 맞게 이를 수정할 수도 있다. 그 이용 방법을 제3장 부록으로 부기하였다.

지금까지 예로 든 자료는 각 표본추출단위의 특성 중 하나의 변수에 대해서만 측정한 것들이다. 이러한 자료를 일변량(一變量, univariate) 자료라고 한다. 그러나 우리가 실제 조사대상의 특성을 파악하려고 할 때에는 각 표본추출단위로부터 여러 종류의 변수 값들을 측정하기 마련이다. 측정하고자 하는 변수의 수가 둘이면 이를 이변량(bivariate), 둘 이상의 변수에 대하여 측정한 자료를 다변량(multivariate) 자료라고 한다.

다변량 자료에 대해서도 일변량 자료에서처럼 도수분포표를 작성할 수 있다. 이변량 이상의 자료로 만든 도수분포표를 교차표(交叉表, cross tabulation) 또는 분할표(分割表, contingency table)라고 한다. 일변량 자료의 도수분포표를 일원(一元) 도수분포표(one-way frequency table)라고도 하는데, 이것은 *N*개의 변수를 갖는 다변량 자료에서 작성한 *N*원 교차표(N-way cross tabulation)의 가장 간단한 형태인 셈이다.

변수의 수가 많아지면 각 변수를 독립적으로 다룬 일원 도수분포표 이외에도, 각 변수의 조합을 통해 작성한 여러 교차표를 얻을 수 있으므로 정보량이 증대된다. 그러나 이것은 동시에 해석의 어려움을 초래하기도 한다. 다변량 분석(multivariate analysis)은 바로 *N*원 교차표 내용의 해석을 용이하게 하도록 개발된 분석방법이다. 예 3.3에서 *N*원 교차표를 만드는 방법에 대해 알아보기로 하자.

예 3.3

예 3.1의 설문조사에서는 조사대상자의 연령도 함께 측정하였다. 연령은 비척도에 해당하므로 구간을 설정하여 '30세 미만', '30~59세', '60세 이상'의 세 등급으로 나누었다. '통일을 원하는가?'와 '연령군'을 변수로 하는 이변량 자료로 작성한 이원 교차표가 표 3.6이다.

표 3.6 연령군별 통일에 대한 의식(이원 교차표)

연령(세)	통일을 원하는가?(명)			계
	예	아니오	모르겠다	
<30	21	15	35	71
30~59	35	9	29	73
≥60	40	5	11	56
계	96	29	75	200

자료원: 가상적 자료

이원 교차표 또는 N원 교차표에서 상대도수를 표시할 때는, 자료를 정리하는 조사자의 입장에 따라 세 가지 서로 다른 방법을 사용할 수 있다. 일원 도수분포표에 비해 N원 교차표가 더욱 많은 정보를 담을 수 있는 것은 이러한 상대도수의 계산방법이 다양하고, 조사자의 관점에 따라 각 방법을 선택할 수 있기 때문이다.

각 상대도수의 계산 방법에 대해 알아보기 전에 먼저 이원 교차표에서 사용하는 용어들에 대해 살펴보자. 표 3.7은 r개의 값(또는 계급)을 갖는 변수 A와 c개의 값을 갖는 변수 B로 작성된 일반적인 이원 교차표이다.

표 3.7 일반적인 $r \times c$ 이원교차표

변수값	B_1	B_2	…	B_j	…	B_c	계
A_1	n_{11}	n_{12}	…	n_{1j}	…	n_{1c}	$n_{1\cdot}$
A_2	n_{21}	n_{22}	…	n_{2j}	…	n_{2c}	$n_{2\cdot}$
·	·	·	·	·	·	·	·
·	·	·	·	·	·	·	·
A_i	n_{i1}	n_{i2}	…	n_{ij}	…	n_{ic}	$n_{i\cdot}$
·	·	·	·	·	·	·	·
·	·	·	·	·	·	·	·
A_r	n_{r1}	n_{r2}	…	n_{rj}	…	n_{rc}	$n_{r\cdot}$
계	$n_{\cdot 1}$	$n_{\cdot 2}$	…	$n_{\cdot j}$	…	$n_{\cdot c}$	$n_{\cdot\cdot}$

이원 교차표에서 가로로 배열되어 있는 변수를 행 변수(row variable)라고 한다. 표 3.7에서 A는 행 변수이고, A_i ..., A_r은 변수 값이다. 세로로 배열되어 있는 변수를 열 변수(column variable)라고 한다. 표 3.7에서 B는 열변수이고, B_1, ..., B_c는 변수 값에 해당한다. 각 열 변수와 각 행 변수가 만나는 지점, 즉 교차점을 세항목(細項目, 칸, cell)이라고 한다. 이원 교차표에서 도수는 세항목에 표시한다. i번째 행 변수와 j번째 열 변수가 만나는 세항목의 도수를 n_{ij}로 하자. 각 열이나 행의 세항목에 위치하는 도수의 합계를 각각 해당 열 또는 행의 주변도수(marginal frequency) 또는 열(행)의 합이라고 한다. '주변'은 이원 교차표에서 세항목의 주위에 위치하고 있기 때문에 붙여진 이름이다. $n_{i\cdot}$은 i번째 행의 주변도수이고 $n_{\cdot j}$은 j번째 열의 주변도수이다. $n_{\cdot\cdot}$은 총 도수에 해당한다. 일반적으로 행 변수 값이 r개, 열 변수 값이 c개로 구성된 표 3.7과 같은 이원교차표를 $r \times c$이원교차표(세항목의 수가 $r \times c$만큼 있다)라고 한다. 따라서 표 3.6은 3×3 이원교차표이다.

이상의 표기에 따라 이원 교차표에서 상대도수를 계산하는 방법에 대해 살펴보자. 먼저 생각해 볼 수 있는 것은 조사대상의 총 수($n_{\cdot\cdot}$)를 분모로 하여 계산한 각각의 세항목 및 주변도수의 상대도수이다. 표 3.7에서 $n_{ij}(i = 1, ..., r ; j = 1, ..., c)$를 $n_{\cdot\cdot}$ 으로 나누어 비나 백분율로 표시하면 된다. 예를 들어 표 3.6의 자료에서 전체 대상 중 통일을 원하지 않으며 30~59세에 속하는 사람의 상대도수는 0.045(= 9/200) 또는 4.5%가 된다.

다음의 방법은 각각의 행 변수에 대한 주변도수($n_{i.}$)를 분모로 계산한 상대도수이다. 30~59세에 속하는 사람 중에서 통일을 원하지 않는 사람의 상대도수는 0.123(= 9/73) 또는 12.3%로 계산할 수 있다. 일반적으로 i번째 행 변수 값의 총 도수(= $n_{i.}$)를 분모로 하여 i번째 열과 j번째 행이 만나는 세항목의 상대도수를 계산하면, $n_{ij}/n_{i.}$이 된다. 이처럼 구해진 상대도수를 조건부(conditional) 상대도수라고 한다.

세 번째의 상대도수 계산 방법은 독자들도 이미 짐작하였을 것이다. 즉, 각 열 변수 값의 총 도수를 분모로 한 상대도수이다. 통일을 원하지 않는 사람 중에서 30~59세에 속하는 사람의 상대도수는 0.31(= 9/29) 또는 31.0%이다. j번째 열 변수 값의 총 도수 (= $n_{.j}$)를 분모로 하여 i번째 행과 j번째 열이 만나는 세항목의 상대도수를 계산하면 $n_{ij}/n_{.j}$이 된다. 이렇게 계산한 상대도수 역시 조건부 상대도수이다. 표 3.6의 자료를 기초로 구한 상대도수를 표 3.8, 표 3.9, 표 3.10에 나타냈다. 표 3.8~3.10은 각각 총 도수, 행 변수 값의 총 도수, 그리고 열 변수 값의 총 도수를 분모로 하여 계산한 상대도수표이다.

표 3.8 총 도수를 분모로 하여 구한 상대도수(%)

연령(세)	통일을 원하는가?(명)			계
	예	아니오	모르겠다	
<30	10.5	7.5	17.5	35.5
30~59	17.5	4.5	14.5	36.5
≥60	20.0	2.5	5.5	28.0
계	48.0	14.5	37.5	100.0

자료원: 표 3.6

표 3.9 행 변수 값의 주변도수를 분모로 하여 구한 상대도수(%)

연령(세)	통일을 원하는가?(명)			계
	예	아니오	모르겠다	
<30	29.6	21.1	49.3	100.0
30~59	48.0	12.3	39.7	100.0
≥60	71.4	38.9	19.7	100.0
계	(48.0)	(14.5)	(37.5)	(100.0)

자료원: 표 3.6

표 3.10 열 변수 값의 주변도수를 분모로 하여 구한 상대도수(%)

연령(세)	통일을 원하는가?(명)			계
	예	아니오	모르겠다	
<30	21.9	51.7	46.7	(35.5)
30~59	36.4	31.0	38.7	(36.5)
≥60	41.7	17.3	14.6	(28.0)
계	100.0	100.0	100.0	(100.0)

자료원: 표 3.6

총 도수를 분모로 하여 상대도수를 계산한 표 3.8을 살펴보면, 두 개의 다른 변수인 '연령' 및 '통일을 원하는 정도'에 대한 서로 다른 일원도수분포표를 한 곳에 모아 놓은 것임을 알 수 있다. 주변도수의 상대도수는 각각의 열, 행 변수 합에 대한 점유율이다. 한편 표 3.9에서 열 변수 값의 합에 대한 상대도수를 '( )'로 표시한 것은, 이 경우에 열 변수 상대도수의 단순 합은 아무런 의미도 없기 때문이다. 표 3.10에서도 각 행 변수 값의 상대도수를 더하는 것이 의미가 없으므로 주변도수에 대한 상대도수를 '( )'로 표시하였다.

일반적으로는 표 3.8~3.10처럼 상대도수만을 표시하는 표를 따로 작성하지는 않는다. 즉, 이원 교차표를 작성하고 각 세항목의 도수를 표시하였다면, 상대도수를 구하는 방법 중 하나를 택하여 계산한 수치들을 각 도수의 옆에 괄호로 함께 표시한다. 이 때 물론 어떤 상대도수를 표시할 것인가는 전적으로 조사자의 결정에 달린 것으로서, 경우에 따라 적절히 선택하면 된다. 예를 들어 조사자가 각 연령군별로 통일을 원하는 정도가 어떠한지를 알고 싶다면 표 3.9와 같이 구한 상대도수를 교차표에 표시할 것이다.

도수분포표에 대해 한 가지 더 언급할 것은, N원 교차표는 항상 $(N-1)$원 이하의 교차표로 분리해 낼 수 있으나 그 역은 성립하지 않는다는 사실이다. 표 3.6과 같은 이원 교차표는 언제든지 두 개의 일원 교차표, 즉 일원 도수분포표로 바꿀 수 있다. 표 3.6에서 행 변수의 주변도수를 따로 모으면 조사대상의 연령군을 변수로 하는 일원 도수분포표가 얻어지며, 열변수의 주변도수를 모으면 '통일을 원하는 정도'를 변수로 하는 일원 도수분포표를 구할 수 있다. 후자가 곧 표 3.1이다. 그러나 표 3.1을 가지고는 절대로 표 3.6과 같은 이원 교차표를 얻을 수 없다. 이러한 사실은 하위수준의 척도를 상위수준의 척도로 변환시킬 수 없다는 것과 매우 유사하다. 사실 N원 교차표가 $(N-1)$원 교차표보다 많은 정보량을 갖고 있다는 것을 떠올리면, 교차표의 변환관계가 척도의 변환 관계와 개념적으로 동일함을 쉽게 수긍할 수 있다.

2) 그래프(graph, chart)

그림의 시각효과로 모집단 상황을 일목요연하게 나타낼 수 있다는 것은 누구나 다 알고 있다. 또한 표에서는 놓치게 될 내용들도 그래프는 쉽게 드러낼 수도 있다. 그런데, 그래프의 이러한 특성이 종종 자료의 전체적인 윤곽을 오도하는 데 이용되기도 한다. 이러한 그래프의 잘못된 사용은 의도적인 것일 수도 있지만 대개는 각 형태의 그래프가 가지고 있는 특성을 정확히 알지 못한 무지에서 비롯된다. 따라서 수집한 자료의 특성을 가장 잘 표현해 줄 수 있는 그래프를 '정확하게' 그릴 줄 아는 것은 매우 중요하다. 그래프를 작성할 때 일반적으로 변수 값의 측정 결과를 가로축(횡축)에 표시하고, 각 변수 값별 도수 또는 상대도수를 세로축(종축)에 표현한다.

변수의 측정 척도에 따라 적용할 수 있는 통계적 방법이 달리 있는 것처럼, 척도수준에 맞는 그래프를 선택해야 한다. 그래프는 변수 값이 명목 또는 순위 척도와 같은 질적 척도일 때 그릴 수 있는 것과 간격 또는 비척도 같은 양적 척도일 때 그릴 수 있는 것으로 크게 나누어진다. 표 3.11에 그래프의 형태별 종류를 요약하였다. 이제 각 형태의 그래프 특성을 실례와 함께 좀 더 알아보기로 하자.

표 3.11 변수의 척도에 따른 그래프의 형태와 종류

변수 값의 측정수준이 명칭 또는 순위척도일 때 (1) 막대도표(bar chart) (2) 원도표(pie chart 또는 circular diagram) (3) 상형도표(pictogram)
변수 값의 측정수준이 간격 또는 비척도일 때 (1) 선형 그래프(linear graph) (2) 히스토그램(histogram) (3) 일차원 점그래프(one-dimensional dot graph) (4) 산점도(scatter plot) 또는 이차원 점그래프(two-dimensional dot graph)

(1) 막대도표(bar chart)

명목 또는 순위 척도로 측정된 변수 값의 도수, 상대도수, 중요성의 크기 등을 동일한 폭을 갖는 막대의 길이로 표현한 도표로 가장 흔하게 볼 수 있는 것이다. 그림 3.1은 표 3.1의 자료를 막대도표로 나타낸 것이다.

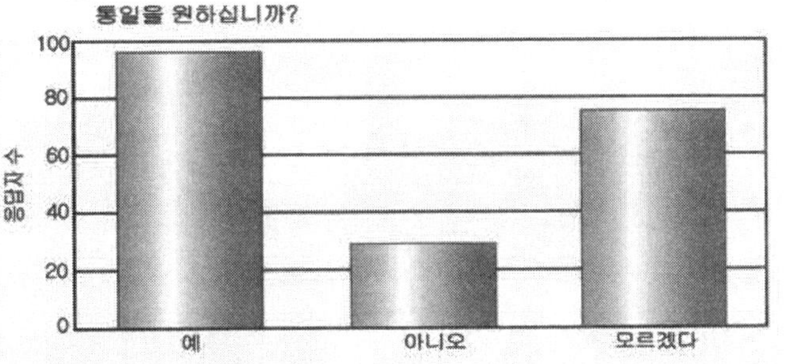

그림 3.1 통일을 원하는 정도별 응답자의 숫자에 대한 막대도표

자료원: 표 3.1

막대도표는 여러 가지 모습으로 변형하여 복합적인 정보를 표현할 수도 있다. 그림 3.2는 1969~70년 동안의 출생아 수를 출산 당시 산모의 이전 출산 수(출산력, parity)를 '0', '1~3', '4 이상'의 세 군으로 나누어 표시한 막대도표이다. 각 막대는 산모의 연령에 따라 둘로 분할되어 있는데 빗금으로 표시한 부분은 출산 당시 산모의 연령이 30세 이상인 경우를 의미한다. 이 도표로부터 우리는 출산력이 1~3에 해당하는 산모들이 제일 많으며, 출산력이 많아질수록 30세 이상의 산모 점유율이 높아지고 출산력이 4 이상일 때 30세 이상의 산모가 74%를 차지하고 있음을 알 수 있다. 즉, 하나의 막대를 둘로 분할하는 표시로써 복합적인 정보의 표현이 가능한 것이다.

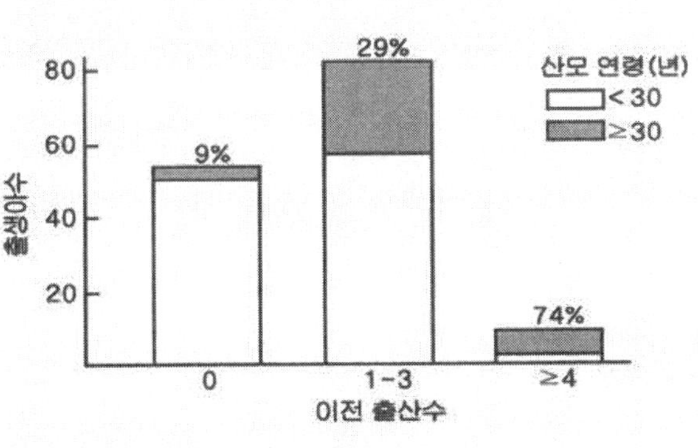

그림 3.2 산모의 출산력별 출생아 숫자에 대한 막대도표

자료원: Journal of the Royal Statistical Society Series C 1975;24:75-84

막대도표의 두 번째 변형은, 색깔 또는 표시를 달리하는 막대를 한 변수 값에 모음으로써 둘 이상의 서로 다른 집단 간의 비교를 가능하게 한 것이다. 그림 3.3은 각 나라별 남녀의 평균수명을 나타낸 막대도표이다. '국가'라는 변수 값에 남자 및 여자에 해당하는 두 개의 막대를 색깔을 달리하여 모아 놓음으로써, 각 변수 값별 남녀의 비교는 물론, 남자 또는 여자의 국가별 비교도 나타낼 수 있다.

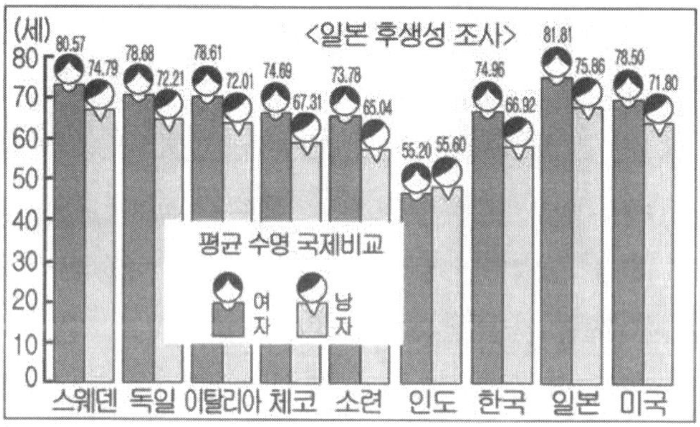

그림 3.3 국가별 남녀의 평균수명

자료원: 조선일보, 1991. 8. 30.

막대도표의 세 번째 변형은 '0점 선(zero line)'을 기준하여 위, 아래로 막대를 배치함으로써 증감을 표시하게 한 것이다. 그림 3.4는 주가의 등락률을 주요 업종별로 나타낸 막대도표이다. 구체적인 주가는 알 수 없지만(사실 이 경우 관심은 구체적인 주가가 아니라 주가의 등락률이다) 기준선이 되는 0%를 중심으로 주가가 상승 또는 하락했는지를 업종별로 일목요연하게 파악할 수 있다.

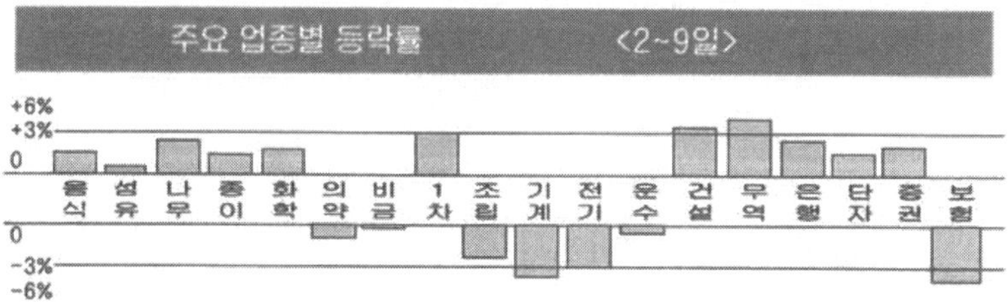

그림 3.4 주요 업종별 주가 등락률

자료원: 조선일보, 1991. 8. 12.

막대도표를 그릴 때 가장 중요하게 지켜야 할 사항은 모든 막대가 동일한 폭(width)

을 갖도록 하는 것이다. 막대의 면적이 도수나 상대도수에 비례하도록 만들어져야 함이 원칙이기 때문이다. 따라서 막대도표에서는 각각의 막대가 표시하는 도수나 상대도수 등은 전적으로 길이에만 비례하게끔 그려야 한다. 이것은 막대도표에서 막대의 면적(=폭×길이)이 주는 인상이 시각적으로 지대한 영향을 미치기 때문이다. 그림 3.5는 그림 3.1의 도표를 막대마다 폭을 달리하여 그린 것이다. 이 둘을 비교하면서 막대의 폭이 일정하지 않음에 따라 그래프가 주는 인상이 얼마나 달라질 수 있는지 음미해 보자.

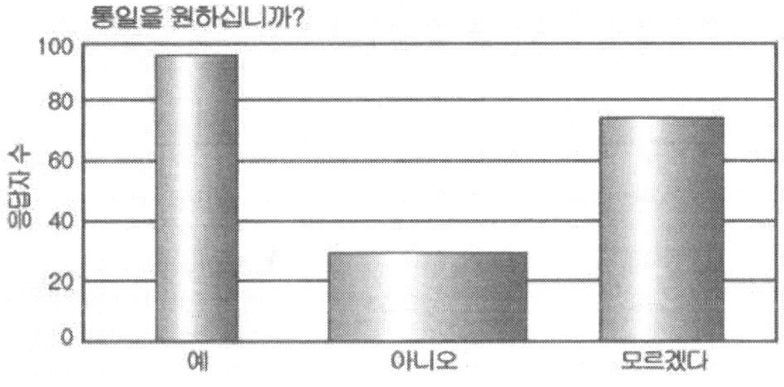

그림 3.5 잘못 그려진 막대도표: 막대의 폭을 달리하여 그린 예

자료원: 표 3.1

그러나 상업광고 등에서 가끔 막대도표를 이용할 때 막대의 폭과 길이를 함께 변화시킴으로써 독자의 인상을 오도하는 경우가 있다. 그림 3.6은 타임지의 광고란에 실렸던 것으로, 폭을 변화시킨 잘못된 막대도표이다. 타임지는 유에스뉴스지에 비해 총 금액 면에서 약 2.9배이나, 이 도표에서는 길이와 폭 모두 각각 약 3배 정도로 표시하여 시각적으로는 약 9배 정도 차이가 있는 것으로 보인다.

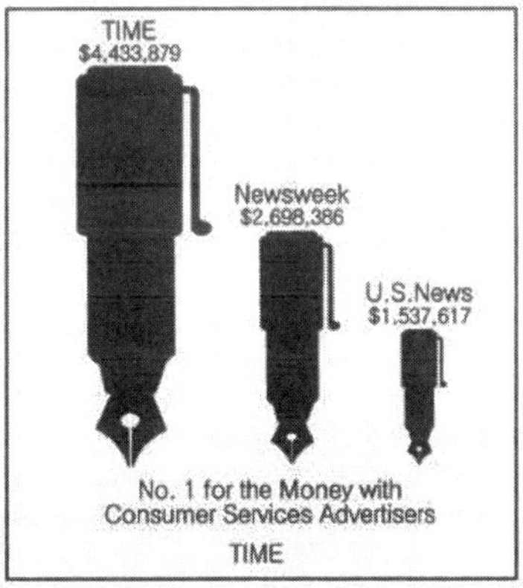

TIME
$4,433,879
Newsweek
$2,698,386
U.S.News
$1,537,617
No. 1 for the Money with
Consumer Services Advertisers
TIME

그림 3.6 잘못 그려진 막대도표: 막대의 폭을 달리하여 그린 예

자료원: 김동회 저 '통계학'

막대도표를 그릴 때 막대의 폭을 합당하게 정해야 한다는 것 외에도, 세로축에 표시하는 단위 눈금은 반드시 0부터 출발해야 한다는 것이 있다. 그림 3.7은 A 및 B 의약품의 치료에 반응을 보인 환자들의 도수를 나타낸 막대도표이다. 각 의약품으로 치료를 받은 환자의 총 수는 각각 100명이다. 막대도표의 막대의 폭이 일정하므로 막대의 길이를 비교해 보고 B 의약품에 반응을 보인 환자 수가 A 의약품에 비해 약 4배 정도 높은 것처럼 보인다. 그러나 세로축의 눈금을 보면 출발점이 50명으로서 A 의약품은 52명이, B 의약품은 58명이 반응을 보여 두 의약품의 치료에 대한 차이는 단지 6명에 불과하다는 사실을 알게 된다. 그림 3.8은 세로축의 출발점을 0으로 해서 올바로 그린 막대도표이다.

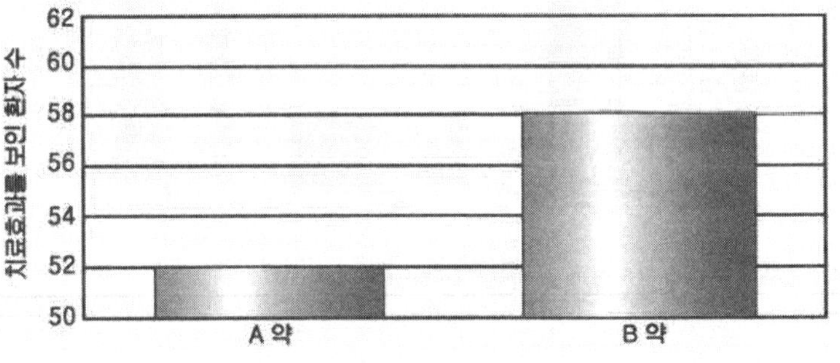

그림 3.7 잘못 그려진 막대도표: 세로축의 출발점이 0이 아닌 경우

자료원: 가상적 자료

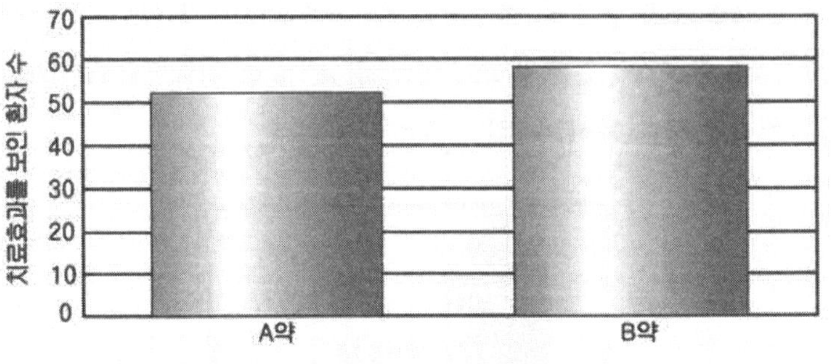

그림 3.8 수정된 그래프 : 세로축의 출발점이 0

자료원: 그림 3.7

(2) 원도표(pie chart, circular diagram)

원도표는 전체를 구성하는 각 부분들의 상대도수를 하나의 그림으로 나타낼 때 적합한 방법이다. 각 부분의 상대도수는 일정 각도(0도~360도)를 점유하는 면적에 비례

하게끔 표시하면 된다. 그림 3.9는 그림 3.2를 원도표로 나타낸 것이다.

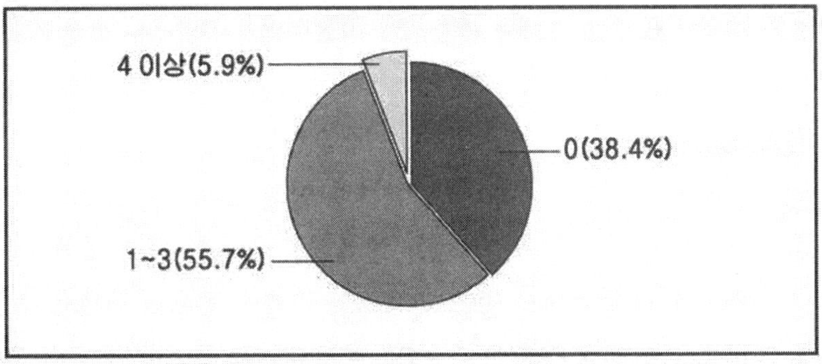

그림 3.9 출산력별 산모 수에 대한 원도표
자료원: 그림 3.2

원도표에서도 막대도표에서와 같이 하나의 원도표를 여러 개로 분할하여 한 곳에 모아 놓을 수 있는데, 이것을 다중(multiple) 원도표라고 한다. 다중 원도표는 변수의 값별로 각각의 원도표를 작성하여 나타낸 것으로 그림 3.10은 다중 원도표의 좋은 예이다. 학력별 인구 구성 백분율을 '연도' 변수 값(1985년과 1990년)별로 작성하여 하나의 도표로 나타낸 것이다.

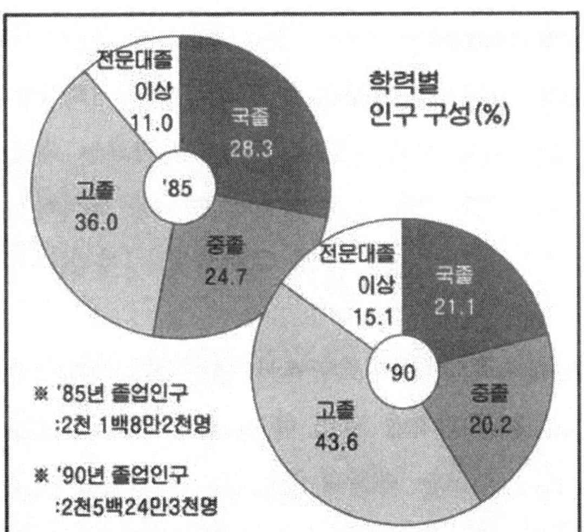

그림 3.10 1985년 및 1990년의 학력별 인구 구성
자료원: 조선일보, 1991. 8. 7.

원도표는 시각적 우월성이란 장점을 갖고 있지만, 하나의 원에 표시할 수 있는 부분의 수가 제한되며(대개 3~6개), 작은 상대도수를 갖는 부분은 표시가 어렵고, 상대도수의 차이가 크지 않으면 면적만 보고 그 크기를 파악하여 비교하기가 어렵다는 등의 단점이 있다.

(3) 상형도표(pictogram)

상형(象形)그림으로 표현하는 도표이다. 그다지 많이 쓰이지는 않으나 자료 정리의 초보 단계에서 변수의 구체적인 수치보다는 전체적인 윤곽을 쉽게 전하고자 할 때 가끔 사용되는 방법이다. 일정 크기나 양을 나타내는 심벌을 정하고 이들을 각 변수 값의 크기에 맞게 표현한다. 그림 3.11은 그림 3.2를 상형도표로 표현한 것이다. 독자들도 짐작하였겠지만 상형도표는 그림으로 표현하는 내용에 한계가 있어 자료가 갖고 있는 정보량을 충분히 나타내지 못하여 쉽게 왜곡될 수 있다.

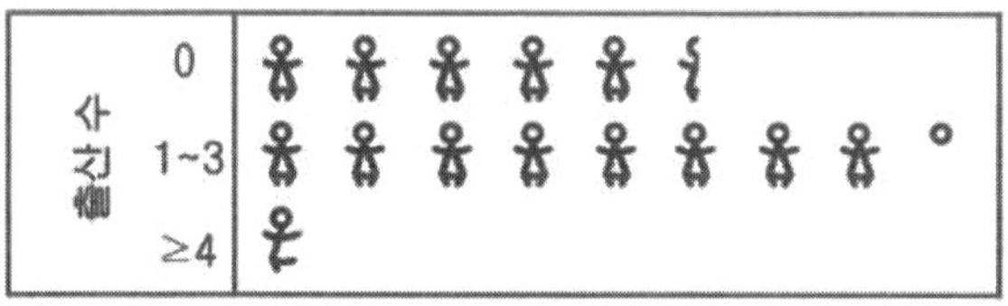

그림 3.11 출산력별 산모 수에 대한 상형도표
자료원: 그림 3.2

(4) 선형 그래프(line graph)

'꺾은선 도표' 라고도 하는데, 가로축의 변수 값이 간격이나 비척도로 측정된 자료를 표시하는 가장 일반적인 방법 중의 하나이다. 선형 그래프는 세로축의 도수 또는 상대도수가 가로축 변수 값에 따라 변화할 때 이러한 변화를 표시하기에 아주 유용한 방법이다. 특별히 가로축의 변수가 '시간' 인 선 그래프를 시계열(時系列, time series) 그래프라고 한다.

선형 그래프에서는 세로축, 가로축 모두에서 일정하게 정해진 눈금의 간격이 없으므로, 동일 자료를 갖고도 눈금 간격을 달리 하면 매우 다른 인상을 주는 그래프를 그릴 수 있다. 그림 3.12의 두 그래프는 전문대 졸업생의 취업률을 연도별로 나타낸 선형 그래프이다. 왼쪽 그래프의 세로축을 늘리고 가로축을 줄이면 오른쪽 그래프를 얻을 수 있다. 이러한 사실을 모르는 채 두 그래프만을 보고 이것이 같은 자료를 가지고 그린 것임을 짐작할 수 있겠는가? 선형 그래프의 이러한 특성 때문에 시계열 그래프를 볼 때는 세로, 가로축의 눈금 간격을 유심히 살펴야 한다.

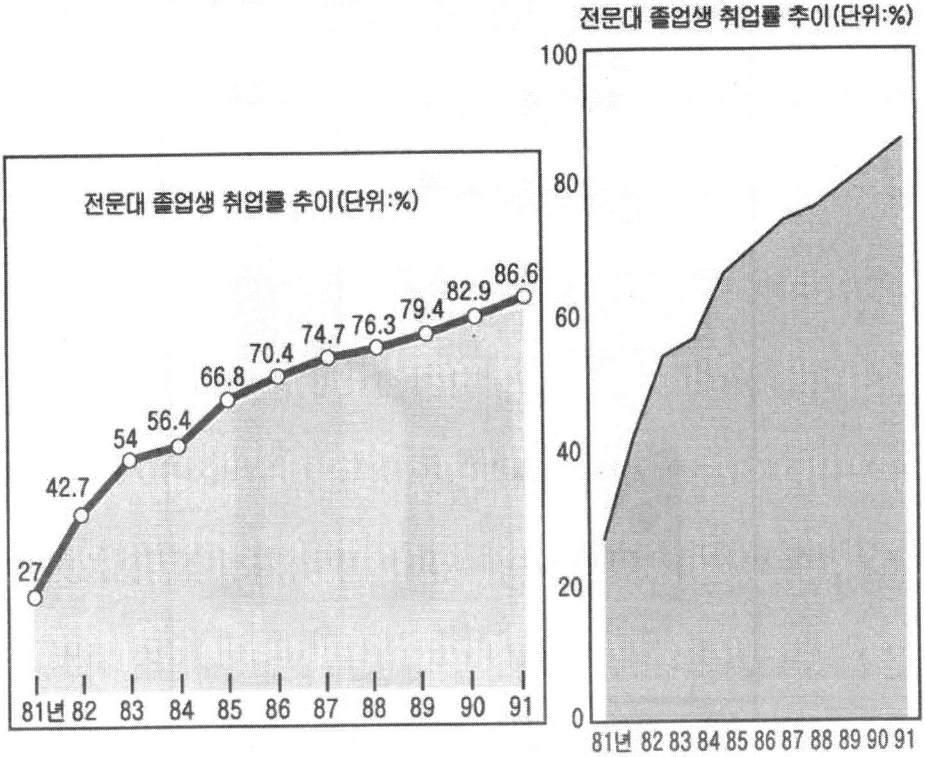

그림 3.12 '전문대 졸업생 취업률 추이'에 대한 선형 그래프

자료원: 조선일보, 1991. 8. 27

시계열 그래프를 그릴 때 흔히 범하는 잘못은, 가로축의 각 눈금 간격이 동일한 시간 간격을 나타내지 않게끔 하는 것이다. 그림 3.13은 국내 유명 일간지에 게재된 것인데 세계 인구의 도시화 수준을 시계열적으로 표시한 선형 그래프이다. 일견 제목도 분명하고 자료의 출처도 밝혔으며, 한 그래프에 동시에 3개의 시계열(선진국, 후진국, 세계 전체)을 표시함으로써 상호 비교를 가능하게 한 점으로 미루어 잘 된 그래프처럼 보인다. 후진국의 경우, 선 그래프의 기울기로부터 1990년에서 2000년까지의 구간보다는 2000년에서 2025년까지의 도시화율 속도가 더 빠르다는 인상을 받게 된다. 그러나 1990년에서 2000년까지 10년 동안에는 8%(= 45 − 37) 증가로 연평균 증가폭은 0.8%(= 8%/10년)이다. 이후 25년 동안에는 16%(= 61 − 45)가 증가하여 연평균 증가폭은 0.64%(= 16%/25년)에 불과함에도 불구하고, 그래프는 오히려 반대의 인상을 주고 있는데 이는 바로 가로축의 시간 간격이 동일하지 않기 때문이다. 잘못 그려진 그래프이다.

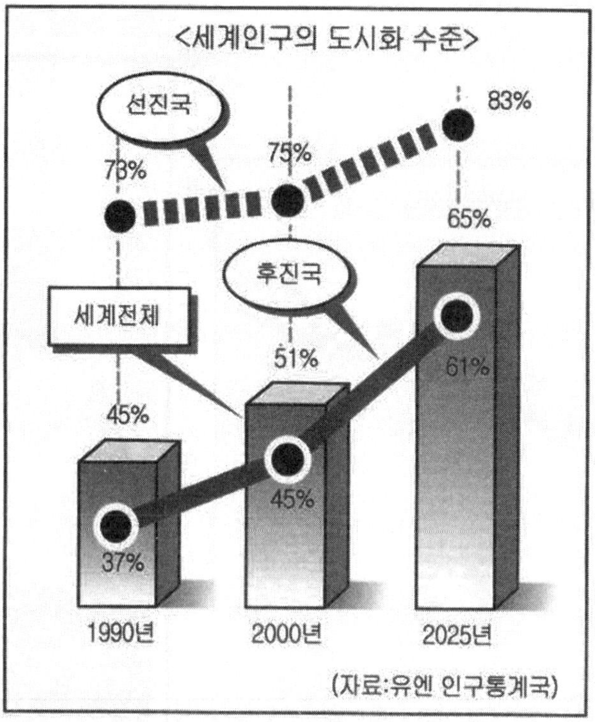

그림 3.13 세계 인구의 도시화 수준에 대한 선형 그래프: 잘못 그려진 예 – 가로축의 시간 간격이 동일하지 않은 경우

자료원: 조선일보, 1990. 8. 9

도표에서 선으로 표시하지 않았지만, 그 내용을 살펴보면 선형 그래프인 것도 있다. 그림 3.14는 소비자 물가 상승률이 월별로 어떻게 변화해 왔는지를 나타내는 그래프이다. 막대로 표시했기 때문에 히스토그램(막대도표)이 아니냐는 생각을 할 수도 있지만 자세히 보면 이것은 선형 그래프, 그 중에서도 시계열 그래프임을 쉽게 알 수 있다. 이 그래프는 세로축의 출발점을 0으로 하고 있고, 가로축의 눈금이 동일한 시간 간격을 가지도록 등분함으로써 시계열 그래프가 지녀야 할 기본 요건을 구비하고 있다. 선 대신 막대를 이용한 것은 물가가 올랐다는 것을 상징적으로 보여 주기 위해 계단으로 표시하는 과정에서 일어난 변형에 불과하다.

월별 소비자물가 상승률(%)

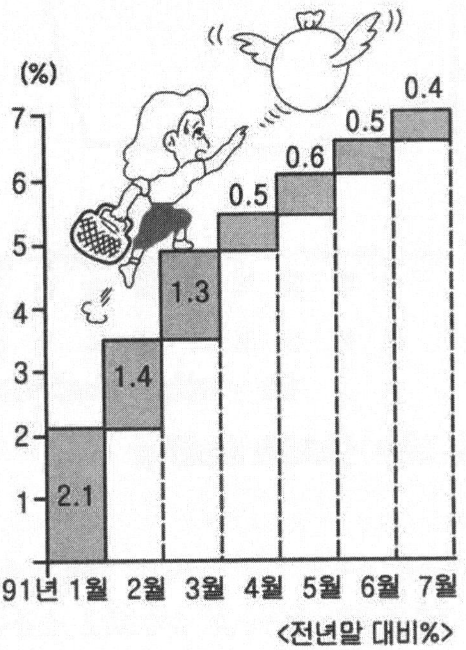

그림 3.14 막대로 표시한 선형 그래프

자료원: 조선일보, 1991. 8. 10.

자료의 특성상 선형 그래프가 적절한 방법이 아님에도, 이를 무분별하게 사용함으로써 정보의 전달에 실패한 경우가 있다. 그림 3.15는 각 나라별로 인구 천 명당 영아사망률을 나타낸 '선형 그래프'이다. 이 그래프를 그린 사람은 아마도 영국에서 서독까지 영아사망률의 큰 변화가 없다가 갑자기 한국에서 높아지는 것을 시각적으로 표현하고자 한 것 같다. 그러나 과연 서독과 한국의 영아사망률을 연결한 '선'이 무슨 의미를 갖는가? 이 선의 이어짐은 두 나라의 접경에 위치한 지방의 영아사망률이 점차로 변함을 의미하는가? 요컨대 국적과 같은 변수는 명목척도에 해당하므로 그림 3.15는 막대도표로 표현되어야 한다.

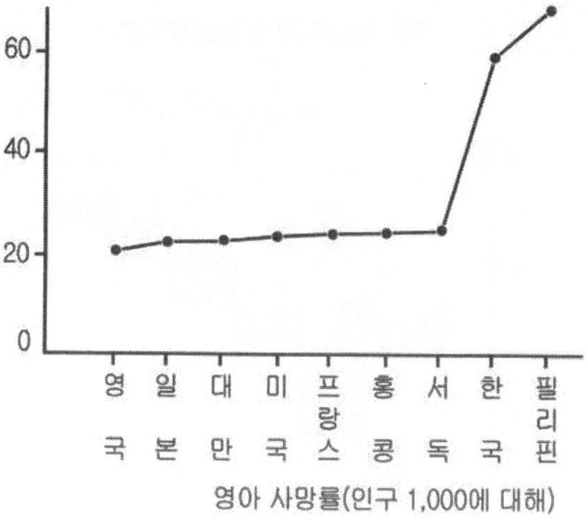

그림 3.15 잘못 그려진 선형 그래프: 막대도표로 표시해야 함

그림 3.16은 유방암 환자의 연령별 구성 백분율을 선형 그래프로 그린 것이다. 세로축 상대도수의 총합이 100%가 되는 내용으로 만약 30세 미만의 환자 점유율이 5% 정도 증가하면 그만큼 다른 연령군의 상대도수는 낮아져야 할 것이다. 즉, 세로축에 표시한 상대도수가 변수 값인 연령군에 따라 변화되는 것이 아니라 다른 연령군의 상대도수에 의해 변동이 오는 상호의존적인 관계를 가지고 있다. 이런 경우에는 원도표가 적합한 그래프이다(백분율이 아닌 환자 수로 표시하면 선형 그래프도 무방하다).

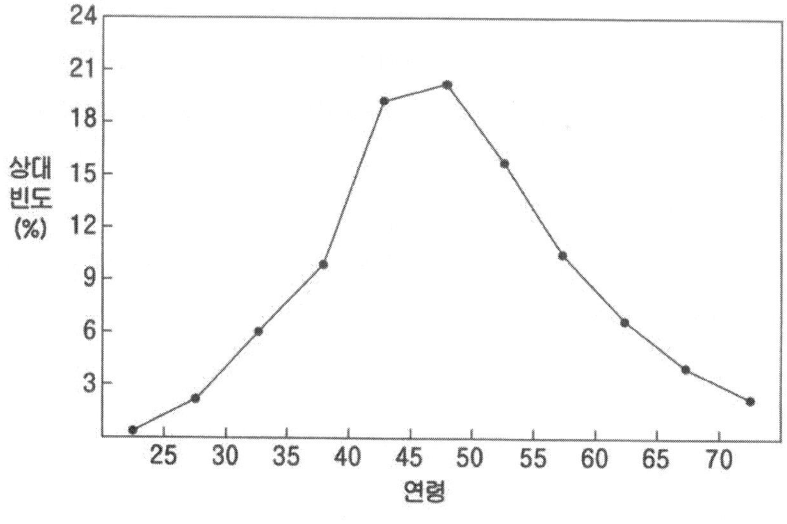

그림 3.16 잘못 그려진 선형 그래프: 원도표로 그려야 함

(5) 히스토그램(histogram)

가로축 변수가 명목척도나 순위척도로 측정된 자료의 도수(또는 상대도수)를 표현하는 일반적인 방법이 막대도표인 것처럼 히스토그램은 간격이나 비척도 자료의 도수(또는 상대도수)를 막대 모양 그림으로 나타내 주는 그래프이다. 히스토그램의 가로축에는 측정된 변수가 취하는 값을 작은 것부터 큰 것의 순으로, 왼쪽에서 오른쪽으로 배열하며 이때 각 눈금의 간격은 동일한 크기를 나타내도록 등분되어야 한다. 세로축에는 일반적인 도수 또는 상대도수를 표시하는 눈금으로 등분한다. 그림 3.17은 예 3.2의 자료를 바탕으로 작성한 일반적인 히스토그램이다.

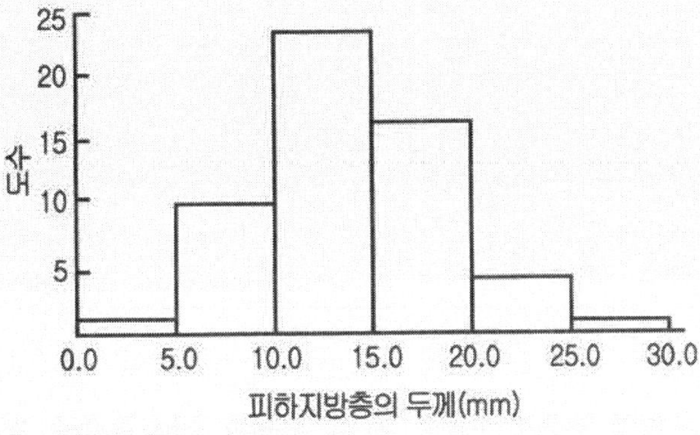

그림 3.17 피하지방층의 두께에 대한 히스토그램

자료원: 예 3.2

히스토그램은 막대도표처럼 '막대'를 사용하므로 막대의 폭을 어떻게 할 것인가가 중요하다. 막대도표에서와 마찬가지로 가로축의 눈금이 등간격일 때는 막대 폭을 동일하게 하여 도수(또는 상대도수)는 막대의 높이에 비례하게끔 표현하면 된다. 그러나 만일 표 3.5처럼 원래의 도수분포표의 계급 간격이 필요에 의해 다르게 되어 있었다면 히스토그램의 막대 폭도 다르게 조정하여야 한다. 막대도표에서 도수(또는 상대도수)가 막대의 면적에 비례했던 것처럼 히스토그램에서도 각 계급의 도수(또는 상대도수)는 해당 막대의 면적에 비례하도록 표현해야 한다. 이것은 다른 계급 간격에 비해 넓은 간격을 갖는(즉, 막대의 폭이 넓은 경우) 계급은 막대의 높이를 낮추어 비례관계가 유지되게끔 해야 함을 의미한다. 마찬가지로 다른 계급 간격에 비해 좁은 간격을 갖는 계급은 막대의 높이를 상향 조정해야 한다.

표 3.12는 자궁암으로 치료받은 총 488명의 환자를 연령 구간별로 분류한 도수분포표이다. 이 표가 잘 작성된 것인지의 여부는 논외로 한다. 지금 관심사는 이처럼 계급 간격이 일정하지 않을 때 어떻게 히스토그램을 그릴 것인가 하는 문제이다.

표 3.12 자궁암으로 치료받은 환자의 연령별 분류

연령 구간(세)	등급 간격(년)	치료 환자 수
22~29	7	18
30~34	4	45
35~39	4	79
40~54	14	225
55~59	4	63
60~69	9	45
70~89	19	13
합계	–	488

자료원: 가상적 자료

계급 간격이 동일하지 않음을 무시하고 각 계급에 속한 도수를 막대 높이로 표시한 것이 그림 3.18이다. 40~54세의 계급에 해당하는 도수가 제일 많긴 해도 이 계급의 간격(즉, 막대의 폭)이 상대적으로 넓기 때문에 이 계급의 도수가 많이 과장되어 나타남을 알 수 있다. 다른 등급도 마찬가지인데, 막대의 넓이(= 폭 × 높이)가 주는 시각적 효과를 고려하여 도수가 넓이에 비례하게끔 그린 올바른 히스토그램이 그림 3.19이다.

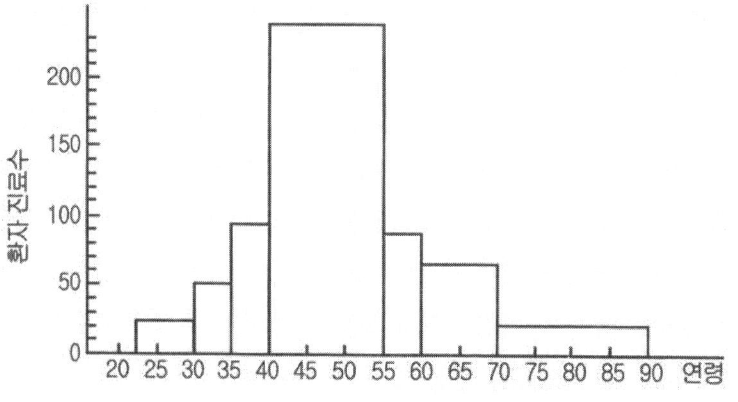

그림 3.18 잘못 그려진 히스토그램: 도수와 막대의 넓이가 비례하지 않음

자료원: 표 3.12

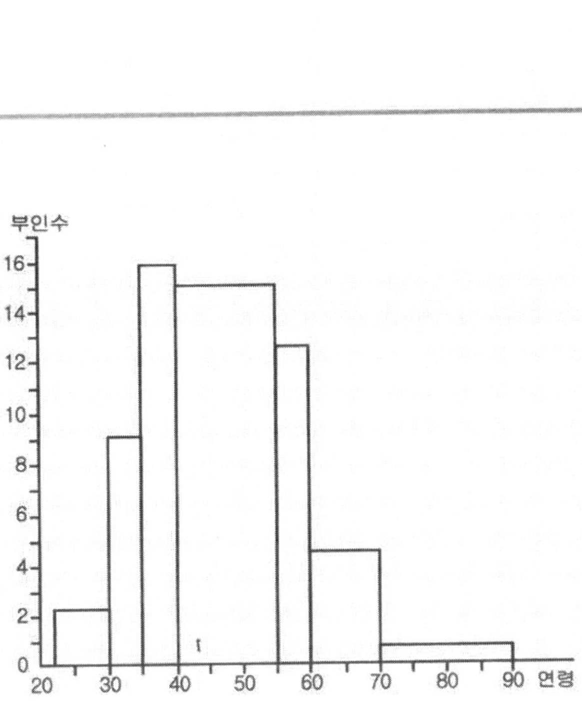

그림 3.19 수정된 히스토그램: 막대의 넓이가 도수에 비례하도록 보정

자료원: 표 3.12

막대의 넓이가 주는 시각적 인상이 동일함을 제외하곤 히스토그램과 막대도표는 여러 가지 면에서 다르다. 첫째, 가로축 변수의 척도 수준이 다른데 이것은 이미 설명한 대로다. 둘째, 히스토그램의 가로축에는 일정한 눈금이 있고 그 간격은 같아야 한다. 그러나 명목척도에서의 막대도표 가로축에는 눈금이 없다. 셋째, 히스토그램에서 막대의 폭은 계급의 간격을 표시하지만, 명목척도의 막대도표에서는 폭이 동일하기만 하면 되고 폭 자체가 어떤 의미를 갖는 것은 아니다.

경우에 따라 히스토그램의 가로축에 표시되는 변수들이 이론적으로는 간격척도 이상의 척도이지만 실제로는 연속적인 값이 아니고 하나, 둘, 셋 ···· 등의 정수로 측정되는 경우가 있다. 자녀의 수, 불량품의 수, 정답의 수 등이다. 이를 이산변수(離散變數, 끊어지는 변수, discrete variable)라고 한다. 자녀의 수가 한 명, 두 명일 수는 있지만 1.5명, 2.21명일 수는 없다. 그러나 신장이나 체중 등과 같은 변수는 일정한 구간 내의 모든 값을 가질 수가 있는데, 이러한 변수를 연속변수라고 한다. 히스토그램의 가로축에 표시되는 변수가 이산변수일 때 연속변수의 경우처럼 막대의 밑변을 붙일 수도, 붙이지 않을 수도 있다. 막대의 밑변을 붙이지 않는 경우라면 큰 문제가 될 것이 없겠으나, 이를 붙이게 되면 막대의 위치를 정하는 데 주의를 요한다.

표 3.13은 한 공정(로트, lot)이 5개의 완제품으로 구성되었을 때 100개의 로트를 무작위로 추출하여 로트당 불량품의 개수를 조사한 도수분포표이다.

표 3.13 로트당 불량품의 개수

불량품의 개수	해당 로트의 수	백분율(%)
0	8	8.0
1	17	17.0
2	29	29.0
3	27	27.0
4	15	15.0
5	4	4.0
계	100	100.0

자료원: 가상적 자료

표 3.13을 히스토그램으로 나타낼 때 가로축에 표시해야 할 변수는 '로트당 불량품 수' 가 될 것이고 이것은 분명히 이산변수이다. 주의하지 않으면 연속변수의 경우처럼 그림 3.20과 같은 잘못된 히스토그램을 그리게 된다. 그림 3.20에서 가장 큰 문제가 되는 것은 막대의 밑변을 두 가지 변수 값에 동시에 걸치게끔 그래프를 그린 것이다. 즉, 불량품의 수가 0일 때의 막대 밑변이 0에서 1까지 연결되어 있는 위치를 점하고 있어 변수 값이 0에 해당하는 막대인지, 아니면 1에 해당하는지 불분명하다. 요컨대 막대의 위치가 잘못 선정되어 있다. 그림 3.21은 그림 3.20을 개선한 히스토그램이다. 두 그림을 비교해 보고, 막대 밑변의 위치를 조정한 것이 시각적으로나 논리적으로 어떠한 우월성을 갖는지에 대해 음미해 보라.

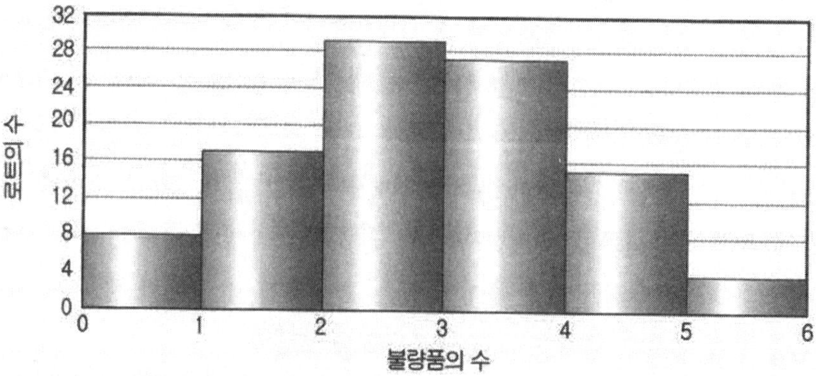

그림 3.20 잘못 그려진 히스토그램: 이산변수일 때

자료원: 표 3.13

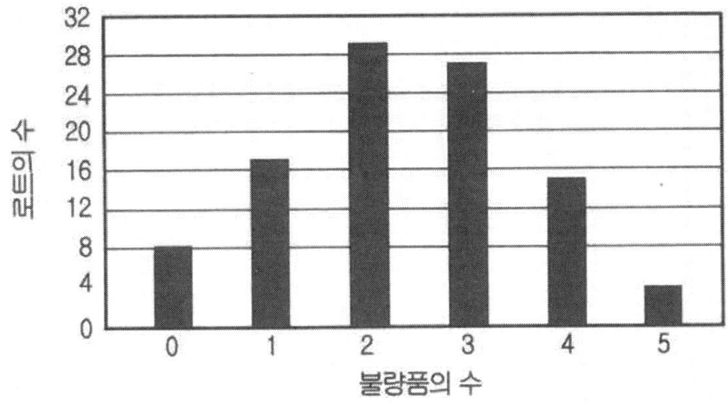

그림 3.21 개선된 히스토그램: 이산변수일 때
자료원: 표 3.13

선형 그래프와 히스토그램의 표현방법을 합치면 아주 유용한 그래프의 형태를 얻을 수 있다. 일반적으로 세로축에 도수 또는 상대도수를, 가로축에 변수 값이 취하는 구간을 표시한 선형 그래프를 도수 다각형(frequency polygon)이라고 한다. 도수 다각형은 히스토그램에서 각 막대의 정점을 선으로 연결함으로써 쉽게 얻을 수도 있다. 그림 3.22는 그림 3.19에 도시한 히스토그램으로부터 각 막대의 정점을 연결하여 얻은 도수 다각형이다.

히스토그램과 도수 다각형은 일정 구간 내에 변수 값이 흩어져 있는 정도와 각 변수 값에 대한 도수 또는 상대도수를 쉽게 알 수 있도록 해 준다. 변수 값이 일정한 구간 내에 흩어져 있는 정도와 각 변수 값에 대한 도수 또는 상대도수를 분포(distribution)라고 한다. 제4장의 제1절에서는 히스토그램이나 도수 다각형의 이러한 특징들이 분포를 설명하는 데 어떤 도움을 주는지에 대해 좀 더 자세히 논의할 것이다.

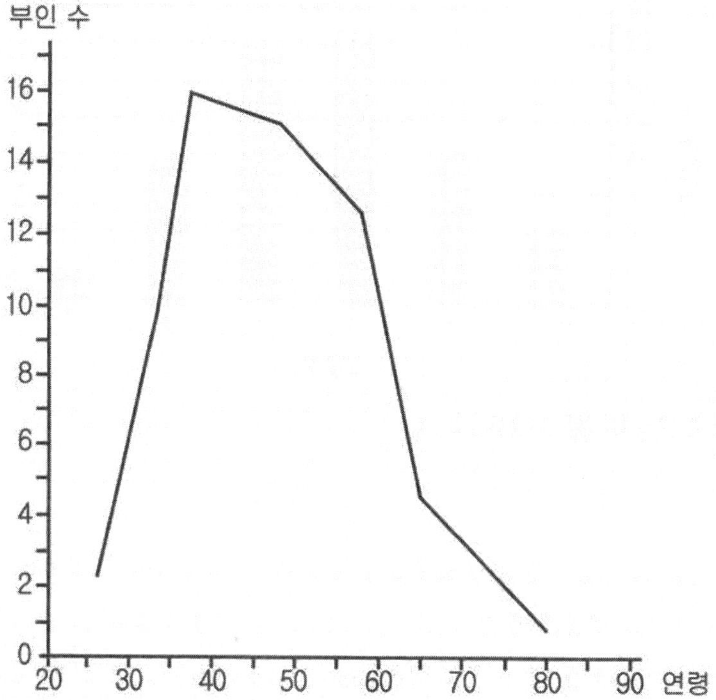

그림 3.22 도수 다각형
자료원: 표 3.12

(6) 일차원 점그래프(one dimensional dot graph)

수평선 또는 수직선 위에 각 변수 값에 대응하는 점을 표시한 것으로서, 그림 3.23이 좋은 예이다. 일차원 점그래프도 분포를 파악할 수 있게 하는 방법이다. 그러나 동일 변수 값이 여러 번 겹치게 되면 이를 수평 또는 수직선에 표현하기 어렵다는 단점도 있다. 그림 3.23은 11명의 이완기 혈압(단위: mmHg)이 71, 81, 85, 94, 88, 84, 82, 86, 86, 79, 77일 때 이를 일차원 점그래프로 나타낸 것이다.

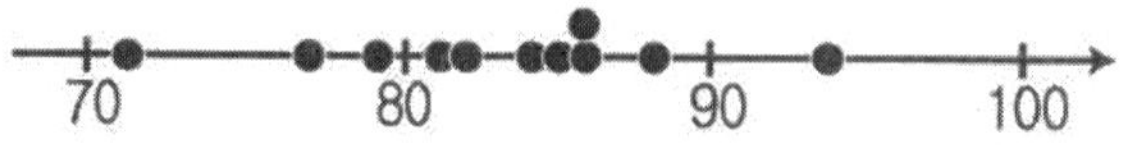

그림 3.23 11명의 이완기 혈압(단위 : mmHg)에 대한 일차원 점그래프

(7) 산점도(scatter plot) 또는 이차원 점그래프(two dimensional dot graph)

지금까지 위에서 살펴 본 그래프들은 모두 하나의 변수, 즉 일변량 자료를 다룬 것들이다. 변수의 종류가 둘일 때 이원 교차표를 사용해야 하는 것처럼, 간격 또는 비척도로 측정된 이변량 자료를 그래프로 표시하려면 산점도(散點圖)를 이용해야 한다. 한 변수가 취할 수 있는 값을 가로축에, 다른 한 변수가 취할 수 있는 값을 세로축에 눈금으로 나타낸 뒤 각 변수 값이 교차하는 지점(좌표)에 해당 측정치를 점으로 표시한 것이 산점도이다. 표 3.14는 화학 반응의 결과로 생겨나는 물질의 양이 촉매의 양에 따라 어떻게 변화하는지를 알고자, 촉매의 양을 1.0그램에서 10.0그램까지 변화시켜 가면서 화학 반응으로 생겨난 물질의 양을 측정한 자료이다.

촉매의 양이나 생성물의 양은 모두 비척도로 측정할 수 있는 변수들이다. 그림 3.24는 표 3.14의 자료를 기초로 작성한 산점도이다. 산점도는 두 변수간의 관계를 시각적으로 이해하는 데 매우 탁월한 방법이다. 그림 3.24를 보고 우리는 촉매의 양과 생성물의 양 사이에 대략 양의 직선관계가 있음을 알 수 있다. 즉, 촉매의 양이 증가함에 따라 생성물의 양이 비례적으로 증가한다고 하는 것이다.

표3.14 촉매의 양(단위: 그램)에 따른 생성물의 양(단위: 그램)

실험번호	촉매의 양	생성물의 양	설험번호	촉매의 양	생설물의 양
1	1	2.1	11	6	6.6
2	1	2.4	12	6	11.2
3	2	3.1	13	7	7.9
4	2	3.0	14	7	8.3
5	3	3.2	15	8	9.0
6	3	3.9	16	8	9.1
7	4	4.5	17	9	8.8
8	4	4.2	18	9	8.8
9	5	2.5	19	10	10.0
10	5	5.9	20	10	11.2

자료원: 가상적 자료

이러한 두 변수간의 관계에는 그림 3.24와 같은 양의 직선관계 외에도 음의 직선관계, 곡선관계, 수평 또는 수직관계, 그리고 일정한 관계의 형태를 말할 수 없는 것 등 다양한 것들이 있다. 그림 3.25는 이러한 여러 가지 관계를 도시한 산점도이다.

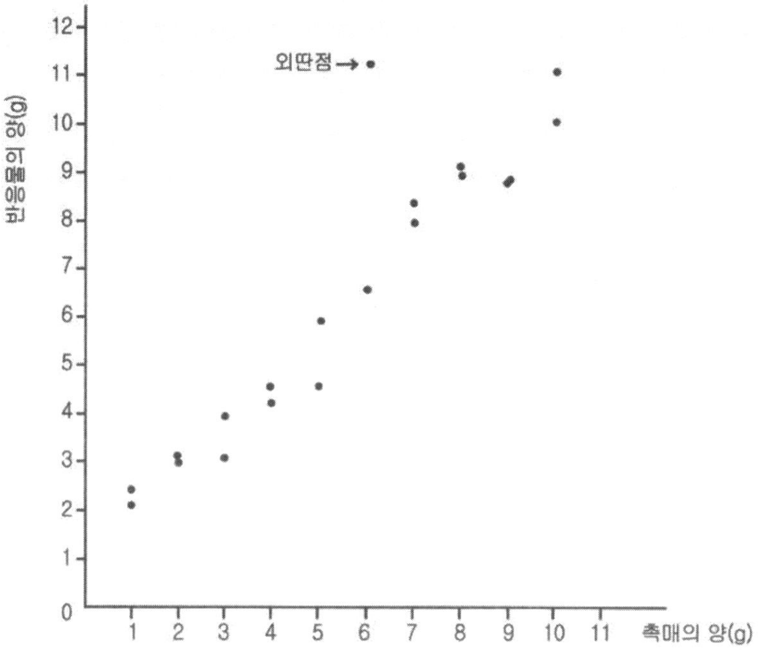

그림 3.24 촉매의 양에 따른 생성물의 양에 대한 산점도

자료원: 표 3.14

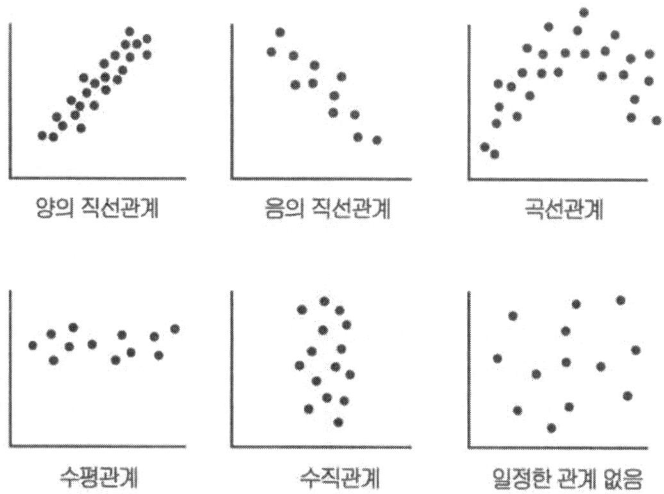

그림 3.25 다양한 변수 간 관계에 따른 각종 형태의 산점도

산점도에서 한 가지 더 언급하고 넘어갈 것은 외딴점(outlier)에 대한 것이다. 외딴점이란 전체적인 경향에서 벗어난 측정치를 의미한다(일변량 자료에서 외딴점은 자료의 대부분을 차지하는 측정치에서 벗어난 측정치를 말한다). 표 3.14 및 그림 3.24에서 촉매의 양이 6그램일 때 생성물의 양이 11.2그램으로 측정된 것이 바로 다른 측정치들이 보이는 경향, 즉 양의 직선관계에서 벗어난 외딴점에 해당한다. 표에서는 확실하지 않았던 외딴점이 산점도를 그려봄으로써 보다 뚜렷이 부각됨을 알 수 있다. 대개의 경우 외딴점은 측정의 잘못 때문에 나타난다. 그러나 만일 몇 개의 외딴점이 집중되어 나타나거나 도처에 외딴점이 흩어져 나타난다면 이러한 외딴점은 조사대상의 동질성에 문제가 있음을 의미하는 경우도 있다. 사실 통계조사에서 자료를 정리하는 수단으로 산점도를 그려 보는 것은 전반적인 양상의 파악은 물론, 외딴점에 대한 집중적인 탐색을 가능하게 함으로써, 다음 단계인 자료 분석의 방향을 결정하는 매우 유용한 방법이다.

2. 대푯값과 분포 모양의 측도(測度, measure)

제1절에서 집단현상 자료를 표와 그래프로 정리하는 방법에 대해 살펴보았다. 그러나 이것으로 자료의 정리 작업이 다 끝난 것은 아니다. 특히 두 개의 다른 모집단에서 추출한 표본들에 대해 표나 그래프만을 그려서 비교하는 것은 번거로운 일일 뿐더러 때로는 불가능하기까지 하다. 예를 들어 작성된 두개의 도수분포표의 계급이나 계급간격이 일치하지 않는다면 이 둘을 비교하기는 매우 어렵다. 또한 세로축과 가로축의 눈금 간격이 각각 다른 두 개의 그래프를 비교하기 위해서는, 둘 중의 어느 하나를 기준으로 다른 하나를 다시 그리는 과정을 거쳐야 한다. 요컨대 표나 그래프는 집합적 상황에 대하여 많은 정보를 간결하게 표현해 줄 수 있지만 그것만으로 완벽한 것은 아니다.

수집한 집단현상 자료를 몇 개의 지표(index)들로 요약할 수 있다면 매우 편리할 것이다. 기술통계학은 바로 이러한 지표들에 관해 연구하고 적절한 지침을 발견하고자 하는 통계학의 한 영역이다. 지표를 선정할 때 가장 먼저 염두에 두어야 할 것은 지표에 포함되는 변수의 수이다. 예를 들어 조사대상 각각에 대해 성별, 연령, 직업, 신장, 체중 등의 5개 변수 값을 측정했다고 하자. 먼저 생각할 수 있는 방법은 측정한 변수들을 따로따로 분리한 지표들이다. 즉, 성별, 연령, 직업, 신장, 체중을 서로 연관시키지 않고 별개의 것으로 처리, 이로부터 각 변수에 대한 독립적인 요약지표를 얻을 수 있다. 이러한 방법을 일변량 요약(univariate summary)이라고 하는데, 하나의 변수에 대하여 일원 도수분포표를 작성하는 것과 개념적으로 유사하다. 한편 두 변수를 동시에 포함하는 지표를 생각할 수 있는데, 앞의 예에서 신장과 체중, 또는 연령과 신장을 동시에 포함하는 지표이다. 이 경우 이변량 요약(bivariate summary)의 형태로 정리되며, 두 변수 값들 사이의 연관관계를 표시하는 관련성 지표(index of association)로 나타난다. 일반적으로 둘 이상의 변수를 동시에 포함하는 자료요약 방법을 다변량 요약(multivariate summary)이라고 한다. 본 절에서는 일변량 요약 방법을 다루게 될 것이다. 다변량 요약, 특히 이변량 요약에 대해서는 제6장 제1절에서 집중적으로 논의할 것이다.

집단현상 자료를 지표로 요약할 때 변수의 숫자 외에 자료의 척도도 중요한 고려 사항이다. 즉, 변수 값을 측정한 척도의 수준에 따라 지표가 달리 존재한다고 하는 것인데, 이는 이미 제2장에서 자세히 언급했던 내용이다. 다시 말하여 각 척도가 포함하고 있는 정보량에 대한 원칙은 어디에든 적용되는 것이다. 따라서 간격척도 및 비척도와 같은 양적 척도에서 사용할 수 있는 지표는 명목척도 또는 순위척도와 같은 질적 척도에서보다 다양하고, 수학적으로 다루기도 쉽다. 여기서 '수학적으로 다루기 쉽다' 는 것은 이들의 계산이 수학적으로 간단하다거나 평이함을 의미하는 것이 아니라 가감승제의 사칙 연산을 자유롭게 도입하여 다양한 지표들을 양산 또는 유도해 낼 수 있다는 뜻이다. 여기에서는 주로 간격 및 비척도 등의 양적 척도에 적용되는 요약지표를 다루게 될 것이다.

요약지표에 앞서 변수 값으로 측정, 수집한 자료들이 어떤 범위 안에서 어떤 모양을 갖고 흩어져 있는지, 즉 분포에 대해 좀 더 자세히 알아 볼 필요가 있다.

1) 어떻게 분포를 기술할 것인가?

일상적인 용어에서 분포란 주로 '흩어져 있는 정도(퍼짐, spreadness)' 와 '경향성(tendency)' 을 의미한다. "이번 신입생들의 성적분포는 어떻습니까?" 라는 질문은 "성적의 최고점과 최저점은 얼마나 되며(퍼짐), 어떤 점수대가 주종(경향성)을 이루는가?" 를 물어보는 것과 동일하다. 통계학에서 분포를 말할 때도 역시 퍼짐과 경향성을 의미하는 것은 마찬가지나, 한 가지를 더 추가한다면 '분포의 모양(shape of distribution)' 을 들 수 있다. 분포의 모양 또는 형태란, 측정치들의 퍼짐과 경향성이 나타내는 양상(pattern)을 한마디로 정의하는 것이다. 뒤에서 논의하게 되겠지만, 정규분포의 모양은 '종형(bell shape)' 이며 동시에 '좌우대칭(symmetrical)' 으로, '어느 한쪽으로 치우쳐 있지 않다(not skewed)' 라고 말하는 것이 그 예이다. 따라서 분포를 바르게 기술하려면 측정치들의 퍼짐과 경향성은 물론 모양이 명확히 나타나도록 해야만 한다. 이러한 분포의 기술 방법에는 크게 표, 그래프 그리고 수식이 있다. 이들은 서로 보완적이며, 함께 사용할수록 분포를 더 잘 기술하게 된다. 수식으로 분포를 기술하는 방법에 대해서는 제4장 '확률과 확률분포' 에서 더욱 자세히 논의할 예정이다. 여기에서는 주로 표와 그래프 및 지표로 분포를 기술하는 방법에 대해 알아보기로 하자.

표와 그래프를 이용하는 방법은 제1절에서 이미 다룬 내용들이다. 단지 제1절에서는 수집한 자료를 정리하는 방법으로서 소개한 것인데, 자료를 정리함으로써 분포가 드러난다고 하는 사실에 주의를 기울이자. 사실 기술통계란 분포를 기술하는 것에 다름 아니며, 분포 기술의 세 항목인 퍼짐, 경향성, 모양은 기술통계의 주요한 지표들이 된다.

이제 표와 그래프로 분포를 기술하는 방법에 대해 좀더 자세히 살펴보기 위해 표 3.15에 나타난 새로운 자료를 도입하도록 하자. 이것은 조사대상 56명의 연령을 원자료와 함께 정리한 도수분포표이다. 전체를 7개의 계급으로 나누었으며 계급간격은 5세로 등분하였다. 그림 3.26은 표 3.15 자료의 도수 히스토그램 및 빈도 다각형이다.

표 3.15 조사대상의 연령분포

연령(세)의 원자료	연령군	도수(명)	백분율(%)
12, 13, 12, 11, 13	10~14	5	8.9
15, 18, 17, 17, 16, 19, 19, 18, 15, 17, 16, 16, 17, 19, 15, 17, 19, 16, 18	15~19	19	33.9
21, 24, 20, 22, 22, 21, 24, 20, 23, 21, 22, 24, 21	20~24	13	23.2
28, 26, 29, 28, 28, 25, 29, 26, 28, 29	25~29	10	17.9
33, 30, 34, 33	30~34	4	7.1
36, 39, 37	35~39	3	5.4
41, 43	40~44	2	3.6
계		56	100.0

자료원: 가상적 자료

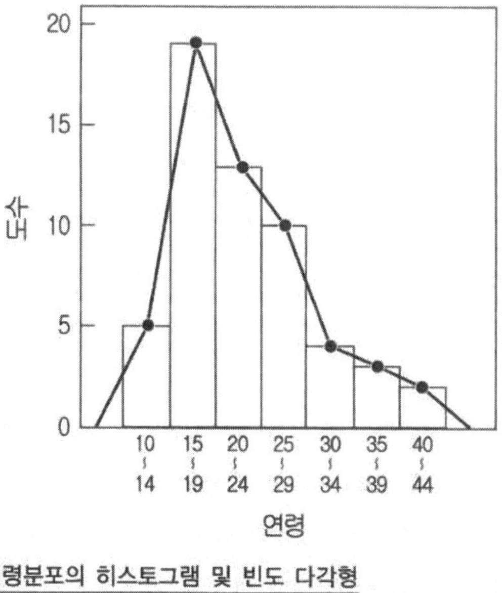

그림 3.26 조사대상자 연령분포의 히스토그램 및 빈도 다각형

자료원: 표 3.15

표3.15 및 그림 3.26에서 조사대상의 연령이 10세에서 44세까지(정확히는 11~43세) '퍼져' 있으며, 15~19세군이 제일 많은 '경향'을 보임을 알 수 있다. 그림 3.26에서 전체적으로 주종을 이루는 연령군이 약간 왼쪽으로 치우쳐 있다는 '모양'까지도 알 수 있게 된다. 즉, 표와 그래프만으로도 대략적인 분포를 기술하는 데 조금도 부족함이 없다는 것인데, 이는 제1절에서 연급한 표와 그래프의 특성에 비추어 전혀 놀랄 만한 사실이 아니다. 분포 파악의 세 항목 중 퍼짐과 경향성에 대해서는 더 이상의 설명이 필요 없을 것이다.

분포의 모양 또는 형태를 표현하는 용어들에 관하여 알아보자. 그림 3.26의 빈도 다각형은 기울기가 다른 꺾은선들이 연결되어 있어서 부드러운 느낌을 주지 않는다. 그러나 계급간격을 좁게 조정하고(예를 들어, 연령을 일령(日齡)으로 환산하고 계급간격을 며칠 정도로 한다), 동시에 조사대상의 수를 무한히 늘린다고 하면 훨씬 부드러운 빈도 다각형을 얻을 수 있다. 이러한 과정을 반복하면 결국 전혀 각이 없이, 곡선으로만 이어진 그래프를 얻게 될 것인데, 이를 빈도곡선(frequency curve)이라고 한다. 대개의 경우 빈도곡선의 모양은 가운데 위치하는 값의 도수가 주변에 있는 변수 값의 도수보다 많은 모양을 하는데, 가장 빈도가 높은 빈도곡선 위의 한 점을 정점(crest, peak)이라고 한다. 만일 정점이 하나 있고, 그것이 가운데 위치하게 되면 빈도곡선은 좌측에서부터 정점을 향해 올라갔다가 정점을 지난 후 우측을 향해 내려가는 형태를 취할 것이다. 이러한 형태를 '가운데가 볼록'하다고 말한다. 이와는 반대로 정점이 변수 값의 양끝에 위치하고, 오히려 가운데에 위치한 변수 값의 도수가 작은 U자 형태를 '가운데가 오목'하다고 부르는데, 이것은 마치 골짜기와 같은 모양이다. 경우에 따라서는 특별한 정점이나 골짜기가 없이 밋밋한 모양을 나타낼 수 있는데, 이러한 모양을 '균일(uniform)'하다고 한다. 한편 양 끝의 도수가 작으면서, 정점이 둘인 경우도 생각해 볼 수 있는데, 이를 '이봉성(二峯性, bimodal)'이라고 부른다.

분포의 모양을 분류하는 또 다른 기준은, 정점이나 골짜기를 중심으로 좌우가 '대칭'인가 또는 '비대칭'인가를 보는 것이다. 정점이나 골짜기의 변수 값이 정중앙에 위치하고, 여기로부터 양끝으로 퍼져가는 곡선의 기울기의 절대값이 같다면 대칭이라고 말할 수 있다. 대칭이 아니라면 비대칭인데, 분포의 모양이 비대칭일 때, 정점이 위치한 쪽의 반대쪽을 '긴 꼬리(long tail)'라고 한다. 따라서 정점이 왼쪽으로 치우친 분포는 오른쪽에 긴 꼬리를 갖게 되며, 오른쪽으로 치우친 분포는 왼쪽에 긴 꼬리를 갖는다. 비대칭은 다시 정점의 위치와 긴 꼬리에 따라 정점이 오른쪽(변수 값이 큰 쪽)에 있으면서 왼쪽으로 긴 꼬리가 나타나는 모양이면 '왼쪽으로 기운(치우친)(left-skewed)' 모양이라고 하고, 정점이 왼쪽(변수 값이 작은 쪽)에 있으면서 긴 꼬리가 오른쪽으로 나타나면 '오른쪽으로 기운(right-skewed)' 모양이라고 부른다. 즉, 긴 꼬리의 위치에 따라 기움의 방향을 결정하는 것이다. 기움의 정도[1]를 왜도(歪度, skewness) 또는 비대칭도라고 하는데 이것은 본 절의 후반부에서 다시 언급될 것이다. 비대칭분포의 또 다른 유형으로 J 형태 또는 L 형태가 있다. 이들은 모두 한쪽 방향으로 도수가 증가 또는 감소하는 모양을 나타내고 있다. 그림 3.27은 이상의 내용을 일목요연하게 정리한 것이다. 특정 형태의 분포를 기억하고, 이를 표현하는 용어들을 익히도록 한다.

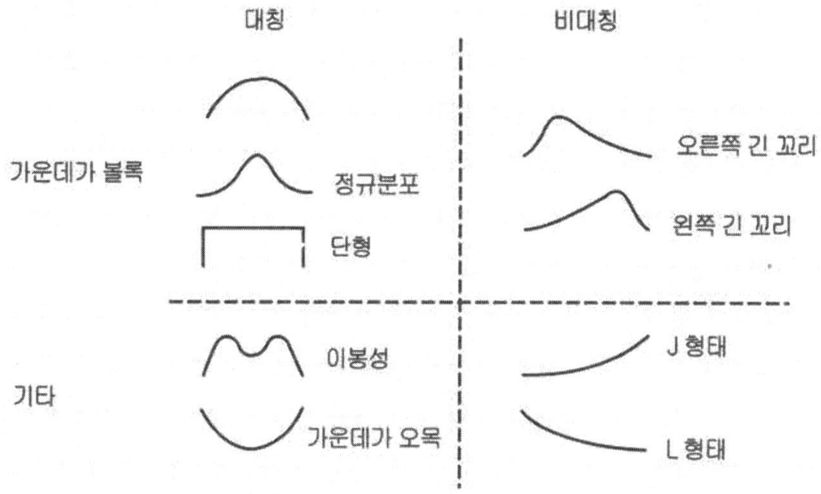

그림 3.27 분포의 여러 가지 모양과 용어

빈도곡선은 전체적인 모양을 쉽게 파악할 수 있는 장점이 있지만, 자료가 갖고 있는 구체적인 정보 즉, 실측치를 알 수 없다. 전체적인 분포의 모양을 쉽게 알 수 있으면서 변수 값들에 대하여 구체적인 정보를 표현해 줄 수 있는 방법은 없는 것일까? '줄기-잎

1) 학자에 따라서는 정점의 위치에 따라 기움의 방향을 결정하기도 한다. 정점이 왼쪽에 있으면 왼쪽으로 기운 것이고, 오른쪽에 있으면 오른쪽으로 기운 것이 된다. 그러나 이 책에서는 긴 꼬리의 위치로 기움의 방향을 표현한다는 원칙을 따를 것이며, 혼동을 피하기 위해 '좌우로 기운' 이란 용어를 사용하였다.

그림(stem-and-leaf plot)' 기법은 바로 이러한 목적에 잘 부합되는 것으로, 요즘 학문적 발전을 거듭하고 있는 '탐색적 자료 분석(exploratory data analysis, EDA)' 분야에서 개발된 방법이다. 이 줄기-잎 그림은 상당히 잘 고안된 기법인데, 기존의 도수분포표나 히스토그램, 빈도곡선 등의 방법을 혼합함으로써 각 방법의 장점을 그대로 살릴 수 있다. 즉 분포기술의 주요항목인 퍼짐, 경향성, 모양을 쉽게 파악할 수 있음은 물론이고, 실제 변수 값까지도 표현해 줄 수 있다. 여기에서는 표 3.15의 자료를 줄기와 잎 모양 그림으로 표현하는 방법에 대해 살펴보기로 한다(이 분야에 대해보다 자세히 알고 싶다면 백운봉, 허명회 저 'EDA-탐색적 데이타 분석(서울, 박영사, 1987)' 을 참조한다).

줄기-잎 그림은 한마디로 히스토그램을 옆으로 누인 것과 비슷하다. 표 3.15의 자료에서 각 연령은 모두 두 자리 숫자로 구성된다. 이때 십 자리 수에 해당하는 숫자를 '줄기', 일 자리 수에 해당하는 숫자를 '잎' 으로 생각하자. 이어 나뭇가지에 잎이 달려 있는 것처럼, 십 자리 숫자에 일 자리 숫자들이 달려 있는 형태로 그림을 그리는 것이다. 다음에 구체적인 방법을 설명하였다.

① 연령이 10대에서 40대까지에 걸쳐 있으므로 줄기의 수는 모두 넷이다(1,2,3,4). 이것을 다음과 같이 수직으로 내려쓰고 수평선을 긋는다.

1 ____________________

2 ____________________

3 ____________________

4 ____________________

② 각각의 줄기에다 잎에 해당하는 숫자를 수평으로 쓴다.

```
1   2 4 2 1 3 5 8 7 7 6 9 9 8 5 7 6 6 7 9 5 7 9 6 8
2   1 4 0 2 2 1 4 0 3 1 2 4 1 8 6 9 8 8 5 9 6 8 9
3   3 0 4 3 6 9 7
4   1 3
```

③ 잎에 해당하는 숫자를 크기가 증가하는 순으로 재배열한다. 이것을 오름차순 배열이라고 한다.

```
1   1 2 2 3 4 5 5 5 6 6 6 6 7 7 7 7 7 8 8 8 9 9 9 9
```

2	0 0 1 1 1 1 2 2 2 3 4 4 4 5 6 6 7 7 7 7 8 8 8
3	0 3 3 4 6 7 9
4	1 3

도수분포표나 이를 바탕으로 그린 히스토그램에서 계급의 수가 적으면(즉, 계급간격이 크면) 전체적인 윤곽을 파악하는 데 어려움이 있는 것처럼, 줄기-잎 그림에서도 줄기의 수가 적을 때 같은 어려움을 겪게 된다. 위의 줄기-잎 그림에서 상대적으로 도수가 10대와 20대에 몰려 있기 때문에 이 두 줄기에 대한 윤곽의 파악이 용이하지 않다. 사실 줄기-잎 그림에서 줄기란 도수분포표 등의 계급과 동일한 개념이다. 따라서 각 줄기를 둘로 분할하여 줄기-잎 그림을 그리면 분포의 파악이 훨씬 용이해진다. 즉, 10대의 줄기를 10~14세까지의 줄기와, 15~19세까지의 줄기로 나누고 20대~40대도 동일한 방법으로 줄기를 분할한다. 이렇게 하여 그림 3.28을 얻을 수 있는데 이것이 표 3.15의 자료를 갖고 그린 최종적인 줄기와 잎 모양 그림이다.

1	1 2 2 3 4
1*	5 5 5 6 6 6 6 7 7 7 7 7 8 8 8 9 9 9 9
2	0 0 1 1 1 1 2 2 2 3 4 4 4
2*	5 6 6 8 8 8 8 9 9 9
3	0 3 3 4
3*	6 7 9
4	1 3

그림 3.28 줄기-잎 그림

자료원: 표 3.15. * 뒷 줄기를 의미

실제 측정치를 표시할 수 있다는 줄기-잎 그림의 장점은 그림 3.28에서 쉽게 이해할 수 있다. 이 그림으로부터 조사대상의 가장 낮은 연령이 11세이고 최고 연령은 43세라는 사실을 금방 파악할 수 있다. 즉, 줄기-잎 그림은 원자료가 갖고 있는 정보를 그대로 유지하면서, 동시에 분포를 기술할 수 있는 매우 편리한 방법이다. 처음에 줄기와 잎 모양 그림이 고안되었을 때는 조사대상의 수가 크지 않은 경우에 한하여 이 기법을 이용할 수 있었으나(조사대상의 수가 커지면 손으로 그리는 것이 매우 번거롭다) 요즘 시판되고 있는 컴퓨터 통계 패키지(SAS나 SPSS 등)는 자동적으로 줄기와 잎 모양 그림을 그려 주는 프로그램을 내장하고 있어 대상 규모에 관계없이 줄기와 잎 모양 그림을 사용할 수 있다. SPSS 의 사용 예를 제3장 부록으로 부기하였다.

2) 중심경향의 측도: 집합적 상황을 잘 대표하는 값은?

변수 값의 집합적 상황을 대표할 수 있는 하나의 요약지표를 선택한다면, 가장 '전형적(typical)' 또는 '대중적(massive)' 이거나 전체를 '대변(representative)하는' 자료값이어야 할 것이다. 이러한 목적을 달성할 수 있게 하는 지표를 흔히 '중심경향의 측도(measures of central tendency)' 또는 대푯값이라고 부르며, 이것은 분포기술의 세 요소 중 경향성을 나타내는 지표가 된다. 전체 자료를 단 하나의 지표로 대표하여 요약한다는 것은 매우 그럴싸한 생각이다. 그러나 과연 어떻게 이러한 지표를 결정할 수 있으며, 그 근거는 무엇인가? 도수곡선의 정점을 대푯값으로 할 것인가? 그렇다면 중심경향의 측도는 최빈값(mode)이 될 것이다. 이것은 분포에서 가장 흔하게 관찰되는 값이다. 자료를 크기에 따라 순서대로 늘어놓고 정중앙에 위치하는 값을 대푯값으로 할 수도 있다. 즉, 중앙값(중위수, median)이 중심경향의 측도가 되는 것이다. 문자 그대로 중앙값은 크기에 따라 순서대로 늘어놓은 자료의 중앙에 위치하므로 전체 자료의 절반은 중앙값의 왼쪽(작은 쪽)에, 나머지 절반은 중앙값의 오른쪽(큰 쪽)에 놓여지게 된다. 요컨대 빈도곡선에서 곡선 밑의 면적을 좌우로 반분하는 선의 가로축 눈금이 중앙값에 해당한다. 한편 변수 값과 일정한 값 간의 산술 합(arithmetic sum)이 좌우로 동일하게끔 양분하는 일정한 값을 대푯값으로 정하기도 한다. 즉, 산술합의 절반은 왼쪽에, 나머지 절반은 오른쪽에 있게끔 나누는 것이다. 이렇게 결정된 중심경향의 측도를 평균(mean) 또는 산술평균(arithmetic mean)이라고 한다. 따라서 산술평균은 빈도곡선이 어떤 물체의 단면을 나타낸다고 할 때, 이 물체가 균형을 이루게 하는 무게중심이 되는 것이다. 최빈값, 중앙값, 평균이 각각 도수곡선에서 차지하는 위치를 그림 3.29에 알기 쉽게 나타냈다.

그림 3.29에서 분포가 완전히 대칭이라면 최빈값과 중앙값, 평균이 모두 일치함을 알 수 있다(가장 대표적인 예가 정규분포인데, 이것은 제4장에서 자세히 다루게 된다). 즉, 완전 대칭을 이루는 빈도곡선에서는 정점이 정중앙에 위치함은 물론, 면적을 이등분하는 점과 무게중심이 같아지기 때문이다. 그러나 좌우로 기운 분포에서는 이와 같은 성질이 성립하지 않으며 긴 꼬리를 갖는 쪽으로 평균이 이동하게 된다.

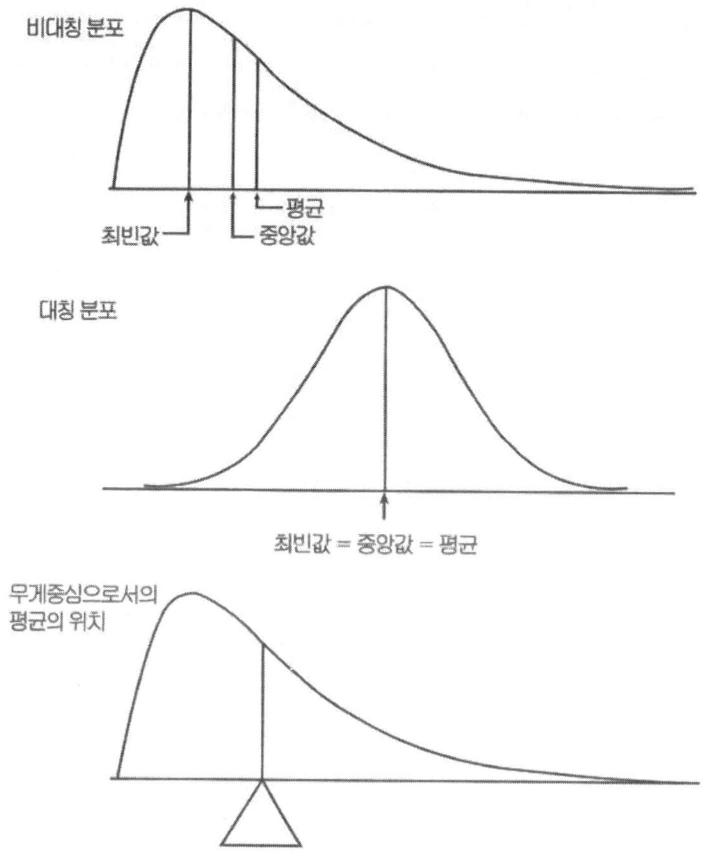

그림 3.29 빈도곡선에서 최빈값과 중앙값, 평균값의 위치

(1) 산술평균

산술평균을 구하기 위해서는 측정한 관찰치의 산술 합을 관찰치의 개수로 나누면 된다. 즉, n개 단위에 대한 측정의 산술평균은, 측정치를 모두 더하고 이를 n으로 나누어 줌으로써 얻을 수 있다. 예를 들어 10개의 측정치가 1, 3, 3, 5, 6, 7, 7, 1, 8, 9와 같았다면 산술평균은 (1+3+3+5+6+7+7+1+8+9)/10 = 48/10 = 4.8로 주어진다. 일반적으로 n개($n \geq 1$)의 측정값을 각각 $x_1, x_2, \ldots, x_n$이라고 하면, 이들의 산술평균은 식 (3.1)과 같다.

$$\bar{x} = (x_1 + x_2 + \cdots\cdots + x_n)/n = \sum_{i=1}^{n} n_i / n \quad \cdots\cdots\cdots\cdots\cdots\cdots\cdots \text{(식 3.1)}$$

$\bar{x}$는 '엑스 바'라고 읽으며 산술평균을 나타내는 기호이다. 식 3.1을 이용하여 표

3.15에 예시된 자료로부터 조사대상의 연령에 대한 산술평균을 구하면 22.7세가 된다.

한편 측정치의 산술 합을 계산할 때 각 측정치의 상대적 중요도에 따라 비중을 달리 하여야 하는 경우가 있다. 이를 '가중치(weight)' 라고 하는데, 다음의 예 3.4와 같다.

예 3.4

A 학생의 과목당 1학기 성적은 다음과 같았다. 이 학생의 평균 점수는 얼마인가?

과 목 명	학 점	득 점
K	4	85
L	3	90
M	2	80
N	1	100
계	10	355

위 예에서 성적의 산술평균을 (85+90+80+100)/4 = 355/4 = 88.75로 구하는 것은 옳지 않다. 과목당 학점이 다르므로 산술평균은 (85×4+90×3+80×2+100×1)/10 = 87이 되어야 한다. 85, 90, ... 같은 변수 값에 곱해준 4, 3, ···· 등이 곧 가중치이다. 즉, 위의 예에서는 학점이 가중치인 셈이다. 일반적으로 $x_1, x_2, \ldots, x_n$의 가중치가 각각 $w_1, w_2, \ldots w_n$이라고 하면 가중치를 감안한 산술평균은 다음과 같다.

$$\bar{x}_w = \frac{x_1 w_1 + x_2 w_2 + \cdots + x_n w_n}{w_1 + w_2 + \cdots + w_n} = \frac{\sum_{i=1}^{n} x_i w_i}{\sum_{i=1}^{n} w_i} \quad \cdots\cdots\cdots\cdots\cdots\cdots \text{(식 3.2)}$$

이렇게 구한 산술평균을 가중평균(weighted average)이라고 한다. 한편 각 측정치에 대한 가중치가 동일하다고 가정하면, $w_1 = w_2 = \ldots = w_n = w$이므로 식 3.2는 다음과 같이 변형할 수 있다.

$$\bar{x}_w = \frac{\sum_{i=1}^{n} x_i w_i}{\sum_{i=1}^{n} w_i} = \frac{\sum_{i=1}^{n} x_i w}{\sum_{i=1}^{n} w} = \frac{w \sum_{i=1}^{n} x_i}{n w} = \frac{\sum_{i=1}^{n} x_i}{n} = \bar{x} \quad \cdots\cdots\cdots\cdots\cdots \text{(식 3.3)}$$

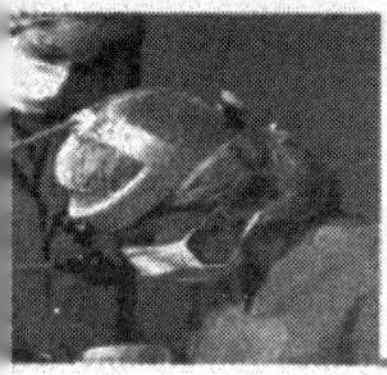

그 결과는 식 3.1의 결과와 동일하다. 즉, 식 3.2가 산술평균을 구하는 일반식이며, 식 3.1은 식 3.2의 특별한 경우로서, 모든 변수 값의 가중치가 동일할 때 적용할 수 있는 것이다.

산술평균에 가중치라는 개념을 도입함으로써, 우리는 연속변수에 대해 작성된 도수분포로부터도 산술평균을 계산할 수 있다. 표 3.16은 N개의 측정치를 n개의 계급으로 나누어 작성한 일반적인 일원도수분포이다.

표 3.16 일반적인 도수분포표

계 급	계 급 값	도 수
1	m_1	f_1
2	m_2	f_2
.	.	.
.	.	.
i	m_i	f_i
.	.	.
.	.	.
n	m_n	f_n
계		$\sum f_i = N$

주 : $\sum = \sum_{i=1}^{n}$

원자료가 주어지지 않은 상태에서 도수분포만을 갖고는 각 계급에 속한 측정치의 실제 값을 모르기 때문에 통상 이를 모두 계급의 중앙값(m)으로 대치한다. 즉, 임의의 한 계급 안에는 여러 가지 변수 값들이 있을 수 있으나 이들 모두가 해당 계급의 값인 것처럼 간주하는 것이다. 각 계급의 도수(f)가 해당 계급값에 대한 가중치라고 볼 수 있으므로 가중평균은 식 3.4와 같다.

$$\bar{x}_f = \frac{m_1 f_1 + m_2 f_2 + \cdots + m_n f_n}{f_1 + f_2 + \cdots + f_n} = \frac{\sum m_i f_i}{\sum f_i} = \frac{\sum m_i f_i}{N} \quad \cdots\cdots\cdots (식\ 3.4)$$

표 3.15의 예를 이용하면, 계급값은 각 계급의 중앙값으로 볼 수 있으므로 원자료를 모른다고 가정한 상태에서 가중평균을 구하면, 아래와 같이 22.5이고 이 값은 원자료로부터 구한 값 22.7과 매우 가깝다.

$$\bar{x}_f = \frac{(12\times5+17\times19+22\times13+27\times10+32\times4+37\times3+42\times2)}{56}$$
$$=22.5$$

(2) 중앙값

중앙값을 구하는 첫 걸음은 측정값들을 오름차순(또는 내림차순)으로 정리하는 것이다. 예를 들어 측정값이 4, 8, 1, 5, 7이었다면, 1, 4, 5, 7, 8이 오름차순으로 정리한 결과이다. 이 때 중앙값은 5가 되며, 이는 5가 측정값들의 정중앙에 위치하기 때문이다. 만일 측정값들의 수가 짝수라면 정중앙에 위치하는 측정값이 2개가 되므로 이들 두 측정값을 뽑아 이들의 산술평균을 중앙값으로 한다. 즉, 짝수 개의 측정치가 1, 2, 3, 5, 7, 8과 같이 오름차순으로 정리되었다면 중앙값은 4(= (3+5)/2)가 된다. 이것은 4라는 측정치가 실제로 존재한다는 의미가 아니라 4를 중심으로 측정치의 절반은 4보다 작은 쪽에, 나머지 절반은 4보다 큰 쪽에 위치한다는 뜻이다. 중앙값을 구할 때 주의해야 할 것은 동일한 측정치가 중복되더라도 이들을 모두 나열하여야 한다는 점이다. 즉, 4, 5, 5, 6, 6, 6, 8, 9와 같은 측정치들이 있다면, 가운데 한 쌍의 수가 모두 6이므로 중앙값은 6이 된다. 이것을 일반화하면, "n개의 측정치들의 중앙값은 오름차순으로 정리했을 때, 작은 쪽(또는 큰 쪽)으로부터 $(n+1)/2$번째에 있다"라고 말할 수 있다. 1, 4, 5, 7, 8은 측정치가 모두 5개이므로 3(= (5+1)/2), 즉 작은 쪽에서 세 번째에 위치한 5가 중앙값이 된다. 만일 $n = 150$이라면 75.5(= (150+1)/2)번째 즉, 75번째에 위치한 수와 76번째에 위치한 수의 산술평균이 중앙값인 것이다. 도수분포표만이 주어졌을 때에는 산술평균을 식 3.4와 같이 구할 수 있는 것처럼, 중앙값을 구하는 식은 식 3.5이다.

$$\text{중앙값} = l + \frac{N-2K}{2f}i \quad \cdots\cdots\cdots\cdots \text{(식 3.5)}$$

여기에서 l은 중앙값이 존재하는 계급의 가장 작은 값(하한값)이고 N은 측정값의 총 도수, K는 중앙값이 존재하는 계급 이전까지의 누적도수, f는 중앙값이 포함되어있는 계급의 도수, i는 계급간격이다. 즉, 식 3.5에서는, 중앙값이 존재하는 계급에 속하는 측정값들이 균일하게 흩어져 있다고 가정하고 중앙값을 구하게 된다. 표 3.16에서 원자료가 제시되지 않았다는 가정을 한 후 도수분포만으로 중앙값을 구해 보자. $N = 56$이므로 28.5(= (56+1)/2)번째, 즉 오름차순으로 정리했을 때 28번째와 29번째 측정값의 중간에 중앙값이 위치한다. 두 번째 계급까지의 누적도수가 24이므로 중앙값은 세 번째 등급인 20~24 구간에 위치하게 된다. 따라서 $K = 24$, $l = 20.0$[2)], $f = 13$, $i = 5$가 되고, 식 3.5로부터 중앙값을 구하면 중앙값 $= 20.0 + \dfrac{(56 - 2\times 24)}{(2\times 13)} \times 5 = 20.3$을 얻을 수 있는데, 이 값은 원자료가 주어진 상태에서 구한 21.0과 비슷한 값을 갖는다.

(3) 최빈값

최빈값은 가장 많이 나타난 값이다. 4, 5, 5, 6, 6, 6, 8, 9에서 6이 최빈값이 된다. 간혹 1, 2, 2, 2, 4, 5, 7, 7, 7, 9와 같이 최빈값이 둘인 경우도 있다(2와 6이 모두 세 번씩 나타난다). 이것을 '이봉성' 이라고 말하는데 빈도곡선에서 정점에 위치하는 변수 값이 최빈값이고, 두 개의 정점이 있는 경우를 이봉성이라고 하는 것을 기억하면 된다. 극단적으로 모든 변수 값이 각각 한 번씩만 나타날 수도 있는데, 이러한 경우 최빈값을 구하는 것은 아무런 의미가 없다.

3) 어떤 중심경향의 측도를 대푯값의 지표로 사용할 것인가?

통계학을 처음 공부하는 이들은 중심경향의 측도를 나타내는 지표가 셋이나 된다는 사실을 매우 의아하게 생각한다. 그것은 평균 거리, 평균 소득, 평균 점수, 평균 신장 등과 같이 대부분 평균(산술평균)이 전체 자료의 대푯값으로 사용하는 분위기에 익숙해 있기 때문이다. 그러나 이제 설명하겠지만, 평균(산술평균)은 생각한 것만큼 뛰어난 대푯값의 지표가 되지 못한다. 중심경향의 측도로 사용할 수 있는 지표가 여럿 있다는 것은, 언제 어떠한 지표를 이용해야 할 것인지에 대한 지침을 필요로 한다. 불행하게도 대부분의 통계학 교과서들은 이러한 지침에 관해 별반 관심을 기울이지 않았고, 학자들 간에도 의견이 완전히 일치된 것도 아니다. 어쨌든 대다수가 동의하는 어떤 지침이 있어야 하겠는데, 이제 다음과 같은 지침을 소개한다.

2) 두 번째 등급의 구간은 15~19이고 중앙값이 위치한 세 번째 계급의 구간은 20~24이다. 여기에서 '연령' 이란 변수를 이산변수로 처리했지만 연속변수로 취급하면 훨씬 근사적인 중앙값을 계산할 수 있다. 즉, '15~19' 계급은 '15.0~20.0' 계급으로, '20~24' 는 '20.0~25.0' 인 것처럼 가정하는 것이다.

지침 1

명목척도로 측정된 자료에 대해서는 최빈값을 중심경향의 측도로 선택하라.

일반적으로 간격척도 이상의 양적 척도 수준으로 측정된 자료에 대해 최빈값을 중심경향의 측도로 선택하는 경우란 매우 드물다. 왜냐하면 자연적으로 존재하는 최빈값 자체가 없을 수도 있고(측정치가 제각기일 수 있다), 있다고 하더라도 중심으로부터 멀리 떨어져 있거나, 동시에 분리된 여러 개의 최빈값이 있을 수 있기 때문이다. 예를 들어 1.1, 6.2, 7.4, 8.5, 8.7, 8.9와 같은 자료들을 얻었다고 하자. 2회 이상 반복 관찰되는 값이 없으므로 자연적인 최빈값은 존재하지 않는다. 이제 만일 '<6.5', '6.5~9.5', '>9.5' 와 같이 세 개의 계급으로 자료를 분류하였다면, 계급의 도수가 각각 2, 4, 2가 될 것이고 따라서 최빈값은 중간 계급에 있게 된다. 그러나 계급을 '≤5.5', '5.6~6.5', '6.6~7.5', '7.6~8.5', '8.6~9.5', '>9.5' 처럼 나누었다면 각 계급의 도수는 1, 1, 1, 1, 2, 2가 되어 두 개의 최빈 계급이 나타나게 된다. 이러한 이유들 때문에 양적 척도로 측정된 변수에 대해 최빈값을 중심경향의 측도로 선택하는 것은 적절하지 않다.

최빈값의 한 가지 장점은, 명목척도로 측정된 변수에서는 중앙값이나 산술평균이 아무런 의미를 갖지 못하는 반면, 최빈값은 그 자체로 충분히 의미를 가질 수 있다는 사실이다. 예를 들어 성별의 중앙값이나 산술평균은 무의미하지만 최빈 성별이 '남자' 라고 하는 것은 적절하기 때문이다.

지침 2

분포의 모양이 대칭이면서 외판점이 존재하지 않는다면, 산술평균이나 중앙값 중 어떠한 것을 중심 경향의 측도로 사용해도 무방하다.

중심경향의 측도로서 일단 최빈값을 제외한다면 남는 것은 중앙값과 산술평균 중 어느 하나를 선택하는 일이다. 이 결정을 내리기 위해서는 '분포의 모양' 을 파악하는 것이 절대적으로 중요하다. 그림 3.29에 나타난 것처럼 분포의 모양이 완전히 대칭이라면 중앙값과 산술평균은 일치할 것이므로 어떤 값을 선택해도 마찬가지이다. 단, 이

때 외딴점이 존재하지 않는다는 전제가 꼭 필요하다. 한편 그림 3.27의 왼쪽 아래에 도시한 것처럼 분포의 모양이 '이봉성' 이거나 '가운데가 오목' 하다면, 어떤 지표도 하나만으로는 중심경향의 측도로서 만족스럽지 못함을 명심해야 한다. 즉, 이 경우 두 개의 서로 다른 최빈값이 존재하고, 이들은 모두 중심에서 벗어나 있으므로 최빈값을 중심경향의 측도로 선택함은 부적절하다. 그러나 중앙값과 산술평균도 부적절하기는 마찬가지인데, 비록 이 둘의 값이 정확히 일치한다고 해도 어느 것 하나 자료의 대부분을 차지하는 '전형적인 값' 이 아니기 때문이다. 결국 이러한 경우에는 '중심' 경향에 초점을 두고 중앙값이나 산술평균으로서 중심경향의 측도를 삼을 수밖에 없다.

지침 3

모양이 비대칭이거나, 대칭이라도 외딴점이 존재하면 중앙값을 중심경향의 측도로 선택하되 산술평균을 보조적으로 제시하라.

중심경향의 측도로서 중앙값을 사용할 것인가 아니면 산술평균을 사용할 것인가의 선택은 분포의 모양이 명백히 비대칭이거나, 대칭이더라도 몇 개의 외딴점들에 의해 분포가 뒤틀려지는 경우에 매우 중요하게 된다. 먼저 후자의 경우를 예로 들어 보자.

예 3.5

조사대상 11명의 연령을 측정한 결과 1, 2, 4, 4, 5, 5, 5, 6, 6, 8, 97이라는 결과를 얻었다. 첫 번째와 마지막 조사대상을 제외하면 나머지 9명은 중앙값 5를 중심으로 완전한 대칭을 이루는 모양이다. 만일 마지막 변수 값이 97이 아니라 9라면 중앙값과 평균이 5로서 일치하는 대칭분포를 이루게 된다. 97이라고 하는 외딴점의 존재가 전체 분포의 모양을 심하게 뒤틀리게 하고 있는 것이다.

외딴점의 존재는 분포의 모양을 뒤틀리게 할 뿐만 아니라 산술평균의 계산 결과에도 큰 영향을 미친다. 예 3.5에서 산술평균을 구하면 13.0세가 되는데, 이 값은 전체 조사대상의 연령을 잘 대변하지도 않으며 물론 전형적인 값도 아니다. 한 사람의 고령자 때문에 나머지 10명의 연령보다 높은 평균 연령이 얻어진 것이다. 즉, 산술평균은 몇몇 외판점의 존재에 대해 아주 민감하다. 그러나 예 3.5의 중앙값은 5세로서, 이는 전체 조사대상의 연령을 잘 대변하며 동시에 전형적인 값이기도 하다. 마지막 조사대상의 연령이 500세(물론 500세까지 살 수 있다는 전제하에)라 하더라도 중앙값은 여전히 5세이다. 이것은 중앙값이 자료의 순위에 대한 정보만을 이용하기 때문이다. 세 가지 중심경향의 측도 중에서 단지 산술평균만이 실제 측정값을 이용하는데, 이러한 이유 때문에 산술평균은 극단적인 외판점이 존재하는 경우에 적절한 중심경향의 측도가 되지 못한다.

예 3.5는 인위적으로 조작한 예에 지나지 않느냐고 반문할 독자가 있을지 모르겠다. 사실 이처럼 극단적인 외판점이 존재하는 경우란 흔하지 않으며, 제1절에서 언급한대로 측정의 오류나 본래 동질적이지 않은 조사대상이 동질적인 것처럼 잘못 취급되었을 가능성에 대한 의심을 갖게 한다. 그러나 이러한 극단적인 외판점은 없더라도, 우리가 일상적으로 관찰하는 분포들은 대개 비대칭의 형태를 취하는 경우가 많다(정규모집단에서 추출한 표본통계량의 이론적 확률분포에는 대칭분포가 많이 있으며, 제4장에서 자세히 다루게 될 것이다). 가구당 소득이라든가 혈액 검사결과 등은 비대칭분포의 예들이다. 소득에 관한 자료는 대개 몇 개의 극단적인 외판점이 존재하며, 오른쪽 긴 꼬리를 갖는 비대칭분포를 보이는 경우가 많다. 따라서 소득분포에 대한 중심경향의 측도로는 보통 중앙값을 사용한다.

명백히 비대칭인 분포를 보이는 자료가 있을 때 중앙값을 중심 경향의 측도로 사용해야 하는 이유는, 중앙값이 산술평균보다 자료의 전형적인 값에 더 가깝게 위치한다고 하는 사실 때문이다. 자료의 가장 전형적인 값이란 도수곡선의 정점에 위치하는 값으로 최빈값을 의미한다. 그림 3.29에서 알 수 있는 것처럼 비대칭분포에서는 중앙값이 항상 최빈값과 평균의 사이에 위치한다. 만일 긴 꼬리가 더욱 길어지게 되면, 산술평균은 긴 꼬리 쪽으로 더욱 이동할 것이고 이는 최빈값에서 보다 멀어짐을 뜻한다. 그러나 중앙값은 꼬리가 길어진다고 해도 산술평균보다 상대적으로 덜 영향을 받는다. 표 3.15의 자료에서 최빈값은 17, 중앙값은 21, 그리고 산술평균은 22.7로 주어지는 것이 좋은 예가 된다. 즉, 비대칭분포를 보이는 자료에 대해 중앙값은 가장 전형(대중)적인 값에 산술평균보다 가깝게 위치함으로써 전체 자료를 더 잘 '대변'할 수 있다.

물론 비대칭분포라고 해서 항상 산술평균 대신 중앙값만을 대푯값의 지표로 사용해야 하는 것은 아니다. 소득분포의 경우, 조사대상의 총 소득(= 소득의 산술 합)에 관심이 있다면 중앙값으로부터는 아무 것도 알아 낼 수 없지만 평균소득으로부터는 총 소득을 계산해 낼 수 있다(총 소득은 평균 소득에 조사대상의 수를 곱한 것이다). 요컨대 중심경향의 측도를 선택하려면 분포의 모양 외에도 사용목적을 고려해야 하는 것이다. 여기서 강조하고자 하는 것은 대부분의 독자들이 익숙하게 생각했던 것과는 달리 중심경향의 측도로서 산술평균이 적절하지 않은 경우가 '꽤' 있다고 하는 사실이며, 이러한 경우 중앙값을 중심경향의 측도로 선택하되 산술평균을 보조적으로 제시함이 유용하다는 것이다.

지침 4

순위척도로 측정된 자료에 대해서도 중앙값을 중심경향의 측도로 선택하라.

극단적인 외판점에 영향을 받지 않으며, 비대칭분포에도 적절한 중심경향의 측도가 될 수 있다는 것 외에도 중앙값은 순위척도로 측정된 자료에서 사용할 수 있다는 장점이 있다. 순위척도나 명칭척도로 측정한 자료에 대해 산술평균을 계산하는 것이 무의미함은 앞에서 지적하였다. 그러나 순위척도 자료에서 중앙값을 중심경향의 측도로 사용할 수 있는 것은, 중앙값을 계산할 때 순위에 대한 정보만을 이용한다는 사실에 기인한다. 예를 들어 고혈압 환자 85명의 혈압을 '경증', '중등증', '중증'으로 측정하였고 이 중에서 51명이 경증 고혈압 환자였다면, 중앙값은 43번째 환자의 혈압 값이 될 것이다. 따라서 경증, 중등증, 중증의 순서대로 늘어놓았을 때 43(= (85+1)/2)번째 환자의 혈압 값인 '경증'을 중앙값으로 하는 데에 이의가 없을 것이다.

중앙값이 평균에 비해 중심경향의 측도로서 갖는 장점이 명백함에도 불구하고 오랫동안 그 사용을 꺼려 왔는데, 중앙값의 사용을 저해했던 첫째 이유로 '계산상의 어려움'을 들 수 있다. 즉, 중앙값을 구하기 위해서는 자료를 크기 순서대로 정렬하여 정중앙에 위치하는 값을 일일이 찾아야 하기 때문에, 자료가 많아지면 이러한 과정이 매우 번거롭다는 것이다. 컴퓨터가 보편적으로 이용되기 전이라면 이러한 주장은 어느 정도 설득력을 갖는다. 그러나 오늘날 시판되고 있는 컴퓨터 패키지는 자료의 중앙값을 산술평균만큼이나 쉽게 계산하여 제시할 수 있으므로 과정의 번잡함은 중앙값 사용의 저해 이유가 되지 못한다.

중앙값의 사용을 반대하는 이들은 중앙값이 개념상 오름차순으로 정리된 자료의 정 중앙에 위치하는 하나의 값, 또는 가장 중간에 위치하는 두 개의 값으로부터만 결정된다는 것을 이유로 들기도 한다. 즉, 자료의 나머지 다른 값들은 순서를 정하는 일에만 도움을 주고 실제 측정값은 전혀 기여를 하지 않는다는 것이다. 이것은 중앙값이 자료의 실측값이 아닌 순서에 대한 정보만을 이용하기 때문에 피할 수 없는 사실이다. 그러나 우리의 관심이 요약지표로서 전형적인 값을 찾아내는 것이지 모든 자료의 측정치를 일별해야 하는 것은 아니므로, 이러한 주장 역시 그다지 설득력이 있다고 보기 어렵다.

중앙값보다 산술평균을 선호하게 되는 이유로서 가장 그럴 듯해 보이는 것은 추론통계학적 측면에서의 유용성이다. 이 책의 제4장에서 논의하겠지만, t 검정이나 Z 검정 등의 전통적인 통계기법들은 주로 자료의 산술평균을 이용하고 있다. 그러나 현 단계에서 관심은 수집한 자료를 어떻게 효율적으로 정리하여 적절한 요약지표를 얻을 수 있을까 하는 것이지 추론통계학적 문제는 아니다. 그리고 추론통계학적 문제만 하더라도, 현대 통계학에서 발전하고 있는 비모수적 검정에서는 구태여 산술평균에 의존하지 않고도 적용이 가능한 기법들을 개발해 놓고 있다. 더욱이 산술평균이 중심경향의 측도로서 적절하지 않은 자료라면, 이러한 부적절한 지표에 의존하는 추론통계학적 방법들 역시 부적절한 것이라는 논리가 성립될 수 있다. 다시 한번 강조하지만 양적 척도로 측정한 자료가 대칭 또는 거의 대칭에 가까운 분포를 보일 때에는 주저 없이 산술평균을 중심경향의 측도로 선택해야 한다. 그러나 조건을 만족시키지 않는 경우에 무리하게 산술평균을 사용하면 오히려 전체 자료의 윤곽을 파악하는 데 어려움을 겪을 수도 있다는 사실을 명심해야 한다.

4) 기하평균이란 무엇인가?

지금까지 소개한 최빈값, 중앙값, 산술평균 이외에도 기하평균(geometric mean)을 중심경향의 측도로 이용할 수 있다. 대부분의 통계학 교과서에서는 이를 전혀 언급하지 않거나, 언급하더라도 상대적으로 간단히 취급함으로써 그 특성을 상세히 알기가 어렵다. 산술평균이 자료의 산술합을 이용하는 것처럼 기하평균은 비례적(比例積, 기하곱, geometric product)을 이용한다. 산술합이 자료의 값에 가중치를 곱한 뒤 이를 모두 더하여 얻게 되는 값이라면 기하곱은 자료의 값에 가중치(대개 1)를 곱한 뒤 다시 이를 모두 '곱하여' 얻게 되는 값을 의미한다. 또한 산술합을 가중치의 총합으로 나누면 산술평균을 구할 수 있듯이, 기하곱에 대한 가중치의 총합 승근(乘根, *N*th root of product)을 계산한 것이 기하평균이다. 즉, *n*개의 측정치를 각각 x_1, x_2, ..., x_n (단, $n \geq 1$)이라고 하고 이들의 가중치가 1로 동일하다고 하면, 기하평균은 식 3.6과 같다.

$$\bar{x}_g = (x_1 \times x_2 \times \cdots \times x_n)^{1/n} = \left(\prod_{i=1}^{n} x_i\right)^{1/n} \quad \cdots\cdots\cdots\cdots\cdots\cdots\cdots \text{(식 3.6)}$$

예 3.5에서 중앙값이 5, 산술평균은 13.0이었다. 이제 동일 자료에 대해 기하평균을 구해 보면 5.39($=(1\times2\times4\times4\times5\times5\times5\times6\times6\times5\times8\times97)^{1/11}$)를 얻을 수 있는데, 이 값은 예 3.5의 자료에 가장 적당한 중심경향의 측도라 할 수 있는 중앙값 5와 유사하다. 즉, 기하평균은 산술평균과 같이 자료의 실측값이 갖고 있는 정보를 그대로 이용하면서도, 외딴점에 덜 민감하다는 장점이 있다. 기하평균의 이러한 장점은 보통 자료변환(transformation)이라고 알려진 분석기법과 매우 깊은 관계가 있다. 자료변환이란 한마디로 말해서 분포의 모양이 비대칭일 때 이를 대칭 형태로 바꾸기 위해 제곱, 역수, 근(square root), 사인(sine), 로그 등을 이용, 원자료를 변형하는 방법을 가리킨다. 분포의 모양이 비대칭에서 대칭으로 바뀌게 되면 무엇보다도 중심경향의 측도로서 산술평균을 이용하는 것이 가능해진다. 이는 산술평균의 수리적 장점, 즉 중앙값보다 자료가 갖고 있는 정보를 많이 이용할 수 있으며 수학적 조작이 쉽다는 특성이 십분 발휘될 수 있음을 의미한다. 예 3.6을 통해 기하평균과 자료변환의 관계에 대해 좀 더 자세히 알아보기로 하자.

예 3.6

17명의 성인을 대상으로 소아마비 백신에 대한 항체역가(antibody level)를 조사하여 다음과 같은 결과를 얻었다. 항체역가(단위: 희석배수)는 각각 4, 4, 8, 8, 16, 16, 32, 64, 64, 256, 256, 256, 512, 512, 512, 1024, 2048이다.

항체역가의 분포는 분명히 비대칭이며, 오른쪽으로 긴 꼬리를 갖고 있다. 따라서 중심경향의 측도로서 중앙값이 적절할 것으로 생각되는데, 이 값은 64이다(산술평균은 328.9이다).

예 3.6의 자료에 대해 자료변환을 실시하면 분포의 모양을 보다 대칭적으로 만들 수 있다. 예 3.6의 원자료에 대해 근을 취하거나 상용로그를 취하면 표 3.17과 같은 '변환된 자료'를 얻게 된다.

표 3.17 근과 상용로그를 이용하여 구한 변환된 자료

원 자 료	근을 취한 자료	상용로그를 취한 자료
4	2	0.60
4	2	0.60
8	2.83	0.90
8	2.83	0.90
16	4	1.20
16	4	1.20
32	5.66	1.51
64	8	1.81
64	8	1.81
256	16	2.41
256	16	2.41
256	16	2.41
512	22.63	2.71
512	22.63	2.71
512	22.63	2.71
1,024	32	3.01
2,048	45.25	3.31

자료원: 예 3.6

각 자료에 대해 줄기-잎 그림을 그려보면 그림 3.30과 같다. 단 근을 취한 자료의 경우에 소수점 첫째 자리에서 반올림한 수치를 사용하였고, 로그를 취한 자료에 표시된 '$\times 10^{-2}$' 는 그림에 표시한 자료에 10^{-2}를 곱해야 실제 자료 값이 됨을 의미한다.

원자료	줄기	잎
	0	04 04 08 08 16 16 32 64 64
	1	
	2	56 56 56
	3	
	4	
	5	12 12 12
	≈	
	10	24
	≈	
	20	48

근을 취한 자료	줄기	잎
	0	2 2 3 3 4 4 6 8 8
	1	6 6 6
	2	3 3 3
	3	2
	4	5

상용로그를 취한 자료($\times 10^{-2}$)

줄기	잎
0	60 60 90 90
1	20 20 51 81 81
2	41 41 41 71 71 71
3	01 31

그림 3.30 예 3.6 자료에 대한 줄기-잎 그림

표 3.17 및 그림 3.30으로부터 원자료의 분포가 비대칭이거나 외딴점이 있을 때, 자료변환기법을 적절히 사용함으로써 대칭 모양으로 바꿀 수 있음을 알 수 있다. 즉, 예

3.6 및 표 3.17의 원자료는 명백히 비대칭일 뿐만 아니라 두 개의 외판점(1024와 2048)이 존재하는 분포의 모양을 하고 있다. 동일 자료에 대해 근을 취함으로써 외판점을 없앨 수는 있지만 아직도 분포의 모양은 대칭이라고 하기 어렵다(그림 3.30의 중간). 그러나 원자료에 대해 상용로그를 취하는 자료변환을 실시하면 외판점이 사라짐은 물론, 분포의 모양도 대칭에 가까워진다(그림 3.30의 하단). 외판점이 없으면서 분포의 모양이 대칭이라면, 산술평균이 가장 이상적인 중심경향의 측도가 됨을 앞에서 지적한 바 있다. 최종적으로 상용로그를 취해 변환된 자료의 산술평균을 구하면 1.89를 얻게 되며, 이를 원자료로 환원시키면(즉, $10^{1.89}$를 구하면) 78.47이 된다. 이 값은 변환되기 이전의 자료에 대해 가장 적절한 중심경향의 측도인 중앙값 64에 근접하는 값이다(변환되기 이전의 원자료에서 구한 산술평균이 328.9인 것과 비교하라).

예 3.6의 원자료에 대해 상용로그를 취하는 자료변환을 실시하고 이로부터 산술평균을 구한 뒤 이를 다시 원자료 값으로 환원시키는 여러 과정은, 사실은 원자료의 기하평균을 구하는 것과 동일하다. 즉, 예 3.6의 원자료에 대한 기하평균을 구하면 78.47($=(4\times4\times8\times\ldots\times1{,}024\times2{,}048)^{1/17}$)이 되는데, 이 값은 상용로그 변환으로 구한 산술평균을 환원한 값과 동일하다. 사실 지금과 같은 전자계산기가 나오기 이전에는 17승근을 구한다는 것은 거의 불가능하였다. 그리하여 예전에는 원자료를 로그 값으로 변환하고 이로부터 변환된 자료의 산술평균을 구한 뒤 역으로 로그를 벗겨 기하평균을 계산해야만 했다. 그러나 오늘날에는 탁상용 전자계산기로도 17승근을 구할 수 있으므로 기하평균을 계산하기 위해 복잡한 자료변환 과정을 거칠 필요는 없어졌다. 물론 자료변환 기법은 비대칭분포를 대칭분포로 바꾸기 위해 여전히 유용한 방법이다.

성급한 독자들은, 외판점의 영향을 받지 않으면서 비대칭분포를 가지는 자료에도 적용할 수 있고, 더욱이 구체적인 실측값의 정보를 그대로 간직할 수 있다면, 굳이 상대적으로 정보량이 적은 중앙값이나 사용에 제한을 많이 받는 산술평균을 쓸 것 없이 기하평균을 중심경향의 측도로서 이용하면 될게 아니냐고 생각할지도 모른다. 그러나 기하평균은 실측값이 모두 0보다 크면서 오른쪽으로 긴 꼬리를 갖는 분포에 한해 성립하는 것임을 명심해야 한다. 바꾸어 말해 실측값의 어느 하나라도 0 또는 0 이하이거나, 왼쪽으로 긴 꼬리를 갖는 분포라면 기하평균이 적절한 중심경향의 측도가 되지 못한다. 만일 실측값 중 어느 한 값이라도 0이면 기하곱은 0, 기하평균도 0이 된다. 예를 들어 자료

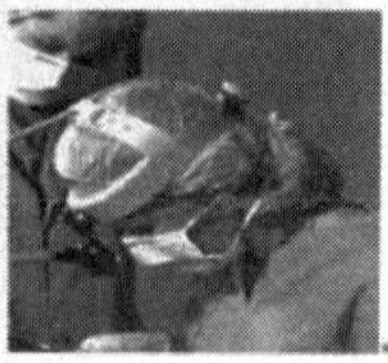

가 0, 10, 15, 103, 542, 750, 3050과 같이 주어졌다면 기하평균은 0(= $0^{1/7}$)이 되고, 이 값은 제시된 자료의 중심경향의 측도로서 전혀 적당하지 않음을 쉽게 알 수 있다. 한편, 자료 중 음의 값을 갖는 측정치가 있다면 n승근을 구할 수 없거나, 구할 수 있더라도 무의미한 값이 된다. 즉, −5, +4, +4, +5와 같은 자료의 기하평균을 구하려면 −400(=(−5)×(+4)×(+4)×(+5))의 4승근을 계산해야 하지만 $(-400)^{1/4}$를 구하는 것은 불가능하다. 또한 −5, −4, 4, 5와 같은 자료의 경우 중앙값이나 산술평균은 모두 '0'으로서 적절하지만, 기하평균은 4.47(= $400^{1/4}$)로 전혀 적절하지 않다. 왼쪽으로 긴 꼬리를 갖는 분포에서도 기하평균은 전혀 적절한 중심 경향의 측도가 되지 못한다. 예를 들어 1, 62, 67, 67, 75라는 자료에서 보면(산술평균 54.4, 중앙값 67, 기하평균 29.1) 기하평균이 산술평균보다 중앙값에서 더 멀리 떨어져 있다. 이러한 이유들 때문에 자료의 측정치가 모두 양의 값을 가지면서 오른쪽으로 긴 꼬리를 갖는 비대칭분포가 아니라면, 여전히 중앙값이 중심경향의 측도로서 더 적절한 지표가 되는 것이다. 이상의 결과를 정리하면 다음과 같은 지침을 얻을 수 있다.

지침 5

자료의 분포가 비대칭이라면 자료의 변환을 실시하여 이를 대칭으로 바꿀 수는 있는지를 따져보라. 만일 대칭 분포로의 변환이 가능하다면 변환된 자료에 대해 산술평균을 구하고 이를 다시 원자료로 환원한 값을 중심경향의 측도로 한다. 한편 자료의 측정치가 모두 양의 값을 가지면서 오른쪽 긴꼬리를 갖는 비대칭 분포라면 원자료에 대해 바로 기하평균을 구하여 이를 중심경향의 측도로 선택할 수 있다.

5) 산포의 측도: 자료들이 얼마나 흩어져 있는가?

대푯값만으로는 자료들의 집합적 양상을 알 수 없다. 바꾸어 말하면 자료들의 집합적 모양이 다르면서도 동일한 대푯값을 가질 수 있는 경우는 너무 많다. 또한 통계학에서는 대푯값보다도 오히려 집합적 양상이 더 중요한 의미를 지니므로 집합적 양상을 표현하는 방법이나 지표가 꼭 필요하다. 예를 들어 '30'은 29, 30, 31이라는 자료와 0, 30, 60이라는 자료 모두에서 산술평균이며 중앙값이다. 대푯값은 동일하지만 그것이

의미하는 내용은 전혀 다르다. 제1장 제6절에서 예를 든 바와 같이 약속 시간 30분이 지나도 나타나지 않는 'A', 'B' 두 친구가 있다고 했을 때, A와 B가 평소 약속시간을 지키는 행태에 의하여 즉, 자료들의 집합적 양상에 의하여 A의 30분 경과와 B의 30분 경과는 전혀 반대의 상황으로 해석될 수도 있다고 했다.

산포의 측도(산포도)란 바로 분포기술의 세 항목 중 '퍼짐의 지표' 들을 일컫는다. 따라서 자료를 통계적으로 요약할 때는 산포의 측도가 필히 동반되어야 한다. 산포도가 없이 단지 중심경향의 측도만을 제시하는 것은 '통계학적으로 무의미' 한 일임을 명심해야 한다. 이제 이러한 산포의 측도로 사용할 수 있는 지표들의 종류 및 각각의 특성에 대해 알아보기로 하자.

(1) 범위(range)

가장 초보적인 산포도로서 자료의 최댓값에서 최솟값을 뺀 것을 범위라고 한다. 표 3.15의 자료에서 범위를 계산하면 31(= 43 − 12)이 된다. 범위를 산포의 측도로 사용할 때의 장점은 계산이 매우 쉽다는 점이다. 그러나 범위는 최솟값과 최댓값을 제외한 대부분의 값이 갖고 있는 정보를 이용하지 않으며, 자료의 수가 커지면 범위가 증가하는 경향이 있고, 무엇보다도 산술평균처럼 외딴점의 존재에 대해 매우 민감하다는 등의 단점이 있기 때문에 산포의 측도로 많이 이용되지는 않는다.

(2) 사분위범위(四分位範圍, interquartile range)

사분위범위를 이해하기 위해서는 백분위수(百分位數, percentile)라는 개념을 먼저 소개할 필요가 있다. 자료 값들을 오름차순으로 늘어놓았을 때 정중앙에 위치하는 측정치가 중앙값이다. 따라서 중앙값을 제외한 전체 자료의 절반인 50%는 중앙값보다 작고, 나머지 50%는 중앙값보다 크다. 이처럼 오름차순으로 된 어떤 자료군에서 해당 값을 제외한 나머지 값들의 n%는 해당 값보다 작고, 나머지 $(100-n)$%는 해당 값보다 큰 값이 되는 위치의 값을 n백분위수(nth percentile)이라고 부른다. 이러한 정의에 의하면 중앙값은 50백분위수가 됨을 쉽게 이해할 수 있다. 또한 25백분위수는 중앙값보다 작은 값들만의 중앙값이고, 75백분위수는 중앙값보다 큰 값들만의 중앙값이 된다.

사분위수는 오름차순으로 배열한 자료 값들을 4등분한 수, 즉 25, 50, 75백분위수를 가리킨다. 25백분위수는 '아래사분위수' 또는 '제1사분위수(1st or lower quartile)',

75백분위수를 '위사분위수' 또는 '제3사분위수(3rd or upper quartile)' 라고 한다. 중앙값이 '제2사분위수(2nd or middle quartile)' 가 됨은 더 말할 나위가 없다. 이 때 사분위범위란 제3사분위수에서 제1사분위수까지를 가리키는데, 외딴점에 의한 영향을 거의 받지 않으며, 자료의 수가 커진다고 해도 그 크기가 증가하지 않는다는 등의 장점이 있다.

표 3.15의 자료로부터 각 사분위수 및 사분위범위를 구해 보자. 조사대상이 모두 56명이므로 중앙값은 28.5(=(56+1)/2)번째, 즉 28번째와 29번째 사이에 위치하고 이 값이 21임은 앞에서 이미 언급하였다. 중앙값 21보다 작은 측정값들은 모두 28개이다. 제1사분위수는 중앙값보다 작은 값들의 중앙값이므로, 14.5(=(28+1)/2)번째에 위치하는(14번째와 15번째 측정치의 산술평균이다) 17이 된다. 마찬가지로 제3사분위수는 중앙값 21보다 큰 값들(모두 28개)의 중앙값이고, 이것은 오름차순으로 정리했을 때 가장 큰 수부터 세어 14번째와 15번째에 위치하는 수의 산술평균으로 28이 된다. 따라서 사분위범위는 11(=28−17)이 된다.

산포도로서의 사분위범위는 여러 면에서 중심경향의 측도에서의 중앙값과 비슷한 특징을 갖는다. 구체적인 실측값이 아닌 순위에 대한 정보만을 이용한다는 것도 비슷하고, 외딴점의 영향을 덜 받는다는 특성도 동일하다. 사분위범위는 중앙값을 중심으로 중앙에 모여 있는 50%의 자료들의 퍼짐을 나타내 주는 좋은 측도이다. 한편 아래(제1), 위(제3)사분위수와 중앙값(제2사분위수)은 전체 자료를 4등분하는 값들이다. 때로는 최솟값과 최댓값(이 둘은 자료의 분포에서 양 극단에 위치하는 값이다)을 제1, 제2 및 제3사분위수 값과 함께 제시함으로써 전체 자료들의 분포 모양을 요약, 표시할 수도 있는데 이를 다섯 숫자 요약(five-number summary)이라고 부른다. 표 3.15의 자료에 대한 다섯 숫자 요약은 (12, 17, 21, 28, 43)으로 나타낼 수 있다.

제1 및 제3사분위수가 중앙값으로부터 떨어져 있는 거리는 분포의 모양에 따라 결정된다. 즉, 완전 대칭인 분포에서는 중앙값이 제1 및 제3사분위수와 떨어져 있는 거리가 동일하다. 그러나 오른쪽 긴 꼬리를 갖는 비대칭분포에서는 제3사분위수가 제 1사분위수에 비해 중앙값에서 더 멀리 떨어져 있으며, 왼쪽 긴 꼬리를 갖는 분포라면 제1사분위수가 더 멀리 떨어져 있게 된다. 또한 분포가 비대칭이면 비대칭일수록 중앙값에서 제1 또는 제3사분위수가 떨어지는 정도가 심할 것이다. 이처럼 분포 모양의 비대칭 정도를 '왜도(歪度, skewness)' 라 함은 이미 앞에서 언급하였으며, 중앙값에서 각 사분위수가 떨어져 있는 거리는 왜도를 나타낸다. 이러한 내용을 그림 3.31에 도시하였다.

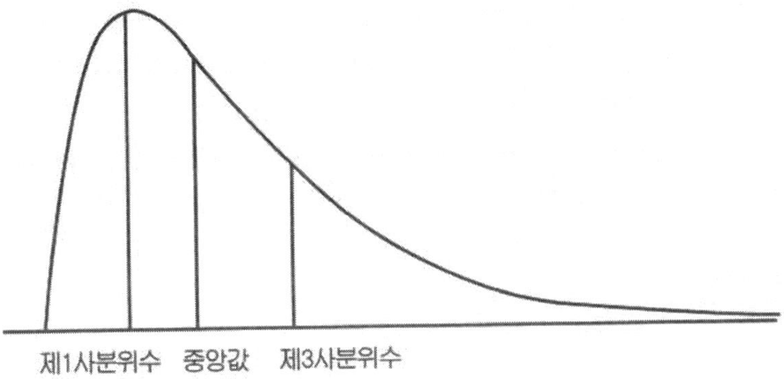

그림 3.31 제1사분위수, 중앙값, 제3사분위수의 위치

둘 또는 그 이상의 분포를 쉽게 비교하기 위하여 다섯 숫자 요약을 그림으로 나타낼 수 있는데, 이를 상자그림(box plot)이라고 부른다. 여기에서 분포의 비교란 분포의 대칭성, 퍼짐의 정도, 꼬리 부분의 길이 등을 탐색 · 비교하는 것을 말한다. 수평 또는 수직선 위에 아래 및 위 사분위수를 각각 양변으로 하는 상자를 만들고 중앙값의 위치에 선을 그어 상자를 반분한 뒤, 최솟값과 최댓값을 점으로 표시한 것이 상자그림이다. 그림 3.32는 표 3.15의 자료로부터 완성한 상자그림이다 최솟값과 최댓값을 상자와 연결시켜주는 선을 '수염(whisker)' 이라고 하므로, 이 상자 그림을 상자수염도(box and whisker pot)이라고 부르기도 한다.

그림 3.32를 보고 상자그림이 분포에 대하여 얼마나 많은 정보를 시각적으로 전해주는지를 음미해 보라. 이것만으로도 우리는 분포의 범위(즉, 최솟값과 최댓값), 중앙값을 포함한 각 사분위수의 위치 및 실측치, 분포의 비대칭 정도, 어떤 쪽으로 긴 꼬리를 갖고 있는지 등을 큰 어려움 없이 알아낼 수 있다. 컴퓨터 패키지를 이용하여 그리는 방법을 제3장 부록으로 부기하였다.

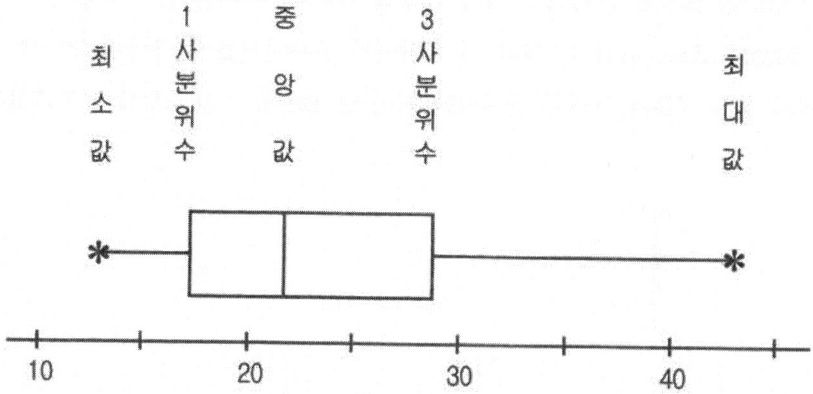

그림 3.32 상자수염도
자료원: 표 3.15

사분위범위는 필요에 따라 여러 가지로 변형하여 사용할 수 있다. 반사분위범위(半四分位範圍, semi-interquartile range)란 문자 그대로 사분위범위의 절반에 해당하는 값으로 대칭분포에서 사용하며, 뒤에 설명하게 될 표준편차에 대응하여 비모수적으로 산출할 수 있는 값(nonparametric analogue)이다. 대칭분포에서는 중앙값과 반사분위범위만 갖고도 전체 자료의 범위를 유추해 낼 수 있다. 즉, 대칭분포에서 전체 자료는 반사분위범위의 4배에 해당하는 범위를 가진다. 따라서 중앙값이 76이고 반사분위범위가 31인 대칭분포에서, 전체 자료는 중앙값의 양쪽으로 각각 62(= 31 × 2)만큼 확장될 것이므로 14(= 76 − 62)에서 138(= 76+62) 안에 전체 자료 값이 놓여질 것이라고 예측할 수 있다. 내측 백분위범위(inner percentile range, IPR)라는 개념도 있는데, 이것은 중앙값을 중심으로 전체 자료의 내측에 위치하는 자료들의 범위를 계산한 것이다. 즉, '내측 90 백분위범위'란 양 극단에서 5 백분위수에 해당하는 자료들을 제외하고 안쪽에 위치하는 6 백분위수부터 95 백분위수가 차지하는 범위가 된다. 따라서 사분위범위란 '내측 50 백분위범위'와 동일한 개념이 된다.

(3) 표준편차와 분산(standard deviation and variance)

'범위'는 자료 값에 대한 산포의 측도로 적당하지 않으며, 다섯 숫자 요약이나 사분위범위는 그 유용성에도 불구하고 수학적 조작이 어렵다는 이유로 많이 사용되지 않는다. 표준편차와 분산이 퍼짐의 정도를 표현하는 데 있어 전술한 다섯 숫자 요약이나 사분위범위보다 더 적절한 것은 아니나, 일반적으로 수학적 조작이 매우 용이하며 자료의 분포가 대칭일 때는 꽤 훌륭한 퍼짐의 지표가 될 수 있어 많이 사용된다.

편차(偏差, deviation)란 산술평균과 개개 값들의 차이를 말한다. 예를 들어 29, 30, 31이라는 자료가 있을 때 산술평균이 30이므로 각각의 편차는 −1, 0, +1이 된다. 산포의 측도란 것이 결국 각각의 자료들이 중심경향의 측도(대푯값)로부터 얼마나 멀리 떨어져 있는지를 반영하기 위한 지표이므로, 예민한 독자라면 편차들을 모두 더하고 이를 자료의 총 수로 나누면 자료 값들이 평균적으로 얼마나 흩어져 있는가에 대한 유용한 지표가 될 수 있다고 생각할 것이다. 일견 이러한 생각은 매우 타당해 보인다. 그러나 편차의 합은 그 정의상 항상 '0'이 될 수밖에 없다. 즉, 편차는 $x_i-\bar{x}$ $(i=1, 2, ..., n)$으로 표시되므로,

$$
\begin{aligned}
\text{편차의 산술합} &= (x_1-\bar{x})+(x_2-\bar{x})+\cdots+(x_n-\bar{x}) \\
&= \sum_{i=1}^{n}(x_i-\bar{x}) \\
&= \sum x_i - \sum \bar{x} \quad (\textstyle\sum\text{의 가법성}) \\
&= \sum x_i - n\bar{x} \quad (\bar{x}\text{가 상수이므로}) \\
&= \sum x_i - n\frac{\sum x_i}{n} \quad (\bar{x}=\frac{\sum x_i}{n}\text{ 이므로}) \\
&= 0
\end{aligned}
$$

이 된다.

그러나 편차의 합을 이용해 보겠다는 생각이 전혀 틀린 것은 아니다. 편차의 합을 이용하되 이 값이 0이 되지 않게끔 하는 방법으로 먼저 생각해 볼 수 있는 것은, 각 편차의 절댓값을 취하고 그 산술평균을 산포의 측도로 이용하는 것이다. 절댓값을 취한 편차의 산출평균을 평균편차(mean deviation)라고 하며 $\sum|x_i-\bar{x}|/n$ 으로 구할 수 있다. 이렇게 구한 평균편차는 자료의 측정값이 가진 정보들을 모두 이용할 수 있다는 장점이 있지만 역시 수학적 조작(절댓값을 다루는 일)이 어렵기 때문에 산포의 측도로는 잘 사용되지 않는다.

편차의 합이나 절대값을 취한 편차의 합을 그대로 이용하는 것이 쉽지 않으므로 다음에 생각해 볼 수 있는 것은 '편차의 제곱(squared deviation)'이다. 즉, 편차의 제곱을

모두 더하여 자료의 총 수로 나눈 편차 제곱의 산술평균을 퍼짐의 지표로 삼을 수 있는데 이것을 분산이라고 하고, 분산의 양의 제곱근을 표준편차라고 한다. 흔히 표본에서 구한 표준편차를 standard deviation[3]의 첫 자인 s로 표기하며, 모집단의 표준편차는 그리스 문자의 s에 해당하는 σ('시그마' 라고 읽는다)으로 표시한다. 따라서 표본의 분산은 s^2, 모집단의 분산은 σ^2로 표시할 수 있다. 예를 들어 표본의 측정값들이 x_1, x_2, ..., $x_n (n \geq 1)$와 같을 때 산술평균을 $\bar{x}$ 라고 하면, 식 3.7과 같다.

$$s^2 = \frac{(x_1-\bar{x})^2+(x_2-\bar{x})^2+\cdots+(x_n-\bar{x})^2}{n}$$

$$= \frac{\sum(x_i-\bar{x})^2}{n} \quad \cdots\cdots \text{(식 3.7)}$$

$$s = \sqrt{s^2} \quad \cdots\cdots \text{(식 3.8)}$$

식 3.7은 다시 식 3.9와 같이 표현할 수 있다.

$$s^2 = \frac{\sum(x_i^2 - 2x_i\bar{x} + \bar{x}^2)}{n}$$

$$= \frac{\sum x_i^2 - 2\bar{x}\sum x_i + n\bar{x}^2}{n}$$

$$= \frac{\sum x_i^2}{n} - 2\bar{x}\frac{\sum x_i}{n} + \bar{x}^2$$

$$= \frac{\sum x_i^2}{n} - 2\bar{x}^2 + \bar{x}^2$$

$$= \frac{\sum x_i^2}{n} - \bar{x}^2 = (x_i\text{의 제곱의 평균}) - (x_i\text{의 평균})^2 \quad \cdots\cdots \text{(식 3.9)}$$

이제 구체적으로 분산 및 표준편차를 어떻게 구할 수 있는지 예 3.7을 보자.

예 3.7

교사 5명의 일일 수업시간은 각각 2, 3, 4, 5, 6시간이라고 하자. 이들의 분산 및 표준편차를 계산해 보자.

3) 표준편차와 자주 혼동하는 표준오차(standard error)가 있다. 표준오차는 표본평균들의 표준편차를 특별히 일컫는 용어이다. 즉, 표본 크기가 N인 표본을 취하여 표본 평균을 산출한 후 그 표본을 다시 모집단에 넣고 다시 크기가 N 인 표본을 얻어 표본 평균을 구하는 일을 무수히 반복하면 표본 평균들의 자료가 얻어진다. 이 때 표본 평균들의 표준편차를 산출할 수 있는데, 이를 특별히 표준오차라고 부른다. 제4장 표본분포에서 자세히 다룬다.

① 먼저 산술평균을 구한다(교사 5명은 표본이 아니므로 모평균이 된다).

$\mu = (2+3+4+5+6)/5 = 4$

② 편차의 제곱을 구한다.

측정(x_i)	편차($x_i - \bar{x}$)	편차의 제곱($x_i - \bar{x})^2$	측정값의 제곱(x^2)
2	−2	4	4
3	−1	1	9
4	0	0	16
5	+1	1	25
6	+2	4	36
계	0	10	90

③ $s^2 = \sum(x_i - \bar{x})^2/n = 10/5 = 2$

④ $s = \sqrt{s^2} = \sqrt{2} = 1.41$

⑤ 분산을 구하는 변형식인 식 3.9를 이용해도 마찬가지 결과를 얻는다. 즉,

$s^2 = (x_i\text{의 제곱의 평균}) - (x_i\text{의 평균})^2$

$= (90/5) - 4^2$

$= 18 - 16 = 2$

한편 표본에서의 분산 및 표준편차를 구할 때에는 표본의 크기인 n 대신 $(n-1)$로 나누어준다. 즉, 식 3.7과 식 3.8 및 식 3.9는 각각 식 3.10, 식 3.11과 같이 바뀐다.

$$s^2 = \frac{\sum(x_i - \bar{x})^2}{n-1} \qquad \text{(식 3.10)}$$

$$s = \sqrt{s^2} = \sqrt{\frac{\sum(x_i - \bar{x})^2}{n-1}} \qquad \text{(식 3.11)}$$

n 대신 $(n-1)$으로 나누어 주는 이유는, 표본에서 얻은 통계량인 표본분산이나 표본표준편차를 이용하여 모수인 모분산이나 모표준편차를 추정할 때 $(n-1)$로 나눈 값이 보다 정확하기 때문이다. 이를 통계학 용어로 '비편향추정량(非偏向推定量, unbiased estimator)' 이라고 한다. 조사대상 수가 커지면 n이든 $(n-1)$이든 큰 차이가 없다.

$(n-1)$로 나눈 것이 어떻게 모수를 더 정확하게 추정할 수 있는가를 이해하기 위해서는 먼저 자유도(degree of freedom)라는 개념을 이해하여야 한다. 자유도는 무작위성(randomness)과 관련이 있는 개념이다. 표본평균 값의 출현양상이 모평균 값의 무작위적인 양상인 것과 같이, 모분산(또는 모표준편차) 값과 표본분산(또는 표본표준편차) 값의 관계에서도 무작위성을 따라야 하는데 그 표본의 자유도인 $(n-1)$로 나눈 값이 무작위성(randomness) 원리에 맞는다는 것이다.

자유도란 '독자적으로 값을 가질 수 있는 표본의 개수'를 말한다. 예 3.7에서 5명의 교사가 가지는 일일 수업시간 5개의 값들의 자유도는 '5'이다. 예를 들어, 5개의 값 중 어느 하나를 지웠다고 하면 절대로 이 값을 알아낼 수 있는 방법은 없다. 왜냐하면 이들 개개 값은 독자적으로 이루어졌기 때문에 어느 하나의 값을 아는 것이 다른 값을 아는 데 아무런 영향도 줄 수 없는 것이다. 그러나 이 자료가 어느 모집단에서 추출한 $n=5$인 표본이라고 했을 때 표본평균의 자유도는 그대로 $n=5$이지만 표본분산(또는 표본표준편차)의 자유도는 5가 아니고 4가 된다. 왜냐하면 표본분산을 계산할 때 표본평균(=4시간)을 사용하기 때문이다. 예를 들어 표본평균이, 즉 표본평균이 4시간이라는 것이 먼저 정해진 상황에서 표본분산을 계산하게 되는데, 표본평균이 4시간인 표본$(n=5)$에서는 표본의 값 5개중 $4(=n-1)$개는 무슨 값이든 '자유롭게' 가질 수 있지만 나머지 하나의 값은 표본평균이 4시간이 되도록 하는 값을 가져야 한다. 다시 말하여 $n-1$개만이 '자유롭게' 아무 값이나 가질 수 있어 무작위성의 원리를 실현할 수 있다.

n이 일정 수(대략 약 30 정도) 이상이 되면 n이나 $n-1$은 그리 큰 차이가 없다. 따라서 어떤 공식을 이용하여 분산과 표준편차를 구할 것인가는 그리 중요한 문제가 못된다. 중요한 것은 이들, 특히 표준편차가 어떤 의미와 특성을 갖고 있는가 하는 것이다.

첫째, 표준편차와 분산은 산포의 측도이다. 즉, 분산은 변수 값들의 편차로부터 계산해 낸 산술평균의 일종이기 때문에 자료들이 평균으로부터 멀리 떨어져 있을수록 큰 값을 갖게 된다. 편차는 음의 값을 가질 수도 있고 양의 값을 가질 수도 있어 이들의 총합은 0이 되지만, 편차의 제곱 합은 항상 0 이상이다. 분산 및 표준편차가 0인 경우란 모든 편차가 동시에 0일 때이며, 이것은 모든 관측치가 평균과 동일한 값을 갖는다는 뜻이다. 또한 표준편차가 0에 가까울수록 자료가 평균을 중심으로 좁은 범위 안에 조밀하게 모여 있음을 의미한다.

둘째, 표준편차는 항상 변수의 측정값과 동일한 단위를 갖는다. 예 3.7에서 일일 수업시간의 표준편차는 '시간'이라는 단위를 갖는데 이것은 원자료와 동일한 단위이다. 따라서 분산의 단위는 원자료 단위의 제곱이 된다.

셋째, 산술평균과 같이 표준편차도, 분포의 모양이 비대칭이거나 외딴점이 존재할 때에는 산포의 측도로 적절하지 않다. 예 3.7에서 만일 마지막 측정치 6을 60으로 대치했다면 $s^2 = 62/5 = 12.4$, $s = 3.52$가 될 것이고, 이것은 명백히 변수 값들의 퍼짐 정도를 적절히 표현해 주고 있지 못하다.

(4) 변이계수(coefficient of variation(CV), 변동계수)

중심경향의 측도(대푯값)와 산포의 측도를 함께 결합하면 대푯값과 비교한 상대적 산포를 나타내는 새로운 측도를 얻을 수 있다. 산포의 측도인 표준편차를 중심경향의 측도인 산술평균으로 나눈 값을 변이계수라고 하며 보통은 100을 곱해 백분율로 표시한다. 즉, 변이계수는 다음과 같다.

$$CV = \frac{s}{\bar{x}} \times 100 \quad \cdots\cdots \text{(식 3.12)}$$

단, s는 표준편차, $\bar{x}$는 산술평균이다.

앞에서 언급한 대로 표준편차의 표시단위는 평균의 표시단위와 같기 때문에 변이계수 자체는 어떠한 단위도 갖지 않는(dimensionless) 숫자이다. 또한 상대적 산포의 측도란 말이 의미하듯이, 변이계수는 표준편차로 표시되는 자료의 퍼짐 정도가 평균의 크기에 비해 얼마나 되는지를 나타내 준다. 예를 들어 표준편차의 값이 같은 50이라 하더라도 평균이 100일 때와 50일 때 그 의미가 다름을 평가할 수 있다.

또한 변이계수가 아무런 단위도 갖지 않는다고 하는 사실은, 종류가 다른 변수의 산포 정도를 서로 비교할 수 있게 해 준다. 뿐만 아니라 변이계수는, 측정 단위가 같지만 평균이 다른 둘 이상의 자료에 대해서도 산포의 정도를 비교할 수 있게 해 준다. 다음에 제시한 예 3.8을 통해 변이계수를 이용해 어떻게 상이한 평균을 갖는 자료군의 상대적 산포정도를 함께 비교할 수 있는지 살펴보기로 하자.

예 3.8

성인 여자 5명과 10세 여아 5명의 체중을 측정하여 다음과 같은 결과를 얻었다.

성인 여자의 체중(kg): 48, 50, 46, 54, 52

10세 여아의 체중(kg): 27, 25, 23, 25, 24

성인 여자 체중의 산술평균 및 표준편차를 구해 보면, 각각 50과 2.82를 얻는다. 마찬가지로 10세 여아의 체중 자료에 대한 산술평균 및 표준편차는 각각 25와 1.41이다. 표준편차의 절댓값으로만 보면 성인 여자의 표준편차가 10세 여아의 표준편차보다 크기 때문에(정확하게 2배이다), 성인 여자 체중의 개인 차이가 10세 여아군보다 더 크다고 말할 수 있을 것이다. 그러나 이러한 해석에 대하여 다음과 같은 다른 의견을 가질 수 있다. 즉, 성인의 체중 자체가 10세의 체중보다 크기 때문에 이를 감안한다면 그만한 개인차는 당연하지 않은가 하는 점이다. 만일 10세 여아군의 평균체중을 성인 여자군의 평균과 같도록 가정하고 각자 산포 정도를 보면 어떻게 될 것인가? 성인 여자의 체중 평균은 50이고 이것은 10세 여아군의 평균 25의 두 배에 해당한다. 따라서 평균이 같게끔 표준화하려면(서로 다른 평균을 갖는 둘 이상의 자료에 대해, 마치 동일한 평균을 가진 것처럼 만들어 주는 것을 '평균에 대해 표준화(standardization)한다' 라고 말한다), 10세 여아의 체중을 두 배씩 해주면 된다. 이러한 방법으로 표준화를 실시하면, 10세 여아군의 체중분포가 정확히 성인 여자군의 체중분포와 동일해짐을 쉽게 발견할 수 있다. 즉, 표준화 이후 양 군의 평균 및 표준편차는 동일해진다. 이러한 경우 변이계수를 구함으로써 각각의 측정치를 일일이 표준화시키지 않고도 양 자료군의 상대적 산포 정도를 비교할 수 있다. 즉, 성인 여자의 변이계수는 5.7%(= (2.82/50) × 100)이고 10세 여아의 변이계수는 5.7%(= (1.41/25) × 100)이므로, 두 자료의 상대적 산포 정도는 동일하며, 이것은 평균에 대해 표준화하였을 때 두 군에서 동일한 표준편차를 얻을 수 있었던 사실에 비추어 볼 때 전혀 놀라운 일이 아니다.

일반적으로 변이계수는 측정의 단위나 측정치의 평균이 달라도 이를 함께 비교할 수 있다는 특성 때문에 검사실에서 검사기계의 신뢰도를 평가하는 지표나, 품질관리의 지표로 많이 사용된다. 일반적으로 수회에 걸쳐 수집한, 비슷한 유형의 자료들로부터 계산한 변이계수들의 값이 일정한 수치를 나타내면 '안정된 자료(stable data)' 라고 말한다. 예를 들어 어떤 검사기계의 신뢰도를 평가하고자 매월 표준 검체를 사용하여 나온 검사결과로부터 변이계수를 산출하였는데, 일정한 변이계수 값을 계속 얻었다면 그 검사기계는 상당히 안정된 결과를 내는, 믿을 수 있는 것이라는 결론을 내릴 수 있다.

6) 형상의 측도: 분포 모양을 나타내는 지표에는 무엇이 있는가?

분포를 표시하는 세 항목 중 특별히 분포의 모양을 기술하는 방법에 대해 알아보았으며, 도수곡선이나 줄기-잎 그림, 그리고 상자그림 등으로써 분포의 모양을 시각적으로 쉽게 파악할 수 있다는 것을 배웠다. 그러나 시각적인 방법만으로는 비대칭 또는 대칭임을 명백히 구분할 수는 없다. 분포의 모양을 계량적으로 나타내 주는 지표가 필요한데, 이러한 목적에 적합한 지표를 형상의 측도(measure of shape)라고 부른다. 따라서 형상의 측도는 중심경향의 측도 및 산포의 측도와 함께 분포를 기술하는 세 항목 중 하나이다.

분포의 모양을 기술하는 방법은 크게 두 가지가 있다. 분포의 모양이 대칭이냐 아니면 비대칭이냐를 기술하는 것이 하나이고, 다음은 분포의 중심에 측정치들이 많이 모여 뾰족한 형태냐 아니면 양 극단(꼬리)에 퍼져 있는 완만한 형태냐를 기술하는 것이다. 분포의 대칭 정도를 표시해 주는 형상의 측도를 왜도(歪度, skewness, 비대칭도)라고 하며, 완만한 모양을 표시해 주는 형상의 측도를 첨도(尖度, kurtosis)라고 한다. 왜도와 첨도를 구하는 식은 다음과 같다.

$$\text{왜도} = \frac{1}{n}\sum\{(x_i-\bar{x})/s\}^3 \quad \text{(식 3.13)}$$

$$\text{첨도} = \frac{1}{n}\sum\{(x_i-\bar{x})/s\}^4-3 \quad \text{(식 3.14)}$$

왜도의 값이 0보다 크면 오른쪽으로 기운 분포이며, 0보다 작으면 왼쪽으로 긴 꼬리를 갖는다. 따라서 0에 가까운 왜도의 값을 갖는 분포일수록 대칭적 분포이다.

첨도의 값도 역시 0을 기준으로, 0보다 작으면 정규분포에 비해 양쪽 꼬리가 긴(퍼져 있는) 평평한 분포이고 0보다 크면 정규분포보다 뾰족한 형태를 갖는다. 뒤에서 논의할 정규분포에서 왜도와 첨도는 모두 0이다. 일반적으로 왜도와 첨도는 전술한 중심경향의 측도나 산포의 측도만큼 자주 사용되는 측도가 아니므로 이러한 것이 있다고 기억하는 정도로도 충분하다. 상품화된 통계 패키지에서는 자료요약의 한 방법으로 첨도와 왜도를 자동적으로 계산하여 준다. 제3장 부록으로 SPSS의 사용 예를 부기하였다.

3장 부록. SPSS를 이용한 기술통계 분석

이 데이터는 예 3.2의 두께에 대한 자료이다.

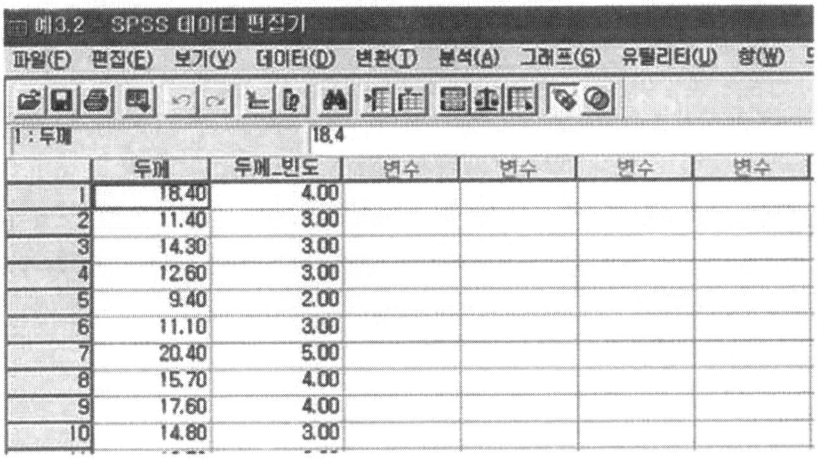

	두께	두께_빈도	변수	변수	변수	변수
1	18.40	4.00				
2	11.40	3.00				
3	14.30	3.00				
4	12.60	3.00				
5	9.40	2.00				
6	11.10	3.00				
7	20.40	5.00				
8	15.70	4.00				
9	17.60	4.00				
10	14.80	3.00				

1. 도수분포표

메뉴에서

분석

  기술통계량

    빈도분석

를 선택하면 『빈도분석』이라는 대화상자가 나타난다.

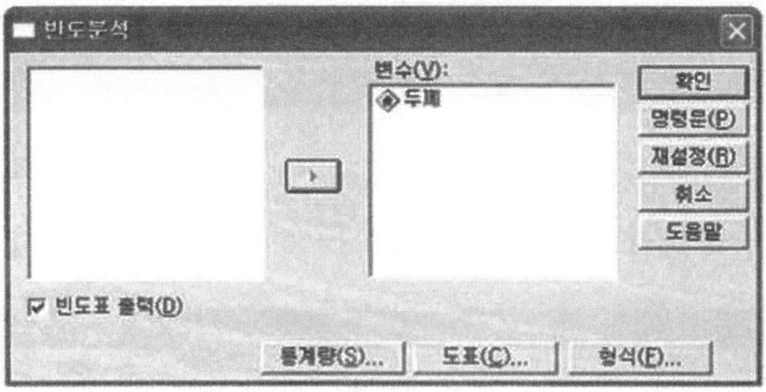

『변수』입력 난에 두께 변수를 선택한 후 클릭하면 두께에 대한 도수분포표를 출력할 수 있다. 원자료를 이용해 만든 도수분포표이지만 이것으로 전체의 윤곽을 파악하기에는 미흡하므로, 계급을 이용하여 도수분포표를 나타낸다.

메뉴에서

변환

코딩변경

새로운 변수로

를 선택하면 『새로운 변수로』라는 대화상자가 나타난다.

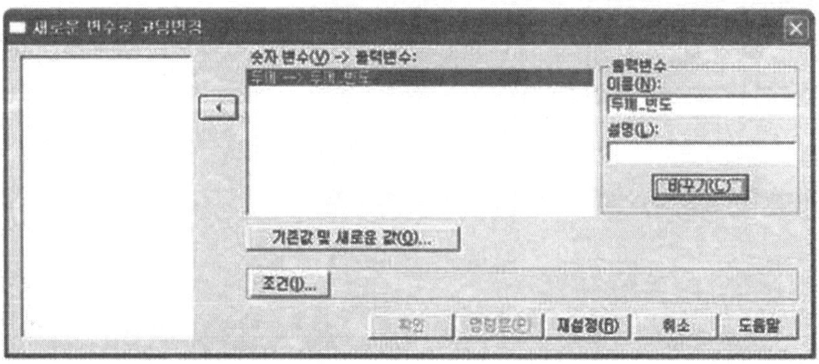

변환하고자 하는 변수를 선택한 후 출력변수에 새로운 변수명을 지정하고『바꾸기』를 클릭하면『새로운 변수로 코딩변경: 기존값 및 새로운 값』이라는 대화상자가 나타나고 이를 이용해 도수분포표의 계급을 만들 수 있다.

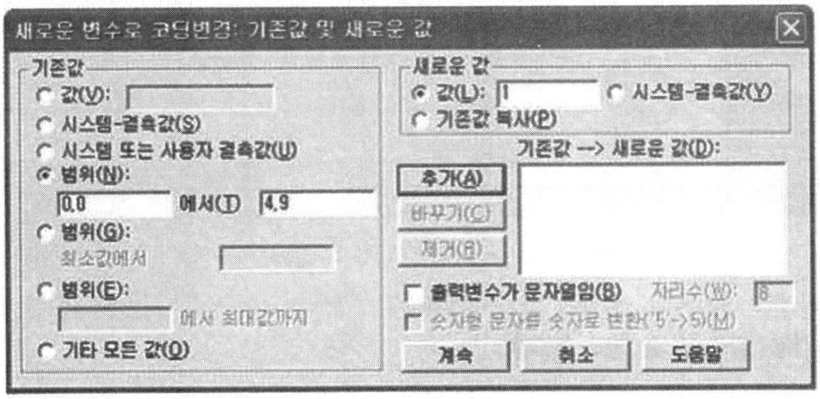

이와 같이 계급을 생성한 후에는 위에서 설명했던,『빈도분석』을 이용해서 도수분포표를 출력할 수 있다. 여기서 계급 값 1은 0.0~4.9, 2는 5.0~9.9, 3은 10.0~14.9, 4는 15.0~19.9, 5는 20.0~24.9, 6은 25.0~29.9 의 두께를 나타낸다.

통계량

두께_빈도

N	유효	55
	결측	0

두께_빈도

		빈도	퍼센트	유효 퍼센트	누적 퍼센트
유효	0.0~4.9	1	1.8	1.8	1.8
	5.0~9.9	10	18.2	18.2	20.0
	10.0~14.9	23	41.8	41.8	61.8
	15.0~19.9	16	29.1	29.1	90.9
	20.0~24.9	4	7.3	7.3	98.2
	25.0~29.9	1	1.8	1.8	100.0
	합계	55	100.0	100.0	

이 데이터는 표 3.15의 연령에 대한 자료이다.

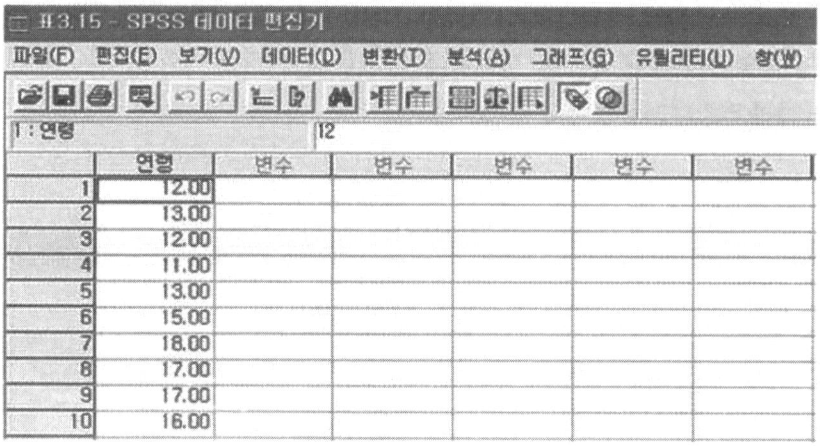

2. 줄기와 잎그림 및 히스토그램

메뉴에서

> 분석
>
> 기술통계량
>
> 데이터 탐색

를 선택하면『데이터 탐색』이라는 대화상자가 나타난다.

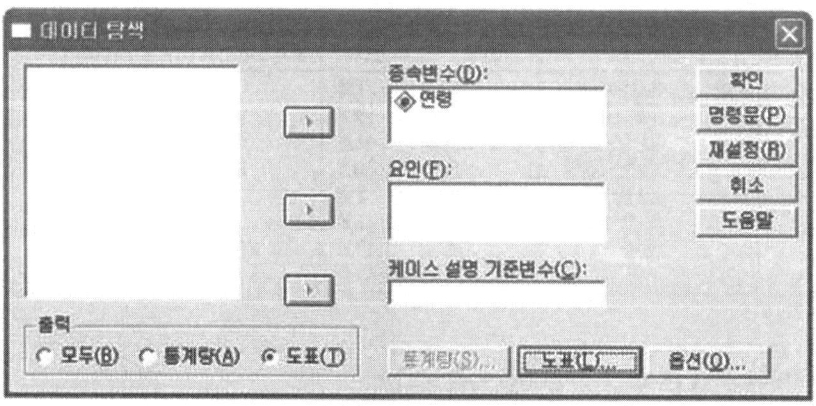

「종속변수」입력 난에 연령 변수를 선택한 후 「도표」를 클릭하면 연령에 대한 「줄기와 잎그림」을 그릴 수 있다.

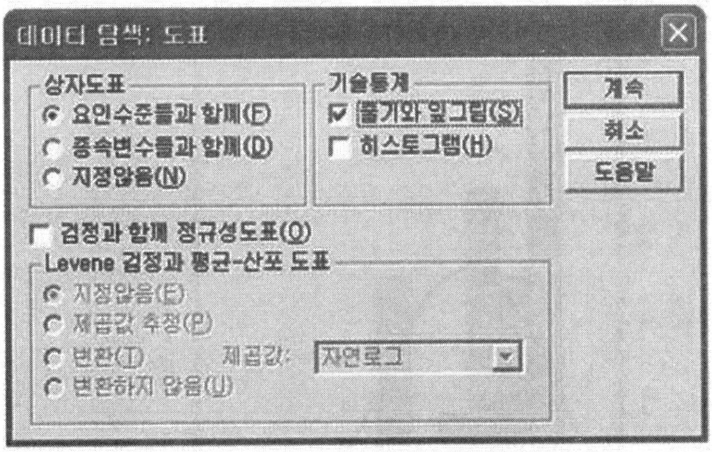


```
연령 Stem-and-Leaf Plot

 Frequency    Stem &  Leaf

     5.00       1 .  12233
    19.00       1 .  5555666777778889999
    13.00       2 .  0011112223444
    10.00       2 .  5668888999
     4.00       3 .  0334
     3.00       3 .  679
     2.00       4 .  13

 Stem width:     10.00
 Each leaf:      1 case(s)
```

연령에 대한 『히스토그램』도 이와 같은 방법으로 그릴 수 있다.

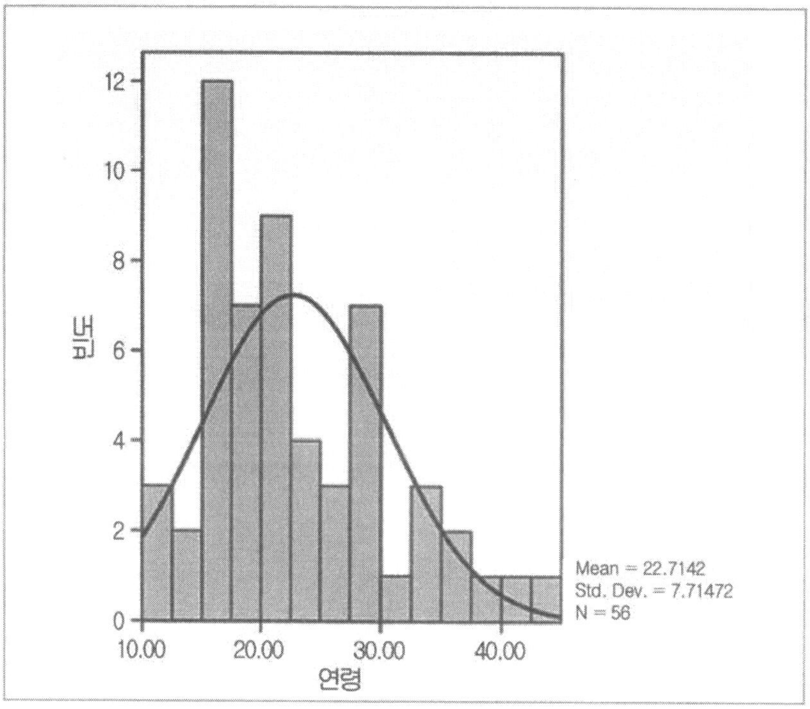

연령에 대한 '줄기와 잎그림' 과 '히스토그램' 으로, 오른쪽으로 꼬리가 긴 비대칭분포이다.

3. 상자도표

메뉴에서

> 그래프
>
> 상자도표

를 선택하면 『상자도표』라는 대화상자가 나타난다.

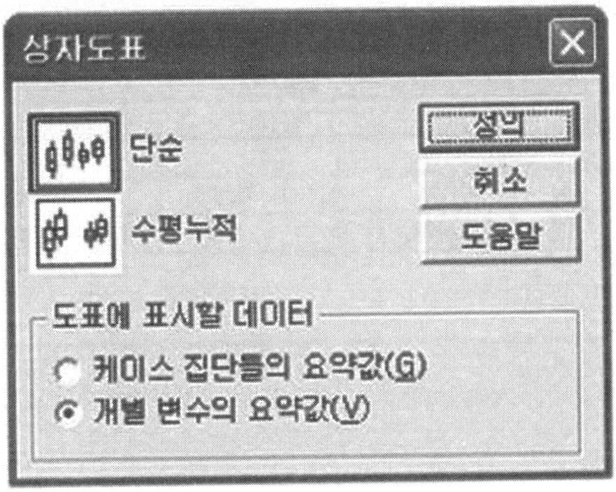

『도표에 표시할 데이터』에 『개별 변수의 요약값』을 선택한 후 『정의』를 클릭하면 연령에 대한 『상자도표』를 그릴 수 있다.

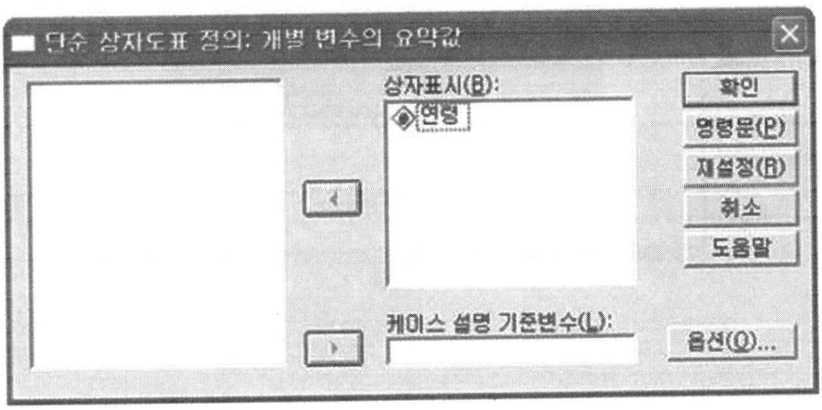

케이스 처리 요약

	케이스					
	유효		결측		전체	
	N	퍼센트	N	퍼센트	N	퍼센트
연령	56	100.0%	0	.0%	56	100.8%

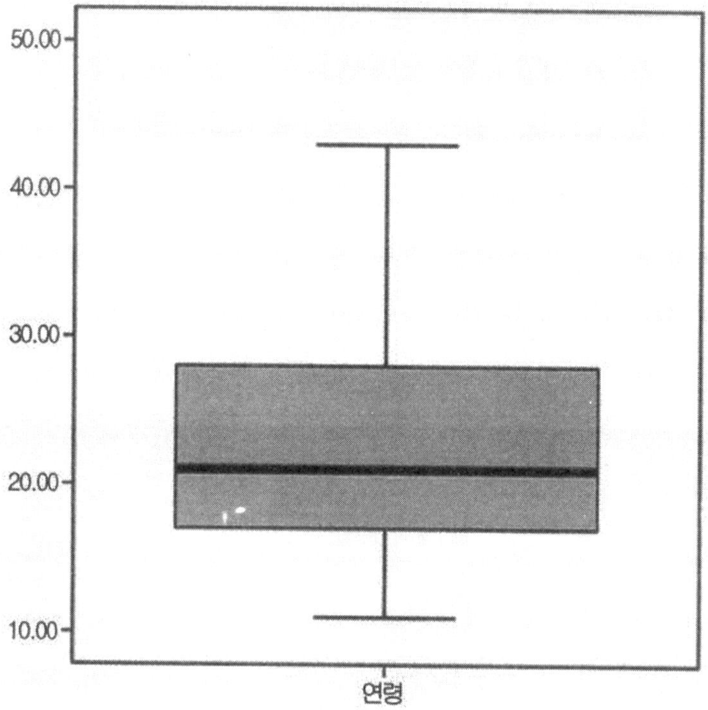

4. 왜도 및 첨도

메뉴에서

분석
　　기술통계량
　　　　기술통계

를 선택하면『기술통계』라는 대화상자가 나타난다. 여기서『옵션』을 클릭하면, 자료의 첨도 및 왜도를 계산할 수 있다.

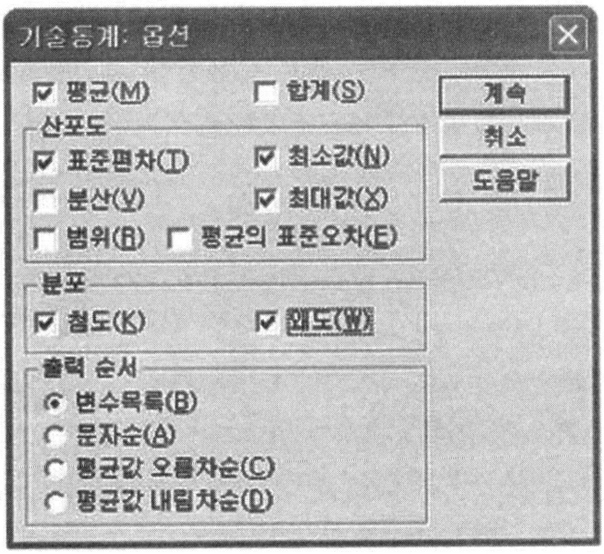

기술통계량

	N	최소값	최대값	평균	표준편차	왜도		첨도	
	통계량	통계량	통계량	통계량	통계량	통계량	표준편차	통계량	표준편차
연령	56	11.00	43.00	22.7143	7.71472	.799	.319	.054	.628
유효수(목록)	56								

왜도(Skewness)는 분포의 비대칭도를 나타내는 통계량으로서 대칭분포이면 0의 값을 갖는다. 왜도의 값이 0보다 크면 오른쪽 긴 꼬리를 갖는 분포이며, 0보다 작으면 왼쪽 긴 꼬리를 갖는다. 따라서 0에 가까운 왜도의 값을 갖는 분포일수록 대칭분포가 된다. 연령의 왜도는 0.799로 양의 값을 가지므로, '줄기와 잎그림' 과 '히스토그램' 에서 짐작한 것처럼, 오른쪽으로 치우친(right-skewness) 모양을 갖는다.

첨도(Kurtosis)는 정규분포와 비교하여 자료들이 중심점 주위에 얼마나 집중되어 있는가(또는 꼬리의 두터운 정도)를 나타내는 통계량으로서 표준정규분포의 첨도는 0이다. 첨도의 값이 0보다 작으면 주로 양 꼬리 쪽으로 측정치가 존재하는 평평한 분포이고, 0보다 크면 뾰족한 형태를 갖는다. 연령의 첨도는 0.054로 표준정규분포보다 아주 약간 중심점의 밀도가 큰 편(또는 꼬리가 얇은 편)이다.

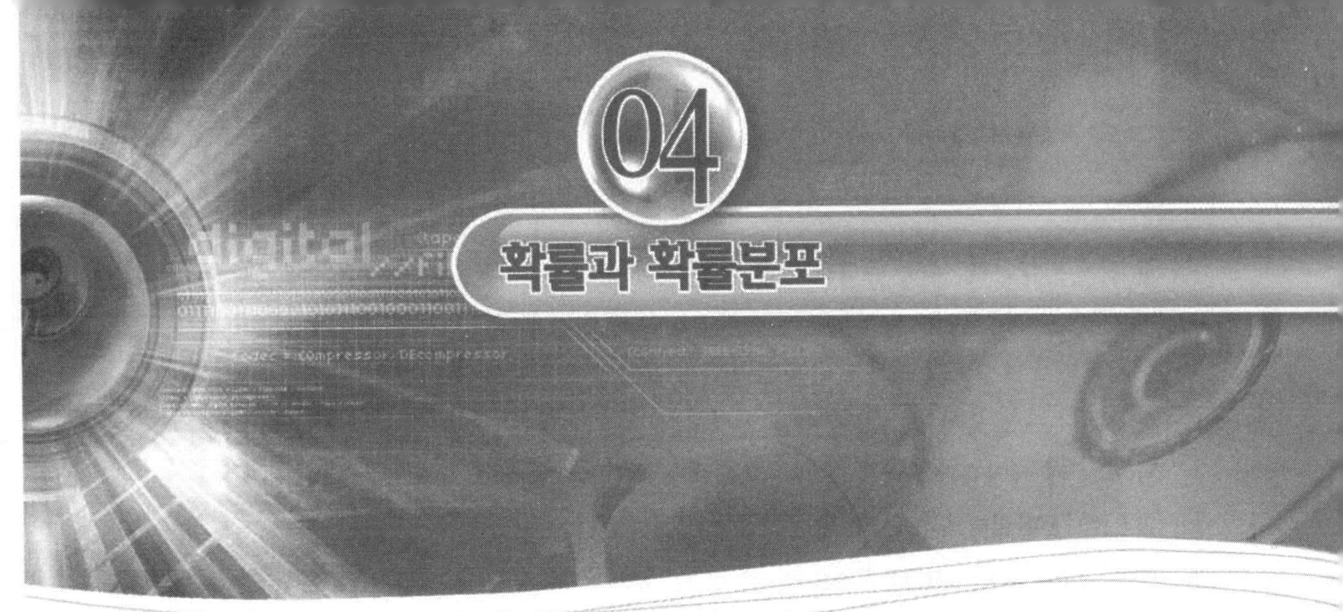

04 확률과 확률분포

표본을 대상으로 관찰 또는 실험을 통해 자료를 수집하고, 표와 그래프 및 몇 개의 요약 지표들로 자료를 정리하였다면 분석을 위한 준비는 일단 끝난 셈이다. 이제는 자료 분석을 통해 사물판단에 필요한 어떤 근거들을 이끌어 내야 할 단계에 이르렀다.

학문의 영역뿐만 아니라 일상생활에서 부딪치고 경험하는 대부분의 사물판단이 실은 통계적 방법에 의하여 이루어지고 있다는 것은 이 책의 서두에서 이미 지적한 바 있다. 사물에 대한 해석이나 판단을 할 때는 언제나 어떤 근거나 증거에 의존하는데[1], 통계적 방법은 확률론에 기반을 둔 근거들을 산출하게 된다. 이것이 자료의 통계적 분석이다.

제4장에서는 확률(probability)과 그와 관련된 사항을 다루게 된다. 제1절에서는 무작위성을 계량화하는 방법인 '확률' 에 대해 살펴보고, 제2절에서는 통계적 분석에 적용하는 몇 가지 '확률분포(probability distribution)' 를 소개할 것이다. 확률분포에는 이산 확률변수(discrete random variable)가 가지는 확률분포와, 연속 확률변수가 가지는 확률분포, 그리고 각종 표본 값들이 가지는 표본 확률분포가 있다.

1. 확률

20세기의 위대한 물리학자 아인슈타인(Albert Einstein, 1879~1955)은, "신은 주사위

1) 아무런 근거 없이 본능적인 판단을 하는 경우도 있다고 생각할지 모르나 이 또한 의식하지 못한 어떤 근거에 의존한다. 예를 들어 동물들이 위기를 모면하기 위해 취하는 어떤 행동은 마치 본능적인 판단에 따른 것처럼 보이나 이 역시 사실은 유전자에 내장되어 있는 정보에 '근거' 하여 이루어지는 것이다.

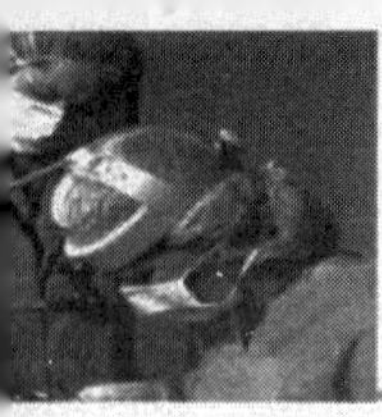

를 던지지 않는다" 라는 유명한 말을 남긴 적이 있다. 언제나 딱딱 들어맞는 법칙을 완벽한 수학 공식의 형태로 표현하는 것이야말로 최고의 진리라고 믿었던 많은 물리학자들이 미시세계의 현상을 파악하고 이들의 움직임 규칙 등을 규명해 내려면 확률론의 도움을 받아야 한다는 인식이 높아지자 이를 반대하는 자신의 뜻을 '신과 주사위' 로 표현한 것이다. 요컨대 아인슈타인에게 있어서 확률은 '이것일 수도 있고 저것일 수도 있는 무질서' 를 다루는 방법이기 때문에, 물리학처럼 질서정연한 현상에 관심을 갖는 분야에서는 맞지 않다고 생각한 것임에 틀림없다.

어떤 현상이 특정한 이유가 없이 이것일 수도 있고 저것일 수도 있을 때 이를 흔히 "무작위성(randomness)이 있다"라고 말한다. 눈을 조금만 돌려보면 우리 주위에는 무작위성이 있는 현상이 매우 많음을 알 수 있다. 여섯 면이 동일하게 제작된 주사위를 던졌을 때 여섯 면 중 어느 한 면이 나올지는 '오직 신' 만이 알고 있다. 따라서 이를 고의성이 없는 무작위적 결과라고 한다. 마찬가지로 제2장에서 소개한 원형회전판을 돌리는 것이나, 낳게 될 자녀의 성별 등은 모두 무작위성으로 설명할 수 있는 현상들이다. 그러면 이러한 무작위성이 과연 무질서인가 하는 것인데, 결론부터 말하면 "아니다" 이다. 즉, 무작위성이 있는 현상은 이것일 수도, 저것일 수도 있기 때문에 그 결과를 예측할 수 없는 무질서 또는 혼돈이라고 여길지 모르나, 이는 엄연히 어떤 원칙에 따라 나타나는 자연계 질서의 일종이다.

독자들은 제2장 제1절 표본조사에서 단순 무작위표본을 통한 관찰결과가 무작위, 즉 우연의 산물이기 때문에 그것을 미리 예측할 수는 없지만 특정 결과에 대한 '우연의 크기' 즉, 출현빈도는 계량화할 수 있다는 것을 배웠다. 예를 들어 모양과 크기가 동일한 흰 구슬과 붉은 구슬이 8:2의 비로 잘 섞여 있는 주머니에서 무작위로 25개의 구슬을 꺼내는 문제를 다루었다. 여기에서 우리는 단순 무작위표본으로 꺼내어진 25개의 구슬 중 붉은 구슬이 몇 개일지를 미리 예측할 수는 없으나(이러한 의미에서 무작위성이 있다고 한다), 그럼에도 불구하고 특정한 결과, 예를 들면 붉은 구슬의 수가 5개인 표본이 나타나는 '우연의 크기' 또는 '무작위 오차' 는 동일한 방법으로 표본추출을 반복 시행함으로써 계량적으로 파악할 수 있다. 즉, 100번의 표본추출을 반복 시행하였을 때 붉은 구슬의 수가 5개인 표본이 몇 번이나 나타날 것인지를 알 수 있다는 것이다. 요컨대 반복 시행한 단순 무작위표본의 결과는 일정한 양상을 나타내기 때문에 무작위성도 일종의 '질서' 를 지니고 있다고 하는 것이다. 따라서 무작위성이 있는 현상이지만 반복 표본추출을 시행하면 특정 결과의 출현은 일정한 양상을 나타내며, 이를 분포라고 한다. 한편 반복 시행한 표본추출의 결과가 나타내는 일정한 양상을 '표본분포(sample distribution)' 라고 하며, 제2절에서 좀 더 자세히 다루게 될 것이다.

20세기에 들어서 통계학이 급속히 발전하게 된 것은 이러한 분포를 확률모형으로 기술할 수 있게 된 것으로부터 시작되었다. 더구나 앞서 표본추출에서와 같이 무한정 반복 시행하지 않고도 이론적 내지는 수리적으로 분포를 확률의 형태로 표현할 수 있게 된 것이다. 요컨대 확률분포(probability distribution)란 나타날 수 있는 각각의 결과에 대해 그 출현빈도, 즉 확률을 일대일로 대응시킨 것으로 분포를 일정한 수식으로 기술하는 방법이다(독자들은 제3장에서 분포를 기술하는 방법에 표와 그래프 그리고 수식이 있다고 배운 것을 기억하기 바란다).

분포를 확률분포로 표현하게 되면 가능한 모든 결과들을 일일이 직접 관찰하지 않더라도 결과의 출현양상을 파악하는 것이 가능하며, 평균과 표준편차와 같은 몇 개의 측도만 갖고도 전체 분포를 완벽하게 기술할 수 있다는 장점이 있다. 뿐만 아니라 직접 관찰한 특정 현상들에 대해 그 출현확률을 기존에 알려진 특정 확률모형 하에서 추정할 수도 있다. 모수검정(parametric test) 또는 정형분석(定型分析)이라고 부르는 각종 기법들은 모두 기존에 알려진 확률분포를 가정한 상태에서 특정 결과가 출현했을 확률을 추정하는 통계적 추론의 방법들이다.

반복해서 표본을 추출한다는 것과 주사위를 계속 던져서 나온 값의 빈도를 센다는 것은 무작위성이란 측면에서 동일하다. 반복된 표본추출의 결과가 일정한 양상으로 분포하는 것처럼 여러 번 던진 주사위에서 나온 값의 빈도도 어떤 규칙을 따라 나타나게 된다. 이러한 규칙을 수리적으로 표현한 것이 곧 확률이다.

1) 확률을 어떻게 정의하는가?

전술한 대로 확률은 무작위성에 의한 결과를 수리적으로 표현한 것이므로, 무작위성이 없는 현상은 확률의 적용대상이 되지 않는다. 예를 들어 "1+2가 3이 될 확률은 얼마인가?" 라는 질문이 어법상으로는 맞을지 모르지만, 무작위성이란 측면에서는 비논리적인 표현이다. 반대로 "3분 이내에 지하철이 도착할 확률은 약 70%이다" 라는 표현은 매우 적법하며 적절하다. 다시 강조하건대 어떤 현상의 발생에 무작위성이 전제되지 않는다면 확률이라는 표현을 쓸 수 없다.

무작위성이 있는 현상에서, 발생할 수 있는 모든 가능한 결과들 중에서 특정 결과로 나타난 것을 사상(事象, event, 사건)이라고 부르며, 사상을 일으킨 어떤 행위를 시행(trial)이라고 한다. 즉, 시행의 결과가 사건인 셈이다. 예를 들어 주사위를 굴려 3의 값이 나왔다면, 이것은 주사위를 던진 '시행'의 결과 주사위 값이 3인 '사건'이 발생한 것이다. 일반적으로 A라는 사건이 일어날 확률을 $P(A)$와 같이 표시한다. 앞의 예에서 P(지하철이 3분 이내 도착) = 0.7(또는 70%)로 표시할 수 있다.

어떤 사건의 출현확률을 결정하는 가장 보편적인 방법은 실제 시행을 통해 해당 사건이 얼마나 일어났는지를 관찰하는 것이다. 즉, 해당 사건이 실제로 발생한 횟수를, 총 시행횟수로 나눈 값을 사건의 상대빈도라고 하고, 사건의 상대빈도를 해당 사건의 출현확률로 정하는 것이다. 예를 들어 동전을 던졌을 때 앞면이 나올 확률을 구하려면, 무한히 동전을 던져 그 중에서 앞면이 나온 횟수를 총 던진 횟수로 나누면 된다. 만일 1,000번 동전을 던져 앞면이 495회 나왔다면 P(앞면) = 495/1,000 = 0.495가 되는 것이다. 일반적으로 n회($n \geq 1$)의 시행에서 A라는 사건이 모두 n_A($0 \leq n_A \leq n$)회 만큼 발생하였다면 $P(A) = n_A/n$이다. 이처럼 사건의 상대빈도로서 그 사건의 출현확률을 정의한 것을 경험적 확률(empirical probability) 또는 도수적(度數的) 확률이라고 부른다.

어떤 사건의 출현확률을 경험적 확률로 정의한다면 시행(n번의)마다 사건의 확률이 일정하지 않을 수 있으며, 상황이 조금 바뀌어도, 예를 들어 오른손으로 던지던 것을 왼손으로 던진다고 할 때, 확률이 달라질 수 있다. 그러나 시행횟수를 무한히 늘려가게 되면 경험적 확률은 어떤 정해진 값으로 수렴하는데, 이러한 현상을 대수(大數)의 법칙(law of large numbers)이라고 부른다. 예를 들어 통계학자 칼 피어슨(Karl Pearson)은 동전을 24,000회 던지는 시행을 통해 앞면이 모두 12,012회 나오는 결과를 얻었다. 이 경우 사건의 상대빈도로 정의되는 경험적 확률은 0.507(= 12,012/24,000)이지만, 이러한 시행을 계속하면 상대빈도가 0.5로 '수렴' 하는 것을 기대할 수 있다. 이처럼 '경험적 확률이 수렴하는 값'으로 정의한 확률을 선험적 확률(先驗的 確率, *a priori* probability)이라고 한다. 대수의 법칙에 의해 정의되는 선험적 확률은, 모든 가능한 사건의 총 수가 n이고 이들이 모두 같은 정도로 일어난다고 할 때 사상 A가 전체에서 n_A($n_A \leq$ n)만큼 차지하면 $P(A) = n_A/n$과 같이 표현할 수 있다. 앞의 예에서 동전을 던져 앞면이 나올 '선험적' 확률은 0.5(=

1/2)가 되며, 트럼프 카드를 한 장 뽑았을 때 그것이 에이스(ace)일 '선험적' 확률은 0.077(= 4/52)이다.

통계학에서 어떤 사건의 (출현)확률이라고 하면, 보통은 선험적 확률을 의미한다. 요컨대 선험적 확률이란 무작위성이 있는 시행을 무한히 반복한다는 것을 전제로 했을 때 성립될 수 있는 개념이며, 단 1회의 시행에서 그 사상이 출현할 확률을 이러한 선험적 확률로 대치하겠다는 것을 뜻한다.

그러나 어떤 경우에서는 무작위성이 있는 시행을 '무한히' 반복한다는 것이 비현실적일 수 있다. 예를 들어 "내일 그 친구가 올 확률은 40%이다"라는 표현이나, "금년에 삼성 라이온스가 프로야구의 우승을 차지할 확률은 90%이다"라는 표현에서 '확률'이란 용어는 지금까지 설명한 경험적 또는 선험적 확률과는 전혀 다른 의미의 확률이다. 내일 친구가 나를 방문하는 사건이나, 삼성 라이온스가 우승하는 사건은 모두 무작위성이 있는 현상들이다. 하지만 이들은 결코 무한히 반복해서 시행할 수 있는 사건들이 아니기 때문에 상대빈도나 이의 수렴 값으로 확률을 정의할 수는 없다. 전술한 두 문장 속에 있는 확률이란 용어는, 모두 상황에 비추어 개인이 믿고 있는 신념의 정도를 0과 1 사이의 수치로 표현한 것이다. 이렇게 개인의 믿음 정도에 따라 정의되는 사건의 확률을 주관적 확률(subjective probability)이라고 부르며, 특정 개인의 판단이 중요시되는 정책의 결정 등에서 유용하게 사용될 수 있다. 그러나 주관적 확률의 가장 큰 단점은 이것이 '주관적'으로 정의된 확률이라는 데 있다.

2) 확률모형(probability model)이란 무엇인가?

앞에서 관찰 가능한 현상들의 분포에 기존의 알려진 확률모형을 적용하는 방법을 제시한 바 있다. 즉, 실제로 발생할 수 있는 결과들 각각에 일정한 확률을 부여함으로써 무작위성이 있는 사건을 기술할 수 있다고 하였다. 물론 이 때 부여된 확률은 경험적 또는 선험적 확률처럼 무한히 반복 시행한 결과로부터 얻어질 수도 있고, 주관적 확률처럼 개인의 느낌이나 신념에 의존하기도 한다. 중요한 것은 이러한 확률모형을 가정했을 때 실제 관측의 결과가 모형과 잘 맞아야 한다는 데 있다. 만일 모형과 실제 관측이 일치하지 않는다면, 분포를 정확하게 기술하지 못할 것이고 따라서 이는 새로운 확률모형으로 대치되어야 함을 의미한다. 어떤 방법으로 정해졌든지 간에, 올바른 확률모형이라면 표 4.1과 같은 필요조건을 만족시켜야만 한다.

표 4.1 올바른 확률모형이 만족하여야 할 필요조건

■ 조건 1	어떠한 사건 A에 대해서도 $0 \le Pr(A) \le 1$이다.
■ 조건 2	사건 $A_1, A_2, \cdots A_n (n \ge 1)$이 일어날 수 있는 모든 경우이고, 이들 중 어느 사건의 조합도 동시에 일어나지 않는다고 할 때 $\Sigma Pr(A_i) = 1$ 이다.

경험적 확률이나 선험적 확률은 모두 사상의 상대빈도라는 개념을 기반으로 하고 있다. 상대빈도는 항상 0에서 1까지의 숫자이므로 표 4.1의 조건 1을 이해하는 데 큰 어려움은 없을 것이다. 마찬가지로 주관적 확률 역시 정의상 0과 1 사이의 수치로 표현하게끔 했으므로, 조건 1은 어떤 방법으로 확률을 정의하더라도 항상 만족해야 하는 필요조건이다. 특별히 $P(A) = 0$이라면 사건 A는 결코 일어나지 않는다는 뜻이고, $P(A) = 1$이라면 사건 A는 반드시 일어난다는 의미가 된다. 그러나 무작위성의 원리에 따르면 이러한 경우는 존재하지 않는다는 것이 기본 개념이다.

조건 2는 어느 한 사건이 일어나면 어떠한 다른 사건도 동시에 일어나지 않음을 전제로 하고 있는데 이런 경우 "이들 사건은 상호배반적(mutually exclusive)이다"라고 말한다. 따라서 표 4.1에서 예로 든 사건, $A_1, \ldots, A_n$은 상호배반적인 사건들의 집합이다. 모든 사건의 상대빈도의 합은 시행 수 n이므로, 경험적 또는 선험적 확률로 정의된 확률모형에서 상호배반인 모든 가능한 사건들의 확률을 합하면 1이 되는 것은 당연하다. 독자들은, 주관적 확률에서도 상호배반적인 사건들인 경우에는 그 확률의 합이 1이 되게끔 확률모형을 구성해야 함을 기억하여야 한다(앞에서 삼성 라이온스의 우승을 주관적 확률로 표시한 바 있다. 이 때 '우승'이라는 사건과 '비우승'이라는 사건은 상호배반적으로 P(우승) $= 0.9$, P(비우승) $= 0.1$이 되어야 'P(우승)+P(비우승) $= 0.9+0.1 = 1.0$'을 만족시킬 수 있는 것이다).

이처럼 필요조건을 구비한 확률모형을 가정하게 되면 아무리 복잡한 사건의 출현확률도 몇 개의 단순한 사건들로 분해하여 쉽게 그 확률을 계산해 낼 수 있는데, 이것 역시 확률모형을 가정함으로써 생겨나는 장점인 셈이다. 복잡한 사건을 단순한 사건들로 분해하여 그 확률을 계산하려면 표 4.2에 제시한 곱의 법칙(multiplication rule)과 합의 법칙

(addition rule)을 이용하면 된다. 그러나 이들 법칙을 이해하려면 먼저 '상호독립(independent)' 이라는 용어와 '조건부 확률' 을 알고 있어야 한다. 어떤 한 사건의 출현 또는 비출현이 다른 사상의 출현에 아무런 영향도 미치지 않을 때, '이들 두 사건은 상호독립' 이라고 말한다. 만일 두 사건이 상호독립이 아니라면 이들은 종속적인 경우이다. 즉, A_2라는 사건의 출현확률이 A_1이라는 사건의 발생에 따라 영향을 받을 때, 'A_2 사건의 확률은 사건 A_1에 조건적(conditional) 또는 의존적(dependent)' 이라고 말한다. 앞서 예에서 "출근시간대에서 3분 이내에 지하철이 도착할 확률이 70%이다" 라는 표현은 지하철이 3분 이내에 도착할 확률이 현재의 시간대에 조건적임을 말해주고 있다. 특정 사건 A_2가 발생되어 있는 조건하에서 사상 A_1이 출현하는 조건부 확률(conditional probability)을 $P(A_1 | A_2)$와 같이 표현한다.

한편 사건 A_1이 일어나면서 동시에(and) 사건 A_2가 일어나는 것을 사건 A_1과 사건 A_2의 곱사건이라고 하고, 곱사건의 확률은 $P(A_1 \cap A_2)$로 표시한다. 한편 이와는 다른 경우로 사건 A_1이 출현하거나 또는(or) 사건 A_2가 출현하는(두 사건 중 어떤 하나라도 출현하는) 것을 사건 A_1과 사건 A_2의 합사건이라고 하고, 합사건의 확률을 $P(A_1 \cup A_2)$와 같이 표시한다. 따라서 곱의 법칙과 합의 법칙은 각각 곱사건과 합사건의 확률을 각 개별 사건의 확률로부터 계산해 낼 수 있는 공식이다.

표 4.2 곱의 법칙과 합의 법칙

1. 곱의 법칙
   (1) 사건 A_1과 사건 A_2 상호독립일 때
   $$Pr(A_1 \cap A_2) = Pr(A_1)\, Pr(A_2)$$
   (2) 사건 A_1과 사건 A_2 상호독립이 아닐 때
   $$Pr(A_1 \cap A_2) = Pr(A_1)\, Pr(A_2 \mid A_1) = Pr(A_2)\, Pr(A_1 \mid A_2)$$

2. 합의 법칙
   (1) 사건 A_1과 사건 A_2 상호배반일 때
   $$Pr(A_1 \cup A_2) = Pr(A_1) + Pr(A_2)$$
   (2) 사건 A_1과 사건 A_2 상호배반이 아닐 때
   $$Pr(A_1 \cup A_2) = Pr(A_1) + Pr(A_2) - Pr(A_1 \cap A_2)$$

표 4.2의 합의 법칙에서 두 사건 A_1과 A_2가 상호배반이면 A_1과 A_2가 절대 동시에 일어날 수 없다는 뜻이므로 $P(A_1 \cap A_2) = 0$임을 알 수 있다. 또한 가능한 모든 사건 중에서 A라는 사건을 제외한 여타 사건의 집합을 A의 여사건(餘事件)이라고 하고, A^c로 표시한다. 즉, A^c라는 사건이 일어났으면 사건 A는 일어나지 않는다는 의미이므로 이 둘은 상호배반이다. 따라서 확률모형 및 합의 법칙으로부터 $P(A^c) = 1 - P(A)$가 유도된다.

이제 확률모형 및 이들의 특성을 좀 더 이해하기 위하여 다음과 같은 예를 보자.

예 4.1

52장의 트럼프 카드가 그림면이 보이지 않은 채 잘 섞여 있다고 가정하자. 이들 중 카드 하나를 무작위로 선택한다고 하면 52장의 개개 카드는 모두 동일한 선택 기회를 갖는다. 이 경우 무작위로 카드를 선택하였기 때문에, 뽑힌 카드는 에이스(A)로부터 킹(K)까지 카드 중 어느 것이나 가능하다. 따라서 이것은 무작위성이 있는 시행이므로 확률모형의 적용대상이 된다. 또한 뽑힌 카드가 52장의 카드 중 어느 하나인 사건의 확률은 모두 0 이상 1 이하의 숫자이며(예컨대 1/52), 이들은 모두 상호배반적인 사건들로 확률의 합은 1이 된다. 카드 한 장을 무작위로 뽑았을 때 그 카드가 에이스일 확률은 4/52로 부여할 수 있고, 이것은 선험적으로 정의한 확률이다(4장의 에이스가 모두 다르다고 보면 각각의 에이스 카드가 선택될 확률은 1/52이다. 합의 법칙으로부터 뽑힌 카드가 에이스일 확률은 4/52(=1/52+1/52+1/52+1/52)가 되어 역시 동일한 결과를 얻을 수 있다).

예 4.1에서 무작위성이 있는 사건에 확률모형을 가정하는 것이 어떤 의미를 갖고 있는지 충분히 이해했으리라 믿는다. 이처럼 확률모형을 가정하면 여러 가지 복잡한 사건들도 단순한 사건들의 합, 곱, 여사건 등으로 분해가 가능하기 때문에 비교적 쉽게 확률을 계산해 낼 수 있다. 예를 들어 두 장의 카드를 연속으로 뽑을 때 이 두 장이 모두 에이스일 사건의 확률이라든가, 한 장을 뽑은 것이 에이스이면서 하트일 사건의 확률 따위들을 쉽게 구할 수 있다는 뜻이다. 예 4.2 및 4.3을 통해 복합 사건의 확률을 실제로 어떻게 계산할 수 있는지 알아보자.

예 4.2 (곱의 법칙)

두 장의 카드를 연속적으로 뽑는다고 가정하고 첫 번째에 에이스가 나오는 사건을 A_1, 두 번째에 에이스가 나오는 사건을 A_2로 표시하자. 이제 첫 번째와 두 번째에 모두 에이스가 나오는 사상을 생각하면, 이것은 사건 A_1과 사건 A_2의 곱사건으로 볼 수 있고 따라서 그 확률은 $P(A_1 \cap A_2)$로 나타낼 수 있다.

(1) 첫 번째에 뽑은 카드를 다시 되돌려 놓는 경우(복원추출), A_1과 A_2는 상호 독립인 사건이고 $P(A_1) = 4/52$, $P(A_2) = 4/52$이므로 $P(A_1 \cap A_2) = P(A_1) \times P(A_2) = 4/52 \times 4/52 = 0.006$이다.

(2) 첫 번째에 뽑은 카드를 되돌려 놓지 않는 경우(비복원추출), A_1과 A_2는 상호 독립이 아니다. 이 경우 $P(A_1) = 4/52$, $P(A_2|A_1) = 3/51$(즉, 사건 A_1이 발생하면 남은 51장의 카드 중 에이스 카드는 모두 3장이다)이므로, $P(A_1 \cap A_2) = P(A_1) \times P(A_2|A_1) = 4/52 \times 3/51 = 0.005$이다.

예 4.3 (합의 법칙)

이번에는 카드 한 장을 뽑는다고 가정하고, 그 카드가 에이스일 사건을 A_1, 킹일 사건을 A_2, 무늬가 하트일 사건을 A_3라고 하면, $P(A_1)=4/52$, $P(A_2)=4/52$, $P(A_3)=13/52$이다. 여기에서 뽑힌 카드 한 장이 (1) 에이스이거나 혹은 킹일 확률과, (2) 에이스이거나 또는 하트 무늬일 확률을 구해보자.

(1) A_1과 A_2는 상호배반적인 사건이다. 따라서 뽑힌 카드 한 장이 에이스이거나 킹일 사건의 확률은 $P(A_1 \cup A_2) = P(A_1)+P(A_2) = (4/52)+(4/52) = 8/52 = 0.154$이다.

(2) A_1과 A_3은 상호배반적인 사건이 아니다. 즉, 뽑힌 카드가 에이스이면서 하트 무늬일 사건의 확률은 $P(A_1 \cap A_3) = 1/52$이다. 따라서 뽑힌 카드가 에이스이거나 하트 무늬일 사건의 확률은 $P(A_1 \cup A_3) = P(A_1)+P(A_3) - P(A_1 \cap A_3) = (4/52)+(13/52)-(1/52) = 0.308$이다.

3) 확률모형과 기댓값은 어떤 관계를 갖는가?

앞에서 다룬 내용들은 확률을 정의하는 방법과, 이러한 확률의 정의로부터 유도될 수 있는 확률모형의 특성에 관한 것이다. 무작위성이 있는 현상에 확률모형을 적용하면 출현할 수 있는 모든 사건의 결과 값에 대한 평균을 구할 수 있는데, 이를 기댓값(expected value, $E(x)$로 표시)이라고 한다.

예 4.4

주사위를 던졌을 때 특정한 면이 나오는 것은 무작위성이 있는 사건이다. 공정하게 제작된 주사위라면 1, 2, ..., 6의 면이 나올 선험적 확률은 각각 1/6이라고 말할 수 있다. 이제 우리의 관심은 이러한 주사위를 한 번 던졌을 때 면의 값이 몇으로 나올 것으로 '기대' 할 수 있는가 하는 문제이다. 바꾸어 말하면, 나온 면의 값의 평균은 얼마일까 하는 문제도 된다.

예 4.4의 답을 알기 위해서 실제로 주사위를 6,000번 던지는 시행을 실시하여 표 4.3과 같은 결과를 얻었다고 가정해 보자.

표 4.3 6,000번의 시행에서 주사위의 각 눈이 나온 결과

눈 수	나온 횟수	경험적 확률
1	1,013	0.169
1	1,007	0.168
3	985	0.164
4	1.026	0.171
5	998	0.166
6	971	0.162
계	6,000	1.000

자료원: 가상적 자료

표 4.3은 각 면별로 상대빈도(= 경험적 확률)를 표시한 일종의 (상대)빈도분포이다. 제3장에서 배운 대로 이러한 형태의 자료에서 산술평균을 구하는 방법을 기억할 것이다. 각 면의 수에 가중치인 각 면이 나온 횟수를 곱한 후 이를 모두 더하고, 가중치의 합인 총 시

행횟수 6,000으로 나누면 면의 값에 대한 산술평균치를 얻을 수 있다. 아래와 같이 3.48이 된다.

$$\text{산술평균(면의 값에 대한)} = \frac{1\times1013+2\times1007+3\times985+4\times1026+5\times998+6\times971}{6000} = 3.48$$

위의 방법으로 구한 면의 값에 대한 산술평균은 주사위를 한 번 던졌을 때 나타난 면의 값이 평균적으로 얼마가 되겠는가를 표시해 주는 값, 즉 '면의 값에 대한 기댓값' 이 된다. 그런데 이 기댓값은 각 면의 값에 해당 확률을 곱하고 이를 모두 더함으로써 구할 수도 있다. 아래와 같이 3.48이 나온다.

$$\text{기댓값(면의 값)} = 1\times0.169+2\times0.168+\ldots+6\times0.162 = 3.48$$

구해진 3.48은 이전의 방법으로 구한 산술평균과 동일한 값이다. 일반적으로 n개($n\geq 1$)의 사건 A_1, A_2, ..., A_n의 결과가 각각 수치 x_1, x_2, ..., x_n으로 나타나고, 이들의 확률이 각각 p_1, p_2, ..., p_n이라고 할 때, 수치 x의 기댓값 $E(x)$는 다음과 같이 구할 수 있다.

$$E(x) = x_1 p_1 + x_2 p_2 + \ldots + x_n p_n = \sum x_i p_i \quad \cdots\cdots\cdots\cdots \text{(식 4.1)}$$

한편 예 4.4에서 선험적 확률을 이용하여 면의 값에 대한 기댓값을 구해보면, $1\times(1/6)+2\times(1/6)+\ldots+6\times(1/6)=21/6=3.5$가 되고, 경험적 확률로부터 구한 기댓값 3.48은 이 값에 근접한다. 이것은 일종의 대수의 법칙(6,000번보다 더 많은 횟수를 시행하면 3.5에 더 가까워진다)으로 해석할 수 있다.

식 4.1로 구한 x_i의 기댓값이 결국 x_i의 산술평균이 되는 것에 주목하기 바란다. 사실 표 4.3에 제시된 것은 6,000의 크기를 갖는 표본에서 관측한 변수 x_i(=면의 값)의 분포와 다르지 않다. 분포를 기술하는 지표의 하나인 중심경향의 측도로 산술평균을 이용할 수 있는데, 이 값이 3.48이다. 즉 6,000의 크기를 갖는 표본에서 구한 변수 x_i의 산술평균은 3.48이고, 이것은 표본평균이 된다. 그런데 우리는 표본의 크기가 커질수록 각 면의 값에 대한 상대빈도가 일정한 값 즉, 1/6에 수렴하는 것을 알고 있으며 이것은 곧 선험적 확률이 된다. 선험적 확률을 이용하여 면의 값에 대한 기댓값을 구하면 3.5이고, 이 값은 공정하게 제작된 주사위를 '무한히' 던졌을 때 나타나는 면의 값 분포에서 구한 평균과 일치한다.

그렇다면 주사위를 '무한히' 던진다는 것은 과연 무엇을 뜻하는가? 이것은 면 값의 모집단 규모가 무한개로 구성된다는 것과 개념적으로 동일하다. 요컨대 선험적 확률로부터 구한 면의 값에 대한 기댓값 3.5는 곧 모집단에서 면 값의 평균, 즉 면 값의 모평균이 3.5라는 뜻이다. 따라서 경험적 확률(= 도수적 확률)을 이용하여 구한 기댓값은 표본의 산술평균에 해당하고 선험적 확률을 이용하여 구한 기댓값은 모집단의 산술평균과 동일한 개념이 되는 것이다. 바꾸어 말하면, 경험적 확률로 구하는 기댓값은 경험적 확률이 정해지는 매 경우에 따라 다를 수 있는데, 이것은 표본의 산술평균이 표본추출을 할 때마다 달라진다는 것과 같다. 마찬가지로 경험적 확률을 이용할 때 시행횟수가 많아지면 대수의 법칙에 따라 그 값은 선험적 확률에 의한 값에 가까워지는데, 이는 마치 표본의 크기가 무한히 커질수록(가장 극단적인 경우가 무한개의 표본추출단위를 갖는 경우, 즉 표본과 모집단이 동일한 경우이다), 표본통계량은 모수에 근접한다는 것과 동일하다. 이러한 유사성(analogy)의 이용은 표본평균 또는 경험적 확률로 구한 기댓값에 확률모형을 적용하여 확률적인 해석을 가능하게 한다.

2. 확률분포

제2장에서 빈도분포와 같은 표 형태로써, 또는 히스토그램과 같은 그래프의 형태로써 분포를 기술하는 방법을 배웠다. 분포를 기술하는 또 다른 방법으로 수식이 있다. 즉, 각각의 변수 값이나 또는 변수 값의 범위에 대해 확률을 일대일로 대응시키되, 앞에서 말한 확률모형의 필요조건을 충족시키도록 함으로써 분포를 수식으로 기술할 수 있는 것이다. 다시 설명하면, 각각의 변수 값이나 또는 그 범위에 대해 도수 또는 상대도수를 일대일로 대응시키는 것과 같이 확률을 일대일로 대응시키는 것은 개념상 전혀 다르지 않으며, 후자의 대응관계를 확률분포라고 부른다.

1) 이산확률변수(discrete random variable)와 연속확률변수(continuous random variable)

(1) 이산확률변수

확률분포 형태로 분포를 기술할 수 있는 변수를 확률변수(random variable)라고 하며 보통 X로 표시한다. 한편 확률변수 값 개개에 특정한 확률을 대응시켜 주는 어떤 수식을 확률함수(probability function) 또는 확률밀도함수(probability density function)라고 부르고 $f(x)$로 표시한다. 즉, $f(x)$는 확률변수 X가 변수 값 x를 가질 때의 출현확률을 산출할 수 있도록 대응시켜 주는 수식이다.[2] 따라서 확률분포를 수식으로 기술한다는 것은 확률변수를 확률함수 또는 확률밀도함수로써 분포를 기술하는 것과 동일하다.

예 4.5

예 4.4에서 주사위 면의 값을 확률변수 X라고 하면, X는 1, 2, 3, 4, 5, 6 중 어느 한 값을 갖게 되고, 각각의 값이 나올 (선험적) 확률은 1/6이다. 따라서 주사위를 한 번 던졌을 때 나타나는 값의 확률분포를 기술하는 수식인 확률함수 $f(x)$는 다음과 같이 나타낼 수 있다. $f(x)=P(X=x)=1/6$, 단 $x=1, \ldots, 6$

2) 이산확률변수의 경우에는 '확률함수' 라고, 연속확률변수의 경우에는 '확률밀도함수' 로 구분하여 부르기도 한다.

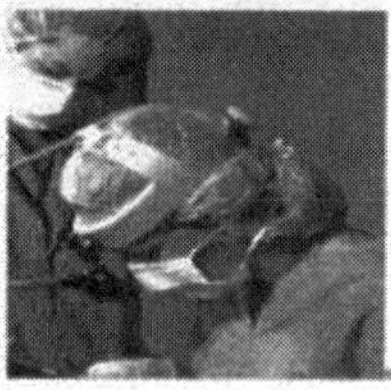

표로 나타내면 표 4.4와 같고, 이것을 확률분포표라고 한다. 즉, 확률분포표는 확률함수를 표로 나타낸 것이며, 일반적인 분포의 기술에서 이용하는 도수분포와 매우 유사하다. 표 4.3도 일종의 확률분포표임을 확인할 수 있다.

표 4.4 주사위를 한 번 던졌을 때 나타난 면의 값 X에 대한 확률분포표

x	1	2	3	4	5	6	계
$Pr(X=x)$	1/6	1/6	1/6	1/6	1/6	1/6	1

예 4.5에서 확률변수 X에 대한 확률함수 $f(x)$의 값은 모두 0에서 1 사이의 수치이고 이들의 합은 1이 되어 확률모형이 갖추어야 할 필요조건을 충족하고 있다. 한편 예 4.5에서처럼 확률변수 X가 취할 수 있는 값이 1, 2, 3, ...과 같이 떨어진 값뿐이며 그 중간을 연결하는 값은 가질 수 없는 경우, X를 이산 확률변수라고 한다.

한편 이산 확률변수 X가 x_i $(i=1, 2, ..., n)$라는 값을 가진다고 하는 것은 'X가 x_i로 나타나는 사건' 이 발생했다는 뜻이다. 앞서 기댓값이 산술평균과 동일한 개념임을 배웠는데, 따라서 확률함수가 $f(x)$인 이산 확률변수 X의 기댓값 $E(x)$는, 다름 아닌 이산 확률변수 X의 평균이 된다. 아래를 참조한다.

$$\begin{aligned}E(x) &= \sum\left[(\text{변수값})\times(\text{확률})\right]\\ &= x_1\times p(X=x_1)+x_2\times p(X=x_2)+...+x_n\times p(X=x_n)\\ &= x_1\times f(x_1)+x_2\times f(x_2)+...+x_n\times f(x_n)\\ &= \sum\left[x_i\times f(x_i)\right] \quad \cdots\cdots \text{(식 4.2)}\end{aligned}$$

이렇게 구한 $E(x)$를 이산 확률변수 X의 평균이라고 부른다. 확률변수의 평균은 보통 그리스 문자 'μ' ('뮤, mu' 라고 읽는다)로 표시하는데, 영문자 'm' 에 해당한다.

제3장에서, 분산은 '편차 제곱의 산술평균'으로 정의함을 배웠다. 확률분포에서도 일반적인 분포와 마찬가지로, 확률변수와 평균의 차이인 '편차($=X-\mu$) 제곱의 산술평균(이는 $E(x)$와는 다른 또 하나의 기댓값이다)' 을 확률변수 X의 분산으로 정의하고 $Var(X)$ 또는 σ^2로 표시한다. 아래와 같다.

$$\begin{aligned}\sigma^2 &= Var(X) = E[(X-\mu)^2] \\ &= \Sigma[(\text{편차의 제곱})\times(\text{확률})] \\ &= \Sigma[(x_i-\mu)^2 f(x_i)] \\ &= \Sigma[(x_i^2-2x_i\mu+\mu^2)\ f(x_i)] \\ &= \Sigma[x_i^2 f(x_i)] - 2\mu\Sigma[x_i f(x_i)] + \mu^2\ \Sigma f(x_i) \\ &= \Sigma[x_i^2 f(x_i)] - 2\mu^2 + \mu^2 \quad \leftarrow \Sigma[x_i f(x_i)] = \mu,\ \Sigma f(x_i) = 1 \text{ 이므로} \\ &= \Sigma[x_i^2 f(x_i)] - \mu^2 \\ &= E(x^2) - E(x)^2 \\ &= (\text{확률변수 } X^2\text{의 기댓값}) - (\text{확률변수 } X\text{의 기댓값})^2 \quad \cdots\cdots\cdots\cdots (\text{식 } 4.3)\end{aligned}$$

식 4.3으로 주어진 확률변수의 분산과 식 3.9에서 주어진 일반적인 변수의 분산이 형태적으로 동일함에 주목하라. 이제 예 4.5의 이산 확률변수 X에 대해 기댓값 평균과 분산을 구하기 위해 표 4.5와 같이 정리해 보자.

표 4.5 확률변수 X, X^2, 편차 및 편차제곱의 확률분포표

	X	X^2	$Pr(X=x)$	$X-\mu$	$(X-\mu)^2$
	1	1	1/6	-2.5	6.25
	2	4	1/6	-1.5	2.25
	3	9	1/6	-0.5	0.25
	4	16	1/6	-0.5	0.25
	5	25	1/6	-1.5	2.25
	6	36	1/6	-2.5	6.25
계	21	91	1.0	0	17.5

자료원: 표 4.4

표 4.5로부터,

$$\begin{aligned}E(x) &= \mu \\ &= 1\times(1/6)+2\times(1/6)+3\times(1/6)+4\times(1/6)+5\times(1/6)+6\times(1/6) \\ &= 21/6 \\ &= 3.5 \text{ 이며}\end{aligned}$$

$$
\begin{aligned}
Var(X) &= \sigma^2 \\
&= 6.25\times(1/6)+2.25\times(1/6)+0.25\times(1/6)+0.25\times(1/6)+2.25\times(1/6)+6.25\times(1/6) \\
&= 17.5/6 \\
&= 2.92 \text{ 이다.}
\end{aligned}
$$

한편 $Var(X)=E(X^2)-E(X)^2$이고, $E(X^2)=91/6$이므로 $Var(X)=(91/6)-(3.5)^2=2.92$가 되어 어떠한 방법으로 확률변수의 분산을 구하더라도 같은 값이 나옴을 알 수 있다.

일반적인 분포를 기술하기 위해서 그래프를 이용했던 것처럼, 확률분포도 그래프로 나타내면 시각적으로 많은 도움을 받을 수 있다. 이산 확률분포의 그래프는 보통 확률 히스토그램으로 나타내는데, 세로축에 도수나 상대도수 대신 확률을 표시한다는 것 외에 히스토그램과 다를 것이 없다. 그림 4.1은 예 4.4 및 표 4.4, 4.5의 자료를 기초로 작성한 확률 히스토그램이다.

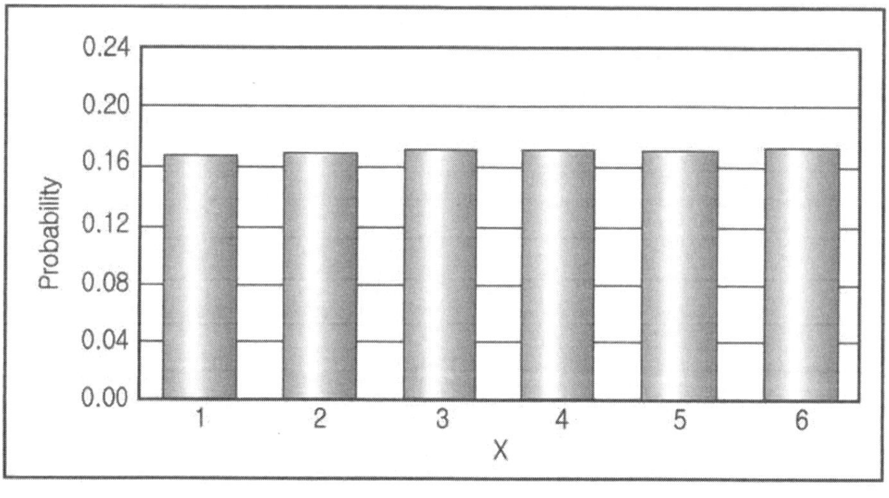

그림 4.1 예 4.4의 자료에 대한 확률 히스토그램

(2) 연속 확률변수

확률변수 중에는 이산 확률변수와는 달리, 예를 들어 신생아의 체중, 신장과 같이 일정 범위 내의 모든 값을 변수 값으로 가질 수 있는 변수가 있다. 즉, 신장(센티미터)이라는 확률변수가 취할 수 있는 값은 170.1, 170.2, 170.3 등이 될 것이며 또한 170.1과 170.2 사이에도 170.11, 170.12, 170.13 등과 같이 확률변수의 또 다른 값들이 있다. 이 과정을 반복한다면(물론 측정 자체가 한없이 정밀할 수 있다는 전제가 필요하다) 확률변수가 취하는 값들은 무한히 많으며, 일정한 범위 또는 구간 내의 모든 값이 됨을 알 수 있다. 이처럼 일정 범위 내의 모든 값을 가질 수 있는 확률변수를 연속 확률변수라고 부른다. 예 4.6을 보자.

예 4.6

옛날에 만들어진 수동식 시계들은 초침이 1초에 한 번씩 움직이지 않고 연속적으로 돌아간다. 어떤 무작위의 순간에 시계를 쳐다보았을 때 초침이 가리키는 값을 X라고 하면, X는 0에서 60까지의 범위 안에 있는 모든 값을 취할 수 있는 연속확률 변수이다.

예 4.6에서 초침이 가리키는 값이 0에서 60 중 어떤 값일 가능성은 일정하므로, X가 특정구간 $[a, b]$(단, $0 \leq a \leq b \leq 60$) 사이에 있을 확률은, 전체구간 [0, 60]의 길이에 대해 구간 $[a, b]$가 차지하는 길이의 비가 됨을 바로 알 수 있다. 즉, $P(a \leq x \leq b) = (b-a)/(60-0) = (b-a)/60$이다.

연속 확률변수는 이산 확률변수와 달리 확률변수 X가 취할 수 있는 값을 일일이 셀 수 없으므로(정확히 표현하면 취할 수 있는 값이 무한히 세분되기 때문에 각각의 변수 값에 대한 확률은 0이다), 변수 값 각각에 대해 확률을 대응시켜 주는 확률함수를 생각하는 것보다 일정 구간의 변수 값에 대한 확률을 대응시켜야 한다. 즉, 연속 확률변수 X에 대한 확률함수 $f(x)$는 $X = x$일 때의 확률을 의미하는 것이 아니라(그 확률은 언제나 0이 된다), 확률변수 X가 일정구간 $[a, b]$ 사이의 값일 때의 확률을 반영하는 수식이 되어야 한다. 확률을 산출할 수 있는 가장 간단한 방법은 확률함수 $f(x)$가 나타내는 곡선 밑 부분의 면적(area under the curve(AUC), 곡선아래면적)을 이용하는 것이다. 즉, 일정 구간에서 확률함수 $f(x)$의 곡선아래면적이 전체 면적에서 차지하는 분율로써 확률을 표시하는 것이다. 요컨대 곡선아래면적을 계산하는 일반적인 방법인 '적분'을 이용하는 것이다. 따라서 확률함수 $f(x)$에서 확률변수 X가 구간 $[a, b]$에 속할 확률은 다음과 같이 나타낼 수 있다. 즉,

$$P(a \leq x \leq b) = \int_a^b f(x)\,dx$$

이다.

예 4.6에서 확률함수 $f(x) = 1/60$(단, $0 \le x \le 60$)으로 정의하면 다음과 같다.

$$P(a \le x \le b) = \int_a^b f(x)\,dx = \int_a^b \frac{1}{60}\,dx = \left[\frac{1}{60}x\right]_a^b = \frac{1}{60}(b-a)$$

이는 앞에서 직관적으로 정의한 확률과 동일하다. 다시 말하면 연속 확률변수의 경우에 확률함수 $f(x)$는 이산 확률변수에서처럼 $X=x$일 때의 확률을 곧바로 의미하지는 않고 면적(밀도, density) 계산을 통하여 확률변수 X의 확률을 결정하게 된다. 이러한 이유에서 연속확률변수에서 확률을 산출하기 위해서는 $f(x)$를 적분하여 그 면적을 계산하여야 한다는 의미로 확률밀도함수라고 구분하여 부른다. 그림 4.2는 예 4.6의 확률변수 X에 대한 확률밀도함수 $f(x)$를 도시한 것이다.

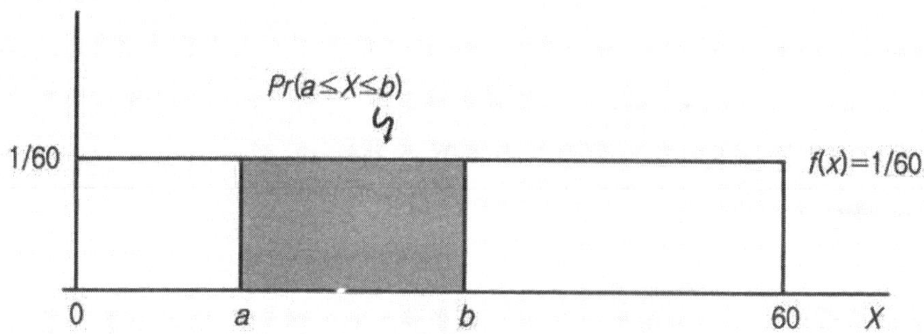

그림 4.2 예 4.6의 연속 확률변수 X에 대한 확률밀도함수

한편, 보다 일반적인 확률밀도함수는 그림 4.3과 같이 나타낼 수 있다. 그림 4.3에서처럼 변수 X에 대한 확률밀도함수 $f(x)$가 만들어 내는 곡선을 확률도(probability plot)이라고 부르며 대개 일반적인 분포를 나타내는 빈도곡선과 매우 유사하다.

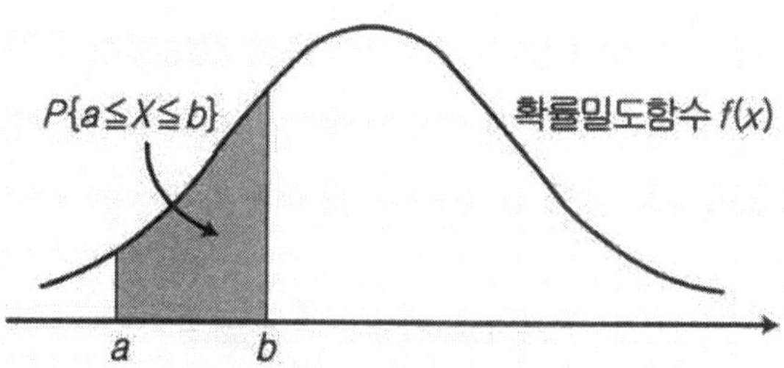

그림 4.3 일반적인 확률밀도함수 $f(x)$

그림 4.3의 확률밀도함수로부터 연속 확률분포에 대한 몇 가지 특성을 발견할 수 있다. 첫째, 확률밀도함수 $f(x)$가 나타내는 곡선아래면적을 모두 합하여 1로 한다. 이것은 일반적인 확률모형이 갖추어야 할 둘째 조건, 즉 상호배반적이면서 모든 가능한 사건에 대한 확률의 합은 1이라고 하는 사실의 또 다른 표현임을 쉽게 알 수 있을 것이다.

둘째, 확률변수 X가 구간 (a, b)에 속하게 될 확률은 $x = a, x = b$라는 수직선이 $f(x)$와 만나 이루는 내면의 면적과 동일하다. 이러한 사실을 그림 4.3에 빗금으로 표시하였다. 독자들은 연속 확률변수일 때 함수 $f(x)$가 바로 확률을 의미하는 것은 아님을 다시 한 번 명심하기 바란다.

셋째, 연속확률변수 X가 무작위의 값 x일 때의 확률은 0이다. 즉, c를 확률변수 X가 취할 수 있는 구간 내의 무작위 상수라고 할 때, $P(X = c) = 0$이다. 이것은 적분의 성질과 극한에 대한 개념에서 비롯된 것인데, x가 충분히 작을 때 $P(X = c) = P(c \le x \le c + \Delta x) = f(c)\Delta x$이고 이 값은 0에 수렴한다. 즉, 0이 된다. 따라서 $P(a \le x \le b) = P(a < x \le b) = P(a \le x < b) = P(a < x < b)$임을 쉽게 알 수 있다.

연속 확률분포에서도 변수의 평균과 분산을 정의하는 것이 가능하며, 그 개념은 이산 확률분포일 때와 동일하다. 즉, 연속 확률변수 X가 구간(상한값부터 하한값까지)의 모든 값을 갖는다고 하면 아래 식 4.4, 4.5와 같다.

$$\begin{aligned}\mu &= E(x) \\ &= \Sigma[\{\text{구간 변수값}\} \times \{\text{구간의 확률}\}] \\ &= \int x\, f(x)\, dx \qquad \text{(식 4.4)}\end{aligned}$$

$$\begin{aligned}\sigma^2 = Var(X) &= \Sigma[\{\text{편차의 제곱}\} \times \{\text{확률}\}] \\ &= \int (x-\mu)^2 f(x)\, dx \\ &= \int (x^2 - 2x\mu + \mu^2) f(x)\, dx \\ &= \int x^2 f(x)\, dx - 2\mu \int x\, f(x)\, dx + \mu^2 \int f(x)\, dx \\ &= \int x^2 f(x)\, dx - 2\mu^2 + \mu^2 \quad (\textstyle\int x(f)\, dx = \mu,\ f(x)\, dx = 1\text{이므로})\end{aligned}$$

$$= \int x^2 f(x)\,dx - \mu^2$$

$$= (\text{확률변수 } X^2\text{의 기대값}) - (\text{확률변수 } X\text{의 기대값})^2 \qquad \cdots\cdots\cdots \text{(식 4.5)}$$

이들을 각각 식 4.2 및 4.3과 비교하여 보고, 그 형태적 유사성을 확인해 보라(독자들은 변수가 취할 수 있는 값의 개수가 무한히 증가할 때, $\sum$ 가 $\int dx$와 동일해진다는 사실을 고등학교에서 배웠을 것이다. 취할 수 있는 변수 값의 개수가 일정한 구간 내에서 무한히 많아질수록 이산 확률변수는 연속확률변수에 점점 가까워질 것이고, 이러한 사실이 식의 형태적 유사성으로 표현되었다).

식 4.5와 4.6을 이용하여 예 4.6의 연속확률변수 X에 대한 평균 및 분산을 계산해 보자.

$$\mu = \int_0^{60} x(1/60)\,dx$$
$$= [\frac{1}{120}x^2]_0^{60}$$
$$= \frac{1}{120}(60^2 - 0^2) = 30$$

한편,

$$\sigma^2 = \int_0^{60} x^2(1/60)\,dx - \mu^2$$
$$= [\frac{1}{180}x^3]_0^{60} - 30^2$$
$$= \frac{1}{180}(60^3 - 0^3) - 900$$
$$= 1,200 - 900 = 300$$

다음에 제시한 식 4.6~4.9은 이산 또는 연속 확률변수에 상관없이, 확률변수 X의 평균과 분산에 대해 성립하는 특성들이다. 여기에서는 이들이 성립한다는 증명을 따로 제시하지 않았다. 만일 증명에 관심이 있는 독자라면 $\sum$ 와 $\int$ 의 가법성(加法性)을 떠올리기 바란다.

$$E(aX \pm b) = aE(X) \pm b \qquad \cdots\cdots \text{(식 4.6)}$$

$$E[c_1\, g_1(X) \pm c_2\, g_2(X)] = c_1\, E[g_1(X)] \pm c_2\, E[g_2(X)] \qquad \cdots\cdots \text{(식 4.7)}$$

$$Var(aX \pm b) = a^2\, Var(X) \qquad \cdots\cdots \text{(식 4.8)}$$

$$Var(X_1 \pm X_2) = Var(X_1) + Var(X_2) \qquad \cdots\cdots \text{(식 4.9)}$$

이러한 식들이 의미하는 것은 어떤 확률변수의 평균과 분산을 안다면, 그 확률변수의 합 또는 차로 주어지는 새로운 확률변수들의 평균과 분산도 쉽게 구할 수 있다는 것이다. 기억해 두면 나중에 나오는 여러 가지 통계분석 기법의 배경과 공식 등을 이해하는 데 큰 도움이 되는 식들이다. 단 a, b, c_1, c_2는 임의의 상수, X는 확률변수이고, X_1과 X_2는 서로 독립이며, $g_1(X)$, $g_2(X)$는 X의 함수이다.

지금까지 논의한 이산 및 연속 확률변수의 특성들을 표 4.6에 정리하였다.

표 4.6 이산 및 연속 확률변수 X의 특성

	이산확률변수	연속확률변수
변수값	1, 2, 3과 같이 서로 떨어져 있다.	일정한 구간 내의 모든 값을 갖는다.
$f(x)$	확률함수	확률밀도함수
$f(x)$의 의미	$X=x$일 때의 확률	적분을 통하여 구간확률로 산출
그래프	확률히스토그램	확률곡선
예	이항분포, 포아송분포 초기하분포	정규분포, t 분포, χ^2 분포, F 분포

2) 이산확률변수에서 성공률과 성공 횟수란 무엇인가?

새로 태어나는 아기의 성별이라든가 동전을 던졌을 때의 결과, 시험문제의 답이 정답인지의 여부 등은 가능한 사건의 결과가 오직 둘인 경우들이다. 우리 주위에는 이처럼 어떤 시행의 결과가 단 두 가지 사건으로만 구성되어 있는 예들이 아주 많이 있는데, 이렇게 그 출현이 둘 중 하나의 결과로만 나오는 경우를 베르누이 시행(Bernoulli trial)이라고 부른다.

모든 베르누이 시행의 결과는 단 둘이므로 이들을 일반화하는 용어를 사용하면 편리할 것이다. 일반적으로 베르누이 시행의 결과를 각각, '성공(success, S)'과 '실패(failure, F)'라고 일반화하여 부른다. 독자들은 성공과 실패라는 용어가 지닌 어의(語義)에 주목하길 바란다. 이들의 용어가 의미하듯이, 베르누이 시행에서 하나의 결과로 나타났다면 (예로 성공이라고 하자), 동시에 절대로 다른 결과(실패)는 일어날 수 없다. 즉, 베르누이 시행의 결과는 상호배반적인 두 사건, '성공'과 '실패'로 이루어지게 된다. 앞의 예에서 신생아의 성별은 '남자'와 '여자'로 구성된 베르누이 시행이고, 동전을 던지는 것은 '숫자면' 과 '그림면' 으로 구성된 베르누이 시행이다.

1회의 베르누이 시행에서 '성공' 이라는 결과로 나타날 가능성(또는 확률)을 성공률(success rate, probability for success)이라고 부르며 보통 p로 표시한다. 그런데 '실패' 라는 결과는 '성공' 이라는 사건의 나머지인 여사건이고 이들의 확률 합은 1이 되어야 하므로, $1-p$를 실패율 즉, 실패의 확률이라고 말할 수 있다. 실패율 $1-p$를 보통 q로 표시한다. 예를 들어 동전을 1회 던지는 베르누이시행에서 '앞면' 이 나오는 사건을 성공으로 정의하면, $p=0.5$, $q=0.5$, $p+q=1$이라고 말할 수 있다. 또한 객관식 선택형 시험문제의 5개 보기에서 하나를 무작위로 택하는 베르누이 시행의 경우, 선택한 보기가 '정답' 일 사건을 성공으로 정의한다면 $p=0.2$, $q=1-p=0.8$이 될 것이다. 베르누이 시행에서 성공률이 p일 때 성공(x)에 대한 확률함수 $f(x)$는

$$f(x)=p^x(1-p)^{1-x} \quad (\text{단}, x=0 \text{ 또는 } 1)$$

이며, 이를 베르누이 분포라고 한다.

이제 베르누이 시행을 반복하여 독립적으로 시행하는 경우를 생각해 보자. 여기에서 '반복하여' 란 말은 매 시행의 성공률을 관찰한다는 뜻이며, '독립적' 이란 용어는 어떤 시행의 결과도 다른 시행의 결과에 영향을 주지 않는다는 의미이다. 이 때 각 시행의 결과는 성공 또는 실패로 나타날 것이므로, 총 시행 횟수 n번에서 '성공' 의 결과로 나타난 시행의 횟수를 성공 횟수라고 부른다. 만일 성공 횟수를 확률변수 X라고 한다면, X는 하나, 둘, 셋 등으로 셀 수 있는 이산변수이다. 따라서 X의 확률분포는 이산 확률분포[3] 가 되며 이항분포(二項分布, binomial distribution)를 따른다. 요컨대 반복 시행한 베르누이 분포는 이항분포와 같다. 예를 들어 성공률 p인 베르누이 시행을 n회 독립적으로 반복했을 때, 성공 횟수 X(최저는 0번, 최대는 n번)의 확률분포는 "시행 횟수 n과 성공률 p를 갖는 이항분포를 한다" 고 말한다.

3) 이산 확률분포에는 이항분포 외에도 포아송 분포, 초기하 분포 등이 있는데, 베르누이 시행의 조건에 따라 '성공' 의 출현 양상이 이항분포와는 다른 분포를 한다.

예 4.7

예 4.4에서 주사위 면의 숫자가 1과 2일 때를 성공, 나머지 3, 4, 5, 6일 때를 실패라고 하고 5회 주사위를 던진다고 가정하면, 이 때 성공 횟수의 확률분포는 '성공률 1/3(= 2/6), 시행 횟수 5인 이항분포' 를 한다.

예 4.8

동전을 던졌을 때 앞면이 나오는 사건을 성공이라고 하면 $p = 0.5$이다. 10회 던졌을 때 앞면이 나온 총 횟수가 성공 횟수가 되며, 그 확률분포는 성공률 0.5, 시행횟수 10인 이항분포를 한다.

이항분포의 확률함수는 베르누이 분포로부터 유도할 수 있다. 즉, 이항분포란 서로 독립인 베르누이시행을 n회 반복했을 때 성공 횟수가 나타내는 분포이다. 따라서 n회의 베르누이 시행에서 x회의 성공 횟수($0 \leq x \leq n$)를 기록했다면 실패 횟수는 $n-x$가 되고, 이러한 경우의 확률은 $p^x q^{n-x}$임을 쉽게 알 수 있다(n회의 베르누이 시행은 상호독립이므로 확률의 곱의 법칙에 의하여도 유도된다). 그런데 x번의 성공이 어떤 순서로 나타나더라도 각 경우에 대한 출현 확률은 동일하다. 예를 들어 3회의 시행에서 성공 횟수가 1이었다면, '성공-실패-실패', '실패-성공-실패', '실패-실패-성공' 의 세 가지 경우가 있는데 각 경우에 대한 확률은(모두 p^1q^2로) 동일하므로 이들의 합이 성공 횟수의 확률이 된다. 그런데 $X = x$가 되는 경우의 수(n회의 시행에서 순서에 관계없이 성공 횟수가 x인 경우의 수)는 ${}_nC_x$이므로 이때의 확률함수 $f(x)$는 식 4.10과 같다.

$$f(x) = P(X = x) = {}_nC_x\, p^x\, q^{n-x} \quad \cdots\cdots\cdots \text{(식 4.10)}$$

확률함수가 주어졌으므로 어떠한 이항분포에서도 n과 p만 알면($q = 1 - p$이므로) 원하는 확률을 구할 수 있다. 예 4.8에서 $n = 10, p = 0.5, q = 0.5$이므로, 이제 동전을 10회 던져 동전의 앞면이 2회 나오는 사전의 확률을 구해 보면, $f(2) = P(X = 2) = {}_{10}C_2\ 0.5^2\ 0.5^{10-2}$ $= \frac{10!}{8!2!} 0.5^2\ 0.5^8$ (${}_nC_x = \frac{n!}{(n-x)!\,x!}$이므로) $= 0.044$가 된다.

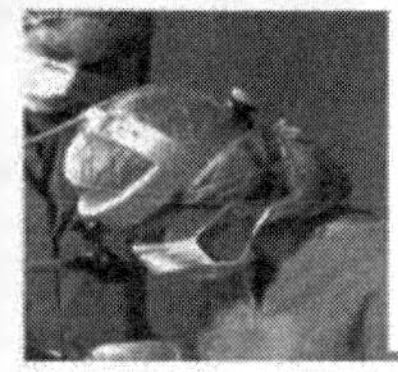

식 4.10으로 주어지는 이항분포의 확률함수를 이용하면 어떤 경우에도 원하는 확률을 계산기 등을 이용하여 직접 계산해 낼 수 있다. 그러나 미리 여러 가지 n, x, p값에 대한 확률을 계산해 놓고 필요한 경우마다 이를 참조하면 비교적 쉽게 원하는 확률을 알 수 있다. 실제로는 식 4.10의 확률함수 대신 누적확률함수를 이용한다. '누적' 이란 말이 의미하듯이 이 때에는 확률변수 X가 어떤 값 c(단, $0 \leq c \leq n$) 이하로 나타날 확률의 합($P(X \leq c)$)을 말한다. 부록 C에 제시한 누적 이항분포 표는 바로 여러 가지 경우의 n, c, p값에 대하여 누적확률을 계산해 놓은 것이다.

누적확률을 이용하면, $P(X=2)=P(X \leq 2)-P(X \leq 1)$와 같이 표시할 수 있다. 즉, 성공 횟수가 2회일 확률은 성공 횟수가 2회 이하가 되는 모든 경우의 누적확률에서 성공 횟수가 1회 이하인 모든 경우의 누적확률을 뺀 것과 일치한다. 부록 C에서 $P(X \leq 2)$는 $n=10$, $p=0.5$, $c=2$일 때의 교차점에 표시된 0.055가 된다. 즉 $n=10$, $p=0.5$인 이항분포에서 확률변수 X의 값이 2 이하일 누적확률(= 0일 확률+1일 확률+2일 확률)이 0.055란 의미이다. 우리가 구하려는 것은 $X=2$일 때의 확률이므로, $P(X \leq 1)$ 즉, X가 1 이하일 누적확률(= 0일 확률+1일 확률)인 0.011을 0.055에서 빼주면 된다. 이 값은 0.044이고, 이것은 이항분포의 확률함수를 이용하여 직접 구한 값과 동일하다. 누적이항분포의 확률 표인 부록 C를 이용하면 어떤 경우의 이항분포에 대해서도 쉽게 원하는 확률을 계산해 낼 수 있다. 또한 통계 패키지를 이용하여 쉽게 구할 수도 있다. 다음의 예를 통해 누적 이항분포를 이용하여 확률을 산출하는데 익숙해지기로 하자.

예 4.9

5개의 보기 중에서 정답을 하나 고르는 객관식 문항이 20개 있다. 문제 내용에 대한 지식이 전혀 없이 20개의 문항 각각에 대해 무작위로 답을 고른다고 하면, 10개 이상의 정답을 맞힐 확률은 얼마인가? 또 정답의 갯수가 5개에서 8개 사이일 확률은 얼마인가?

예 4.9에서 아무렇게나 고른 답이 정답이 될 수 있는 선험적 확률은 0.2가 된다. 따라서 무작위로 고른 답이 정답인 문항의 수를 X라고 하면, X의 확률분포는 성공률 0.2, 시행 횟수 20인 이항분포를 한다. 정답이 10개 이상일 확률은 $P(X \geq 10)$와 같이 표시할 수 있고,

이것은 $1-P(X\leq 9)$와 동일하다(X가 10 이상인 사건과 9 이하인 사건은 서로 여사건이 된다). 부록 C에서 $n=20$, $p=0.2$일 때, $P(X\leq 9)=0.997$이므로 $P(X\geq 10)=1-0.997=0.003$임을 알 수 있다. 마찬가지로 정답의 갯수가 5에서 8일 확률은 $P(5\leq X\leq 8)=P(X\leq 8)-P(X\leq 4)=0.990-0.804=0.186$이다.

이제 이항분포의 용도를 보다 확장하여 보자. 예를 들면, 신입생 500명(N) 중에는 B형간염 항원 양성자가 50명(M)이 있는데 이 모집단에서 30명(n)의 표본을 선정하였을 때 B형간염 항원 양성자 수(X)가 언제나 3명으로 나타나지는 않는다. 어떤 표본에서는 0명으로 나타날 수도 있고 어떤 다른 표본에서는 30명 전원이 양성자일 수 있는데, X의 출현 확률분포는 바로 이항분포로 나타난다. 이를 일반화하면, 모두 N개(N>0)의 표본추출단위로 구성된 어떤 모집단에서 속성 A를 갖는 개체의 갯수가 M(단, $M\leq N$)일 때, 이 모집단에서 크기가 n($n\leq N$)인 표본을 복원추출하였을 때, 표본에서 속성 A를 갖는 표본추출단위의 갯수를 X라고 하면, X는 시행횟수 n, 성공률 $P = M/N$인 이항분포를 한다고 서술한다. 요컨대 이항분포는 유한 모집단에서 복원추출을 하는 경우에도 유용하게 사용될 수 있으며 비복원추출의 경우에서도 만일 N이 n에 비해서 아주 크다면 이항분포를 사용해도 무방하다. 제2장에서 모집단의 붉은 구슬의 분율이 0.2인 주머니에서 25개의 동일한 크기의 홈이 새겨진 주걱으로 구슬을 '비복원추출' 하는 경우를 예로 든 적이 있다. 이 경우 만일 모집단의 크기가 표본의 크기인 25에 비해 충분히 크다고 하면(예컨대 모집단의 크기가 1,000 이상이라고 하자), 표본에서 붉은 구슬의 갯수 X는 $n=25$, $p=0.2$인 이항분포를 한다고 해도 무방하다. 부록 C의 누적 이항분포 표를 이용하면 $P(X=5)=0.617-0.421=0.196$으로 표본의 붉은 구슬이 5개인 경우의 확률이 제일 크다($X=3, 4, 6, 7$인 경우의 확률은 각각 0.136, 0.187, 0.163, 0.111이다). 마찬가지로 25개의 표본 모두가 붉은 구슬인 경우, 즉 $X=25$인 경우의 확률은 $P(X=25)=1-P(X\leq 24)=1-1=0$이 된다. 2장에서 별다른 증명과정 없이 표본의 붉은 구슬이 5개일 경우가 제일 많고, 25개 모두 붉은 구슬일 가능성이 0이라고 한 것은 바로 이러한 계산에 근거한 것이다.

이항분포를 하는 변수 X도 확률변수이므로 이것의 기댓값, 평균과 분산을 구할 수 있다. 전술한 구슬의 표본추출 예에서 모집단의 붉은 구슬의 분율이 0.2이고 표본의 크기가 25이므로, 표본에서의 붉은 구슬의 갯수는 평균적으로 5(= 25×0.2)임을 직관적으로 알 수 있다. 마찬가지로 예 4.9에서 성공률이 0.2, 시행횟수가 20이므로 아무렇게나 고른 답에서 정답의 갯수는 평균적으로 4(= 20×0.2)일 것이라고 예상할 수 있다. 이처럼 이항분포를 하는 확률변수의 평균은 직관적으로 '성공률×시행 횟수' 일 것이라고 짐작이 되는데, 이제 이러한 식이 과연 유도될 수 있는지를 알아보기 위해 먼저 베르누이 시행에서 확률변수의 평균과 분산을 계산해 보자.

성공률이 p인 베르누이 시행이 있다고 할 때, '성공 = 1', '실패 = 0' 이라는 변수 값을 부여하면 성공 Y에 대한 확률함수인 베르누이 분포는,

$$f(Y) = p^y(1-p)^{1-y}$$

가 되고, Y에 대한 확률분포 표를 표 4.7과 같이 작성할 수 있다(위의 식에서 y에 1과 0을 대입하면 각각 성공 · 실패일 때의 확률을 구할 수 있다).

표 4.7 베르누이 확률변수 Y의 확률분포표

Y	1 (= 성공)	0 (= 실패)
$f(Y)$	p	q

따라서 Y의 평균 및 분산은 각각 다음과 같다.

$$E(Y) = \sum [(\text{변수 값}) \times (\text{확률})]$$
$$= 1\times p + 0\times(1-p) = p \quad \cdots\cdots \text{(식 4.11)}$$
$$Var(Y) = E(Y^2) - [E(Y)]^2$$
$$= [1^2\times p + 0^2\times(1-p)] - p^2 = p - p^2 = p(1-p) = pq \quad \cdots\cdots \text{(식 4.12)}$$

식 4.11 및 4.12를 이용하면 이항분포를 하는 확률변수 X의 평균 및 분산을 쉽게 구할 수 있다. 그런데 베르누이 확률변수의 변수 값을 성공 = 1, 실패 = 0으로 정했으므로 n회의 독립된 베르누이 시행에서의 성공 횟수는 개개 베르누이 시행의 결과에 대한 총합이 된다. 즉, 개개의 베르누이 시행의 결과를 Y_i (i = 1, 2, ..., n)라고 하면 n회 반복한 베르누이 시행의 결과인 이항분포의 확률변수 X는, $X = \Sigma Y_i$로 주어진다. 따라서 식 4.13, 4.14와 같다.

$$
\begin{aligned}
E(X) &= E(\Sigma Y_i) \\
&= E(Y_1+Y_2+...+Y_n) \\
&= E(Y_1)+E(Y_2)+...+E(Y_n) \text{ (식 4.7 참조)} \\
&= p+p+...+p \text{ (식 4.9 참조)} \\
&= np \quad \text{(식 4.13)}
\end{aligned}
$$

식 4.9부터 서로 독립인 두 변수의 합의 분산은 각 분산의 합이 되므로

$$
\begin{aligned}
Var(X) &= Var(Y_1+Y_2+...+Y_n) \\
&= Var(Y_1)+Var(Y_2)+...+Var(Y_n) \text{ (식 4.7 참조)} \\
&= pq+pq+...+pq \\
&= npq \quad \text{(식 4.14)}
\end{aligned}
$$

식 4.13으로부터 이항분포를 하는 확률변수의 평균은 우리가 직관적으로 생각할 수 있었던 '시행 횟수×성공률' 의 형태로 표현됨이 분명하다. 한편 예 4.9에서 확률변수인 성공 횟수에 대한 분산을 구하면 $20 \times 0.2 \times 0.8 = 3.2$가 된다.

3) 왜 정규분포(normal distribution)가 중요한가?

통계학에 대해 전혀 문외한이었던 독자라 할지라도 정규분포라는 용어를 한두 번쯤은 들어보았을 것이다. 여러 가지 확률분포가 있지만 그중에서도 연속 확률변수의 확률분포로 정규분포는 특히 중요하게 취급된다. 이처럼 정규분포가 통계학에서 중요한 위치를 차지하게 된 것은, 정규분포 자체가 수학적으로 거의 흠이 없어 수학적으로 다루기가 쉽다는 데 기인한다. 이것은 정규분포를 나타내는 수식이 어떤 경험적인 현상들의 실측으로부터 얻은 것이 아니고, 수학적으로 유도된 수식이기 때문이다. 원래 수학적 수식(1733년 Moivre에 의해 개발)의 하나이었던 것을 통계학자인 Carl Friedrich Gauss 등이 물리계측의 오차에 대한 확률분포를 다루는 확률모형으로 도입하여 사용한 것이다(그래서 이 분포를 Gauss 분포라고도 부른다). 그 후 다른 분야, 예를 들어 천문학, 생물학 또는 사회학 등등에서 관찰되는 현상들이 정규분포 또는 근사적으로 정규분포를 따르는 경우가 많다는 사실이 알려지면서 정규분포의 유용성이 널리 인정받게 된 것이다.

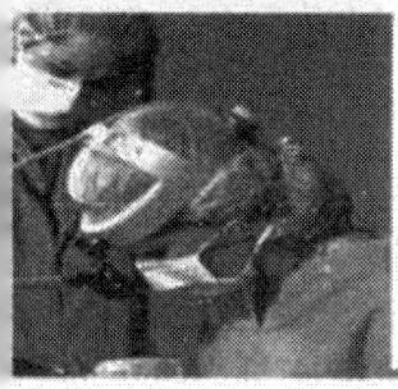

'정규(normal)' 라는 말이 의미하듯이, 통계학의 초기에는 모든 측정의 결과들이 정규분포의 형태를 이루어야만 '정상' 인 것으로 알았다. 즉, 정규분포 모양을 따르지 않는 자료들이 관찰되었다면 이는 측정이나 기타 자료수집 과정에 어떤 문제가 있었기 때문이라고 믿었다. 그러나 이것은 분명히 잘못된 생각으로서 정규분포를 따르지 않는, 즉 정규분포 외에 다른 확률모형이 더 적합한 현상들도 많다는 것이 알려져 있다. 하지만 정규분포는 여전히 중요한 확률모형으로, 제5장에서 논의할 통계적 추론의 뼈대(근간)를 이룬다. 그렇다면 과연 정규분포의 어떠한 특성들이 정규분포를 이토록 중요하고 유명하게 만드는 것일까? 다음에 제시한 특성들을 통해 정규분포의 실체와 그 유용성을 이해하기로 하자.

특성 1

정규분포는 전적으로 평균과 표준편차에 의해서만 결정되는 분포이다.

평균이 μ이고 표준편차가 σ인 정규분포의 확률밀도함수는 다음과 같이 주어진다.

$$f(x)=\frac{1}{\sigma\sqrt{2\pi}}e^{-\frac{1}{2}\left(\frac{x-\mu}{\sigma}\right)^2} \quad (\text{단, } -\infty<x<+\infty) \cdots\cdots\cdots\cdots (\text{식 } 4.15)$$

식 4.15를 자세히 살펴보면(어떻게 하여 이러한 식이 유도되었는지는 그리 중요하지 않으며, 이것을 외우려고 하는 것은 더욱 무익하다), 확률변수 X 외에는 상수와 통계량들로 구성되어 있음을 알 수 있다. 그 중에서도 π, e 등은 항상 일정한 값을 갖게 되며, μ와 σ는 구체적인 분포에 따라 달라진다. 요컨대 어떠한 정규분포이든지 평균과 표준편차만 결정되면 다른 모든 것(예를 들어 분포의 모양, 확률곡선, 수학적 특성 등)이 자동적으로 결정된다는 것이다. 바꾸어 말해, 동일한 평균과 동일한 표준편차를 갖는 임의의 정규분포들은 모두 동일한 확률분포를 가진다.

그림 4.4 (*a*), (*b*)는 동일한 평균을 갖는 두 정규분포가 표준편차를 달리할 때 어떤 모양을 하게 되는지 잘 나타내 주고 있다. 즉, 표준편차가 작을수록 중심부가 뾰족한 모양이다. 또한 그림 4.5는 평균은 다르지만 표준편차가 동일한 두 정규분포의 모양을 나타낸다. 이것은 동일한 정규분포가 평균에 따라 수평 이동한 형태가 된다. 그림 4.4 (*a*), (*b*) 및 4.5

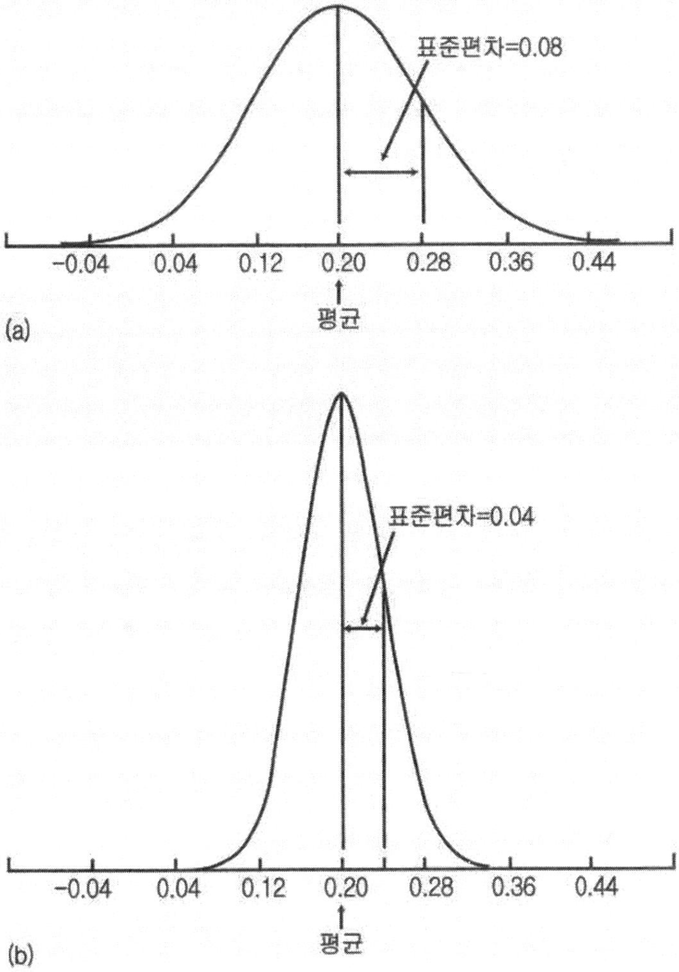

그림 4.4 평균은 같으나 표준편차가 다른 두 가지 정규분포의 확률곡선

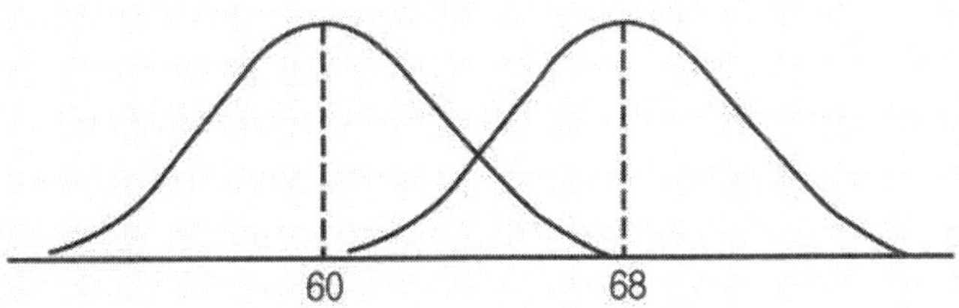

그림 4.5 평균은 다르나 표준편차가 동일한 두 가지 정규분포의 확률곡선

로부터 임의의 정규분포는 평균과 표준편차만으로 결정될 수 있음이 분명하다. 요컨대 정규분포의 평균은 확률곡선의 중심을, 표준편차는 모양을 결정하며 일정한 평균과 표준편차를 갖는 정규분포의 확률곡선은 오직 한 개만 존재한다(정규분포에서는 산포의 측도인 표준편차가 동시에 형상의 측도도 된다).

특성 2

모든 정규분포는 종을 엎어놓은 모양(bell shape)으로 완벽한 좌우 대칭이며, 양쪽 꼬리 부분에는 거의 자료가 존재하지 않는다. 즉, 정규분포에는 외판점이 없다.

정규분포는 완벽한 좌우대칭이므로 최빈값, 중앙값, 산술평균이 동일한 값을 갖는다. 즉, 정규분포의 확률곡선의 정점에 해당하는 확률변수 값이 최빈값이 되며, 이것은 중앙값 및 산술평균과 동일하다. 또한 외판점이 없다는 정규분포의 특성은 임의의 확률분포가 정규분포 또는 정규분포와 유사한 분포를 보일 때, 수리적 조작이 용이하며 자료의 실측값이 반영되는 산술평균을 중심 경향의 측도로 사용하는 것이 가능함을 의미한다. 그림 4.4 및 4.5에 도시한 정규분포의 확률곡선은, 중심부에서는 곡선의 기울기가 가파르지만 양끝으로 갈수록 서서히 내려가는 모습을 하고 있다.

정규분포의 확률곡선을 유심히 들여다보면 곡선의 중심부에서는 위로 볼록하다가, 어느 점을 지나면서 아래로 볼록해지는 것을 관찰하게 된다. 이처럼 곡선이 위로 볼록한 형태에서 아래로 볼록해지는 점을(반대의 경우도 마찬가지이다) 변곡점(變曲點)이라고 하는데, 정규분포에서는 곡선의 중심인 평균에서 변곡점까지의 거리가 곧 표준편차 값에 해당한다. 이러한 사실은 정규분포의 확률곡선 위에다 평균과 표준편차를 표시하는 것이 가능함을 의미한다. 이는 표준편차가 평균과 동일한 단위를 갖는다는 사실에도 기인하며, 임의의 정규분포를 기술할 때 산포의 측도로 분산보다 표준편차를 선호하는 이유가 된다.

특성 3

평균에 해당하는 x축의 값을 0으로 하고 다른 x축의 값을 표준편차 단위로 표시하였을 때, 어떠한 정규분포라 할지라도 관측치의 68.3%는 평균에서 좌우로 1*

표준편차 이내에 위치한다. 또한 관측치의 95.4%는 평균에서 좌우로 2*표준편차 이내에, 관측치의 99.7%는 평균에서 좌우로 3*표준편차 이내에 위치한다.

특성 3을 바꾸어 설명하면 다음과 같다. 정규분포 곡선 이하의 전체 면적을 1로 하였을 때, 정규분포는 완벽한 대칭분포이므로 평균을 중심으로 좌우의 면적이 각각 50%이다. 또한 평균을 중심으로 좌우 1*표준편차 이내의 면적은 68.3%인데, 34.15%는 평균으로부터 1*표준편차 범위 안에 들어가고, 나머지 34.15%는 평균으로부터 −1*표준편차 범위 안에 들어간다. 나머지도 마찬가지이다. 정규분포를 하는 확률변수 X에 대해 평균 μ, 표준편차 σ라면 아래 식과 같다.

$$P(\mu-\sigma \leq X \leq \mu+\sigma) = 0.683 \quad \text{(식 4.16)}$$

$$P(\mu-2\sigma \leq X \leq \mu+2\sigma) = 0.954 \quad \text{(식 4.17)}$$

$$P(\mu-3\sigma \leq X \leq \mu+3\sigma) = 0.997 \quad \text{(식 4.18)}$$

특성 3 및 식 4.16~4.18에서 확률변수 X가 평균으로부터 떨어진 거리를 표준편차로 환산하여 '표준편차 단위' 로 환산한 후(즉, 확률변수 X의 값에서 평균을 빼고 이것을 표준편차에 대한 비로써 나타내면) '전체 분포에서 표준편차 단위 내 범위가 차지하고 있는 점유율(%)을 표시' 할 수 있다. 예를 들어 식 4.17로부터 정규분포를 하는 확률변수 X의 값 중에서 평균으로부터 아래(좌측)로 2*표준편차 단위(-2σ)보다 적은 값이 전체 분포의 2.3%(4.6/2)을 차지한다. 다른 말로 표현하면, "그러한 X 값이 무작위적으로 출현할 확률은 2.3%이다" 라고 할 수 있다. 이러한 사실을 그림 4.6 및 4.7에 나타냈으며, 예 4.10을 통해 그 의미를 더욱 명확히 할 수 있다.

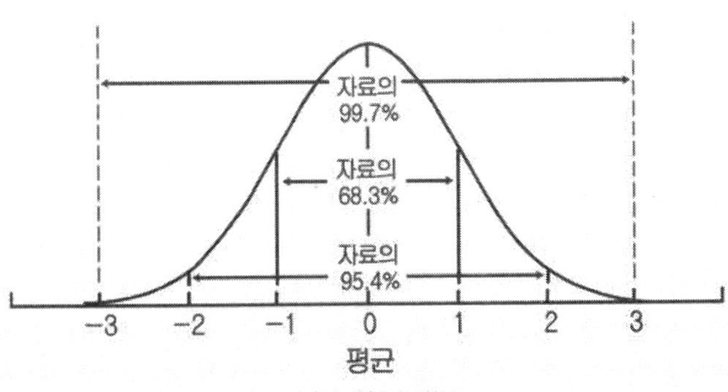

그림 4.6 정규분포와 표준편차 단위 I

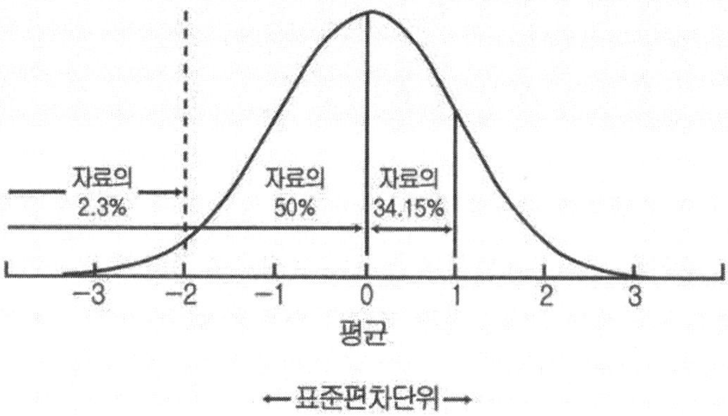

그림 4.7 정규분포와 표준편차 단위 II

예 4.10

지능지수가 평균 100, 표준편차 10인 정규분포를 한다고 가정하자. 따라서 구성원의 95.4%는 평균인 100에서 아래위로 2*표준편차(=2×10=20) 범위(80에서 120까지)에 속하는 지능지수를 갖는다고 말할 수 있다. 또한 지능지수가 80 미만인 경우는 전체의 2.3% 정도라고 할 수 있다.

특성 1~3으로부터 우리는, 어떤 확률변수가 정규분포를 따르기만 하면, 평균과 표준편차만으로도 확률변수의 분포를 완벽하게 기술할 수 있음을 알게 된다. 즉, 어떠한 정규분포에 대해서도 평균과 표준편차만 알면 분포의 모양은 물론, 특정 범위의 값들이 전체 자료에서 차지하는 점유율을 구할 수 있다. 특성 3으로부터 다음과 같은 특성 4를 유도해 낼 수 있다.

특성 4

정규분포를 따르는 확률변수 X를 '평균으로부터 떨어진 거리에 대한 표준편차의 비'로 변환하면 모든 정규분포는 단 하나의 정규분포로 수렴될 수 있다. 이러한 정규분포를 '표준정규분포(standard normal distribution, 일명 Z-분포)'라고 부르며, 표준정규분포로 만들기 위해 실시한 변환을 '표준화(standardization)'라고 한다.

확률변수 X를 표준화한 새로운 확률변수를 Z라고 하면,

$$Z=\frac{X-\mu}{\sigma} \quad \text{(식 4.19)}$$

이다. Z 변수는 평균이 0, 표준편차가 1인 정규분포를 가진다. 식 4.7 및 4.9를 이용하여 표준화된 확률변수 Z의 평균(= 기대값)과 표준편차를 구해 보면, 식 4.20, 식 4.21과 같다.

$$\begin{aligned} E(Z) &= E\left(\frac{X-\mu}{\sigma}\right) \\ &= \frac{1}{\sigma}[E(X)-\mu]=\frac{1}{\sigma}(\mu-\mu)=0 \end{aligned} \quad \text{(식 4.20)}$$

$$\begin{aligned} Var(Z) &= Var\left(\frac{X-\mu}{\sigma}\right) \\ &= \frac{1}{\sigma^2}Var(X)=\frac{1}{\sigma^2}\sigma^2=1 \end{aligned} \quad \text{(식 4.21)}$$

즉, 정규분포를 하는 어떠한 확률변수라도 표준화 과정을 통하여 평균이 0이고 표준편차가 1인 표준정규분포로 변환시킬 수 있음을 알게 된다. 독자들은 식 4.19를 꼭 기억하기 바란다. 표준화 과정에 활용하기 위함은 물론이고, 식을 구성하고 있는 내용 자체가 중요한 개념을 포함하고 있기 때문이다. 특정 X 값(또는 범위)이 무작위적으로 출현할 확률은 평균에 가까울수록 높고 평균에서 멀어질수록 낮다. 식 4.19에서 Z는 바로 특정 X 값의 출현 확률을 나타내고 있는데, 분자에 해당하는 $(X-\mu)$은 X 값이 평균에서 멀어져 있는 거리를 나타내고 있으며, 이를 σ로 나눈 것은 X 값들이 원래부터 가지고 있는 산포 정도로 그 거리를 보정한 것이다. 제5장에서 다루게 되는 내용의 대부분은 식 4.19의 개념을 기반으로 한 것이다.

정규분포의 특성 4는 매우 중요한 의미를 갖는다. 정규분포 역시 확률분포에 속하고, 그 중에서도 특히 연속확률분포이므로 일반적인 확률모형이 따라야 할 규칙이 어김없이 적용된다. 즉, 확률곡선아래면적은 확률을 나타내고 이들의 합은 1이다. 또한 확률변수가 임의의 구간에 속할 확률을 구하려면, 정규분포의 확률밀도함수인 식 4.15를 그 구간에 대하여 정적분해야 한다. 그러나 식 4.15를 정적분하는 것은 초등수학의 범위에서는 불가능할 뿐만 아니라, 가능하다 할지라도 매번 정적분을 통해 확률을 산출한다는 것은 상당히 번거로운 일이 아닐 수 없다. 예민한 독자들이라면, "그럼 이항분포의 경우처럼 미리 누적확률 표를 만들어 놓고 이를 이용하면 될 게 아니냐?"는 생각을 할 것이다. 이러한 발

상은 매우 참신하기는 하나, 정규분포는 연속확률분포이고 수없이 많은 μ와 σ의 조합을 가질 수 있다는 것을 떠올리면 주춤할 수밖에 없다.

이때 표준정규분포를 이용하면 이러한 문제가 일시에 해결된다. 즉, 확률변수 X가 정규분포를 따른다고 하면 X는 항상 표준화된 확률변수 Z로 변환시킬 수가 있고, 이것은 표준화 이전의 확률변수가 무엇이든지 관계없이 항상 동일한 하나의 정규분포 즉, 표준정규분포로 바꾸어 줄 수 있기 때문이다. 따라서 표준정규분포의 확률밀도함수를 이용한 누적확률 표를 만들어놓기만 하면, 그 다음 우리가 해야 할 일이란, 표준정규분포의 확률표를 이용하기 위해 확률변수 X를 식 4.19에 따라 Z 값으로 표준화하는 것이다.

부록 D에 제시된 것이 바로 식 4.15를 이용하여 표준정규분포의 누적확률을 계산해 놓은 표준정규분포 표이다. 이 표에는 표준화된 확률변수 Z가 임의의 값 z보다 작은 누적확률이 수록되어 있다. Z가 임의의 z보다 작을 누적확률은 확률변수 Z가 구간 $[-\infty, z]$에 속할 확률이라는 뜻이고, 이는 곧 구간 $[-\infty, z]$에서 표준정규확률 곡선의 아래 부분이 차지하는 면적이 된다. 부록 D에는 z가 평균 0보다 크거나 같은 경우에 대해서만 $Z \leq z$일 누적확률을 계산해놓았다. 이것은 표준정규분포가 평균을 중심으로 완벽한 대칭을 이루는 분포이므로 비록 z가 음수인 경우라도 쉽게 확률을 계산할 수 있기 때문이다. 즉, 정규분포의 대칭성으로 인해 z를 양수라 할 때, 다음 식이 성립한다.

$$P(Z \leq -z) = P(Z \geq z) = 1 - P(Z \leq z) \quad \cdots\cdots\cdots\cdots\cdots\cdots \text{(식 4.22)}$$

또한 $P(Z \leq z)$는 부록 D의 표로부터 쉽게 구할 수 있다. 그림 4.8은 이 사실을 잘 나타내 준다.

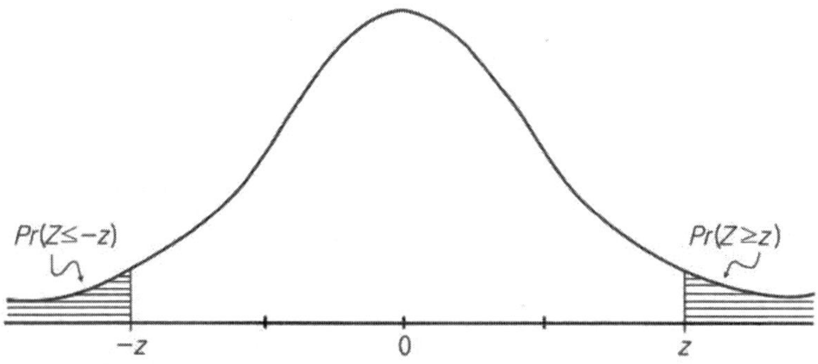

그림 4.8 $Z > 0$일 때 $Pr(Z \leq -z) = Pr(Z \geq z)$를 보여주는 표준정규확률곡선

이제 예 4.11을 통해 구체적으로 표준화 및 부록 D의 표준정규분포 표를 이용하여 어떻게 확률을 구할 수 있는지 알아보기로 하자.

예 4.11

예 4.10에서 지능지수를 확률변수 X라고 하면 $\mu=100$, $\sigma=10$이다. 무작위로 선정한 특정인의 지능지수가 ① 100 이하일 확률, ② 85에서 125 사이일 확률, ③ 130 이상일 확률을 구하고, 마지막으로 ④ 상위 2.5% 안에 드는 지능지수는 얼마 이상인가를 계산해 보자.

① 지능지수가 100 이하일 확률

정규분포는 평균을 중심으로 완벽한 대칭이므로 지능지수가 100(= 평균) 이하일 확률은 0.5가 됨을 직관적으로 알 수 있는데, 표준정규분포 표를 이용해서도 마찬가지 결과를 얻을 수 있다. 지능지수가 100 이하일 확률은 $P(X\leq 100)$로 표현할 수 있고, 식 4.22에 의해 이것은 $P[Z\leq (100-100)/10]=P(Z\leq 0)$와 동일하다. 따라서 다음 식과 같다.

$$X \xrightarrow{\text{표준화}} Z$$

$$100 \xrightarrow{\text{표준화}} \frac{100-\mu}{\sigma}=\frac{100-100}{10}=0$$

부록 D에서 $P(Z\leq z)$인 z를 맨 왼쪽 열에는 세로로 소수점 첫째 자리까지, 맨 윗줄에는 가로로 소수점 둘째 자리까지 써 놓았고, 이들의 교차점에 확률 $P(Z\leq z)$를 표시하였다. 0은 0.00과 동일하므로 첫 번째 열(0.0)과 첫 번째 행(0)의 교차점을 보면 0.5000을 발견할 수 있다. 이것은 구간 $[-\infty, 0.00]$에서 정규확률곡선 밑 부분의 면적이 전체 면적에서 차지하는 점유율, 즉 Z가 0 이하일 때의 확률인 $P(Z\leq 0)$가 0.5라는 의미이고, 이 값은 직관적으로 구한 값과 동일하다.

② 지능지수가 85에서 125일 확률

$$P(85\leq X\leq 125)=P\left[\frac{85-100}{10}\leq \frac{X-\mu}{\sigma}\leq \frac{125-100}{10}\right]$$
$$=P(-1.5\leq Z\leq 2.5)=P(Z\leq 2.5)-P(Z\leq -1.5)$$

$$= P(Z \le 2.5) - [1 - P(Z \le 1.5)] \quad \leftarrow \text{(식 4.22로부터)}$$
$$= 0.9938 - (1 - 0.9332) = 0.9270 \quad \leftarrow \text{부록 D}$$

이것을 그림으로 나타낸 것이 그림 4.9이다.

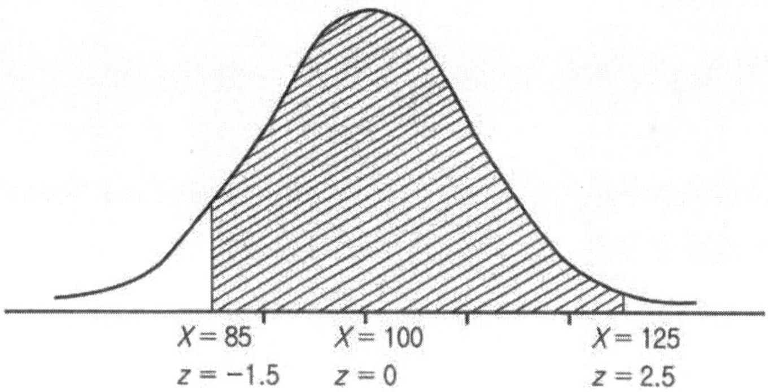

그림 4.9 $Pr(85 \le X \le 125) = Pr(-1.5 \le Z \le 2.5)$

③ 지능지수가 130 이상일 확률

$$P(X \ge 130) = P(Z \ge 3.0) = 1 - P(Z \le 3.0) \quad \leftarrow \text{(확률모형의 정의로부터)}$$
$$= 1 - 0.9987 = 0.0013 \quad \leftarrow \text{부록 D}$$

④ 지능지수가 얼마 이상이면 상위 2.5% 안에 들게 되는지

이러한 지능지수를 계산하는 것은 $P(Z \ge z) = 0.025$가 되는 z 값을 구하는 것과 동일하다. 그런데 $P(Z \ge z) = 1 - P(Z \le z) = 0.025$이고, $P(Z \le z) = 1 - 0.025 = 0.975$이므로 Z가 구간 $[-\infty, z]$에 속할 확률이 0.975인 z를 구하면 1.96이 된다(부록 D로부터 맨 왼쪽 열의 1.9와 맨 윗줄의 0.06이 만나는 교차점에 0.975가 있다). 따라서 이러한 z 값을 원래의 확률변수 X로 환원하면 식 4.19로부터 $x = \mu + z \times \sigma = 100 + 1.96 \times 10 = 119.6$이다. 즉, 지능지수가 119.6 이상이면 상위 2.5% 안에 들게 된다.

특성 5

임의의 독립인 두 확률변수 X_1, X_2가 각각 평균 μ_1, μ_2이고 분산이 σ_1^2, σ_2^2인 정규분포를 한다면, $X_1 \pm X_2$라는 새로운 확률변수는 평균이 각각 $\mu_1 \pm \mu_2$이고 분산이 $\sigma_1^2 + \sigma_2^2$인 정규분포를 한다.

특성 5가 의미하는 것은 정규분포를 하는 둘 또는 그 이상의 확률변수의 합이나 차이로 구성된 새로운 확률변수도 역시 정규분포를 한다는 사실이다. 이때 새로운 확률변수의 평균은 식 4.8로부터 각 확률변수의 평균의 합 또는 차로써 표시할 수 있고, 분산은 두 확률변수가 서로 독립이라는 가정아래 식 4.9로부터 각 확률변수의 분산의 합으로써 표시할 수 있게 되는 것이다.

예 4.12

한 고등학교의 3학년 학생들을 대상으로 모의고사를 실시한 결과, 국어 성적은 평균이 70, 분산이 9인 정규분포를 하고, 영어 성적은 평균이 80, 분산이 16인 정규분포를 하는 것으로 알려졌다. 이 학생들에 대해 국어 성적과 영어 성적의 합이 145점 이하일 확률은 얼마나 되겠는가? 단 국어와 영어 성적은 서로 독립이라 가정한다.

성적의 합이라는 새로운 확률변수를 X라고 하면, 특성 5로부터 X는 평균이 150 (= 70+80)이고, 분산이 25(= 9+16)인 정규분포를 할 것이다(표준편차는 5가 된다). 따라서

$$P(X \le 145) = P(Z \le \frac{145-150}{5}) = P(Z \le -1) = 1 - P(Z \le 1)$$
$$= 1 - 0.8413 = 0.1587$$이다.

특성 6

정규분포가 아닌 어떤 확률분포 중에는 적절한 조건이 주어지면 정규분포와 유사한 분포가 되는 것들이 있다. 이처럼 확률분포가 정확하게 정규분포를 하지는 않으나 정규분포와 유사하게 분포하는 것을 '정규근사(正規近似)' 라고 한다.

독자들은 부록 C에 제시된 누적 이항분포 표가 $n = 25$일 때까지만 나와 있음을 상기하기 바란다. 이것은 $n = 25$일 때까지만 누적 이항분포 표를 만들 수 있다는 뜻이 아니다. 시행횟수 n이 커져도 식 4.10의 확률함수를 이용하면 언제든지 원하는 확률을 계산할 수 있기 때문이다. 물론 이때는 계산의 복잡함을 감수해야 하며, 어떤 경우에는 탁상용 전자계산기로도 계산이 불가능할 수 있다. 그러나 이항분포는 시행횟수 n이 충분히 크고, 성공률 p가

0이나 1에 가깝지 않을 때(성공률이 아주 낮거나 높은 경우가 아니라면), 평균이 np이고 표준편차가 $\sqrt{npq}$인 정규분포에 매우 유사해지는 것이 알려져 있다. 이것을 이항분포의 정규근사라고 하며, 그 평균이나 표준편차는 이항분포를 하는 확률변수 X의 평균 및 표준편차와 거의 같다. 그림 4.10은 n이 커짐에 따라 이항분포의 모양이 점점 정규분포에 가까워지는 사실을 잘 보여 주고 있다. $p = 0.2$인 경우에 대해 n을 5, 10, 15, 20으로 늘려가면서 이항분포의 모양을 살펴본 것인데, n이 커질수록 분포가 대칭형으로 변함을 나타낸다. 일반적으로 $np>5$이고 $np(1-p)>5$이면 이항분포의 정규근사가 꽤 잘 맞아들어 간다고 한다.

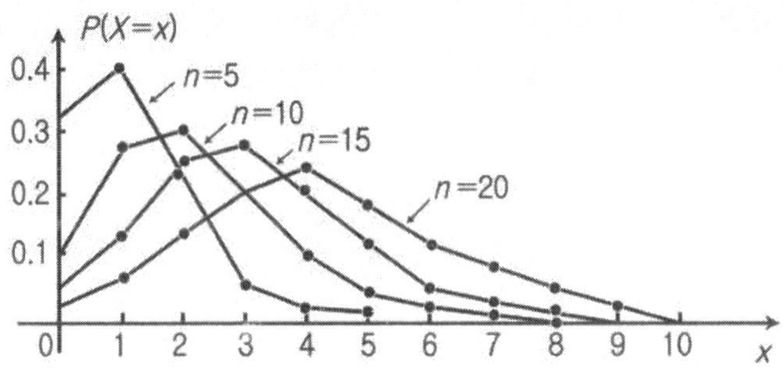

그림 4.10 시행횟수별 이항분포의 모양

예 4.8에서와 같이 동전을 던지는 베르누이 시행을 25회($n = 25$) 독립적으로 반복하는 경우를 생각해 보자. 이미 언급한대로 동전의 앞면이 나오는 횟수를 X라고 하면, X는 $n = 25$, $p = 0.5$인 이항분포를 하게 될 것이다. 이제 동전의 앞면이 10회 나오는 사건의 확률을 구하면 식 4.10 및 부록 C로부터 $P(X = 10) = {}_{25}C_{10}\,0.5^{10}\,0.5^{15} = P(X \le 10) - P(X \le 9) = 0.212 - 0.115 = 0.097$이다. 이때 $np = (25)(0.5) = 12.5$이고, $np(1-p) = (25)\ (0.5)(1-0.5) = 6.25$로서 이항분포의 정규근사에 필요한 조건인 $np>5$, $np(1-p)>5$가 만족된다. 따라서 X는 평균이 $np = 12.5$이고 표준편차가 $\sqrt{np(1-p)} = \sqrt{25 \times 0.5 \times 0.5} = 2.5$인 정규분포로 근사시킬 수 있다. 그런데 연속확률변수가 어떤 임의의 값 c를 갖는 확률은 $P(X = c) = 0$이므로, 이항분포의 정규근사를 이용하여 $P(X = 10)$의 확률을 구하면 0이 된다. 즉, 이항분포의 정규근사에서는 확률변수 X가 어떤 구간 내에 속할 확률을 구해야 하는데, $X = 10$이라는 것은 구간을 세분하여 연속 확률분포로 만드는 경우 9.5에서 10.5 사이를 의미한다고 볼 수 있다(이산변수에 대해 히스토그램을 그릴 때 막대의 밑변을 붙이는 경우를 떠올리기 바란다). 요컨대 이항분포에서 $P(X = 10)$를 구하는 것은 이항분포의 정규근사에서 $P(9.5 \le X \le 10.5)$를 구하는 것과 동일하다. 따라서 아래와 같다.

$$
\begin{aligned}
P(X=10) &\cong P(9.5 \le X \le 10.5) \\
&= P\left(\frac{9.5-12.5}{2.5} \le Z \le \frac{10.5-12.5}{2.5}\right) = P(-1.2 \le Z \le -0.8) \\
&= P(Z \le -0.8) - P(Z \le -1.2) = [1-P(Z \le 0.8)] - [1-P(Z \le 1.2)] \\
&= 0.0968
\end{aligned}
$$

$P(9.5 \le X \le 10.5)$는 0.0968이고, 이것은 이항분포표로부터 구한 0.097과 거의 같은 값이다. 이는 시행 횟수 n이 25만 되어도 이항분포를 정규분포로 근사시킬 수 있음을 보여주는 한 예가 된다. 따라서 n이 더 커지면 이항분포가 정규분포에 더욱 잘 근사할 것임을 알 수 있다. 사실 통계학에서 정규분포가 그토록 중요한 의미를 갖게 된 것은, 다른 확률분포를 적절한 근거에 의해 정규분포로 근사시킬 수 있다고 하는 사실에 상당 부분 기인한다.

다음 절에는 몇 가지 표본분포 역시 정규분포로의 근사가 가능함을 논의할 것이다. 요컨대 추정과 가설검정으로 대표되는 통계적 추론의 제 과정을 이해하려면, 정규분포 및 표준정규분포의 특성에 대한 확실한 사전 이해가 필요한 것이다.

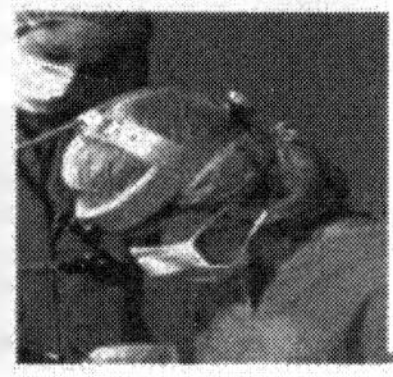

3. 표본 확률분포

1) 왜 표본 확률분포를 알아야 하는가?

앞에서 우리가 실제로 관측하는 사건들은 모집단 전체가 아니고 대부분 일부 표본을 대상으로 이루어진다는 것을 배웠다. 표본에서 관측한 사건을 가지고 모집단 상황을 추정, 해석하는데 통계적 방법 즉, 확률론적 방법을 적용하는 것이 바로 통계학의 핵심이다. 모집단을 구성하고 있는 확률변수가 표본에서 어떻게 나타나는가를 안다면, 표본에서 관측한 결과로써 모집단 상황을 추정할 수 있음은 당연한 논리이다. 모집단의 확률변수가 표본에서 나타나는 양상을 표본 확률분포(또는 표본분포, sampling distribution)라고 한다.

이제 N개의 표본추출단위로 구성된 어떤 모집단에서 크기가 n인 확률표본을 추출한다고 가정해 보자. 만일 비복원추출을 한다면 가능한 표본의 개수는 ${}_N C_n$개일 것이고, 복원추출을 한다면 N^n개의 표본이 가능하다. 표본 각각에서 얻어지는 통계량(표본평균, 표본분율, 표본분산 등)은 동일하지 않고 추출된 표본마다 다른 값을 나타낼 수 있다. 이러한 현상을 흔히 표집변동(標集變動, sampling variation, 표본추출변동)이라고 하는데, 그 의미는 표본마다 통계량들의 값도 무작위성 원리를 따라 이것일 수도 있고 저것일 수도 있다는 것이다. 요컨대 표본통계량은 무작위성이 있는 현상이라는 것이다. 그러므로 표본통계량들이 나타내는 양상은 확률모형의 적용대상이 된다.

표본통계량 각각이 취하는 값을 확률변수 X라고 하면 X의 확률분포를 생각할 수 있는데, 이를 표본분포(sampling distribution)라고 말한다. 통계적 추론은 표본통계량에서부터 출발해야 하기 때문에 이러한 표본통계량의 확률분포인 표본분포를 아는 것이 필수적이다. 예 4.13을 통해 구체적으로 표본분포가 어떤 것인지를 살펴보기로 하자.

예 4.13

표본추출단위가 4개인 모집단의 각 변수(X) 값이 1, 2, 3, 4이다. 이들을 X_i라고 하고, 이들의 실측값을 x_i와 같이 표시하자. 이제 이 모집단의 모평균 및 모분산을 각각 μ, σ^2라고 하면, $\mu=(1+2+3+4)/4=2.5$, $\sigma^2=\{(1^2+2^2+3^2+4^2)/4\}-2.5^2=1.25$이다.

만일 이러한 모집단으로부터 크기가 2인 단순무작위표본을 복원추출한다고 하면, 가능한 표본의 갯수는 16(= 4²)이 된다. 또한 단순무작위 표본이기 때문에 이들이 표본으로 선택될 가능성은 모두 동일하다. 즉, 각각이 표본으로 선택될 확률은 모두 1/16이라고 할 수 있다. 따라서 각각의 선택된 표본으로부터 구한 표본평균 및 표본분산을 각각 $\bar{X}$, S_x^2이라고 하면, $\bar{X}=(X_i+X_j)/2$, $S_x^2=[(X_i-\bar{X})^2+(X_j-\bar{X})^2]/(2-1)$ 으로 구해진다(단, $i=1, 2, 3, 4$, $j=1, 2, 3, 4$). 표본평균들이나 표본분산들도 일종의 확률변수들로서 이들의 분포도 확률분포가 된다. 표 4.8은 각각의 표본과 이들 표본에서 구한 $\bar{X}$ 및 S_X^2, 그리고 각 표본이 선택될 확률을 함께 나타낸 것이다.

표 4.8 예 4.13에서 각 표본 및 이들 표본에서 구한 평균, 표본분산 및 각 표본이 선택될 확률

표 본	$\bar{x}$*	S_x^2*	확 률**	표 본	$\bar{x}$*	S_x^2*	확 률**
(1, 1)	1	0	1/16	(3, 1)	2	2	1/16
(1, 2)	1.5	0.5	1/16	(3, 2)	2.5	0.5	1/16
(1, 3)	2	2	1/16	(3, 3)	3	0	1/16
(1, 4)	2.5	4.5	1/16	(3, 4)	3.5	0.5	1/16
(2, 1)	1.5	0.5	1/16	(4, 1)	2.5	4.5	1/16
(2, 2)	2	0	1/16	(4, 2)	3	2	1/16
(2, 3)	2.5	0.5	1/16	(4.3)	3.5	0.5	1/16
(2, 4)	3	2	1/16	(4, 4)	4	0	1/16

주) * : $\bar{x}$ 및 S_x^2는 각 표본에서 구한 표본평균 ($\bar{X}$) 및 표본분산 (S_X^2)의 실측값을 의미함
** : 각각의 표본이 선택될 확률

표 4.8의 표본평균 및 표본분산의 실측값을 살펴보면 동일한 값들이 여럿 있음을 알 수 있다. 그런데 (1, 1)이라는 표본이 추출되었다면 (1, 2)라는 표본은 절대로 동시에 추출될 수 없기 때문에 각 표본이 추출되는 사건은 서로 독립적이며 배반적인 사건들이다. 한편 각 경우(표본)에 대한 확률이 주어져 있으므로 동일한 표본평균 또는 표본분산에 대해 이들의 확률을 각각 더하면 표본평균과 표본분산의 실측값별로 표본에서 나타날 수 있는 일정한 확률을 부여할 수 있고 따라서 표본평균과 표본분산에 확률모형을 적용한 확률분포를 구성할 수 있다. 표 4.9와 4.10은 각각 이렇게 작성된 표본평균 및 표본분산의 확률분포표이고, 이를 확률 히스토그램으로 표시한 것이 각각 그림 4.11 및 4.12이다.

표 4.9 표본평균 $\bar{X}$의 확률분포표

$\bar{x}$	1	1.5	2	2.5	3	3.5	4	계
$Pr(\bar{X}=\bar{x})$	1/16	2/16	3/16	4/16	3/16	2/16	1/16	1

표 4.10 표본분산 S_x^2의 확률분포표

S_x^2	0	0.5	2	4.5	계
$Pr(\bar{X}=\bar{x})$	4/16	6/16	4/16	2/16	1

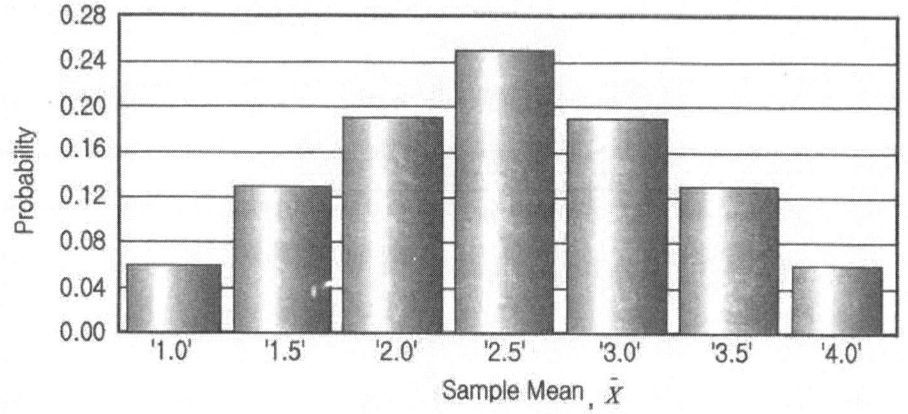

그림 4.11 표본평균 $\bar{X}$의 확률히스토그램

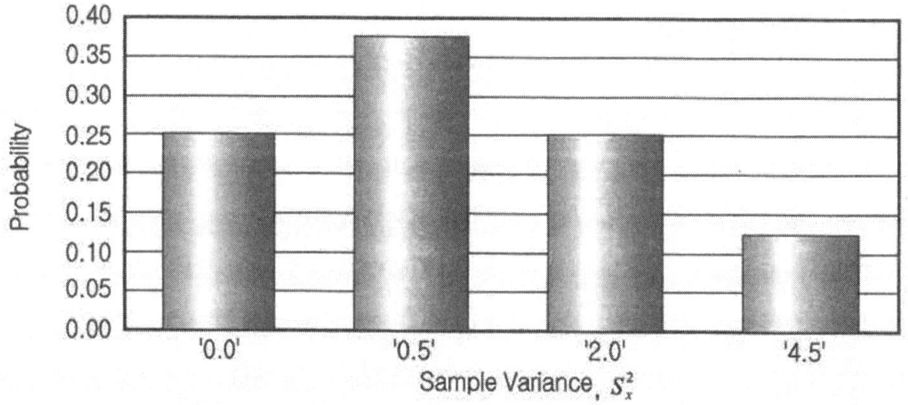

그림 4.12 표본분산 S_x^2의 확률히스토그램

표 4.8~4.10과 그림 4.11~4.12에서 알 수 있는 것은 무엇인가? 표본평균이나 표본분산 등의 표본통계량은 표본에 따라 다른 값으로 나타나는데, 이러한 현상을 표집변동이라고 하였다. 비록 표본에 따라 표본통계량은 다른 값을 갖지만 각 경우에 대한 출현 확률이 주어졌으므로(예 4.13에서는 단순무작위 표본추출을 사용하였으며, 이 사실로부터 각각의 표본이 추출될 확률을 계산할 수 있었다) 표본통계량 각각의 값이 출현하는 확률의 계산이 가능하다. 다시 말하여, 표본통계량은 일종의 확률변수이며, 표본통계량의 분포는 확률분포로서 이것이 곧 표본분포이다.

독자들은 제2장에서 표본추출의 방법에는 확률 및 비확률 표본추출이 있으며, 통계학에서는 확률 표본추출에만 관심을 갖는다고 한 것을 기억할 것이다. 즉, 표본분포를 통해 모수에 대한 통계적 추론을 하기 위해서는 표본통계량의 분포에 확률모형을 가정해야 하는데, 이것은 확률 표본추출을 사용했을 때에만 비로소 가능하다. 만일 비확률 표본추출에 의해 표본을 추출했다면, 각각의 표본이 선택될 확률을 모르기 때문에 표본통계량에 대한 확률을 구할 수 없고, 따라서 확률모형이 적용된 표본분포를 구성할 수 없는 것이다.

표본통계량도 일종의 확률변수이므로 우리는 표본통계량에 대한 기댓값(표본평균들의 산술평균($E(\bar{X})$)과 표본분산들의 산술평균($E(S_X^2)$)과, 표본평균들의 분산($Var(\bar{X})$) 및 표본분산들의 분산($Var(S_X^2)$) 등을 계산할 수 있다. 즉, 표 4.9 및 4.10을 이용하면 $E(\bar{X})$, $E(S_X^2)$, $Var(\bar{X})$, $Var(S_X^2)$을 구할 수 있고, 다음과 같다.

$$E(\bar{X}) = \sum [(\text{표본평균의 값}) \times \text{확률}]$$
$$= 1\times(1/16)+1.5\times(2/16)+2\times(3/16)+2.5\times(4/16)+3\times(3/16)+3.5\times(2/16)+4 \times(1/16) = 40/16 = 2.5$$

$$E(S_x^2) = \sum [(\text{표본분산의 값}) \times \text{확률}]$$
$$= 0\times(4/16)+0.5\times(6/16)+2\times(4/16)+4.5\times(2/16) = 20/16 = 1.25$$

$$Var(\bar{X}) = E(\bar{X}^2) - [E(\bar{X})]^2 = 6.875 - 2.5^2 = 0.625$$

$$Var(S_x^2) = E[(S_x^2)^2] - [(S_x^2)]^2 = 3.625 - (1.25)^2 = 2.0625$$

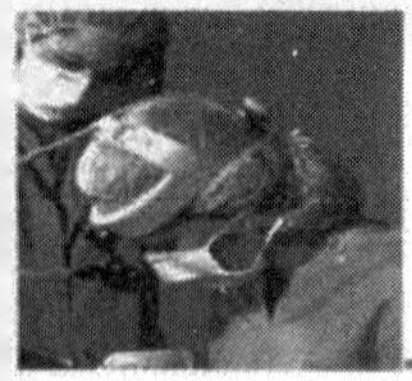

예 4.13에서 모평균 $\mu = 2.5$이었는데 이 값은 표본평균들의 산술평균과 일치한다. 모분산 $\sigma^2 = 1.25$이었는데 이 값은 표본분산들의 산술평균과 같다. 즉, 표본평균과 표본분산은 표집변동에 의해 매 표본마다 다른 값을 갖게 되지만, 이들의 산술평균, 즉 기댓값은 모평균 및 모분산과 같은 값을 갖는 분포를 하고 있음을 보여주고 있다.

이러한 사실은 표본에서 관측한 결과로써 모수를 통계적으로 추정할 수 있는 어떤 가능성을 제시하고 있다. 즉, 표본통계량들의 분포인 표본분포를 알고 있고, 이들이 우리가 이미 알고 있는 어떤 확률분포(예를 들어 정규분포와 같은 것)이거나 그것에 매우 유사하다면, 표본분포를 이용하여 모수의 추정이 가능해진다. 더 나아가 그 반대로 특정의 표본통계량이 출현하는 확률도 산출할 수 있는데, 예를 들면 "이 표본이 모집단 *A*에서 출현했을 확률은 OO%이고, 모집단 *B*에서 출현했을 확률은 *XX*%이다"라는 추론이 가능하다는 것이다.

제5장에서 이러한 추론 또는 추정의 과정을 좀 더 자세히 논의할 것이다. 여기서는 그 전에 먼저 표본분포에 대한 중요한 성질 하나를 이해하고 넘어가기로 하자.

2) 중심극한 정리

앞에서 표본평균의 기대값, 즉 표본평균의 산술평균이 모평균과 일치한다는 사실을 예제에서 확인하였다. 그러나 곧 알게 되겠지만, 이는 전혀 우연이 아니며, 확률변수의 일반적인 특성들로부터 충분히 예상되는 논리적 결과이다. 즉, 모평균이 μ, 모분산이 σ^2인 어떤 확률변수의 모집단에서 크기가 $n(n \geq 1)$인 확률표본을 독립적으로 추출한 결과 $X_1, X_2, \ldots, X_n$과 같은 표본추출단위를 얻었다고 하면 $X_1, X_2, \ldots, X_n$ 역시 확률변수들로서 모집단의 분포와 동일한 분포를 따르게 되며, 이들은 서로 독립이다. 따라서 $X_i(i = 1, 2, \ldots, n)$에 대해 $E(X_i) = E(X_1) = E(X_2) = \ldots = E(X_n) = \mu$이며, $Var(X_i) = \sigma^2$라는 것을 쉽게 알 수 있다.

한편, 표본평균을 $\bar{X}$라고 하면 $\bar{X} = (\sum X_i)/n$이고, $\bar{X}$도 일종의 통계량으로서 이들의 분포를 표본분포(보다 정확히는 표본평균의 표본분포)라고 함은 앞에서 언급한 바와 같다. 이제 표본평균들의 산술평균과 분산을 구해 보면, 아래와 같다.

$$
\begin{aligned}
E(\bar{X}) &= E[(\Sigma X_i)/n] = E[\frac{X_1}{n} + \frac{X_2}{n} + \cdots + \frac{X_n}{n}] \\
&= \frac{1}{n}[E(X_1) + E(X_2) + \cdots + E(X_n)] \leftarrow \text{(식 4.6 및 4.7 참조)} \\
&= \frac{1}{n}[\mu + \mu + \cdots + \mu] = \frac{1}{n} n\mu = \mu \quad \cdots\cdots \text{(식 4.23)}
\end{aligned}
$$

$$
\begin{aligned}
Var(\bar{X}) &= Var[(\Sigma X_i)/n] = Var[\frac{X_1}{n} + \frac{X_2}{n} + \cdots + \frac{X_n}{n}] \\
&= \frac{1}{n^2}[Var(X_1) + Var(X_2) + \cdots + Var(X_n)] \leftarrow \text{(식 4.8 및 4.9 참조)} \\
&= \frac{1}{n^2}[\sigma^2 + \sigma^2 + \cdots + \sigma^2] = \frac{1}{n^2} n\sigma^2 = \frac{\sigma^2}{n} \quad \cdots\cdots \text{(식 4.24)}
\end{aligned}
$$

식 4.23은 이미 우리가 예 4.15를 통해 확인한 것이다. 예 4.15에서 모분산이 $\sigma^2 = 1.25$였으므로 식 4.24에 의하면 $Var(\bar{X}) = \sigma^2/n = 1.25/2 = 0.625$일 것으로 예상할 수 있으며, 이것은 실제로 구한 값과 동일하다.

식 4.23과 4.24를 자세히 들여다보라. 표본평균의 평균은 모평균과 같으며, 식 4.24에서는 표본평균의 분산을 나타내는 식의 분모에 표본의 크기인 n이 있음을 발견할 수 있다. 이러한 사실은 곧 표본의 크기가 클수록 표본평균의 산포가 감소한다는 것을 잘 나타내 주고 있다. 독자들은 제2장에서 모집단으로부터 확률표본을 반복하여 추출할 때, 표본의 크기가 클수록 표본통계량의 정밀도(precision)가 높아진다는 사실을 배웠다. 즉, 식 4.23 및 4.24로부터 표본평균은 모평균을 중심으로, 표본의 크기가 크면 좁게, 표본의 크기가 작으면 넓게 분포할 것임을 알 수 있다.

표본평균의 평균과 분산을 알았다고 해서 표본평균의 분포를 다 안 것이라고 말할 수는 없다. 왜냐하면 분포기술에는 경향성, 퍼짐, 모양이 있으며 평균과 분산은 각각 경향성과 퍼짐의 정도만을 나타내 주는 측도들이기 때문이다. 독자들은 제3장 제2절에서 요약지표들을 선정할 때 무엇보다 분포의 모양이 중요한 역할을 하며, 평균과 분산이 같더라도 얼마든지 다른 형태의 분포들이 있을 수 있다는 사실을 기억하기 바란다. 그런데 우리들은 앞 절에서 정규분포가 평균과 표준편차만으로도 완벽하게 기술될 수 있는 분포임을 배웠다. 즉, 정규분포에서는 표준편차가 자료의 퍼짐 정도는 물론이고, 동시에 분포의 모양도 결정하게 된다. 또한 정규분포에 대한 지침들로부터 평균과 표준편차를 안다면 이들을 이용하여 "자료의 몇 %가 몇 표준편차단위 내에 들어간다"는 표현을 할 수 있다. 그러므

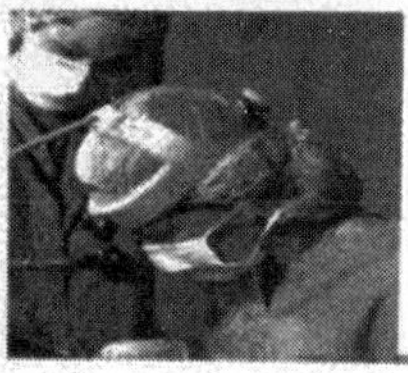

로 만일 표본평균의 분포가 정규분포를 한다면 평균과 표준편차만으로도 그 분포의 모든 것을 알 수 있다는 것이다.

다행히 표본평균의 분포는 모집단의 분포가 정규분포일 때는 정규분포를 하고, 모집단의 분포가 정규분포가 아니라 해도 표본의 크기가 충분히 크기만 하면 근사적으로 정규분포를 하는 것이 알려져 있다. 후자를 보통 중심극한정리(中心極限整理, central limit theorem)라고 하며, 이는 통계적 추론에서 매우 중요한 전제가 된다.

먼저 모집단이 정규분포를 하는 경우를 생각해 보자. 이 경우 확률변수 X_i는 정규분포를 할 것이고 앞 절에서 언급한 특성 5에 따라 $(=\sum X_i/n)$도 정규분포를 할 것임에 틀림없다. 이때 정규분포를 하는 $\bar{X}$의 평균과 분산은 각각 식 4.23 및 4.24로 주어지게 된다. 즉, 모집단이 정규분포를 할 때 표본평균은, 그 평균이 모평균과 같고 모분산을 표본의 크기로 나눈 값을 분산으로 갖는 정규분포를 한다.

다음은 모집단이 정규분포를 하지 않는 경우이다. 이때 표본의 크기 n이 충분히 크다면 (대개 $n \geq 30$), 마찬가지로 표본평균은 모평균을 평균으로 하고, 모분산을 표본의 크기로 나눈 값을 분산으로 하는 정규분포를 근사적으로 따르게 되는데 이것이 바로 '중심극한정리' 이다. '정리(theorem)' 라는 말이 의미하듯이 이것은 여러 가지 복잡한 수식과 증명의 과정을 거쳐 도출된 사실이다. 따라서 여기에서는 중심극한정리의 증명에 관심을 갖기보다 그 의미에 초점을 맞추고자 한다.

중심극한정리에서 독자들이 주목해야 할 점은 모집단의 분포가 어떠한 것이든지 관계없이(예를 들어 연속분포 또는 이산분포이든지, 아니면 대칭적이든 비대칭적이든지 간에) 표본의 크기가 충분히 크기만 하면 표본평균의 분포는 근사적으로 정규분포가 된다고 하는 사실이다. 예 4.15에서 4개의 측정치로 구성된 모집단은 각 측정치가 단 한 개씩만 존재하는 균등분포이고, 명백히 이는 정규분포가 아니다. 그러나 그림 4.11에서 보여주듯이 표본평균의 분포는 대칭적이고 비교적 정규분포에 '가까운' 모양을 하고 있다. 표본평균의 분포는 표본의 크기가 단 둘만 되어도 이처럼 정규분포에 가까워짐을 알 수 있으며, 만일 표본이 더 커진다면 정규분포에 훨씬 근사적이 될 것이다. 앞에서 정규분포를 소개할 때, 정규분포가 통계적 추론에서 매우 중요한 분포임을 설명한 바 있는데 중심극한정리는 이 이유 중의 하나가 된다. 표본평균이 정규분포 또는 근사적으로 정규분포를 한다면, $\bar{X}$을 표준화한 Z 역시 표준정규분포 또는 근사적으로 표준정규분포를 할 것이다. 따라서 식 4.25와 같다.

$$Z = \frac{\bar{X} - \mu}{\sigma / \sqrt{n}} \quad \cdots\cdots \text{(식 4.25)}$$

식 4.25의 확률변수 Z는 표본평균을 표준화한 것으로 평균이 0, 표준편차가 1인 정규분포 또는 근사적인 정규분포를 한다.

우리는 앞에서 시행 횟수 n이 커지면 이항분포를 하는 성공 횟수 X가 근사적으로 정규분포를 하게 되는 것을 배웠다. 이러한 이항분포의 정규근사 역시 일종의 중심극한정리의 변형에 불과하다. 즉, 성공률 p인 베르누이 시행의 결과를 확률변수 Y로 나타내고 '성공' = 1, '실패'=0이라는 변수 값을 부여하면, n회 시행에서의 성공 횟수 X는 $X = \sum Y_i = Y_1 + Y_2 + .. + Y_n$ (단, $i = 1, 2, ..., n$)로서 이미 언급한 바 있다. 이 때 베르누이 확률변수 Y의 평균과 분산은 식 4.11, 4.12로부터 각각 p와 $pq(= p(1-p))$이다. 한편 n회의 베르누이 시행에서 성공 횟수가 X였다면 X/n은 성공한 횟수의 비율을 나타내게 되는데, 이는 베르누이 확률변수 Y의 모집단에서 크기가 n인 표본을 추출하였을 때 해당 표본에서 나타나는 성공률이다. 즉, 'X/n' 은 모집단의 모수가 p일 때 표본에서 나온 표본통계량이고 이를 흔히 표본분율(sample proportion)이라고 한다. 그런데 $X = \sum Y_i$이므로, 식 4.26과 같다.

$$\frac{X}{n} = \frac{1}{n} \Sigma Y_i = \frac{1}{n}(Y_1 + Y_2 + \cdots + Y_n) = \bar{Y} \quad \cdots\cdots \text{(식 4.26)}$$

즉, 표본분율 X/n은 베르누이 확률변수 Y에 대한 표본평균($\bar{Y}$)이 되는 것이다.

중심극한정리에 따르면 베르누이 확률변수의 표본평균도 n이 충분히 커질 때 근사적으로 정규분포를 하게 될 것이다. 따라서 $\bar{Y}$의 평균(기댓값)은 모평균인 p가 될 것이고, $\bar{Y}$의 분산은 Y의 모분산 $p(1-p)$를 시행횟수 n으로 나눈 $p(1-p)/n$이 된다. 따라서 식 4.25에 의해 확률변수을 표준화한 확률변수 Z는 n이 클 때 근사적으로 정규분포를 할 것이다. 즉, 식 4.27과 같다.

$$Z=\frac{\bar{Y}-p}{\sqrt{p(1-p)/n}} \cdots\cdots\cdots\cdots \text{(식 4.27)}$$

식 4.27의 확률변수 Z는 n이 클 때 근사적으로 평균이 0이고, 표준편차가 1인 표준정규분포를 한다. 그런데 $=X/n$이므로 식 4.27은 다시 다음과 같은 변형이 가능하다. 즉, 식 4.28과 같다.

$$Z=\frac{\bar{Y}-p}{\sqrt{p(1-p)/n}}=\frac{X/n-p}{\sqrt{p(1-p)/n}}$$
$$=\frac{X-np}{\sqrt{np(1-p)}} \text{ (성공률 대신 성공횟수 사용)} \cdots\cdots \text{(식 4.28)}$$

위의 변형 식에서 X는 바로 이항분포를 하는 확률변수로서 성공 횟수이다. 즉, n이 클 때, X는 그 평균은 np이고 분산이 $np(1-p)$인 정규분포를 근사적으로 따른다는 것을 알게 되고 중심극한정리를 이용하면 시행횟수 n이 충분히 클 때 X 변수의 원래 분포인 이항분포를 정규분포로 근사시킬 수 있으며 이를 이용하여 확률을 구할 수 있다.

다음에 주어진 예 4.14를 통해 중심극한정리를 실제로 어떻게 이용할 수 있는지 알아보자.

예 4.14

어느 해의 대입학력고사 성적은 평균이 210점, 표준편차가 50점이고 오른쪽으로 긴 꼬리를 갖는 비대칭분포를 하는 것으로 알려졌다. 이제 어느 특정 학과에 지원하고자 하는 수험생 100명을 단순 무작위추출했을 때 이들의 성적 평균이 200점에서 220점 사이일 확률은 얼마인가?

대입학력고사 성적을 X라고 하면 $\mu=210$, $\sigma=50$으로 표시할 수 있다. 여기에서 X의 분포가 정규분포는 아니기 때문에 X를 Z로 표준화하여 특정 개인의 성적이 어느 범위에 있을 확률을 구하지는 못한다. 그러나 X의 분포가 정규분포를 하지 않는다 해도 X의 표본평균의 분포는 중심극한정리에 의해 근사적인 정규분포를 하며 표본평균들의 평균은 210, 표준편차는 $50/\sqrt{100}=5$이다. 이를 이용하여 성적의 평균이 200에서 220 사이일 확률을 아래와 같이 구할 수 있다.

$$Pr(200 \le \bar{X} \le 220) = Pr(\frac{200-210}{5} \le \frac{\bar{X}-\mu}{\sigma/\sqrt{n}} \le \frac{220-210}{5})$$
$$= Pr(-2.0 \le Z \le 2.0) = 0.9772 - (1-0.9772) = 0.9544 \quad \text{(식 4.29)}$$

독자들은 0.9544의 의미가 "표본추출된 100명의 성적이 200에서 220점 사이일 확률이 95.4%"라는 것이 아니라 "표본추출된 100명의 '성적 평균'이 200에서 220점 사이일 확률이 95.4%"라는 것을 주목하기 바란다. 개개인의 성적(X)이 200에서 220점일 확률은 $P(200 \le X \le 220)$와 같이 나타낼 수 있는데, 모집단이 명백히 비정규분포이므로 정규분포를 이용하여서는 결코 이 확률을 구할 수 없다.

3) 표본 확률분포에는 어떠한 것들이 있으며 어떻게 이용될 수 있는가?

표본통계량, 즉 표본에서 얻어지는 확률변수에는 표본평균이나 표본분산 이외에도 여러 가지 형태의 통계량이 있다. 단일 표본에서는 '카이제곱(x^2)'과 'studentized t', 그리고 '표본분율' 등이 있고 2개 표본에서는 '두 표본평균의 차이', '두 표본평균의 합' 등이 있으며 그 외에도 '두 표본분율의 차', '두 표본분산의 비' 등이 있다.

(1) 카이제곱분포(chi-square distribution, χ^2 distribution)

1900년 피어슨(Karl Pearson)에 의하여 제시된 표본분포이다. 표본평균 또는 표본분산이 아닌 다른 표본통계량을 만들었는데 표본의 개별 관찰 값에 대응하는 Z 값의 제곱을 구하여 이를 모두 합한 값이다. 이를 그 표본의 카이제곱이라고 하였다. 즉, 모평균이 μ, 모분산이 σ^2인 정규분포 모집단에서 크기 n인 표본을 추출하였을 때 각 표본추출단위의 Z 제곱을 구할 수 있으며, 그 합은 해당 표본의 카이제곱 값이 된다. 수없이 반복한 n개 표본에서 얻어지는 카이제곱 값들의 분포를 생각할 수 있는데 이 분포가 카이제곱 분포이다.

$$\chi^2 = \sum Z_i^2 = \sum \{(x_i - \mu)/\sigma\}^2 \quad \cdots\cdots \text{(식 4.30)}$$

카이제곱 값들의 분포 모양은 Z^2의 개수에 해당하는 n의 크기에 따라 다르다. 여기서 표본 크기에 해당하는 n을 '자유도'라고 부르는데 이는 '표본에서 독립적으로 자유롭게 그 값을 가질 수 있는 Z^2의 수'를 의미하기 때문이다. 요컨대, x^2 분포 모양은 자유도에 따라 다르며 따라서 확률 계산도 다르게 된다. 카이제곱분포는 연속확률분포이고 자유도에 따라 그 모양이 매우 달라진다. 일반적으로 카이제곱분포의 모양은 자유도가 작으면 오른쪽 긴 꼬리를 갖는 비대칭 형태를 보이며 자유도가 커질수록 점점 좌우대칭의 형태로 바뀐다. 그림 4.13은 여러 개의 자유도에서 카이제곱 분포 모양을 나타낸 것인데 자유도가 커짐에 따라 오른쪽으로 길게 늘어진 모양이 점차 좌우대칭의 모양에 가까워짐을 볼 수 있다. 자유도가 1인 경우는 Z 값이 하나인 경우인데 바로 표준정규분포의 확률변수인 Z의 제곱 값의 분포가 그것이다.

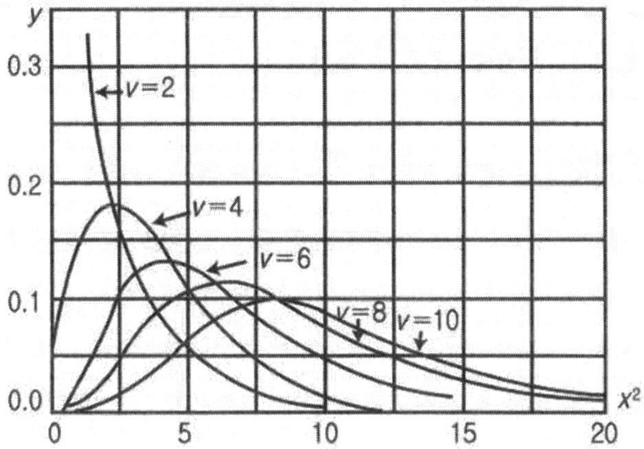

그림 4.13 여러가지 자유도에 대한 카이제곱분포의 모양

한편 식 4.30은 다음과 같이 분해될 수 있다.

$$\begin{aligned}\Sigma\{(x_i-\mu)/\sigma\}^2 &= 1/\sigma^2\ \Sigma(x_i-\mu)^2\\ &= 1/\sigma^2\ \Sigma\{(x_i-\bar{X})+(\bar{X}-\mu)\}^2\\ &= 1/\sigma^2\ [\Sigma(x_i-\bar{X})^2+n(\bar{X}-\mu)^2]\end{aligned}$$

또한 표본분산 $S^2=\Sigma(x_i-\bar{X})^2/(n-1)$이므로 $\Sigma(x_i-\bar{X})^2=(n-1)S^2$이 되어

$\Sigma\{(x_i-\mu)/\sigma\}^2=\{(n-1)S^2\}/\sigma^2+\{n(\bar{X}-\mu)^2\}/\sigma^2$ 가 되는데

여기서 $\{(n-1)S^2\}/\sigma^2$는 자유도가 $n-1$인 카이제곱 분포를 하고 $\{n(\bar{X}-\mu)^2\}/\sigma^2$는 $(\bar{X}-\mu)^2/(\sigma^2/n)$로서 표준정규분포 Z의 제곱에 해당함으로 자유도가 1인 카이제곱 분포를 한다. 즉, 카이제곱분포를 하는 두 표본통계량 확률변수로 분해될 수 있다.

카이제곱 분포는 그 내용상의 특성 때문에 여러 가지 경우에 확대 적용할 수 있어 활용 범위가 매우 넓다. 즉, 정규분포를 적용하는 모든 경우에 이를 제곱하여 카이제곱 분포를 적용할 수 있으며, 분산 또는 편차의 제곱에 대한 확률적 해석에 카이제곱 분포를 적용할 수 있다. 실제로 통계학에서는 모분산에 대한 통계적 추론에서 카이제곱 분포를 적용한다.

부록 E는 카이제곱분포를 하는 확률변수 V에 대해, 여러 가지 자유도 및 유의수준 α에서 $P(V \geq v) = \alpha$를 만족하는 v 값을 나타낸 x^2 값의 분포 표이다. 이것을 보는 방법은 자유도가 n일 때 $P(V \geq v) = \alpha$를 만족하는 v 값을 카이제곱 분포의 $100(1-\alpha)$ 백분위수라고 하며, $x_n^2(\alpha)$와 같이 나타낸다. 따라서 $x_5^2(0.025) = 12.8325$가 됨을 알 수 있다. 즉, 자유도가 5인 경우 표본의 카이제곱 값이 12.83보다 크게 나타나는 확률은 2.5%이다. 독자는 카이제곱분포를 하는 확률변수는 항상 0 이상의 값만을 갖게 되는 사실에 주목하기 바란다.

(2) t 분포

t 분포를 처음 소개한 고셋(William Sealey Gosset, 1876~1937)은 원래 아일랜드의 기네스 양조 회사(Guiness brewery company)[4]에서 품질관리요원으로 일하던 통계학도였다. 기네스 사에서는 자기네들의 산업비밀이 알려지는 것을 원치 않았으므로 고용원 어느 누구도 그들의 연구결과를 외부에 발표하는 것이 허락되지 않았다. 그러나 고셋의 발견은 통계학적으로 너무나 중요한 것이었기 때문에 가명을 사용한다는 조건하에 문헌에의 발표가 허용되었다. 'Student' 는 바로 고셋이 선택한 가명이었고, 이런 연유로 t 분포는 '스튜던트 t 분포', 확률변수 T는 '스튜던트화된 확률변수' 라는 이름으로 불리게 된 것이다.

표본평균의 분포가 중심극한정리에 따라 정규분포를 한다고 알려져 있는데, 고셋은 표본의 크기가 작으면 정규분포를 하지 않음을 발견하고, 표본의 크기가 작은 경우에 표본평균의 분포를 나타내는 t 분포를 제시한 것이다. t 값은 분자를 Z로 한다. 분모는 카이제곱 분포를 하는 변수의 값을 그 자유도로 나눈 후 제곱근을 구한 것이다. 이 표본통계량은 결국 Z-변환에서 분모로 사용하는 모표준편차 σ 대신에 표본분산 S를 사용하여 얻어지는 통계량과 같다. 다시 말하면, 식 4.25에서 σ를 S로 대치하여 새로운 확률변수를 얻은 것이 식 4.31이다.

4) Guiness는 아일랜드산 흑맥주의 상표명으로 영국의 맥주회사인 기네스 사에서 매년 발행하는 기록집이 바로 '기네스북(the Guiness Book of Records)' 이다. 사실 고셋이 t 분포를 발견한 것이야 말로 기네스북에 오를만한 사건이 아니겠는가!

$$t = Z/(\chi^2/자유도)^{1/2} = [(\bar{X}-\mu)/(\sigma^2/n)^{1/2}]/[\{(n-1)S^2/\sigma^2\}/(n-1)]^{1/2}$$
$$= (\bar{X}-\mu)/\{S/\sqrt{n}\} \quad \text{(식 4.31)}$$

이때 t를 스튜던트화된 확률변수라고 하고, 그 분포를 t 분포라고 한다. 확률변수 T는 σ가 S로 대치된 것을 제외하고는 표준정규분포의 변수인 Z와 동일하다. 따라서 t 분포는 표준정규분포와 매우 비슷한 모양일 것이라고 예상할 수 있다. 실제로 t 분포는 표준정규분포와 마찬가지로 평균 0을 중심으로 한 대칭분포이며, 정규분포에 비해 납작한 모양으로 양쪽 꼬리 부근이 두터운 형태를 하고 있다. 꼬리 부근이 두텁다는 것은 평균에서 떨어진 측정치들의 확률이 상대적으로 크다는 것을 의미하는데, 꼬리 부근의 두터운 정도는 자유도(degree of freedom, df)에 의해 결정된다. 독자들은 제3장에서 이미 '자유도'의 개념을 배웠다. 즉, 자유도는 '독자적으로 변수 값을 가질 수 있는 측정치의 갯수'를 가리키며 크기가 n인 표본에서 구한 표준화된 확률변수 Z의 자유도는 n이다. 그런데 확률변수 Z를 T로 바꾸는 과정에서 σ를 S로 대치하였다. 이때 S는 표본에서 구한 표준편차로 자유도는 $n-1$이다. 따라서 확률변수 T의 자유도는 표본표준편차의 자유도와 같은 $n-1$이고, T의 분포는 '자유도가 $n-1$인 t 분포'가 되는 것이다.

표본의 크기, 즉 n이 커지면 S는 σ와 거의 같을 것이고 따라서 이때의 t 분포 모양은 표준정규분포에 가까워질 것이다. n이 무한히 커지면 자유도가 무한대인 t 분포가 되는데, 이것은 바로 표준정규분포에 해당한다. 이러한 사실을 그림 4.14에 나타냈다. 독자들은 자유도가 작을수록 t 분포의 모양이 납작해지고, 자유도가 클수록 표준정규분포에 가까워진다는 것을 주의 깊게 보기 바란다.

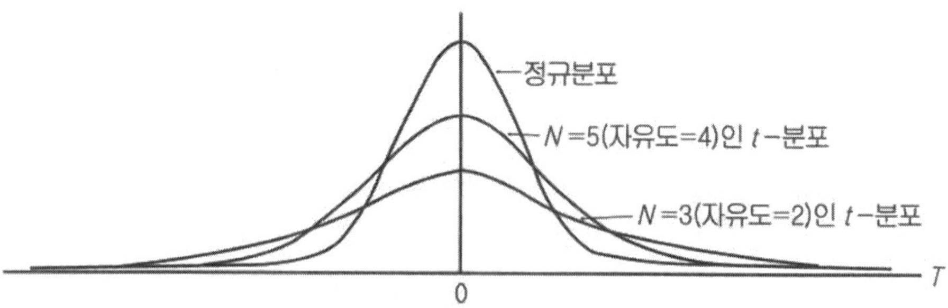

그림 4.14 여러 가지 자유도에서의 t 분포 모양

그림 4.15는 확률변수 T가 자유도 n인 t 분포를 할 때 $P(T \geq t) = \alpha$가 되는 t 값을 표시한 것인데, 이때의 t 값을 $t_n(\alpha)$로 표시한다. 그림 4.15로부터 $t_n(\alpha)$의 의미는, 확률변수 T가 취하게 될 여러 값들 중에서 $t_n(\alpha)$보다 작은 값이 될 확률이 $100(1-\alpha)$%이고, $t_n(\alpha)$보다 큰 값이 될 확률이 100α%라는 것이다. 예를 들어 $\alpha = 0.01$이라면, 확률변수 T가 $t_n(0.01)$보다 작은 값을 가질 확률은 $100(1-0.01) = 99$%이고, $t_n(0.01)$보다 큰 값을 가질 확률은 $100 \times 0.01 = 1$%라는 의미가 된다. 독자들은 제3장에서 산포의 측도를 논의할 때 측정치들의 n%는 그 값보다 작고 나머지 $(100-n)$%는 그 값보다 큰 어떤 측정치를 n백분위수라고 부르는 것을 기억할 것이다. 따라서 $P(T \geq t) = \alpha$를 만족하는 $t_n(\alpha)$를 확률변수 T의 '$100(1-\alpha)$ 백분위수' 라고 부르며, $t_n(0.01)$은 99백분위수가 된다.

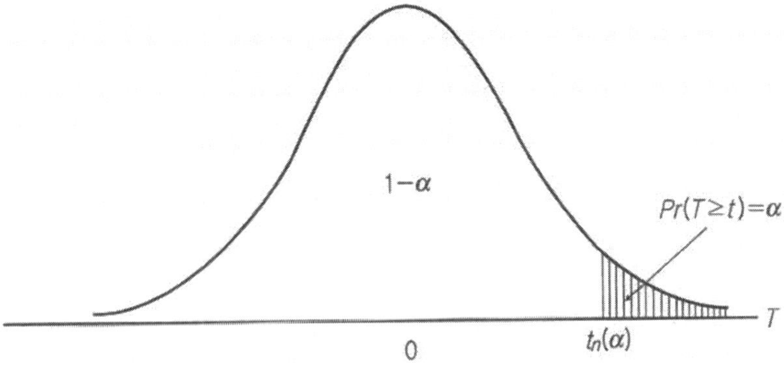

그림 4.15 $Pr(T \geq t) = \alpha$를 만족하는 $t_n(\alpha)$

부록 F에는 여러 가지 자유도(df)에 대하여 $P(T \geq t) = \alpha$가 되는 $t_n(\alpha)$를 미리 구해 놓은 t 분포 표가 나와 있다. 만일 자유도가 5인 t 분포에서 $t_5(0.01)$ 값을 구하려고 하면 부록 F로부터, 자유도 5와 $\alpha = 0.01$이 만나는 교차점에서 3.365를 발견하게 되며 이것이 곧 $P(T \geq t) = 0.01$을 만족하는 t 값이다. 즉, 자유도가 5인 t 분포에서 확률변수 T 값이 3.365 이상일 확률은 1%가 된다.

한편 부록 F의 t 분포 표에는 자유도가 무한대인 경우에 대해서도 $P(T \geq t) = \alpha$를 만족하는 $t_n(\alpha)$ 값이 나와 있다. t 분포의 자유도가 무한대라는 말은 t 분포가 표준정규분포와 같아졌다는 것을 의미한다. 자유도가 무한대일 때 $t_n(0.025) = 1.960$이고 이것은 $P(T \geq t) = P(Z \geq z) = 1 - P\ (Z \leq z) = 0.025$라는 뜻이다. 따라서 $P(Z \leq z) = 1 - 0.025 = 0.975$가 되는

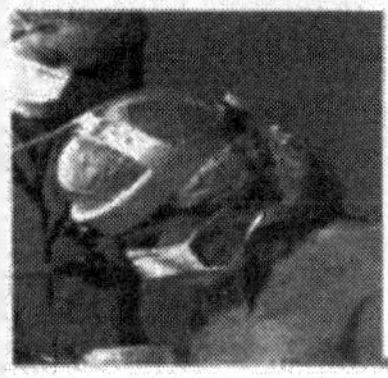

데, 부록 D에서 $P(Z \le z) = 0.975$를 만족하는 z 값이 1.960임을 확인하기 바란다.

표본의 규모가 작은 경우 표본평균들의 분포가 t 분포이므로 t 분포가 유용하게 활용되지만 소규모 표본 외에도 유용한 장점이 있다. 즉, Z 분포를 적용하기 위해서는 모집단 표준편차인 σ를 알아야 하는데, 이를 모르는 경우가 거의 대부분이기 때문에 식 4.25를 이용하는 것이 원칙적으로 불가능하다. 이 경우 표본표준편차를 대신 사용한 후 식 4.31의 t 분포를 적용한다.

예 4.15를 다시 인용하여 t 분포와 $t_n(\alpha)$에 대한 이해를 확실하게 하자. 모집단의 평균(μ)이 2.5라는 것은 알고 있으나 모분산(σ^2)은 모른다고 가정하고 표본 크기가 2인 표본추출을 한 결과 (4, 3)이었다고 하자. 표 4.8로부터 이때 표본평균($\bar{X}$)은 3.5가 되고, 표본분산(S_x^2)은 0.5이다. 식 4.31에 의하여 구한 t는 $(3.5-2.5)/\sqrt{0.5/2} = 2.0$이 된다. 따라서 자유도가 1일 때 $t = 2.0$은 부록 E에서 α가 0.25~0.1 사이에 해당된다. 즉 $\mu = 2.5$인 모집단에서 $n = 2$인 표본을 추출하였을 경우 표본평균이 3.5 이상 되는 값으로 출현할 확률은 10%보다는 크고 25%보다는 작다고 해석한다. 표 4.9에서 $\bar{X}$가 3.5 이상인 확률이 3/16 = 0.1875이었음을 확인하라.

또한 t 분포는 정규분포의 특성 5에 해당하는 특성을 가지고 있다. 즉, 두 표본평균의 합 또는 차의 분포를 t 분포로 나타낼 수 있다.

(3) 표본분산의 분포

표본평균의 분포는 n이 작을 경우는 t 분포, n이 크면 근사적 정규분포를 한다는 것을 앞에서 배웠다. 한편 표본분산(표준편차는 '제곱근'으로 산출되므로 수학적으로 다루기가 어려워 제곱 값 그대로인 분산을 다룬다)들의 분포도 생각할 수 있는데, 자유도가 $(n-1)$인 카이제곱 분포를 한다.

한편 (식 4.30)에서 유도되는 모분산(σ^2)과 표본분산(S^2)의 비인 $\{(n-1)S^2\}/\sigma^2$도 자유도 $(n-1)$인 카이제곱 분포를 한다고 하였는데, 이것은 표본분산의 분포와 같은 것이다.

$$V = \frac{(n-1)S^2}{\sigma^2}$$

그러므로 위 식을 이용하여 표본분산 S^2에 대한 확률적 해석을 할 수 있다. 즉, 식 4.32를 이용한다.

$$\sigma^2 = \frac{(n-1)S^2}{V} \quad \cdots\cdots\cdots\cdots\cdots\cdots \text{(식 4.32)}$$

여기서 V는 자유도 $n-1$에서 $100(1-\alpha)\%$에 해당하는 값이다. 식 4.32를 이용하면 특정 표본분산 값 S^2가 일정 확률 이상으로 출현할 수 있는 모분산 값의 범위를 구할 수 있다. 예를 들어 표본분산 값 A의 출현 확률이 5% 이상 되는 모분산의 범위를 구한다고 하자. 그림 4.15에 표시한 것과 같이 이러한 V값은 하한 2.5%, 상한 2.5%에 해당하는 카이제곱 값이 된다. 부록 E를 통하여 자유도 $n-1$에서 하한과 상한 각각에 해당하는 값을 얻을 수 있고, 이를 식 4.32에 적용하면 모분산 값의 범위가 산출된다. 즉 [$(n-1)S^2$/상한값 V, $(n-1)S^2$/하한값 V]가 된다. 이 범위를 모분산의 95% 신뢰구간(confidence interval)이라고 한다. 신뢰구간에 관하여는 제5장에서 자세하게 다룰 것이다. 여기에서는 예 4.21을 통하여 표본분산 분포를 이용하여 모분산의 95% 신뢰구간을 구하는 방법을 알아보자.

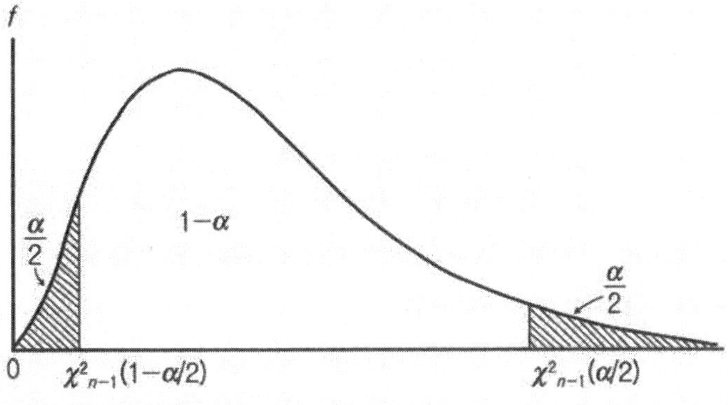

그림 4.16 자유도 $n-1$인 카이제곱분포

예 4.15

성인 남자 100명으로 구성된 단순 무작위표본을 대상으로 이완기혈압(mmHg)을 조사한 결과 $\bar{X}$=84, S=15이다. 이러한 결과로부터 모집단인 성인 남자에서 이완기 혈압 분산의 95% 신뢰구간을 구해 보자.

표본분산은 15의 제곱인 225이다. 부록 E에서 자유도가 99이고 하한값 $1-(\alpha/2)=0.975$에 해당하는 카이제곱 값은 74.2219이며, 상한값 $(\alpha/2)=0.025$에 해당하는 카이제곱 값은 129.561이므로 이들 값을 식 4.32에 적용하면 모분산의 95% 신뢰구간의 하한값 및 상한값은 각각 $[(100-1)\times 225]/129.561$, $[(100-1)\times 225]/74.2219$로 산출할 수 있어 [171.93, 300.11]이 된다. 따라서 모표준편차의 95% 신뢰구간은 이들의 제곱근인 [13.1, 17.3]이 된다.

(4) 표본분율의 분포

모집단에서 어떤 특성이 있는 것을 '성공' 이라고 하고 그 분율을 π라고 하자. 크기가 n인 표본에서 성공의 분율 $p=X/n$이 되며(단, X는 성공 횟수) 이는 '표본분율' 이 된다. 표본분율 p들의 분포는 이항분포를 하지만 n이 크면 평균이 π이고 표준편차가 $\sqrt{\pi(1-\pi)/n}$인 정규분포를 하게 된다. 따라서 표본에서 얻은 p에 대한 확률적 해석은 표준정규분포인 Z 분포나 카이제곱 분포를 이용하면 된다.

(5) F 분포

피셔(Ronald Fisher)는 현대 추론통계학을 확립한 20세기의 유명한 통계학자이다. F 분포는 피셔에 의하여 규정된 분포로서 그의 이름 첫 글자를 따른 것이다.

각각의 자유도가 k_1, k_2인 카이제곱 분포를 하는 서로 독립적인 두 확률변수를 y_1, y_2라고 할 때 $(y_1/k_1)/(y_2/k_2)$로 이루어지는 확률변수 표본통계량을 생각할 수 있다. 이 변수의 분포를 F 분포라고 하며 자유도는 (k_1, k_2)이다.

$$F_{(k_1, k_2)}=(y_1/k_1)/(y_2/k_2) \quad \cdots\cdots\cdots\cdots \quad (\text{식 } 4.33)$$

F 분포의 모양은 자유도에 따라 다양한 형태를 가진다. 자유도가 커질수록 대칭적인 형태에 가까워짐은 카이제곱 분포에서와 같은 양상이다.

위 식에서 y/k를 자세히 살펴보면 이는 바로 '표본분산' 에 해당하는 내용이다. 그리하여 F 분포는 '두 표본분산의 비의 분포' 라고 할 수 있다. 따라서 분산을 이용하여 통계분석을 할 때 F 분포가 사용된다. F 분포를 이용하는 통계분석을 '분산분석(analysis of variance, ANOVA)' 이라고 한다.

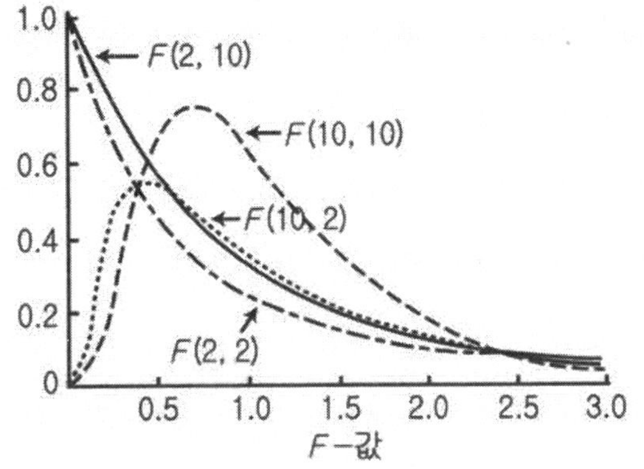

그림 4.17 F 분포의 모양

부록 G는 여러 가지 자유도 k_1, k_2에 대하여 $P(F)=0.05$ 및 $P(F)=0.01$이 되는 F값 분포표이다. 예를 들어 분자의 자유도 $k_1=9$, 분모의 자유도 $k_2=12$라면 F분포표 첫 장에서 k_1 (가로에 배열됨)이 9인 곳과 k_2(세로에 배열됨)가 12인 곳이 만나는 교차점에 2.80과 4.39를 발견하게 된다.

F값이 2.80보다 크면 $\alpha \leq 0.05$, 4.39보다 크면 $\alpha \leq 0.01$ 이라는 뜻이다.

F 확률변수의 구성은 'T 변수의 제곱' 과 매우 유사하다(식 4.31 참조). 즉, 분모는 동일하고 분자는 자유도가 1인 Z^2에 해당한다. 그리하여 t 분포의 제곱은 자유도가 $(1, k_2)$인 F 분포가 된다. 이는 Z 분포의 제곱이 자유도 1인 카이제곱 분포와 동일하다는 사실과 비유될 수 있다.

05 자료의 통계적 분석

자료로부터 사물판단에 필요한 어떤 증거들을 확률론에 근거하여 도출해 내는 일련의 과정을 통계적 추론(statistical inference)이라고 부른다. 연구자가 얻은 자료란 거의 대부분이 표본에서 얻은 통계량이라고 할 수 있는데, 표본통계량의 출처가 될 수 있는 모집단 상황을 추정하는 것이 바로 사물판단에 해당하는 내용이다.

모집단 상황을 추정하는 내용으로는 크게 두 가지가 있을 수 있다. 하나는 연구자가 얻은 표본통계량이 표본 값으로 추출되었을법한 모집단 상황의 범위를 추정하는 것이고, 다른 하나는 표본통계량이 연구자가 미리 지정한 모집단 상황에서 출현했다고 할 수 있는가를 검정하는 것이다. 그리하여 통계적 추론은 크게 추정(推定, estimation)과 검정(檢定, testing)[1] 으로 나뉜다.

제4장에서는 통계적 추론의 기반이 되는 '확률' 과 '확률분포' 에 대해 살펴보았다. 또한 '표본 확률분포' 에서 그 종류와 간단한 적용례를 통하여 표본으로부터 얻은 자료의 통계적 분석 일부분을 경험하기도 했다. 이제 이 장에서는 통계적 분석의 기본 개념에 대하여 보다 자세히 설명한다.

전체적으로 제5장은 제4장과 함께 통계학에서 가장 핵심이 되는 부분이며 또한 수리적인 측면을 많이 포함하고 있어 개념을 정확하게 이해하는 것이 중요하다. 지금까지 별다

1) 학자에 따라서는 검정을 가설검정(hypothesis testing)과 유의성검정(significance testing)의 둘로 나누기도 한다. 그러나 이 책에서는 이 둘을 구분하지 않고 모두 검정 또는 가설검정으로 표현하고 있다.

큰 어려움 없이 따라온 독자들이라면 제5장에서 소개될 내용도 큰 어려움 없이 이해하고 소화해 낼 수 있을 것이다.

1. 통계적 추론의 기본적 개념

자료의 수집 · 정리 · 분석은 통계학에서 다루는 3대 영역으로서 우리는 이미 앞의 두 단계, 즉 자료수집과 자료정리에 이용되는 각종 통계적 방법들을 살펴보았다. 남은 것은 자료의 분석인데, 여기에서는 연구자가 수집한 자료와 같이 한정된 경험적 현상들로부터 보편적인 상황을 이끌어 내는 문제가 주요 관심사이다. 통계학에서는 보통 통계적 추론 또는 통계적 분석이라고 부르는 일정한 논리체계를 따라, 경험적 현상들로부터 보편화된 일반적인 결론을 유도해 낸다. 먼저 통계적 추론의 기본 개념을 이해하기로 한다.

예 5.1

A 초등학교 1학년 신입생의 평균 신장을 알고 싶다. 신입생 중 100명을 단순무작위로 선정하여 신장을 측정하였다. 산술평균이 125센티미터로 나타났다. 이러한 표본의 결과로부터 A 초등학교 1학년 입학생의 평균 신장은 얼마가 될 것으로 '추정' 할 수 있겠는가?

예 5.2

이번에는 생활여건이 조금 다른 B 초등학교 1학년 신입생의 평균 신장을 알아보기 위하여 마찬가지로 100명의 단순 무작위표본에서 신장을 측정한 결과, 산술평균이 132센티미터이었다. B 초등학교 신입생의 평균 신장이 A 초등학교 신입생보다 크다고 하겠는가?

예 5.1과 5.2는 통계적 추론의 대표적인 경우들로서 각각 추정과 가설검정에 해당한다. 독자들은 제2장의 표본조사에서, 통계학의 주된 목적이 표본으로부터 얻은 결과인 표본통계량을 통해 모집단의 특성을 추측해 내는 것이고, 이를 "통계량에서 모수를 추정한다"고 말함을 기억할 것이다. 한편 일단 모수를 추정했다면, 그 결과로부터 모수에 대한 보편성 있는 예측이나 주장 등이 가능해진다. 예를 들어 표본으로부터 추정된 모수가 우리가 이미 알고 있던 어떤 값과 '같다' 또는 '다르다'라고 한다든지, 둘 이상의 표본으로부터 추정한 모수들을 비교하여 "각 모수가 서로 다르다" 또는 "한 쪽의 모수는 다른 쪽의 모수보다 크다(작다)"는 주장 등이 그것이다. 이처럼 모수에 대한 예상, 추측, 주장 등을 통계학적 가설(statistical hypothesis)이라고 말하며, 통계학적 가설의 타당성 여부를 평가하는 제 방법을 가설검정 또는 검정이라고 부른다.

추정이든 가설검정이든 간에, 그 목적은 모두 표본에서 얻은 경험적 정보로부터 보다 일반적인 모집단에 대한 특성을 알아내려는 것이다. 특수한 경험적 사실들로부터 보편적인 원리를 세우는 것을 귀납적 논리(inductive logic)라고 부른다. 따라서 특수한 사실(통계량, 표본조사의 결과)로부터 보다 일반적인 것(모수, 통계학적 가설)을 유도해 내는 통계적 추론은 귀납적 논리에 근거한 방법이다. 이와는 반대로 보편적인 원리나 가설에서 출발하여 특수한 경험적 사실들을 유도해 낼 수도 있다. 이것을 연역적 논리(deductive logic)라고 부른다.

연역적 논리는 보통 '형식논리'라고도 하는데, 이것은 일정한 형식 또는 틀을 따라 논지가 전개되기만 하면 결론의 타당성은 언제나 보장되기 때문이다. 삼단논법(syllogism)은 이러한 형식의 대표적인 예에 속한다. 그러나 귀납적 논리에는 그 결론의 타당성을 증명할 수 있는 어떤 방법이나 기전도 존재하지 않는다. 즉, 귀납적 논리는 몇 개의 특수한 사실들로부터 일반적인 원칙을 유도해 내는 추론 방법이기 때문에, 아직 관찰되지 않은 또 다른 특수한 사실들이 일반적인 원칙에 부합하지 않을 가능성을 배제할 수 없는 것이다.[2)]

귀납적 논리를 바탕으로 한 통계적 추론 역시 일반적인 귀납 논리의 문제점으로부터 벗어날 수 없으며, 그러므로 통계적 추론의 결과가 잘못일 수 있는 가능성은 언제나 있다. 따라서 통계적 추론으로부터 "절대로 ‥‥이다(또는 아니다)"와 같은 표현은 '절대로' 사용할 수 없다. 대신 '...% 정도의 가능성을 갖고'라든가 '...% 정도의 잘못될 가능성을 감수하고' 등과 같은 표현을 사용해야만 한다. 독자들은 '...% 정도의 가능성'이란 표현

2) 연역과 귀납의 문제에 대해 흥미 있는 독자는 '신일철, 신중섭 역. 현대의 과학철학. 제 1판, 서광사'를 참조하기 바란다.

이 결국 확률을 다른 말로 나타낸 것임을 주목하기 바란다.

우리는 앞 장에서 무작위성이 있는 현상에 확률모형을 적용함으로써 여러 가지 장점을 얻을 수 있음을 지적하였는데, 이제 여기에다 통계적 추론 역시 확률법칙 또는 확률분포를 가정, 적용함으로써 가능한 것임을 추가하기로 하자.

1) 표본통계량의 출현확률을 추정한다

예 5.1로 돌아가 보자. 100명의 표본에서 평균 신장이 125센티미터로 나올 수 있는 모집단 상황(신입생 신장의 모평균)은 하나만 있는 것이 아니고 수없이 많이 존재한다는 생각이 바로 확률론적 사고이다. 예를 들면, 모평균이 125센티미터인 모집단에서 출현했을 가능성(확률)이 가장 높겠지만 모평균이 극단적으로는 100센티미터 또는 150센티미터인 모집단에서도 100명 표본의 평균이 125센티미터로 나타날 수도 있는데, 단지 그 출현확률이 서로 다르다는 개념이다.

각종의 모집단 상황에서 표본통계량이 출현했을 확률을 추정해 낼 수 있다면 이를 근거로 표본의 출처인 모집단 상황에 대한 판단을 할 수 있을 것이다. 또한 표본통계량의 출현확률은 그 통계량의 확률분포를 이용하여 추정할 수 있다는 것도 독자들은 이미 알고 있다. 예를 들어 표본통계량이 산술평균일 때는 Z 분포 또는 t 분포를 이용하면 되고, 표본통계량이 카이제곱이나 분산인 경우에는 카이제곱 분포를, 분율 또는 비율일 때는 이항분포 또는 Z 분포를, 그리고 두 분산의 비인 경우는 F 분포를 이용하면 특정한 모집단 상황에서의 표본통계량의 출현확률을 추정할 수 있다. 요컨대, 표본통계량의 출현확률을 추정해 내는 일이 바로 통계적 분석의 전부라고 해도 절대로 지나친 표현은 아니다.

연구자가 가상한 모집단에서 표본통계량이 출현했을 확률을 추정하는 기본 식의 구조는 아래와 같다.

$$\text{표본통계량의 출현확률} \cong \frac{(\text{표본통계량} - \text{모집단 기댓값})}{(\text{모집단 기댓값의 표준편차})}$$

또는

$$\cong \frac{(\text{표본통계량} - \text{모집단 기댓값})^2}{(\text{모집단 기댓값의 분산})}$$

상기 식의 구조는 매우 자명하다. 표본통계량이 모집단 기댓값으로부터 멀면 멀수록 출현하는 확률은 작아질 것은 분명하고, 분모에 해당하는 기댓값의 표준편차란 표본통계량들이 원래부터 가지고 있는 산포도인데, 표본통계량과 모집단 기댓값과의 차이를 기댓값의 표준편차로 나눈 것은 그 차이를 표준편차 단위로 환산하고 있음을 뜻한다. 즉, 표본통계량이 모집단 모수로부터 멀어져 있는 거리를 표준편차 단위로 환산하였고, 그 거리가 멀면 멀수록 그 모집단에서 표본통계량이 출현하는 확률은 낮아진다. 구체적인 출현확률 값은 표본통계량에 적용하는 확률분포를 이용하여 산출할 수 있다.

예 5.3

크기가 100인 단순 무작위표본을 추출하여 측정한 평균 신장은 125센티미터이었다. 이 표본통계량이 (1) 모평균 121센티미터, 표준편차 20센티미터인 모집단에서 출현했을 확률, (2) 모평균이 128센티미터, 표준편차 25센티미터인 모집단에서 출현했을 확률, (3) 모평균 132센티미터, 표준편차 25센티미터인 모집단에서 125센티미터보다 극단적인 값이 출현했을 확률(이하 125센티미터가 출현했을 확률)을 산출하라.

표본평균들의 분포는 그 평균이 모평균(μ)이고 표준편차는 모표준편차를 표본 크기의 제곱근으로 나눈 값($\sigma / \sqrt{n}$)인 정규분포를 따른다는 것을 독자는 이미 알고 있을 것이다. 따라서 출현확률 추정식의 값은 표준정규분포인 Z 값이 된다.

즉, (1)에 대하여 $Z=(125-121)/(20/\sqrt{100})=2.0$, 또는
카이제곱$=(125-121)^2/2^2=4.0$ (단, 자유도=1)이다.

(2)와 (3)에서는 각각 $Z=(125-128)/(25/\sqrt{100})=-1.2$(카이제곱=1.44),
$Z=(125-132)/(25/\sqrt{100})=-2.8$(카이제곱=7.84)이다.

표준정규분포 곡선의 곡선아래면적으로 확률을 산출하는데, 위에서 산출한 Z 값의 바깥쪽 면적이 출현확률이 된다. $Z=2.0$의 바깥쪽(오른쪽) 면적은 전체의 0.0228이 되어 모평균 121 센티미터인 모집단 상황에서 표본평균 125 센티미터가 출현했을 확률은 약 2.3%로 추정한다. $Z=-1.2$의 바깥쪽(왼쪽) 면적은 전체의 0.1151이다. 즉, 모평균 128센티미터인 모집단 상황에서 출현했을 확률은 약 11.5%로 추정한다. 모평균 132센티미터

인 모집단 상황에서 출현확률은 약 0.3%가 된다. 각각의 모집단 상황에서의 출현확률은 컴퓨터 통계 패키지를 이용하여 쉽게 산출할 수 있다.

한편 카이제곱 분포를 이용하면 출현확률은 *Z* 분포에 의한 것의 2배로 산출된다. 즉, 4.6%, 23.0%, 0.6%가 되며 이 값이 실제의 출현확률이다. 이는 특정의 모평균 값에서의 출현확률을 구하고자 하는 것이 아니고, 즉 *Z* 값의 부호를 무시하고, 모평균으로부터 표준편차 단위로 환산하여 어느 정도 멀어져 있는 표본통계량의 출현확률을 알고자 하는 것이 목적이기 때문이다. 위 예로서 다시 설명하면 모평균 128센티미터로부터 *Z*로 1.2 이상 떨어져 있는 표본 값의 출현확률을 구하고자 하는 것으로 이는 −1.2보다 더 멀거나 또는 1.2보다 더 멀리 떨어져 있는 두 가지 경우가 해당되므로 그 출현확률은 23.0%가 된다.

2) 추정과 가설검정

통계적 추론을 알기 쉽게 표현하면 '표본의 출처' 가 되는 모집단 상황에 대한 '판단 근거' 를 생산하는 것이라고 할 수 있다. 일반적으로 판단하고자 하는 내용은 두 가지로 구분된다. 하나는 표본의 출처로 인정되는 모든 모집단 상황의 범위를 판단하는 것으로 이를 구간추정(interval estimation)이라 한다. 다른 하나는 특정한 모집단 상황을 설정하여 그 모집단이 표본의 출처라고 할 수 있는가를 검정하는 일이다. 이를 가설검정(hypothesis testing)이라 한다.

표본의 출처로 인정하는 기준은 바로 출현확률이다. 그렇다면 출현확률이 몇 % 이상이면 표본의 출처라고 할 수 있는가? 이 질문에 대하여는 '모든 경우에 적용되는 통일된 기준은 없고, 기본적으로 연구자 자신이 정할 수 있는 사항' 이라고 하는 것이 정확한 답이다. 이는 마치 내신 성적이 어느 정도일 때 공부를 잘하는 것이라고 인정하겠는가 하는 기준을 정하는 것과 유사하다. 평가자의 판단기준에 따라 상위 1% 이내를 기준으로 할 수 있고, 상위 3% 이내, 또는 5% 이내, 10% 이내 등으로 정할 수도 있다.

표본의 출처임을 인정하는 출현확률 기준을 개념적으로 정한다면, 표본의 출현빈도가 '흔하게 일어나는 수준' 과 '드물게 일어나는 수준' 의 경계선에 해당하는 값이다. 출현확률이 '흔하게 일어나는 수준' 에 속하면 그 모집단은 표본의 출처로 인정하게 되고, '드물게 일어나는 수준' 에 해당하면 표본의 출처로 인정하지 않게 된다. 어느 정도의 출현빈도가 '드물게 일어나는 수준' 이라고 할 것인가는 전적으로 연구자의 판단기준이라고 앞서 설명한 바 있다. 그러나 '20번 중에서 1번 미만 정도(<5%)' 로 나타나는 경우를 '드물게 일어나는 것' 이라고 판단하는데 대부분의 통계학자들은 동의하고 있다. 이를 뒤집어 말하면, 평소의 출현빈도가 '20번 중에서 1번 이상' 에 해당하면 이는 '흔하게 일어나는 것' 이라고 판단한다.

우리나라 옛날 속담에 '오다가다 옷깃만 스쳐도 인연' 이라는 말이 있다. 사람의 왕래가 많지 않았던 옛날에는 오다가다 우연히 옷깃을 스치는 경우가 매우 드물었기 때문에 옷깃을 스치는 일이 생긴 것은 무슨 연유, 즉 인연이 있어서라고 생각한 것이다. 그러나 요즈음에는 옷깃 스치는 일이 무슨 이유가 있어서 일어난 것이라고 생각하는 사람은 없다. 너무 흔하게 일어나는 경험이기 때문이다.

구간추정으로 얻어지는 구간을 '신뢰구간(confidence interval, CI)' 이라고 부른다. 표본통계량의 출현확률이 5% 이상 되는 모든 모집단 상황을 가상해 보면, 표본통계량(예를 들어 표본평균)과 동일한 모평균을 가진 모집단은 물론 해당될 것이고, 표본통계량보다 작은 모평균 모집단에서부터 표본통계량보다 큰 모평균 모집단까지의 일정 범위가 될 것으로 예측할 수 있다. 이렇게 얻어진 구간을 '95% 신뢰구간' 이라고 하는데, 다음 절에서 자세히 다루게 된다. 출현확률이 가장 높게 나오는 모집단은 표본통계량과 동일한 모평균을 가진 모집단이 된다. 이러한 모집단의 모수를 추정하는 것을 점 추정(point estimation)이라고 한다.

가설검정은 연구자가 표본의 출처라고 미리 가상한 모집단을 설정(이를 잠정적으로 '연구자 가설' 이라 하자)하여 그 모집단이 표본의 출처임을 출현확률을 근거로 논리적으로 판단하는 것이다. 그런데, 가설검정의 논리적 판정에 있어 매우 주의해야 할 사항이 있다. 즉, '연구자 가설' 에서 표본의 출현확률이 5% 이상이라는 결과만을 근거로 그 모집단이 표본의 출처라고 판정할 수가 없다는 것이다. 왜냐하면 연구자 가설의 모집단과는 반대되는 상황의 모집단(이를 잠정적으로 '반대되는 가설' 이라 하자)에서도 표본이 출현했을 수 있는데, 만약 이 모집단에서의 출현확률도 5% 이상이라면 서로 상반되는 두 모집단이 모두 표본의 출처라고 하는 논리적 모순에 빠지게 되기 때문이다. 그리하여 가설검정에서는 '연구자 가설' 에서의 출현확률과 함께 '반대되는 가설' 에서의 출현확률도 산출하여 논리적 판정의 근거로 하여야 한다.

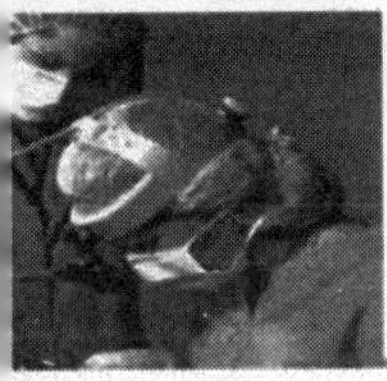

한편, '연구자 가설' 은 표본조사를 통해 얻은 표본통계량을 보고 연구자가 가장 그럴싸한 모집단 상황을 표본의 출처로 설정한 것이기 때문에 그 출현확률은 언제나 5% 이상으로 산출된다. 그러므로 가설검정에서 실제 산출하는 출현확률은 '반대되는 가설' 에서의 출현확률이다. 그 확률이 5% 이상으로 나오면 연구자 가설이 표본의 출처라고 주장할 수 없어 '무효화(nullifying)' 되고, 5% 미만으로 나오면 '연구자 가설' 이 표본의 출처라고 주장하는 것이 옳다고 판정할 수 있다. 가설검정에 대하여는 제3절에서 자세하게 다루게 된다.

2. 구간추정과 신뢰구간

앞서 제4장 제3절 표본 확률분포에서는 미리 정해진 모집단의 모수에서 표본을 추출하였을 때 표본통계량들의 분포를 다루었는데, 이번에는 그 반대 방향으로 추론을 해 가는 것으로 특정 표본통계량의 출처라고 인정되는 모집단 모수를 추정하는 것이 구간추정이다.

예 5.4

'정규분포' 라는 이름을 가진 마을의 중심부에 학생 수가 100명인 'μ' 라는 초등학교가 위치하고 있다. 그런데 초등학교를 중심으로 반경이 '1.96σ' 인 원을 그리면 학생 95명의 집은 원 안에, 나머지 5명의 집은 원 밖에 있게 된다. 따라서 우리는 "μ라는 초등학교를 중심으로 학생의 집 95%를 함유하는 원의 반경이 1.96σ이다" 라는 표현을 할 수가 있다. 즉, 초등학교에서 바라보아 왼쪽을 (−)로 오른쪽을 (+)로 정의하면 [초등학교 -1.96σ, 초등학교 $+ 1.96\sigma$]라는 범위를 생각할 수 있고, 초등학교를 중심으로 360도 회전한다고 할 때 이러한 범위의 직경이 만들게 될 원 안에는 학생들 집의 95%가 위치한다. 그림 5.1은 이러한 사실을 나타내 주고 있는데, A, B로 표시한 것은 각각 원 안에 들어오는 95%와 원 밖에 위치한 5%에 해당하는 학생의 집을 대표한다.

오랜 시간이 흘러 학생들은 어른이 되고 사회적 지위도 갖추게 되었다. 매번 정기적인 동창회 모임을 갖던 이들 100명의 (과거) 학생들은 자기들이 공부했던 μ 초등학교에 무언가 좋은 일을 하기로 하고 그 사업의 일환으로 기념비를 세우고자 했다. 그리하여 타지에 나가있던 이들이 기념비를 세우기 위해 고향인 '정규분포' 마을에 돌아왔는데, 공교롭게도 옛날에 살던 집들은 모두 그대로 있었지만 μ 초등학교는 없어지고 그 흔적조차 찾을 수 없었다.

이러한 상황에서 이들은 초등학교 μ를 중심으로 반경 1.96σ인 원 안에 95% 학생의 집이 포함되었던 것을 기억해 내었다. 따라서 비록 완벽하지는 않더라도 남아있는 학생들의 집에서 각각 반경이 1.96σ인 원을 그린다면 그것으로 어디쯤인가 μ 초등학교의 위치를 추정할 수가 있을 것으로 생각하였다.

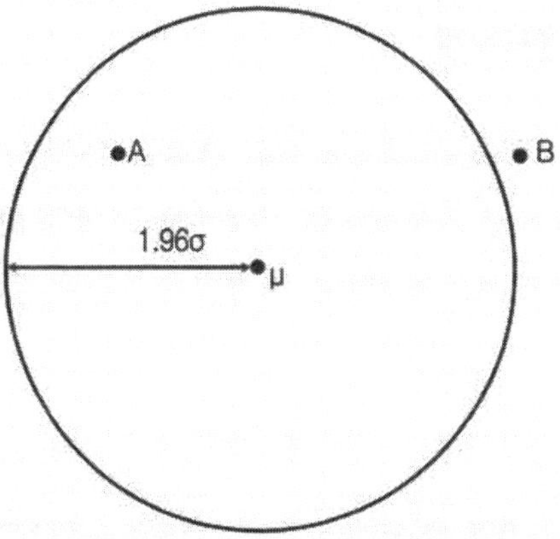

그림 5.1. 초등학교를 중심으로 그린 반경

그림 5.2는 학생들의 집에서 각각 반경이 1.96σ인 원을 그린 형상을 표시한 것이다. 이때 A라는 학생의 집을 중심으로 반경 1.96σ인 원을 그렸다면 이 원은 초등학교 μ를 포함할 것이다. 그러나 B 학생의 집을 중심으로 그린 반경 1.96σ 원은 초등학교 μ를 포함하지 않게 된다. 결국 이러한 과정을 반복하면, 전체 학생 각각의 집을 중심으로 그린 반경 1.96σ인 원들 중 95%의 원 안에는 초등학교 μ가 포함될 것이고 나머지 5%에서는 포함되지 않을 것이라고 기대할 수 있다. 각 집에서 바라보아 왼편을 (−)로 오른쪽을 (+)로 정의하면, [각 학생의 집-1.96σ, 각 학생의 집$+1.96\sigma$] 이라는 범위가 만들게 될 원의 95%는 초등학교를 포함하고, 나머지 5%는 포함하지 않게 된다. 이렇게 "'구간추정' 의 95%가 모수를 포함하게 되는 구간"을 95% 신뢰구간이라고 하며 이는 표본통계량의 출현확률이 5% 이상이 되는 모수의 구간과 동일하다.

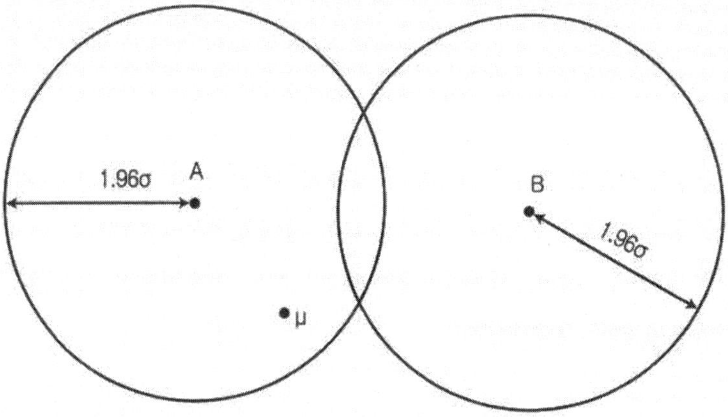

그림 5.2. 각 학생들의 집을 중심으로 그린 반경

위 예에서 각 학생의 집이란 바로 표본통계량 X_i를 의미한다. 이제 확률변수 X가 모평균 μ, 모표준편차 σ인 정규분포를 한다고 가정했을 때 모평균을 중심으로 자료의 95%를 함유하는 구간을 구해 보자. $Z=(X-\mu)/\sigma$를 X에 대해 정리하면 $X=\mu+Z\sigma$를 얻는다. 따라서 하한값 X_l과 상한값 X_u로 이루어진 구간 $[X_l, X_u]$이 평균을 중심으로 자료의 95%를 함유한다는 말은, 바꾸어서 $Z>1.96$ 또는 $Z<-1.96$에 해당하는 X_i의 출현확률은 5% 미만이 된다는 것을 의미하기도 한다. 요컨대 $[X_i-1.96\sigma, X_i+1.96\sigma]$로 구한 구간이 95% 신뢰수준에서 모평균 μ를 포함하는 함유구간이 된다. 이제 예 5.5를 통해 구체적으로 어떻게 신뢰구간이 결정될 수 있는지 알아보기로 하자.

예 5.5

정규분포를 하는 확률변수 X에 대해 $\mu=6$, $\sigma=2$이라고 하자. 이러한 모집단에서 임의로 자료의 실측치 X_i를 하나 택하여 모평균에 대한 95% 신뢰구간을 구하면, X_i에 따라 표 5.1을 얻을 수 있다.

표 5.1 X_i로부터 구한, 모평균에 대한 95% 신뢰구간

X_i	95% 신뢰구간*	모평균($\mu=6$)의 포함여부
10.2	[6.28, 14.12]	포함하지 않음
9.7	[5.78, 13,62]	포 함
8.2	[4.28, 12.12]	포 함
7.1	[3.18, 11.02]	포 함
6.3	[2.38, 10.22]	포 함
5.4	[1.48, 9.32]	포 함
4.6	[0.68, 8.52]	포 함
3.5	[−0.42, 7.42]	포 함
2.7	[−1.22, 6.22]	포 함
1.8	[−2.12, 5.72]	포함하지 않음

* : $[X_i-(1.96)(2), X_i+(1.96)(2)]$

표 5.1은 10개의 X_i값을 이용하여 모평균에 대한 95% 신뢰구간을 구한 것으로서, 8개의 X_i로부터 구한 신뢰구간은 모평균인 $\mu=6$을 포함하고, 나머지 2개로부터 구한 신뢰구간은 모평균을 포함하지 않았다. 그런데 이 2개 값들은 모평균을 중심으로 자료의 95%를

포함하는 함유구간인 $[X_l, X_u]=[\mu-1.96\sigma, \mu+1.96\sigma]=[2.08, 9.92]$의 밖에 위치하는 실측값들로, 예 5.4 및 그림 5.1에서 학생 B의 집으로 대표되는 '원 밖의 5%' 와 개념적으로 동일하다. 즉, 2.08보다 작거나 9.92보다 큰 실측치로부터 구한, 모평균에 대한 95% 신뢰구간은 모평균인 6을 포함하지 않게 된다. 표 5.1에서는 10개의 실측치 X_i로부터 구한, 모평균에 대한 95% 신뢰구간 중 8개만이 모평균을 포함하고 있다. 그러나 만일 우리가 실측치로부터 95% 신뢰구간을 구하는 작업을 전 자료에 대해 반복한다고 하면, 결국 95%에서 이렇게 구한 신뢰구간이 모평균을 포함하고 나머지 5%에서는 포함하지 않을 것이라고 기대할 수 있다.

많은 통계학의 입문자들은 모평균과 모표준편차로부터 구한 구간 $[\mu-1.96\sigma, \mu+1.96\sigma]$이 평균을 중심으로 자료의 95%를 포함하는 함유구간이 된다는 사실은 별다른 저항감 없이 쉽게 받아들인다. 그러나 $[X_i-1.96\sigma, X_i+1.96\sigma]$이 95% 신뢰수준에서 구한 모평균에 대한 신뢰구간이라는 것을 잘 이해하지 못하며, 그 의미를 오해하거나 또는 다분히 이해가 어려울 것이라는 정도의 신비감만을 갖고 있음을 보게 된다. 이상의 논의를 요약하면 함유구간의 일종인 신뢰구간의 의미를 다음 지침들과 같이 정리할 수 있다. 이러한 지침은 모평균에 대한 신뢰구간의 경우를 예로 들어 설명하고 있지만, 기본 논지는 어떠한 모수의 구간추정에 대해서도 유효한 것임을 명심하기 바란다.

지침 1

모평균에 대한 95% 신뢰구간은, 이러한 구간추정의 방법을 무한히 반복하였을 때 구해진 신뢰구간의 95%에서 모평균을 포함하게 될 것이라는 의미이다.

많은 통계학 입문자들이 모평균에 대한 95% 신뢰구간의 의미를 '이러한 신뢰구간이 모평균을 포함할 확률이 95%' 라는 식으로 이해하고 있는데, 이는 분명히 신뢰구간에 대한 잘못된 이해에서 비롯된 것이다. 특정의 실측값으로부터 구해진 모평균에 대한 95% 신뢰구간이 모평균을 포함할 확률은 0 아니면 1이다. 즉, 포함하든가 포함하지 않든가 두 가지 경우만 있을 뿐이지 그 중간의 경우란 가능하지 않다. 요컨대 이러한 구간추정의 방법을 이용하여 무한히 신뢰구간을 구했을 때 이들의 95%가 모수를 포함한다는 의미이다. 이는 마치 반복시행의 상대도수로 표시된 경험적 확률이나 이의 수렴치인 선험적 확률을 이용하여 단 1회의 시행에서 해당사건이 일어날 확률을 정의하려는 것과 같다. 요컨대 반복하여 구간추정을 했을 때 이러한 신뢰구간이 모수를 포함하는 상대도수 또는 이의 수렴치로써, 즉 단 하나의 실측값으로부터 구한 신뢰구간의 신뢰수준을 삼겠다는 의미이다. 따라서 하나의 실측치로부터 모수에 대한 95% 신뢰구간을 구했을 때, "이 구간이 모수를 포함할 것을 95% 신뢰할 수 있다"라는 표현은 정당하다.

지침 2

모평균에 대한 임의의 신뢰구간이 어느 정도 크기의 범위를 가질 것인가는 전적으로 표준화된 확률변수 Z 값과 모표준편차에 의해 결정된다. Z가 클수록, 그리고 σ가 클수록 신뢰구간의 범위는 커진다.

정규분포를 하는 모집단의 임의의 모수에 대하여 실측치 X_i로부터 구한, 모평균에 대한 신뢰구간은 $[X_i-Z\sigma, X_i+Z\sigma]$와 같이 표시 할 수 있다. 따라서 신뢰구간의 범위는 $(X_i+Z\sigma)-(X_i-Z\sigma)=2Z\sigma$가 된다. 여기에서 Z는 우리가 신뢰수준을 몇 %로 할 것인가에 따라 결정되며, 만일 95% 신뢰수준을 구한다면 Z=1.96이 됨은 이미 언급하였다. 그러나 95%라는 신뢰수준은 고정된 것이 아니며 만일 신뢰수준을 99%로 한다면 Z=2.576으로 커질 것이다. 즉, 신뢰수준을 높이고자 하면 신뢰구간의 범위는 커지게 되며, 이것은 모수를 포함할 구간의 범위를 더 광범위하게 설정했다는 뜻이다. 추정이라는 측면에서 보면 신뢰구간의 범위가 좁을수록 잘 된 추정이다. 예를 들어 100% 신뢰구간이 $[-\infty, +\infty]$라는 것은, 비록 이러한 구간이 모수를 포함할 것으로 '100%' 신뢰할 수 있지만 결코 잘 된 추정이라고 보기 어렵다. 따라서 신뢰수준을 적당한 선에서 선택하여 비교적 좁은 범위를 갖는 신뢰구간을 추정하는 것이 필요하며, 신뢰구간의 범위와 신뢰수준 사이에는 '하나가 좋아지면 다른 하나는 나빠지는 관계(trade-off)' 가 존재한다. 이 때 신뢰구간의 범위가 좁을수록 '정밀한 추정(precise estimation)' 이라고 말한다. 보통은 95%나 90%로 신뢰수준을 결정하며 드물게 신뢰수준을 99%로 하기도 한다.

모평균에 대한 신뢰구간의 범위를 결정하는 또 다른 요소는 모표준편차 σ인데, Z와 마찬가지로 σ가 커질수록 신뢰구간의 범위가 커지게 된다. 따라서 신뢰구간의 범위를 결정하는 '$Z\sigma$'는 구간추정에서 매우 중요한 의미를 갖는다. 보통 $Z\sigma$를 오차한계(margin of error)라고 부르며, 이것은 측정치를 중심으로 각각 작은 쪽과 큰 쪽으로 같은 범위를 갖게 되기 때문에 신뢰구간을 '표본통계량$\pm Z\sigma$'와 같이 표시하기도 한다. 이 때 신뢰수준과 오차한계를 함께 표현한 것을 신뢰문(信賴文)이라고 부른다. "모평균에 대한 95% 신뢰구간은 표본통계량 $\pm$ 1.96σ이다"는 신뢰문의 좋은 예이다.

1) 모평균의 추정

모평균을 추정해 내는 추정통계량은 표본평균 외에도 여러 가지가 있을 수 있지만, 일반적으로 가장 많이 이용되는 것은 표본평균이다. 특히 표본평균은 정규모집단인 경우에 모평균에 대한 가장 좋은 추정통계량임은 이미 설명한 바 있다. 표본평균을 모평균에 대한 추정통계량으로 결정했다면 다음으로는 신뢰수준을 결정하여 신뢰구간을 추정해야 한다. 만일 모집단이 정규분포를 하거나 표본의 크기 n이 충분히 크다면 중심극한정리에 의해 표본평균은 모평균을 평균, 모표준편차를 $\sqrt{n}$으로 나눈 값($=\sigma/\sqrt{n}$)을 표준편차로 하는 정규분포를 하게 될 것이다. 우리는 앞에서 모수에 대한 95% 신뢰구간이 [실측치$-$1.96σ, 실측치$+$1.96σ]로 주어지는 것을 배웠다. 임의의 표본에서 얻어진 표본통계량인 표본평균으로부터 모수인 모평균을 추정한다는 것은, 임의의 실측치로부터 모수를 추정한다는 것과 하나도 다르지 않다. 따라서 표본평균이 정규분포 또는 근사적으로 정규분포를 한다면, 우리는 구간 [표본평균$-1.96\sigma/\sqrt{n}$, 표본평균$+1.96\sigma/\sqrt{n}$]이 표본평균으로부터 구한, 모평균에 대한 95% 신뢰구간이라고 말할 수 있다. 표본평균을 이용하여 모평균의 신뢰구간을 추정할 때 사용하는 ($\sigma/\sqrt{n}$)을 특별히 표준오차(standard error) 또는 평균의 표준오차(standard error of mean, *SEM*)라고 부른다.

$\bar{X}\pm1.96\sigma/\sqrt{n}$이 표본평균으로부터 구한, 모평균에 대한 95% 신뢰구간이라는 것은, 크기가 n인 표본을 무한히 반복 추출하여 이들 각각의 표본에서 X_i(단, $i\geq1$)라는 표본평균을 얻었을 때, [$\bar{X}_i-1.96\sigma/\sqrt{n}$, $\bar{X}_i+1.96\sigma/\sqrt{n}$]로 구한 신뢰구간의 95%가 모평균 μ를 포함한다는 의미이다. 이를 뒤집어 말한다면, 이 구간에 있는 모집단(모수가 μ와 σ인)에서 표본평균 $\bar{X}$의 출현빈도는 5% 이상 된다고 할 수 있다. 이 때 95% 신뢰수준에서의 오차한계는 $1.96\sigma/\sqrt{n}$이 된다. 일반적으로 σ는 어떤 고정된 상수이므로 동일한 신뢰수준에서 오차한계는 n이 커질수록 감소함을 알 수 있다. 즉, 표본의 크기가 커지면 동일한 신뢰수준에서 신뢰구간의 범위가 감소하게 되며, 이는 보다 정밀한 추정이 가능하다는 의미이다.

또한 이것은 같은 모수 μ를 추정함에 있어 개개의 표본 실측치 X_i보다는 표본통계량 $\bar{X}$을 이용함이 신뢰구간의 범위가 좁아지므로 더 좋은 추정통계량이 된다는 것도 말해주고 있다. 즉, 95% 신뢰수준에서 실측치 X_i를 이용할 때의 오차한계는 1.96σ이고, 표본평균 $\bar{X}$을 이용할 때의 오차한계는 $1.96\sigma/\sqrt{n}$이다. 분명히 $1.96\sigma > 1.96\sigma/\sqrt{n}$이므로 $\bar{X}$을 이용하여 구한 신뢰구간의 범위가 더 좁다.

그림 5.3에서와 같이 표준정규분포의 확률곡선에서 평균 0을 중심으로 $P(-Z_{\alpha/2} \le Z \le Z_{\alpha/2}) = 1-\alpha$를 만족하는 $Z_{\alpha/2}$가 있으면 $P(Z \ge Z_{\alpha/2}) = \alpha/2$라는 사실을 확인할 수 있다. 예를 들어 $\alpha=0.05$이면 구간 $[\mu - Z_{0.025}\sigma, \mu + Z_{0.025}\sigma]$ 가 자료의 100 × (1−0.05), 즉 95% 함유구간이 된다. 표준정규분포는 0을 중심으로 좌우대칭인 분포이므로 $|-Z_{0.025}| = Z_{0.025}$가 되고, $-Z_{0.025} = Z_{0.0975}$임을 확인하기 바란다. 이때 $1-\alpha$를 내부확률(interior probabilities), α를 외부확률(exterior probabilities)이라고 부른다.[3] 이러한 기호를 사용하면, 표본의 크기 n이 클 때 표본평균 $\bar{X}$는 모평균의 추정통계량이 되고, 구간 $[\bar{X} - (Z_{\alpha/2})(\sigma/\sqrt{n}), \bar{X} + (Z_{\alpha/2})(\sigma/\sqrt{n})]$은 100 $(1-\alpha)$% 신뢰수준에서 추정한 모평균의 신뢰구간이 된다.

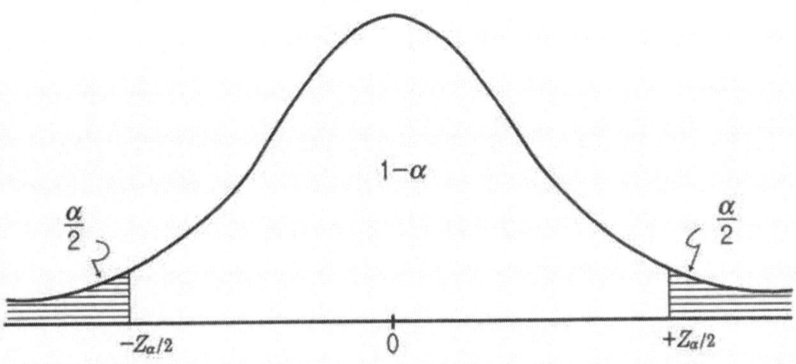

그림 5.3 $Pr(Z \ge Z_{\alpha/2}) = \alpha/2$

지금까지 신뢰구간 추정은 모표준편차 σ를 알고 있다는 전제로부터 출발한 것이다. 그러나 대개의 경우 모표준편차인 σ의 값을 모르기 때문에 모수의 표준편차를 사전에 가정하여야 신뢰구간 추정이 가능하다. 독자들은 표본분산들의 분포가 카이제곱 분포를 하며 그 평균은 모분산이라는 것을 기억할 것이다. 따라서 모표준편차를 모르는 경우 표본에

3) 외부확률은 통계적 추론, 특히 가설검정에서 매우 중요한 의미를 갖는다.

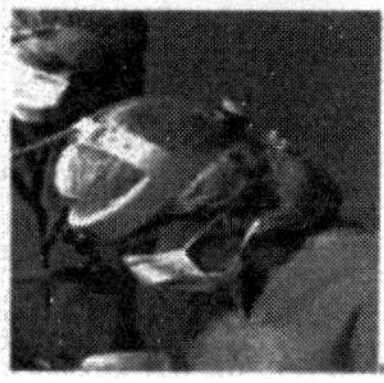

서 얻어진 표본표준편차인 S를 σ의 추정통계량으로 이용할 수 있으며 따라서 평균에 대한 표준오차의 추정통계량은 $S/\sqrt{n}$가 된다. 우리는 σ를 S로 대치할 경우 $\bar{X}$의 분포는 자유도 $n-1$인 t 분포를 하게 되며, t 분포는 표준정규분포와 매우 유사한 분포임을 알고 있다. 따라서 모표준편차 σ를 모를 때, Z는 t로 대체되고, $\sigma/\sqrt{n}$는 $S/\sqrt{n}$으로 대체되어 사용한다. 그리하여 구간 $[\bar{X}-t_{n-1}(\alpha/2)(S/\sqrt{n}),\ \bar{X}+t_{n-1}(\alpha/2)(S/\sqrt{n})]$은 $100(1-\alpha)\%$ 신뢰수준에서 추정한 모평균의 신뢰구간이 될 것이다. $t_{n-1}(\alpha/2)$은 자유도가 $n-1$인 t 분포의 확률곡선에서 $P(T\geq t)=\alpha/2$를 만족하는 t의 값이다.

한편 n이 커지면 t 분포는 표준정규분포에 수렴한다. 따라서 표본의 크기인 n이 충분히 크다면($n\geq 30$), $t_{n-1}(\alpha/2)$을 $Z_{\alpha/2}$로 대신하여 신뢰구간을 구한다고 해도 큰 차이가 나지 않게 된다. 표 5.2에 이러한 사실들을 정리하였는데, 독자들은 구체적으로 어떤 방법을 이용하여 신뢰구간을 추정해야 할 것인지로 고민하거나 표 5.2를 외우기 위해 시간을 투자하지 않기 바란다. 중요한 것은 표본분포를 이용하여 모수추정이 가능하다는 사실이며, 신뢰구간이 갖고 있는 의미이다.

표 5.2 $100(1-\alpha)\%$ 신뢰수준에서 구한 모평균의 신뢰구간

1. 모평균편차를 알 때
   $[\bar{X}-(Z_{\alpha/2})(\sigma/\sqrt{n}),\ \bar{X}+(Z_{\alpha/2})(\sigma/\sqrt{n})]$
2. 모표준편차 σ를 모르고, n이 클 때($n\geq 30$)
   $[\bar{X}-(Z_{\alpha/2})(S/\sqrt{n}),\ \bar{X}+(Z_{\alpha/2})(S/\sqrt{n})]$
3. 모표준편차 σ를 모르고, n이 작을 때($n\leq 30$)
   $[\bar{X}-t_{n-1}(\alpha/2)(S/\sqrt{n}),\ \bar{X}+t_{n-1}(\alpha/2)(S/\sqrt{n})]$

* $\bar{X}$: 표본평균 n: 표본의 크기
$s=\sqrt{\Sigma(X_i-\bar{X})^2/(n-1)}$

예 5.6

성인 남자의 이완기 혈압(mmHg)의 평균을 알기 위해서 100명으로 구성된 단순무작위표본을 추출한 결과 $\bar{X}=84$, $S=15$를 얻었다. 이제 이러한 결과로부터 성인 남자의 이완기 혈압평균에 대한 95% 신뢰구간을 구해 보자.

n이 크므로 표 5.2의 두 번째 방법을 이용하여 신뢰구간을 추정할 수 있다. $Z_{\alpha/2}=Z_{0.025}=1.96$이고, 표준오차는 $S/\sqrt{n}=15/\sqrt{100}=1.5$가 된다. 따라서 신뢰구간의 하한값은 84−(1.96)(1.5)=81.06, 상한값은 84+(1.96)(1.5)=86.94로 원하는 신뢰구간은 [81.06, 86.94]이고, 신뢰구간의 범위는 86.94−81.06=5.88이다. 만일 동일한 결과를 표본의 크기가 10인 단순 무작위표본에서 얻었다면 어떻게 될 것인가? 이때는 표 5.2의 세 번째 방법을 이용하여 신뢰구간을 추정해야 하는데, 부록 F에서 $t_9(0.025)=2.262$이고, 표준오차는 $15/\sqrt{10}=4.74$이다. 따라서 95% 신뢰구간의 하한값은 84−(2.262)(4.74)=73.28, 상한값은 84+(2.262) (4.74)=94.72로 그 구간은[73.28, 94.72]이고, 신뢰구간의 범위는 94.72−73.28=21.44로 증가한다.

한편 10명에서 얻은 결과에 대해 표 5.2의 두 번째 방법을 적용하여 신뢰구간을 산출해 보자. 즉, $n=10$일 때 $t_9(0.025)$ 대신 $Z_{0.025}$를 이용하면 신뢰구간은 [74.71, 93.29]와 같이 주어지며 신뢰구간의 범위는 18.58이 된다. 즉, 세 번째 방법을 이용하여 구한 신뢰구간의 범위는 두 번째 방법을 이용하여 구한 신뢰구간의 100×(21.44/18.58)=115%로 약 15%가 늘게 되는데, 일반적으로 표 5.2의 둘째 방법이나 셋째 방법을 이용하여 구한 신뢰구간의 범위는 큰 차이를 나타내지 않는다. 독자들은 모평균의 신뢰구간을 구할 때 표준정규분포를 이용하든가 아니면 t 분포를 이용하든가 별 차이가 없다는 것에 주목하기 바란다. 오히려 중요한 것은 표본의 크기이다. 예 5.6에서 동일한 표본평균, 표본표준편차를 얻었다고 해도 표본의 크기에 따라 신뢰구간의 범위가 매우 달라진 것은 이러한 사실을 잘 나타내고 있다.

2) 모분율의 추정

예 5.7

다음은 1991년 9월 30일자 조선일보에 게재된 기사 내용을 발췌한 것이다. 『한국갤럽조사연구소는 '한국과 세계 청소년의 의식' 이라는 조사보고서에서 지난 88년 전국(제주도 제외)의 청소년 1천 2백 명을 대상으로 가정생활 만족도를 설문조사한 결과, 한국청소년들의 가정생활에 대한 만족도는 70.8%로 세계에서 가장 낮은 수준이라고 보고하였다.』

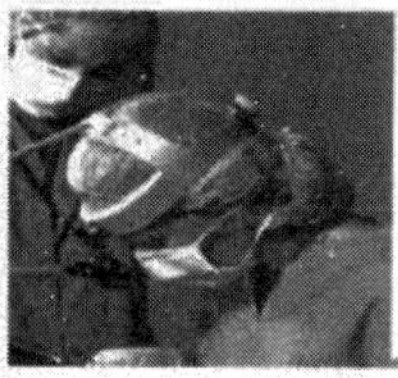

위 내용을 다시 요약하면, 1,200명으로 구성된 표본을 조사하여 70.8%라는 표본통계량을 얻었으며 이것으로 한국청소년 전체라고 하는 모집단의 특성치, 즉 모수로 삼겠다는 의미이다. 이는 점 추정의 한 예가 되며, 특별히 어떤 속성의 점유율을 추정하는 것이기 때문에 점유율 추정이라고 부른다.

1,200명의 표본에서 표본통계량이 70.8%로 나왔지만 실제 모수, 즉 우리나라 전체 청소년의 가정생활 만족도는 이보다 낮을 수 있으며, 반대로 높은 값일 수도 있다. 우리나라 전체 청소년의 가정생활 만족도를 추정하는데, 95% 신뢰구간을 구하기로 하자. 표본통계량 70.8%가 출현할 확률이 5% 이상 되는 모수의 범위를 구하면 그것이 95% 신뢰구간이 된다. 구체적으로는 제4장 제3절의 표본분율의 확률분포를 이용하여 구할 수 있다.

모집단의 모분율이 π일 때, 크기가 n인 표본에서 '표본분율 $p(=X/n)$' 들의 분포는 이항분포를 따르는데 n이 크면 평균이 π이고 표준편차가 $\sqrt{\pi(1-\pi)/n}$ 인 정규분포와 유사하다. 따라서 앞 절에 기술한 모평균 추정과 같은 방식으로 신뢰구간을 추정할 수 있다. 즉, n이 크다고 할 때 $100(1-\alpha)\%$ 신뢰수준에서 모분율의 신뢰구간을 구하면,

$$\left[\frac{X}{n} - Z_{\alpha/2}\sqrt{\pi(1-\pi)/n},\ \frac{X}{n} + Z_{\alpha/2}\sqrt{\pi(1-\pi)/n}\right]$$

이 됨을 알 수 있다.

이 경우에도 문제는 표준오차인 $\sqrt{\pi(1-\pi)/n}$의 계산에 필요한 모분율 π를 우리가 모른다는 데 있다. 따라서 우리는 표본에서 구한 p로 π를 대치하여 신뢰구간을 구할 수밖에 없으며, 이 때 흔히 p를 $\hat{p}$로 표시한다. 표 5.3은 n이 충분히 클 때($n \geq 30$), 표본분율로부터 모분율의 신뢰구간을 추정하는 간편한 방법을 정리한 것이다. 그러나 이 방법은 표본분율이 0.3~0.7 정도일 때 적용할 수 있고, p가 0.3보다 작거나 0.7보다 큰 경우에서는 다른 방법을 사용해야 한다.

표 5.3 $100(1-\alpha)\%$ 신뢰수준에서 구한 모분율의 신뢰구간

표본에서 구한 표본분율을 $\hat{p}$라고 하면 모분율 π에 대한 $100(1-\alpha)\%$ 신뢰구간은 다음과 같이 간편식으로 구한다(단, $\hat{p}$가 0.3~0.7일 경우).

$$\left[\hat{p} - Z_{\alpha/2}\sqrt{\frac{\hat{p}\hat{q}}{n}},\ \hat{p} + Z_{\alpha/2}\sqrt{\frac{\hat{p}\hat{q}}{n}}\right]$$

* $\hat{q} = 1 - \hat{p}$

표본분율의 범위에 무관하게 모분율을 추정하는 방법이 있다. 표본분율의 분포가 정규분포를 유사하게 따르기 때문에 다음과 같이 표준정규분포인 Z 분포나 카이제곱 분포를 이용하여 모분율을 추정하는 방법이다. 즉, 식 5.1을 적용할 수 있는데, 모분율 π를 미지수로 놓고 2차방정식의 근을 푸는 방법이 가능하다.

$$\chi^2 = (\hat{p} - \pi)^2 / [\,\pi(1 - \pi)/n] \quad \cdots\cdots\cdots\cdots\cdots\cdots \text{(식 5.1)}$$

이 방법에서는 표준오차인 $\sqrt{\pi(1-\pi)/n}$가 모분율 π의 함수이기 때문에 앞에서와 같이 표본에서 얻은 표준오차를 사용할 필요는 없다. 극단적인 예로서 $\hat{p}$=0/10인 경우를 생각해 보자. 표 5.3에서와 같은 방법으로 산출한 95% 신뢰구간은 [0, 0]이다. 이는 명백하게 잘못된 추정이다. 왜냐하면, 예를 들어 π=0.1, 0.2, 또는 0.3인 모집단에서 표본분율 $\hat{p}$=0의 출현은 얼마든지 가능하며 그 출현확률이 5% 이상일 수도 있기 때문이다. 신뢰구간의 하한값이 0인 것은 틀림없으나 상한값은 0이 아닌 값이 될 수 있음이 당연하다. 식 5.1의 방식에 의하여 카이제곱 값이 3.84가 되는 π 값이 95% 신뢰구간의 하한값과 상한값이 되는데, 그 결과는 [0, 0.277]이다.

예 5.7로 돌아가, $\hat{p}$=0.708로부터 추정한 모평균의 95% 신뢰구간은 표 5.3의 방법에 의하면 [0.682, 0.734]이고, 식 5.1의 방법에 의하면 [0.682, 0.733]으로 거의 동일하다.

예 5.8

예 5.7에 제시한 기사 내용을 다시 참조하면 해당 기사에 신뢰수준과 오차한계가 빠져있음을 쉽게 발견할 것이다. $\hat{p}$=0.708이므로 95% 신뢰수준에서 오차한계는 $1.96\sqrt{0.708(1-0.708)/1200}=0.026$, 즉 2.6%로 산출된다. 따라서 이 기사를 고쳐 쓴다면, "한국 청소년들의 가정생활에 대한 만족도는 95% 신뢰수준에서 70.8±2.6%이다"와 같은 신뢰문이 있어야 할 것이다.

3) 모분산의 추정

제4장의 예 4.13에서 표본에서 구한 표본분산 $S^2(=S_x^2)$의 평균, 즉 기댓값이 모분산과 일

치하는 것을 실제 계산을 통해 확인할 수 있었다. 즉, 표본분산은 모분산에 대한 불편추정통계량이 된다. 다른 모수의 추정과 마찬가지로 모분산도 신뢰구간을 구하기 위해서는 추정통계량(여기에서는 표본분산)의 표본분포를 알아야 한다. 우리는 이미 앞에서 표본분산에 관계되는 표본분포인 카이제곱분포를 배운 바 있다. 확률변수 V는 $\frac{(n-1)S^2}{\sigma^2}$과 같고 이는 자유도가 $n-1$인 카이제곱분포를 하게 된다. 이제 자유도가 $n-1$인 카이제곱분포를 이용하여 $100(1-\alpha)\%$ 신뢰수준에서 σ^2에 대한 신뢰구간을 추정한다고 가정해 보자. 우리의 출발점은 다른 통계적 추론들과 마찬가지로 경험적 사실인 표본이 되어야 할 것이다. 즉, S^2를 통해 σ^2의 신뢰구간을 추정하려는 것이므로 확률변수 V를 σ^2에 대해 정리하면, 식 5.2와 같다(식 4.32와 동일하다).

$$\sigma^2 = \frac{(n-1)S^2}{V} \quad \cdots\cdots\cdots\cdots\cdots\cdots \text{(식 5.2)}$$

그런데 $100(1-\alpha)\%$ 신뢰수준이라는 말은 그림 5.4로부터 함유구간 안에 포함될 자료들의 내부확률이 $1-\alpha$가 되게끔 확률변수 V의 값을 정한다는 것이다. 따라서 그림 5.4로부터 이러한 V의 값은 각각 $x^2_{n-1}(1-\alpha/2)$와 $x^2_{n-1}(\alpha/2)$가 된다.

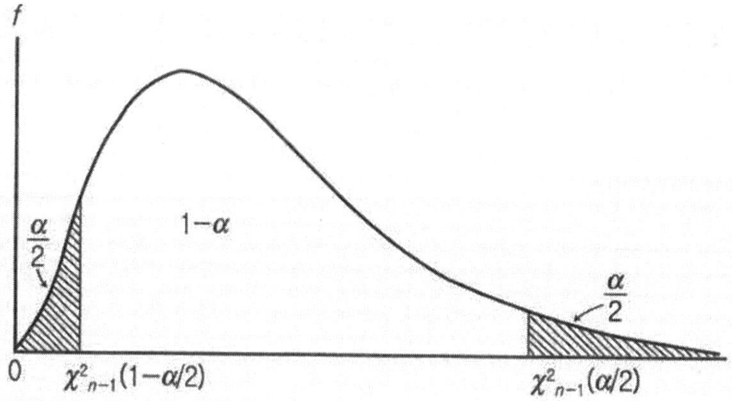

그림 5.4 자유도 $n-1$인 카이제곱분포

일반적으로 카이제곱분포는 표준정규분포나 t 분포와 같이 0을 중심으로 하는 대칭분포가 아니기 때문에, 내부확률을 $(1-\alpha)$로 하는 $x^2_{n-1}(1-\alpha/2)$와 $x^2_{n-1}(\alpha/2)$의 절댓값이 같지 않다. 또한 항상 $V \geq 0$이므로 $x^2_{n-1}(1-\alpha/2) < x^2_{n-1}(\alpha/2)$가 성립한다. 그런데 식 5.2에서 V의 값이 분모에 위치하므로 $100(1-\alpha)\%$ 신뢰수준에서 구한 모분산 신뢰구간의 하한값은

$(n-1)\,S^2/x^2_{n-1}(\alpha/2)$, 상한값은 $(n-1)S^2/\,x^2_{n-1}(1-\alpha/2)$가 되며 이를 정리한 것이 표 5.4이다.

표 5.4 100(1 − α)% 신뢰수준에서 구한 모분산, 모표준편차의 신뢰구간

정규분포를 하는 모집단에서 추출한 크기 n인 표본의 분산을 S^2이라고 하면 모분산 σ^2 및 모표준편차 σ에 대한 $100(1-\alpha)\%$ 신뢰구간은 다음과 같다.

모분산 $\left[\dfrac{(n-1)S^2}{x^2_{n-1}(\alpha/2)},\ \dfrac{(n-1)S^2}{x^2_{n-1}(1-\alpha/2)}\right]$

모표준편차 $\left[\sqrt{\dfrac{(n-1)S^2}{x^2_{n-1}(\alpha/2)}},\ \sqrt{\dfrac{(n-1)S^2}{x^2_{n-1}(1-\alpha/2)}}\right]$

한편 모분산 및 모표준편차에 대한 구간추정은 모평균이나 모분율의 경우와는 달리 모집단이 정규분포를 하지 않을 때에는 표 5.4로 구한 신뢰구간의 타당성이 매우 떨어지는 것으로 알려져 있다.

예 5.9

예 5.6에 제시한 성인남자의 혈압은 정규분포를 한다고 한다. 크기가 100인 표본에서 얻은 표준편차가 $S=15$이므로 $S^2=15^2=225$가 된다. 이제 모분산 및 모표준편차의 95% 신뢰구간을 구해보자. 부록 E에서 $x^2_{99}(0.025)=129.561$, $x^2_{99}(1-0.025)=x^2_{99}(0.975)=74.2219$이므로 모분산의 95% 신뢰구간은

$$\left[\frac{(100-1)(15)^2}{129.561},\ \frac{(100-1)(15)^2}{74.2219}\right]=[171.93,\ 300.11]$$

이다. 따라서 모표준편차의 95% 신뢰구간은

$$[\sqrt{171.93},\ \sqrt{300.11}]=[13.1,\ 17.3]\ \text{이다.}$$

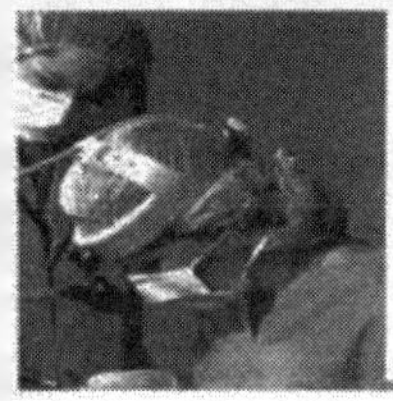

3. 가설검정

표본분포와 추정에 이어서 우리는 이제 통계적 추론의 또 다른 영역인 가설검정의 문제에 한 발 더 다가설 수 있게 되었다. 가설검정이란 연구자가 표본의 출처라고 미리 가상한 모집단을 설정하여 그 모집단이 표본의 출처임을 출현확률을 근거로 논리적인 판단을 하는 제 과정을 말한다.

제1장에서 '친구를 기다리는 상황' 을 예로 들어 사물판단이 이루어지는 과정이나 논리적 근거 등을 이해하고자 하였다. 약속시간보다 30분이 지난 시점에서 과연 친구가 올 것인지 아니면 약속을 깨고 오지 않을 것인지를 결정하기 위해 "친구가 올 것이다"와 그 반대되는 상황인 "친구가 오지 않을 것이다"의 두 가지 예상 또는 추측을 놓고, 어떤 근거에 의해 어느 한 쪽을 택하게 된다는 것을 기억해 주기 바란다. 이상의 과정이 곧 본 절에서 설명하고자 하는 가설검정의 예가된다.

'가설(假設)' 이라는 용어는 일상적인 어법에서 정설(定說)에 반대되는 개념으로 흔히 사용되고 있으나, 여기에서 통계적 가설은 어떤 현상이나 원인 등에 대한 가능한 여러 가지 설명 중에서(즉, 이럴 수도 있고 저럴 수도 있는 설명) 특정인(연구자 또는 가설 주창자)의 입장을 요약 · 정리한 것을 말한다. 우리는 이럴 수도 있고 저럴 수도 있는 현상을 '무작위' 라는 용어로 표현하며, 무작위성은 확률이라는 수리적 형태로 나타낼 수 있음을 배웠다. 그러므로 무작위성을 지니고 있는 통계적 가설을 검정하는 각종 방법 역시 확률이론에 근거하고 있는 것이다.

한편 통계적 가설은 경험적 사실에 해당하는 표본에서부터 출발한다는 통계적 추론의 특성을 그대로 지니게 된다. 따라서 통계적 가설의 타당성 여부를 추론하는 가설검정은 추정과 마찬가지로 표본분포를 바탕으로 한다. 본 절에서는 이러한 가설검정의 원리를 살펴 볼 것인데, 주로 모평균에 대한 검정방법의 하나인 정규분포 검정이나 t 분포 검정을 예로 들어 설명할 것이다. 그러나 이러한 원리가 기타 검정 방법에도 그대로 적용될 수 있음을 물론이다.

통상 정규분포나 t 분포와 같이 이미 알려져 있는 확률분포를 이용하는 통계적 가설검정을 정형적 또는 모수적 검정(parametric test)이라고 부른다. '정형적' 또는 '모수' 라는 말이 의미하듯이 '모집단이 정규분포를 할 때' 등과 같은 전제조건을 붙이게 되며, 이러한 전제조건이 만족되어야만 검정의 타당성을 보장할 수 있다. 한편 정형적 가설검정에 상대되는 개념으로 비모수적 검정(non-parametric test)이 있다. 비모수적 검정은 모집단에 대한 확률분포를 가정하지 않으며, 따라서 분포 무관 검정(distribution-free test)이라고 부르기도 한다. 여기에서 '분포 무관' 이란 의미는 표본통계량의 확률분포가 모집단의 분포와 무관하다는 뜻이지, 결코 통계량의 확률분포를 가정하지 않는다는 것은 아니다. 요컨대 비모수적 검정 역시 여러 통계적 추론과 마찬가지로 표본분포에 의존한다. 이 책에서는 비모수적 검정에 대해 소개하지 않는다. 관심 있는 독자는 'Siegel S, Castellan NJ. Nonparametric statistics for the behavioural sciences, 2nd ed. McGraw-Hill Book Company, New York, 1988' 이나 저자의 '실용의학통계론, 전정판, 서울대학교 출판부, 1996' 을 참조하기 바란다.

이제 가설검정의 문제를 논의하기에 앞서 먼저 통계적 가설에는 어떠한 것들이 있는지 알아보기로 하자.

1) 귀무가설과 대립가설이란 무엇인가?

예 5.10

예 5.2로 돌아가 보자. B 초등학교 1학년 신입생의 평균 신장을 알고 싶어 신입생 중 100명을 단순무작위로 선정하여 신장을 측정한 결과, 산술평균이 132센티미터이었다. 한편 전국 초등학교 신입생의 평균 신장은 125센티미터로 알려져 있다. 이 결과를 놓고 B 초등학교 교장선생님은 B 초등학교 신입생의 평균 신장이 전국 수준보다 크다고 주장하였다.

교장선생님의 주장에 대하여 살펴보자. 100명의 표본에서 얻은 평균 132센티미터는 전국치인 125센티미터와는 다르다는 생각인데, 이를 통계학적으로 풀어 쓴다면, 표본평균 132 센티미터는 모평균 μ가 125센티미터인 모집단에서 나온 것이 아니라는 주장이며, 동시에 표본평균 132센티미터의 출처가 되는 모집단인 B 초등학교 신입생의 신장 모평균은 125센티미터보다 크다는 주장이다. 이를 정리하면 다음과 같다.

주창자 가설

B 초등학교 신입생의 평균 신장은 125센티미터보다 크다. 즉, μ>125

교장선생님의 주장 즉, 주창자 가설이 맞는지 틀리는지를 판단하는 근거로 적절한 것은 무엇인가? 바로 무작위성 확률론을 바탕으로 산출한 표본통계량의 출현확률이 그것이다. 즉, μ>125인 모집단에서 표본평균 132센티미터가 무작위성 원리에 따라 출현하는 빈도를 산출하여 이를 근거로 가설의 옳고 그름을 판단하는 것이다. 예를 들어 그 출현확률이 5% 이상이라면 가설의 내용이 옳다고 인정하는 기준으로 삼는 것이다. 논리적 근거와 판정을 통하여 임의의 가설에 대한 타당성을 인정하여 해당 가설을 받아들이는 것을 채택(acceptance)이라고 하며, 반대로 타당성을 인정할 수 없어 해당가설을 받아들이지 않는 것을 기각(rejection)이라고 한다.

그런데 가설검정의 논리적 판정에 있어 매우 주의해야 할 사항이 있다. 즉, '주창자 가설' 에서 그 출현확률이 5% 이상이라는 결과만을 근거로 그 가설을 채택할 수가 없다는 것이다. 왜냐하면 주창자 가설 내용과는 반대되는 상황의 모집단(이를 잠정적으로 '반대되는 가설' 이라 하자)에서도 이러한 표본이 출현했을 수 있는데, 만약 이 모집단에서의 출현확률도 5%이상이라면 서로 상반되는 두 모집단이 모두 표본의 출처라고 하는 논리적 모순에 빠지게 되기 때문이다. 그리하여 가설검정에서는 '주창자 가설' 에서의 출현확률과 함께 '반대되는 가설' 에서의 출현확률도 산출하여 논리적 판정의 근거로 하여야 한다. 이를 정리하면 다음과 같다.

반대되는 가설

B 초등학교 신입생의 평균 신장은 125센티미터이다. 즉, μ=125

한편, '주창자 가설' 은 표본조사를 통해 얻은 표본통계량을 보고 연구자가 가장 그럴싸한 모집단 상황을 표본의 출처로 설정한 것이기 때문에 그 출현확률은 언제나 5% 이상으로 산출되어 '주창자 가설' 은 항상 채택되는 상황에 놓인다. 그러므로 가설검정에서 실제로 산출하는 출현확률은 '반대되는 가설' 에서의 출현확률이다. 그 확률이 5% 이상으로 나오면 연구자 가설은 실효성을 잃어 '무효화(nullifying)' 되고, 5% 미만으로 나오면 '주창자 가설' 이 옳다고 판정할 수 있다.

'반대되는 가설' 내용에 대한 출현확률이 5% 이상으로 나오기만 하면 '주창자 가설' 은 없었던 주장이라고, 즉 무(無)로 돌아가기 때문에 '반대되는 가설' 을 귀무가설(歸無假說, null hypothesis)이라고 부르며 보통 H_0로 표시한다. 다시 설명하면 귀무가설이 채택되면 '주창자 가설' 은 없었던 주장으로 판정한다는 것이다. 그러나 귀무가설 내용에 대한 출현확률이 5% 미만으로 나와 귀무가설을 채택하지 않고 기각하게 되면 이때는 '주창자 가설' 이 옳다고 채택하게 된다. 그리하여 '주창자 가설' 을 대립가설(alternative hypothesis)이라고 하며, H_1로 표시한다. 귀무가설이 기각되면 대신 채택할 가설이라는 의미이다. 귀무가설을 채택하면서 동시에 대립가설을 채택할 수는 없고 그 역도 성립한다. 대립가설이 참이면서 동시에 귀무가설이 참일 수 없다는 말은 대립가설이라는 사건이 발생할 때 동시에 귀무가설이라는 사건이 발생할 수 없다는 의미로 대립가설과 귀무가설은 상호배반적인 상황이라고 말할 수 있다. 요컨대 가설검정에서 설정하는 가설을 정리하면 다음과 같이 표시할 수 있다.

H_0(귀무가설): $\mu=125$
H_1(대립가설): $\mu>125$

이상의 설명에서 우리는 실제로 검정하고자 하는 첫 번째 가설이 '주창자 가설' 이 아니고 그 반대 상황의 귀무가설이라는 것을 알게 되었다. 이는 논증의 엄밀성을 높이는 방법이기도 하다. 다시 말하여 연구자가 수집한 자료와 근거를 연구자가 주장하고자 하는 내용과 반대되는 상황에 우선적으로 견주어 귀무가설을 검정하고, 귀무가설 상황과는 맞지 않다는 판정, 즉 기각되었을 경우에만 연구자의 주장을 내 세운다는 입장이다.

2) 채택 또는 기각 판정에 따른 통계적 오류

표본에서 얻은 자료로서 모집단 상황에 대한 판정을 하는 통계적 추론은 항상 잘못될 가능성을 갖고 있으며, 이것은 통계적 추론이 귀납논리의 한 변형이라는 사실에 기인한다.

일반적으로 추정의 경우에는 모수추정이 맞든가 아니면 틀리든가 하는 경우만 있다. 즉, 점 추정치가 모수를 정확하게 추정했거나 아니면 틀렸거나 둘 중의 하나이며, 마찬가지로 신뢰구간이 모수를 포함하든가 아니면 포함하지 않든가 둘 중의 하나이다. 따라서 추정에서 발생할 수 있는 오류는 '틀린 추정'의 단 한 가지 밖에 없다. 그러나 가설검정의 경우에는 채택 또는 기각으로 판정하는 가설의 종류가 대립가설 및 귀무가설의 둘이므로 이에 따라 두 가지 종류의 오류가 발생할 수 있다.

또한 귀무가설과 대립가설은 일종의 상호배반적인 상황들이므로 하나의 가설을 채택하면 다른 하나의 가설은 자연히 기각한 것이 된다. 그런데 앞에서도 설명한 것처럼, 통계적 가설검정은 대립가설의 타당성을 능동적으로 입증하기보다, 귀무가설이 타당하지 않음을 보여 이를 기각함으로써 대립가설의 타당성을 인정받으려는 수동적 입장을 취하고 있다. 따라서 가설의 채택과 기각의 문제는 모두 귀무가설을 대상으로 다루어지게 되며, "귀무가설이 기각되었다"라든가 "귀무가설을 기각할 수 없었다(즉, 귀무가설이 채택되었다)" 등의 표현을 쓰게 된다.

전술한대로 가설검정은 표본으로부터 얻은 경험적 사실을 통해 모집단의 특성을 추론하는 것이므로, 귀무가설의 기각이나 채택 여부에 따라 각각 모집단의 특성을 잘못 추론하는 경우가 발생할 수 있다. 즉, 미지의 모집단은 귀무가설의 상황과 같은데 가설검정을 통해 귀무가설을 기각하는 경우와, 반대로 귀무가설이 참이 아닌데(대립가설이 참임) 가설검정을 통해 귀무가설을 기각하지 못하는 경우가 그것이다. 전자의 경우에 우리는 "제 1종 오류(type I error)가 발생하였다"라고 하고 그 크기는 α로 표시한다. 후자의 경우에는 "제 2종 오류(type II error) β가 발생하였다"라고 말한다.[4]

연구자는 가설검정 과정이 능동적이든 수동적이든 간에 대립가설의 타당성에 관심을 갖고 있다. 즉, 대립가설이 옳다는 것을 기대하면서 가설검정을 한다. 대립가설을 중심으로 보면 제 1종 오류는 대립가설이 옳다고 판정하였을 때 발생하는 오류이다. 즉, 대립가설이 참이 아닌데 '맞다'고 허위를 주장한 잘못을 말한다. 마찬가지로 제 2종 오류는 대

4) 학자에 따라서는 '제 3종의 오류(type III error)'를 지적하기도 한다. 통계상담자가 '잘못 제기된 문제에 대해 올바른 대답을 주는 경우(giving the right answer to the wrong problem)'이다(Kimball AW. Errors of third kind in statistical consulting. J Am Stat Assoc 1957; 52: 133-42).

립가설이 '틀리다' 라고 판정하였을 때 발생하는 오류이다. 대립가설이 옳은데도 가설검정의 결과가 귀무가설을 기각할 수 없어 대립가설이 옳다고 주장하지 못한 것으로 중요한 소견을 놓치는 경우이다. 표 5.5와 그림 5.5는 귀무가설(H_0)이 μ=125, 대립가설(H_1)이 μ >125이라고 할 때 가설검정의 판정결과인 채택과 기각에서 α 및 β가 발생하는 상황을 도식적으로 나타낸 것이다.

표 5.5 가설검정의 판정결과에 따른 제 1종 및 제 2종 오류

가설검정의 결과	모집단의 특성	
	$\mu=125$	$\mu>125$
H_0를 채택	옳은 결정	제 2종의 오류(β)
H_1를 채택 (또는 H_0를 기각)	제 1종의 오류(α)	옳은 결정

$H_0: \mu=125,\ H_1: \mu>125$

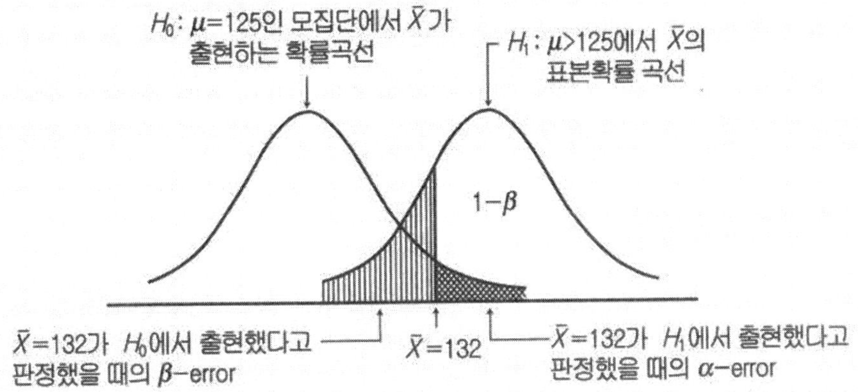

그림 5.5 가설검정에서의 판정오류 α, β

제 1종 및 2종의 오류 정도를 각각 α, β로 나타낸다. 그런데 β 오류는 앞서 설명한 바와 같이 실제로는 대립가설이 참인데도 가설검정의 결과가 그것을 놓치는 오류이다. 따라서 '1−β' 은 연구자가 주장하고자 했던 내용, 즉 모집단 상황이 대립가설과 같다는 주장의 정당성을 의미하는 것으로 이를 검정력(power)이라고 부른다. 다시 말하면, 검정력은 연구자가 주장하고자 하는 내용이 실제로도 옳을 때 검정에서도 옳다고 해주는 힘이다. 그러므로 가설검정 방법(통계적 방법) 중에 검정력이 높을수록 좋은 검정법이 됨을 직관적

으로 알 수 있다. 그러나 실제로 가설검정에서 판정은 귀무가설에 대한 채택 또는 기각으로 결정되기 때문에 제 1종 오류인 α값의 기준을 미리 정해 놓고 가설검정을 시행하게 된다. 그리하여 일반적으로 α값의 기준을 일정하게 고정한 검정 중에서 검정력이 가장 높은 검정을 택하여 가설검정을 실시한다. 본 책에서 소개하는 모든 검정들은 이러한 조건을 만족하는 것들이다.

α 또는 β값을 다른 말로 표현하면 다음과 같다. 그림 5.5에 나타낸 것처럼 귀무가설 상황의 모집단에서 표본통계량(정확한 표현은 '표본통계량보다 더 극단적인 값들' 이다)의 출현확률이 곧 α값이고, 대립가설 상황의 모집단에서 표본통계량의 출현확률이 β값이다. 우리는 표본조사의 오차에는 크게 표본추출 오차와 비표본추출 오차가 있음을 배웠다. 가설검정의 결과 제 1종 또는 제 2종 오류를 발생하게 하는 원인으로는 어떤 종류의 오차라도 가능하다. 그러나 통계학에서 α 또는 β 오차라고 할 때는 보통 표본추출오차 중에서도 무작위오차에 의한 확률을 가리킨다. 즉, 다른 종류의 오류가 발생하지 않았다는 전제 하에, 무작위오차에 의해 발생하는 가설검정의 오류에 대해서만 제 1종 또는 제 2종 오류라는 이름을 붙인다. 이것은 통계적 가설검정이 무작위성을 다루는 확률론에 근거하고 있으며, 무작위오차가 아닌 다른 어떤 표본조사의 오차에 대해서도 그 크기를 확률적으로 계량화하는 것이 어렵기 때문이다. 따라서 독자들은 자료 분석결과의 신빙성 또는 타당성이 이미 자료수집 단계에서부터 결정되는 것임을 다시 한 번 명심하기 바란다.

3) p 값이란 무엇인가?

앞에서 우리는 표본통계량의 분포가 평균을 중심으로 자료의 $100(1-\alpha)\%$를 포함하는 함유구간이 결정되었다면 임의의 자료가 이 구간 밖에 존재할 확률은 α가 되며, α를 '외부확률(exterior probabilities)' 이라고 말함을 배웠다. 이때 $\alpha/2$는 평균보다 큰 쪽의 외부확률이 되며, 나머지 $\alpha/2$는 평균보다 작은 쪽의 외부확률이 된다.

'내부' 또는 '외부' 라는 용어가 의미하듯이 이들은 확률곡선에서 각 부분이 차지하는 영역을 시각적으로 표현한 것이다. 즉, 그림 5.6에서 '2' 로 표시된 구간 $[a, b]$ 부분은 전체자료의 분포에서 평균을 중심으로 '안쪽' 을 차지하고 있기 때문에, 확률변수 X의 임의의 실측값이 이 영역에 속할 확률은 '내부' 확률이 된다. 마찬가지로 [a보다 작은 값] "1" 과 [b보다 큰 값] "3" 으로 표시된 부분은 자료의 분포에서 '바깥 쪽' 을 차지하고 있으므로, X의 임의의 실측값이 이 영역에 속할 확률은 '외부' 확률이 되는 것이다. 외부확률을 보통 기호 'p' 로 나타내고 p의 크기를 p 값(p value)이라고 부른다.

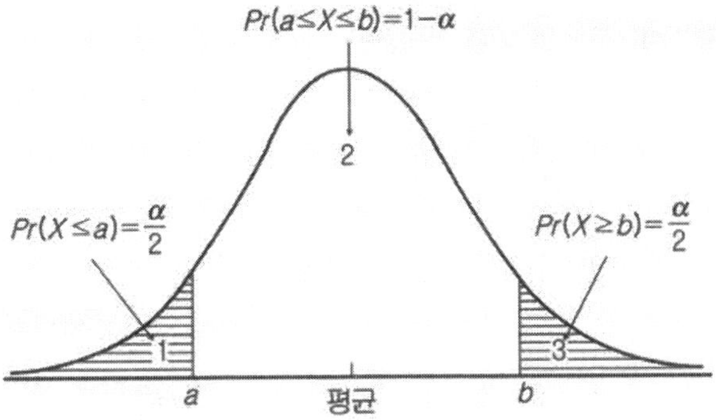

그림 5.6 일반적인 분포에서의 외부확률(=p)

지금까지의 논의는 평균을 포함하는 구간을 미리 정하고 임의로 자료를 하나 선택하였을 때 이것이 구간 밖의 관측치가 될 사건이라는 측면에서 p 값을 정의하는 것이었다. 그러나 p 값은 임의로 선택한 자료의 실측값으로부터도 정의할 수 있다. 즉, 임의로 선택한 자료의 실측값이 평균보다 큰 값이었다면 그 값보다 더 큰 실측값이 나타날 누적확률을 p 값으로 정의하고, 만일 평균보다 작은 값이었다면 그 값보다 더 작은 실측값이 될 누적확률을 p 값으로 정의하는 것이다. 요컨대 확률변수가 임의의 실측값보다 더 '극단적인 값'을 갖게 될 누적확률이라는 측면에서 p 값을 정의하는 것이다. 이 경우 극단적인 값이란, 임의의 실측값이 전체 분포에서 왼쪽 꼬리 부근에 위치할 때는 이보다 더 왼쪽으로 치우쳐 있는 값이고, 전체 분포에서 오른쪽 꼬리 부근에 위치할 때는 이보다 더 오른쪽으로 치우쳐 있는 값을 말한다. 따라서 이렇게 p 값을 정의해도 외부확률이라는 본래의 의미를 그대로 유지할 수 있는데, 그림 5.7에 이러한 사실을 나타냈다.

우리는 그림 5.7로부터 분포에서 임의로 선택한 실측값은 각각 해당 p 값을 갖게 되는 것을 알 수 있다. 또한 어떻게 외부확률 p를 정의하더라도 p 값의 영역 내에 있는 자료들은 전체 분포에서 꼬리 쪽(바깥쪽 또는 외부)에 위치한 실측값들로서, 이러한 분포로부터 임의로 자료를 하나 선택하였을 때 이것이 p 값의 영역 내에 '우연히' 위치할 확률이 바로 p가 되는 것이다.

p 값을 제 1종 오류 α 값의 다른 표현이라고 이해해도 된다. 즉, 귀무가설 상황에서 표본통계량보다 더 극단적인 값이 출현하는 누적확률을 일컫는다. 더 쉽고 간단하게 표현

한다면, 연구자의 연구자료(표본통계량)와 귀무가설과의 일치 정도를 나타내는 지표라고 해도 무방하다. 그 값이 어느 수준(예를 들어 5%) 이하라면 일치하지 않는다고 판정하고 그 이상이라면 일치한다고 판정할 수 있다.

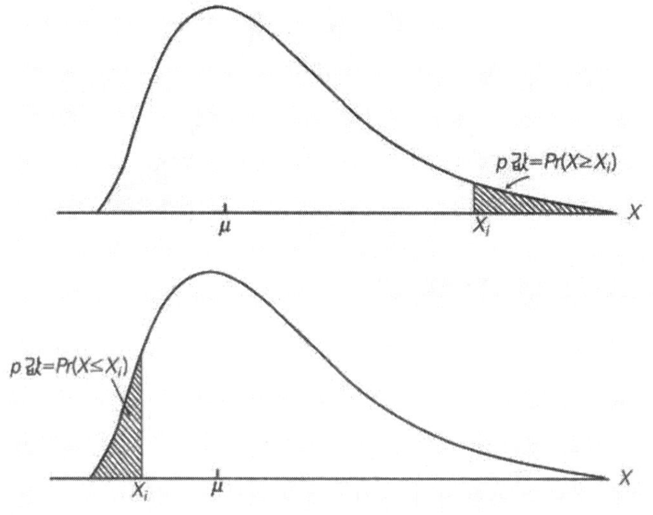

그림 5.7 임의의 실측값 X_i보다 더 극단적인 값을 갖게 될 확률 p값

이제 다음의 예를 통하여 어떻게 p 값을 계산할 수 있는지 구체적으로 알아보자.

예 5.11

예 5.5처럼 정규분포를 하는 확률변수 X의 모평균 μ=6이고 모표준편차 σ=2라고 하자. 이러한 분포로부터 임의로 자료를 2개 선택하였더니 각각 10.2와 1.8이었다고 하자. 각각의 p값을 구하여라

먼저 X=10.2일 때 이 값은 평균보다 큰 값이므로 p 값은, $p_{10.2}=P(X\geq 10.2)=P(Z\geq 2.1)=1-P(Z\leq 2.1)=1-0.9821=0.0179$가 된다. 마찬가지로 X=1.8일 때의 p 값은, $p_{1.8}=P(X\leq 1.8)=P(Z\leq -2.1)=0.0179$이다. 즉, 이러한 분포에서는 무작위로 선택한 자료의 실측값이 10.2보다 클 확률은 0.0179에 불과하고, 마찬가지로 1.8보다 작을 확률도 0.0179에 불과하다. 이를 바꾸어 표현하면 표본조사에서 10.2보다 큰 값들이 출현하는 확률은 0.0179이고, 1.8보다도 작은 값들이 출현할 확률은 0.0179이다.

4) '통계적 유의성' 이란 무엇인가?

가설검정의 결과를 요약하여 기술할 때 흔히 "통계적으로 유의(statistically significant)하였다" 또는 "통계적으로 유의하지는 않았다" 라는 표현을 사용한다. 예를 들어 "B 초등학교 입학생의 일부인 100명의 평균 신장은 132센티미터로 관찰되었으며 이는 전국 평균치 125센티미터에 비하여 통계적으로 유의한 차이가 있다" 등이다. 통계적인 유의성은 가설검정의 최종 결과를 표현하는 말이다. 여기에서는 가설검정이 실제 어떻게 이루어지는지 그 원칙과 단계에 대하여 알아보도록 한다.

예 5.12

예 5.10의 상황을 약간 변경하여 보자. 2005학년도 전국 초등학교 1학년 신입생의 평균 신장을 알기 위해, 전국 초등학교 중에서 무작위로 B 초등학교를 선정하고 2005학년도 입학생 400명 전원의 신장을 측정한 결과, 산술평균이 127.5센티미터이었다. 한편 5년 전인 2000학년도 초등학교 신입생 평균 신장의 전국치는 125센티미터, 표준편차는 25센티미터로 알려져 있다. 이 결과를 놓고 교육청은 2005학년도 초등학교 입학생의 평균 신장은 5년 전에 비하여 높다고 주장하고 싶다.

이 내용을 통계학적 가설로 표현하면, 교육청이 주장하고 싶은 내용이 대립가설이고 그와 반대되는 상황이 귀무가설이다. 따라서 데이터에서 구한 표본통계량은 127.5센티미터이고, 대립가설은 'H_1: μ>125센티미터', 귀무가설은 'H_0: μ=125센티미터' 이다.

표본에서 얻은 평균 신장은 127.5센티미터이므로 얼핏 이것은 대립가설을 지지하는 것처럼 보인다. 그러나 분명한 것은 이러한 관측결과가 표본에서 얻어졌다고 하는 사실이다. 물론 단순 무작위표본은 비뚤림이 없고 모집단을 비뚤림 없이(비편향, unbiased) 잘 반영해 준다. 그러나 단순 무작위표본 역시 표본추출 변동을 나타낼 수 있으며, 이는 표본을 매번 달리 추출할 때마다 표본통계량이 단순 무작위오차를 갖게 된다는 것을 의미한다. 요컨대, "127.5센티미터라는 표본평균을 얻게 된 것은 모집단의 구성원 중 '우연히' 신장이 큰 입학생들이 표본으로 추출되었기 때문이다" 라는 주장을 반박할 수 있는 어떠한 논리적 근거도 현재로서는 없다. 만일 표본평균이 127.5센티미터가 아니라 130센티미터쯤 되었다면 상황은 달라질 것인가? 물론 이때는 5년 전 평균치 125센티미터보다 무려

5센티미터나 큰 표본평균을 얻었으므로 대립가설에 대한 지지 정도가 훨씬 높아질 것이나, 이러한 결과 역시 표본에서 얻어진 것이라는 사실을 명심해야 한다. 그러면 도대체 표본평균이 얼마 이상이어야 귀무가설을 기각하고 대립가설을 채택할 수 있는가? 이제는 더 이상 상식선에서 통계적 가설의 진위를 논할 수 없는 단계에 이르게 된 것이다. 따라서 우리는 통계적 가설검정을 위해 어떤 체계화된 논리구조가 필요함을 알 수 있다. 가설검정의 원칙이란 바로 이러한 체계적 논리 구조를 가리키는 것이다.

예 5.12에서 대립가설인 'H_1: μ>125센티미터' 의 타당성을 직접 입증하려고 한다면 방법은 하나 밖에 없다. 즉, 모집단을 전수 조사하여 2005학년도 초등학교 입학생 모두의 신장을 관측하고 그 평균이 125센티미터보다 큰지를 확인하는 것이다. 그러나 제2장 제1절에서 설명한 것처럼 전수조사를 할 수 없는 여러 가지 현실적 이유들이 있다. 즉, 전수조사를 통해 대립가설의 타당성을 능동적으로 증명해 낼 수는 없으며, 그것이 가능하더라도 현실적인 제약이 많다.

대립가설의 타당성을 능동적으로 증명할 수 없다면 남은 것은 귀무가설을 이용하는 방법이다. 독자들은 대립가설과 귀무가설이 일종의 상호배반적인 상황이라고 하는 것에 주목하기 바란다. 즉, 귀무가설의 타당성이 입증되면 자연히 대립가설은 기각되며, 귀무가설의 타당성이 입증되지 않는다면 대립가설이 채택(=귀무가설이 기각)될 것이다. 따라서 우리는 귀무가설의 타당함을 입증하든가, 아니면 타당하지 않음을 입증해야 한다. 그런데 우리의 목적은 대립가설의 타당성을 증명하는 것이므로 그 배반적 상황인 귀무가설이 타당하지 않음을 증명하면 될 것이다. 결국 이러한 이유에서 대립가설의 타당성을 증명하기 위해, 그 타당하지 않음을 입증하고자 세워진 통계적 가설을 '귀무(歸無)', 즉 '무효화시키는(nullifying)' 가설이라고 부르는 것이다.

한편, 주장하고자 하는 대립가설이 아닌, 그 반대 입장에 놓인 귀무가설의 타당성을 검정한다는 것은 논리 전개상에 있어서도 매우 정당한 자세라고 할 수 있다. 바꾸어 설명하면 반대되는 입장(귀무가설)에 대하여 이를 부정할 충분한 증거가 없는 한 자신의 주장(대립가설)을 고집하지 않겠다는 자세이기 때문이다.

그러나 귀무가설 역시 대립가설과 마찬가지로 모집단에 대한 것을 다루고 있으므로 그 타당성을 직접 증명하기란 쉬운 일이 아니다. 다시 설명하면, 타당하지 않다는 것을 논리적으로 증명하기는 어렵지 않으나 타당함을 논리적으로 직접 증명하는 것은 매우 어려운 일에 속한다. 따라서 우리는 일단 귀무가설이 타당하다는 전제 하에 귀무가설이 타당하지 않음을 나타내는 증거를 제시함으로써 그 전제를 뒤엎는 방법을 사용하게 된다. 이 논리는 수학에서 어떤 명제가 거짓임을 증명하기 위해, 명제가 참이라는 전제 하에 그 명제가 거짓이 되는 구체적인 경우를 유도함으로써 원하는 증명에 도달하려는 '반증(falsification)의 원리' 와 유사하다. 실제로 통계학에서는 귀무가설을 참이라고 가정한 상태에서 귀무가설에 반하는 경험적 증거의 강약을 이용하여 가설검정을 실시한다. 이러한 경험적 증거의 강약은 보통 확률의 형태로 표현된다. 즉, 귀무가설이 참이라는 모집단 상황에서 우리가 실제로 관찰한 사건의 출현확률이 아주 작다면 이러한 사건은 귀무가설에 반하는 증거로 인정하여 대립가설을 지지하는 경험적 증거라고 해석할 수 있다. 여기에서 실제로 관찰한 사건이란 바로 표본에서 얻은 결과, 즉 표본통계량을 말한다. 다시 강조하건대 표본분포는 추정에서와 마찬가지로 가설검정에서도 매우 중요한 위치를 차지하며, 이러한 모든 것은 분포에 확률모형을 가정했기 때문에 가능한 것임을 다시 한 번 확인할 수 있다. 이제 구체적으로 어떻게 경험적 증거의 강약을 확률로 표현할 수 있는지 알아보기 위해 예 5.12로 돌아가 보자.

예 5.12에서 귀무가설인 'H_0: μ=125센티미터' 가 참이라고 가정해 보자. 중심극한정리에 의하면 표본의 크기가 충분히 클 때 표본평균은 모평균을 평균으로 하고, 모표준편차를 $\sqrt{(\text{표본의크기})}$로 나눈 값을 표준편차로 하는 근사적 정규분포를 한다. 따라서 예 5.12의 경우 모집단이 정규분포를 하면 말할 것도 없고, 정규분포를 하지 않더라도 신장의 표본평균들은 근사적으로 정규분포를 할 것이다. 즉, 모표준편차가 σ=25이었다고 하면 귀무가설이 참일 때(보통 '귀무가설 하에서' 와 같이 표현한다) 표본평균 $\bar{X}$는 평균이 모평균 μ=125이고, 표준편차가 $25/\sqrt{100}$=2.5인 정규분포를 (근사적으로) 하게 될 것이다.

그림 5.8에서 빗금으로 표시한 부분은 귀무가설 하에서 표본평균의 실측값이 127.5보다 클 확률, 즉 표본평균의 실측값이 127.5일 때의 p 값을 의미한다. 전술한대로 p 값의 의미는, 추출한 표본의 평균이 '우연히' 127.5보다 큰 값을 갖게 될 확률이며, 이때의 전제조건은 귀무가설이 참이라는 가정이다. 즉, p 값이 작을수록 귀무가설 하에서 표본평균이 127.5 또는 이보다 큰 값으로 우연히 관찰될 확률이 작아진다. 극단적으로 p=0이라면 귀무가설 하에서 127.5 또는 이보다 큰 표본평균을 결코 관찰할 수 없다는 의미가 된다.

이상의 사실을 요약하면 p 값은, 귀무가설의 상황과 우리가 실제로 관찰한 사건(표본평균이 127.5)과의 일치정도를 나타내는 일종의 지표가 된다. 또한 p 값이 작을수록 우리가 실제로 관찰한 사건, 즉 표본통계량이 귀무가설에 배치되는 강한 경험적 증거가 된다.

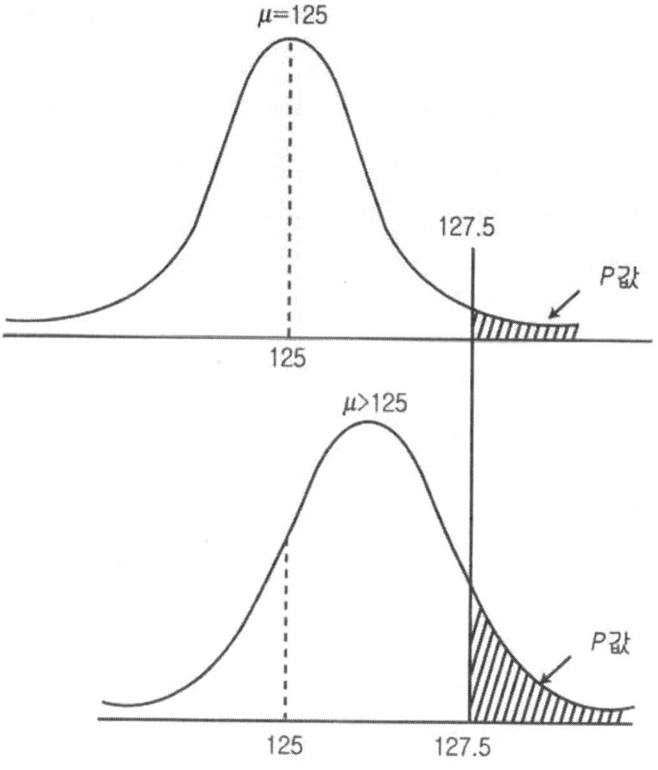

그림 5.8 귀무가설 '$H_0: \mu=125$'이 참일 때와 몇 가지 μ의 값을 가정하여 구성한 표본평균 $\bar{X}$의 분포

문제는 p 값이 얼마만큼 작아야 우리가 실제로 관찰한 사건인 표본통계량이 귀무가설을 기각할 정도로 강한 경험적 증거가 될 수 있겠는가 하는 것이다. 앞에서 예를 든 대로 p=0이라면 귀무가설 하에서 우리가 실제로 관찰한 사건 또는 이보다 더 극단적인 경우는 결코, 우연에 의해서라도 발생하지 않는다는 의미이므로, p=0인 경우에만 귀무가설을 기각한다는 방침을 세울 수가 있다. 즉, 귀무가설이 참인 경우에는 우연히 귀무가설을 기각하게 되는 어떠한 경우도 발생하지 않도록 하겠다는 것으로, 이때 제 1종 오류인 α 값은 0이 될 것이다. 그러나 제 1종 오류가 0이라고 해서 무조건 좋은 것만은 아니다. 그림 5.8에서 표본평균이 127.5센티미터로 나왔을 때는 μ=125센티미터라는 귀무가설 하에서 p>0

이다. 따라서 $p = 0$이 되어야만 귀무가설을 기각한다는 방침을 세웠다면 이 경우에는 귀무가설을 기각할 수 없음이 분명하다. 그러나 만일 표본평균이 130센티미터이었다면 그림 5.8에서 p는 0에 가깝고 따라서 귀무가설을 기각할 수 있을 것이다. 그런데 귀무가설 하에서 표본평균의 분포를 구성할 수 있었던 것처럼 대립가설인 'H_1: μ>125'가 참일 때에도 표본평균의 분포를 구성할 수 있다. 이제 H_1에 해당하는 모집단 상황을 $\mu = 132$센티미터라고 가정하고 H_0: $\mu = 125$센티미터인 경우와 H_1: $\mu = 132$센티미터인 두 가지 경우에 대해 각각 표본평균의 분포를 그려보면 그림 5.9와 같을 것이다.

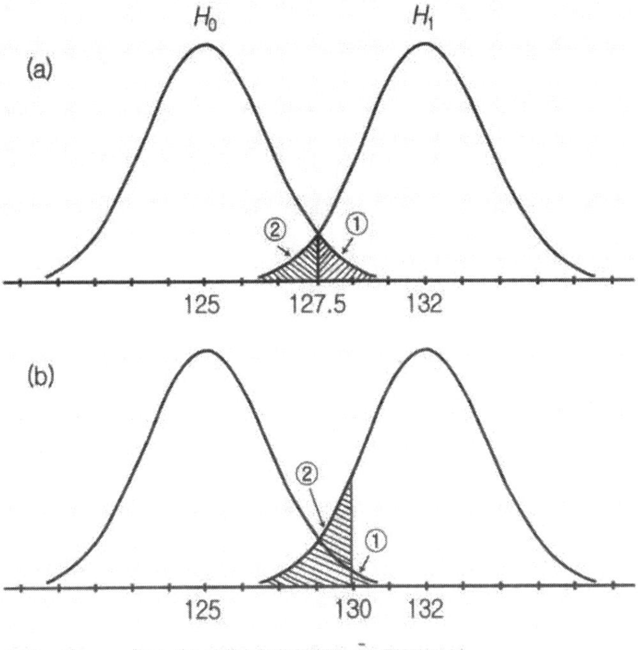

그림 5.9 $H_0 : \mu = 125$, $H_1 : \mu = 132$ 일 때의 표본평균 $\bar{X}$ 확률곡선
(a) 표본평균 = 127.5 (b) 표본평균 = 130

그림 5.9 (*a*), (*b*)에서 ①로 표시한 부분의 면적은 각각 표본평균이 127.5와 130일 때 H_0 및 H_1 하에서의 p 값이 된다. 전술한대로 표본평균이 130이었다면 p가 매우 작아서 귀무가설을 기각할 것이고 그림 5.9의 (*b*)가 이러한 사실을 나타내고 있다. 그런데 그림 5.9의 (*a*), (*b*)에서 ②로 표시한 부분의 면적은 비록 대립가설이 참이라고 해도(μ=132) '우연히' 표본평균이 127.5(*a*) 또는 130(*b*) 이하로 관찰될 수 있는 확률을 의미한다. 따라서 ②로 표시한 부분에 속하는 표본평균이 관찰되었다면 이는 실제로 대립가설이 맞는다고 하더라도(대립가설이 그 모집단이라고 할 수 있는데도) 귀무가설을 채택하게 된다(귀무가

설을 기각하지 못한다). 즉, ②로 표시한 부분의 면적은 제 2종 오류가 발생할 확률, β를 뜻한다고 볼 수 있다. 그림 5.9의 (*b*)는 (*a*)에 비해 ②로 표시된 부분의 면적이 크다. 결국 p=0인 경우에만 귀무가설을 기각한다는 원칙을 고수하게 되면 비록 제 1종 오류는 발생하지 않더라도 상대적으로 β 오류가 커지게 되며 이는 곧 검정력의 상실을 의미한다. 따라서 통계학에서는 β 오류를 적정선에서 유지할 수 있는 어떤 값 이하로 p 값이 구해졌다면 귀무가설을 기각한다는 방침을 세우게 된다. 이때 '어떤 값'을 유의수준(significance level)이라고 부르고 보통 α로 표시한다. 즉, 귀무가설 하에서 표본통계량으로부터 p 값을 구하고 이 p 값이 유의수준 α보다 작거나 같으면 귀무가설을 기각한다는 것이다. 흔히 유의수준을 α=0.05나 α=0.01 등으로 정하게 되는데, 구해진 p 값이 α보다 작아서 귀무가설을 기각하는 경우 '통계학적으로 의미 있는(또는 '통계학적으로 유의한', statistically significant)' 관찰 결과를 얻었다고 말한다. 연구자가 얻은 표본통계량은 귀무가설 모집단 상황에서 '우연히' 출현한 것이 아니고 다른 어떤 의미를 가지는 표본통계량, 즉 대립가설 모집단 상황을 나타내는 자료라는 의미이다.

유의수준을 α로 정했다는 것은 실제로는 귀무가설이 참인데도 귀무가설을 기각하게 되는 제 1종 오류를 α만큼은 감수하겠다는 의미이다. 즉, 귀무가설 하에서도 우리가 실제로 얻은 표본통계량 또는 그보다 더 극단적인 값을 '우연히' 관찰할 수는 있지만, 이때 구해진 p 값이 유의수준 α보다 작다면 이러한 p 값을 갖는 표본통계량의 값은 귀무가설의 상황을 지지해주는 증거라고 말하지 않겠다는 것이다. 통계학의 입문자들은 이러한 가설검정의 원리를 매우 이상하게 생각한다. 왜냐하면 실제로 얻은 표본통계량의 값이나 그보다 더 극단적인 값이, 비록 드물기는 하더라도 귀무가설 하에서 '실제로' 관찰할 수 있는 값이지 결코 관찰 자체가 불가능한 값으로(물론 p=0인 경우는 제외) 여겨질 수는 없기 때문이다. 이것은 통계적 추론이 일종의 귀납논리에 해당하기 때문에 피할 수 없는 사실이다. 어쨌거나 통계적 가설검정을 위해서는 '의사결정의 기전'이 필요한데, 이는 일상적인 생활에서의 의사결정과 마찬가지로 일종의 위험부담을 안게 되는 것이다. 유의수준은 바로 이러한 위험부담의 상한선을 확률로 표현한 것이라고 볼 수 있다.

이제 예 5.12의 경우에 대해 구체적으로 어떻게 가설검정을 실시할 수 있는지 알아보자. 먼저 귀무가설과 대립가설은 각각 다음과 같다.

$$H_0: \mu=125,\ H_1: \mu>125$$

유의수준을 $\alpha=0.05$라고 한다면 귀무가설 하에서 p 값을 구해 $p<0.05$임을 확인함으로써 귀무가설을 기각할 수 있을 것이다. $\mu=125$일 때 표본평균 127.5에 대한 p 값을 구해서 이것을 유의수준 α와 비교하기만 하면 된다. 전술한대로 표본의 크기가 충분히 크면 모집단의 분포에 관계없이 표본평균은 모평균을 평균으로 하고 모표준편차를 $\sqrt{(\text{표본의크기})}$로 나눈 값을 표준편차로 하는 정규분포를 할 것이다. 즉, $\bar{X}=127.5$일 때 표준정규확률변수 Z는 $Z=\dfrac{\bar{X}-\mu}{\sigma/\sqrt{n}}=\dfrac{127.5-125}{25/\sqrt{400}}=2.0$과 같이 주어지고, p 값의 정의에 따라 p 값$=P(Z>2.0)=1-P(Z<2.0)=1-0.9772=0.0228$을 얻을 수 있다. 분명히 이 p 값은 유의수준 0.05보다 작으므로 우리는 '유의수준 0.05에서 귀무가설을 기각' 할 수 있다. 즉, 모평균 $\mu=125$이고 모표준편차 $\sigma=25$인 모집단에서 추출한 크기 400인 표본으로부터 127.5라는 표본평균을 얻는 '우연의 빈도' 는 0.0228 정도이다. 따라서 비록 이러한 사건이 전술한 귀무가설 하에서도 '우연' 에 의해 일어날 수는 있지만, 그 확률이 매우 작기 때문에(미리 정한 유의수준보다) 제 1종의 오류를 p 값만큼 감수하고 귀무가설을 기각하는 것이다.

독자들은 표본평균으로부터 모평균에 대한 가설검정을 실시할 때, 경험적 증거의 강약을 표시하는 p 값을 구하려면 표본평균의 분포, 즉 표본분포를 알고 있어야 함에 주목하기 바란다. 가설검정의 경우에도 추정과 마찬가지로 표본분포는 가장 핵심적인 역할을 하는 것이다. 이때 위에 제시한 표준정규확률변수 Z처럼, 표본통계량을 이용하여 원하는 p 값을 계산할 수 있도록 해주는 것을 검정통계량(test statistic)이라고 부르며, 검정통계량으로서 표준정규확률변수 Z를 이용한 검정을 정규검정(normal test) 또는 Z 검정이라고 한다.

한편 모평균의 추정에서 모표준편차 σ를 알면 표준정규분포를 이용하여 신뢰구간을 구할 수 있지만, σ를 모르고 표본의 크기가 크지 않을 때에는 σ를 표본표준편차 S로 대치한 확률변수 T의 분포를 이용해야 했던 것처럼, 모평균에 대한 가설검정에서도 동일한 상황을 생각할 수 있다. 즉, 예 5.12에서 127.5라는 표본평균이 크기가 30인 표본으로부터 얻어진 것이고, 표본에서 구한 추론통계학적 표준편차 S는 모표준편차와 같이 25이었다고 가정해 보자. 이 경우 표준정규분포가 아닌 다른 표본분포를 이용해야 하는데 이러한 목적에 적합한 것이 바로 t 분포이다. 전술한 조건에서 확률변수 T의 값을 구해보면

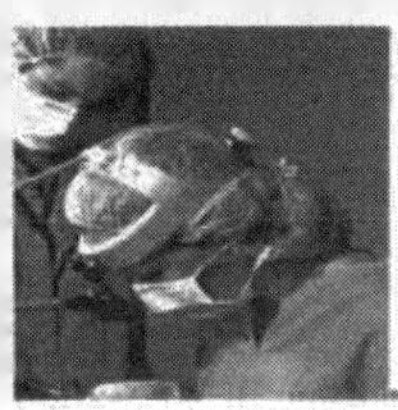

$$T=\frac{\bar{X}-\mu}{s/\sqrt{n}}=\frac{127.5-125}{25/\sqrt{30}}=0.548\text{이다.}$$

그런데 부록 F의 t 분포 표는 각 자유도 및 α에 따라 $P(T\geq t)=\alpha$를 만족하는 확률변수 T의 값, 즉 $t_{df}(\alpha)$(단, df는 자유도)를 기록해 놓은 것이므로 직접 p 값을 구할 수가 없다.[5] 그러나 비록 p 값을 직접 구할 수는 없더라도 가설검정을 실시하는 데는 전혀 문제가 없다. 왜냐 하면 $t_{df}(\alpha)$란 유의수준이 α일 때 외부확률, 즉 p 값이 α와 같아지는 확률변수 T의 값을 의미하므로, 통계적으로 의미 있는 결과를 얻기 위해서는 표본의 결과를 이용하여 구한 T의 값이 $t_{df}(\alpha)$보다 커야만 하기 때문이다. 요컨대 'H_0: μ=125' 라는 귀무가설 하에서는 확률변수 T가 커질수록 p 값은 작아지게 되는데 $p=\alpha$가 되는 T의 값을 곧 $t_{df}(\alpha)$라고 하는 것이다. 부록 F로부터 $t_{29}(0.05)=1.699$이고 $T=0.548$은 이 값보다 작다. 따라서 $T<t_{29}(0.05)$이므로 이 경우에는 귀무가설을 기각할 수가 없다.

이처럼 가설검정을 위해 T라는 확률변수를 이용했다면 T가 곧 검정통계량이 될 것이다. 검정통계량으로 확률변수 T를 이용한 검정을 t 검정(t test)이라고 부른다. t 검정은 모평균에 대한 가설검정에서 매우 중요한 위치를 차지하고 있는 검정이다. 왜냐하면 대부분의 경우 우리가 모표준편차를 모르고 있고, 표본의 크기도 크지 않기 때문이다. 그러나 모평균에 대한 가설검정에 Z 검정 또는 t 검정 중 어느 방법을 이용할 것인가 하는 결정은 그다지 중요한 의미를 갖지 않는다. 만일 표본의 크기가 400일 때 Z 검정 대신 t 검정을 이용했다면, T=2.0이고 $t_{399}(0.05)\fallingdotseq 1.960$이 되어 Z 검정과 마찬가지로 귀무가설을 기각할 수 있다.

여기서 중요한 것은 가설검정의 기본 원리가 표본분포 및 검정통계량으로부터 구한 p 값에 의존한다고 하는 사실이며, 이들이 어떤 의미를 갖고 있는가 하는 것이다. 한편, 독자들은 표본의 크기가 달라짐에 따라 통계적으로 의미 있는 결과가 나오기도 하고 나오지 않기도 함을 주목하기 바란다. 표본의 크기와 통계적 유의성이 갖는 관계에 대해서는 본 절의 후반부에서 좀 더 자세히 설명할 것이다.

지금까지 논의한 모평균에 대한 가설검정의 방법을 일반화하면 가설검정의 원칙 및 제 단계를 정리한 표 5.6을 얻을 수 있다.

5) 요즈음 시판되고 있는 통계 패키지에서는 검정통계량의 값과 그에 따른 p 값을 자동적으로 계산해 준다.

표 5.6 가설검정의 원칙 및 제 단계

1. 귀무가설 H_0 와 대립가설 H_1을 세운다.
2. 유의수준 α를 결정한다.
3. 검정통계량을 결정한다.
4. 표본으로부터 얻은 구체적 결과를 이용하여 p 값을 계산하거나, $p = \alpha$가 되는 검정통계량의 값을 구한다.
5. $p \leq \alpha$를 만족하면 유의수준 α에서 귀무가설을 기각하고, 이 때 '통계적으로 의미있는' 결과를 얻었다고 말한다. 또는 3, 4에서 구한 검정통계량의 값이 해당 검정통계량의 확률분포에서 $p \leq \alpha$를 만족하는 영역에 있으면 유의수준 α에서 귀무가설을 기각할 수 있다. 만일 $p > \alpha$라면 귀무가설을 기각할 수 없다.

지금까지 논의한 가설검정의 원칙 및 제 단계를 살펴보면, 대립가설의 타당성을 증명하고자 하는 가설주창자(또는 자료분석자)의 입장은, 법정에서 피고에게 판결을 내려야 하는 재판관의 입장과 매우 유사함을 발견하게 된다. 즉, 귀무가설과 대립가설은 각각 "피고가 무죄이다"와 "피고가 유죄이다"라는 가정과 동일하다. 형법에서는 유죄가 확정되기까지 모든 피고는 무죄인 것으로 추정해야 하는데, 이를 가설검정에 비유한다면 대립가설의 타당성을 나타내는 현저한 증거가 있기 전까지는 귀무가설을 참이라고 가정하는 것과 같다. 그러나 실제의 가설검정에서는 귀무가설의 타당성을 나타내는 증거를 먼저 찾아보고 그 증거가 미약하다고 판정되었을 때 대립가설을 채택하고 있다. 귀무가설을 기각하는 기준인 유의수준은, 피고가 무죄라고 하는 전제에 반하는 증거들이 축적되어 도저히 무죄라고 볼 수 없게끔 하는 어떤 수준이 될 것이다. 한편, 진짜 무죄인 피고를 무죄라고 판결하는 것은 모집단에서 귀무가설이 참일 때 검정을 통해 귀무가설을 채택하는 것과 같다. 마찬가지로 진짜 유죄인 피고를 유죄라고 판결하는 것은 모집단에서 귀무가설이 참이 아닐 때 검정을 통해 귀무가설을 기각하는 것과 같다. 우리는 표 5.5에서 가설검정에는 두 가지 종류의 오류가 발생할 수 있음을 지적한 바 있는데, 제 1종 오류란, 사실은 무죄인 피고를 유죄라고 잘못 판결하는 상황을 가리킨다. 반대로 제 2종 오류란, 사실은 유죄인 피고를 무죄방면하는 상황이 될 것이다. '채택' 또는 '기각'과 같은 법률 용어가 통계학적 가설검정에서 사용되는 것은, 이처럼 가설검정과 사물판단(재판)이 매우 유사한 원칙에 의해 진행된다는 것과 매우 관계가 깊다.

5) 기각역과 단측 또는 양측 검정

앞서 설명한 대로 p 값은 귀무가설 상황에서 표본통계량보다 더 극단적인 값들이 출현할 수 있는 누적확률로 정의하는데, Z, t, F, 또는 카이제곱과 같은 표본분포 및 검정통계

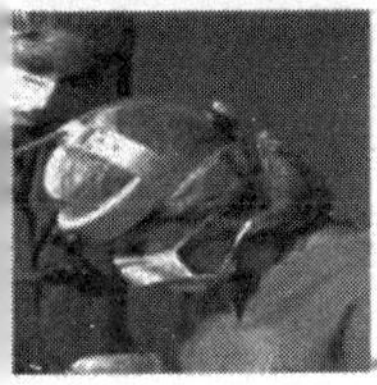

량을 이용하여 구체적인 p 값을 산출할 수 있다. 다시 말하면, 표본통계량의 값이 그 확률분포에서 양쪽 꼬리 쪽에 위치할수록 p 값은 작아진다. 그리하여 일반적으로 검정통계량값(Z, t, F, x^2 등)의 절댓값이 크면 클수록 p 값은 작아진다. 검정통계량의 절댓값이 어떤 값 미만일 때는 p 값이 유의수준 α보다 크다가, 어떤 값 이상으로 커지면 p 값이 α보다 작아지게 된다. 이때 $p=\alpha$가 되는 검정통계량의 절댓값을 임계(臨界)값(critical value, 기각값)이라고 부른다. 그러므로 검정통계량의 절댓값이 임계값보다 같거나 커지면 $p \le \alpha$가 되어 귀무가설을 기각할 수 있다.

독자들은 부록 D의 표준정규분포 표로부터 $\alpha = 0.05$일 때 Z의 임계값이 약 1.64가 됨을 확인하기 바란다. 즉, $P(Z \ge 1.64) = P(Z \le -1.64) = 0.05$이다. 따라서 만일 임의의 검정통계량 c(단, c는 양수)에 대해 c>1.64라면 $P(Z \ge c) = P(Z \le -c)$는 항상 0.05보다 작은 값을 갖게 될 것이다. 이러한 사실을 보다 일반화해 보면, $P(Z \ge Z_\alpha) = \alpha$이므로 유의수준이 α일 때 임계값은 Z_α가 되고, 그 절댓값이 Z_α보다 크거나 같으면 귀무가설을 기각할 수 있다. 즉, 식 5.3과 같다.

$$|Z| \ge Z_\alpha \quad \cdots\cdots\cdots\cdots \text{(식 5.3)}$$

식 5.3이 성립하면 유의수준 α에서 귀무가설을 기각하게 되는 것이다. 전술한대로 $\alpha = 0.05$이면 $Z_{0.05}$는 1.64이다.

예 5.12에서 검정통계량 Z의 절댓값은 $|Z|=|2.0|=2.0$이고, 이는 $Z_{0.05} = 1.64$보다 크다. 따라서 검정통계량의 절댓값이 임계값보다 크기 때문에 귀무가설을 기각할 것으로 기대되는데, 이는 이미 우리가 p 값의 계산을 통해 $p \le \alpha$임을 확인한 바와 같다. 식 5.3처럼 귀무가설을 기각할 수 있게 해 주는 검정통계량 값의 영역을 기각역(rejection region, critical region, 임계역)이라고 부른다. 따라서 일반적인 정규검정에서 유의수준을 α라고 했을 때 임계값이 Z_α가 되고, $Z \ge Z_\alpha$이든가 $Z \le -Z_\alpha$이어야 귀무가설을 기각할 수 있을 것이다. 또한 표본의 크기가 n인 표본에서 구한 표본평균으로부터 모평균에 대한 t 검정을 실시하려한다면 $|T| \ge t_{n-1}(\alpha)$, 즉 $T \ge t_{n-1}(\alpha)$ 또는 $T \le -t_{n-1}(\alpha)$이 되어야 귀무가설을 기각할 수 있다. 앞에서 t 검정을 소개할 때 비록 정확한 p 값을 계산할 수는 없더라도 가설검정을 실시하는 데는 전혀 문제가 없다고 한 것은 바로 기각역이라는 개념을 이용할 수 있기 때문이었다.

마찬가지로 표 5.6의 5에, "검정통계량의 값이 해당 검정통계량의 분포에서 $p \leq \alpha$를 만족하는 영역에 있으면"이라고 기술한 것은, "검정통계량의 값이 기각역 안에 위치한다면"을 달리 표현한 것에 불과하다.

지금까지의 논의에서 우리가 세웠던 대립가설은 $\mu>125$와 같이, 모평균이 일정한 값보다 '크다' 또는 '작다' 라는 형태를 취하고 있다. 이러한 대립가설에 대한 귀무가설 하에서는 p 값이 그림 5.8처럼 분포의 어느 한쪽 꼬리의 외부확률이 된다. 즉, 기각역은 '검정통계량≥임계값' 이든가 아니면 '검정통계량≤(−)임계값' 과 같이 주어지는 것이다. 이처럼 모수가 임의의 값보다 '크다' 또는 '작다' 와 같은 형태로 대립가설이 주어질 때, 이러한 대립 가설을 단측가설(one-tailed hypothesis)이라고 부른다. 따라서 대립가설이 단측가설로 주어졌을 때의 검정은 단측검정(one-tailed test), 기각역은 단측기각역(one-tailed rejection region)이 된다. '단측' 이라는 말이 의미하듯이 단측검정의 경우에는 기각역이나 p 값 등이 모두 분포의 어느 한쪽 꼬리만을 가리키게 된다. 예 5.12는 단측가설이라고 할 수 있다.

어떤 경우에는 모수가 임의의 값보다 '크다' 또는 '작다' 라는 가설을 검정하기보다 임의의 값과 '같다' 또는 '다르다' 라는 가설을 검정할 필요가 있다. 예컨대 대립가설이 아래에서와 같이 주어졌다고 하자.

H_0: $\mu=125$센티미터, H_1: $\mu\neq125$센티미터이었다고 하면 이 때의 대립가설 H_1은 $H_{1.1}$: $\mu>125$와 $H_{1.2}$: $\mu<125$의 둘로 분리할 수 있고 이들은 상호배반적이다. 따라서 만일 유의수준을 α로 했다면, $H_{1.1}$과 $H_{1.2}$에 대하여 각각 유의수준은 '$\alpha/2$' 가 되어야 할 것이다. 물론 대립가설이 $H_{1.1}$이든 $H_{1.2}$이든 간에 관계없이 귀무가설은 항상 H_0: $\mu=125$이다. 만일 정규검정을 이용하여 가설검정을 실시한다고 하면 기각역은 대립가설이 $H_{1.1}$일 때는 $Z \geq Z_{\alpha/2}$, 대립가설이 $H_{1.2}$일 때는 $Z \leq -Z_{\alpha/2}$와 같이 주어질 것이다. 따라서 이들 기각역을 함께 표현하면 식 5.4와 같다.

$$|Z| \geq Z_{\alpha/2} \quad \cdots\cdots\cdots\cdots\cdots\cdots \text{(식 5.4)}$$

그림 5.10은 대립가설이 H_1: $\mu\neq125$센티미터로 주어졌을 때 귀무가설 하에서 유의수준이 $\alpha/2$씩 좌우 꼬리 쪽으로 양분되고, 따라서 검정통계량의 절댓값이 $Z_{\alpha/2}$보다 커야만

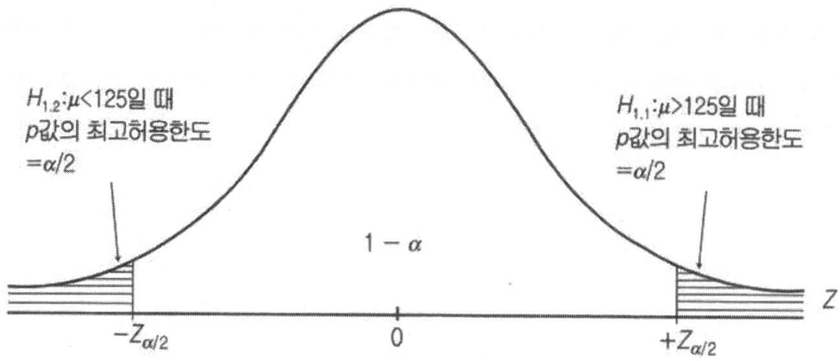

그림 5.10 $H_0: \mu=125$, $H_1: \mu \neq 125$ 하에서 유의수준 α의 양분

귀무가설을 기각할 수 있다.

유의수준이 α일 때 식 5.5처럼 기각역이 주어지는 경우, 이 때의 대립가설을 양측가설(two-tailed hypothesis)이라고 부른다. 물론 이 때의 기각역은 양측기각역, 검정은 양측검정이 된다. '양측' 이란 말의 의미는 기각역 및 p 값이 귀무가설 하에서 분포의 양 꼬리 쪽을 가리키기 때문이다.

예 5.13

모표준편차 σ=200인 모집단에서 크기가 100인 단순 무작위표본을 통해 얻은 표본평균이 1,736이었다고 가정하자. 이제 이러한 결과를 놓고 H_1: μ>1,700이라는 단측가설과 H_1: $\mu \neq$1,700이라는 양측가설을 검정해 보자.

모표준편차를 알고 있고 표본의 크기가 크므로 이 경우 정규검정을 이용할 수 있다. 유의수준을 0.05라고 한다면 식 5.4 및 5.5에 따라 단측가설의 기각역은 $|Z| \geq Z_{0.025}$=1.64로, 양측가설의 기각역은 $|Z| \geq Z_{0.025}$=1.96으로 주어진다. 귀무가설 하에서 검정통계량인 Z를 구해보면,

$$Z = \frac{\bar{X} - \mu}{\sigma / \sqrt{n}} = \frac{1736 - 1700}{200 / \sqrt{100}} = 1.8 \text{ 이다.}$$

이러한 결과로부터 단측검정의 경우에는 귀무가설을 기각할 수 있어도 양측검정의 경우에는 귀무가설을 기각할 수 없음이 분명하다.

일반적으로 $Z_\alpha \le Z_{\alpha/2}$이므로 양측검정의 경우 귀무가설을 기각하기 위해 필요한 검정통계량의 절댓값은 단측검정보다 더 커야 함을 알 수 있으며, 예 5.13은 이러한 사실을 잘 나타내 주고 있다. 이것은 곧 귀무가설을 기각하기 위해 필요한 p 값이 단측검정보다 양측검정에서 더 작아야 한다는 사실을 의미한다. 예 5.13에서 $Z = 1.8$이라는 검정통계량의 값을 얻었다면 단측검정에서 p 값은 $p = P(Z \ge 1.8) = 1 - P(Z \le 1.8) = 1 - 0.9641 = 0.0359$가 되어 $p < \alpha$로 귀무가설을 기각할 수 있다. 양측검정에서도 p 값이 0.0359가 될 게 아니냐고 반문할 독자가 혹 있을지 모르겠다. 그러나 전술한대로 양측검정에서 'H_1: $\mu \ne 1{,}700$' 라는 대립가설을 세웠다면 이것은 $H_{1.1}$과 $H_{1.2}$로 분리할 수 있고 이들은 일종의 상호배반적인 사건들이다. 즉, $H_{1.1}$이라는 대립가설이나 $H_{1.2}$라는 대립가설의 경우에 모두 $p = 0.0359$이므로 결국 최종 p 값은 $0.0359 + 0.0359 = 0.0718$이 되어, 이때는 $p > \alpha$로 귀무가설을 기각할 수 없다.

만일 이번에는 표본의 크기 30에서 표본평균 1,756과 표준편차 $S = 200$을 얻었다고 가정하고 t 검정을 이용하여 양측검정(유의수준 0.05)을 실시한다면 어떤 결과를 얻게 될 것인가? 이 경우 검정통계량이 $T = 1.53$으로 주어지고 단측검정에서도 귀무가설을 기각하지 못한다. 따라서 양측검정을 실시하면 당연히 더더욱 귀무가설을 기각하지 못하리라고 예상할 수 있다. 즉, $t_{29}(0.025) = 2.045$이므로 양측가설에서 기각역은 $|T| \ge 2.045$인데, $|T| < t_{29}(0.025)$가 되어 귀무가설을 기각하지 못하리라는 예상이 옳음을 확인할 수 있다.

이상의 내용을 요약하면, 표 5.7과 같이 정리할 수 있다.

표 5.7 모평균에 대한 가설검정, 검정통계량 및 기각역

1. 모표준편차 σ를 알 때
   (1) 검정통계량

   $$Z = \frac{\bar{X} - \mu}{\sigma / \sqrt{n}}$$

   (2) 기각역
      1) 단측검정 : $|Z| \ge Z_\alpha$
      2) 양측검정 : $|Z| \ge Z_{\alpha/2}$
2. 모표준편차 σ를 모르고, n이 클 때 ($n \ge 30$)
   (1) 검정통계량

   $$Z = \frac{\bar{X} - \mu}{S / \sqrt{n}}$$

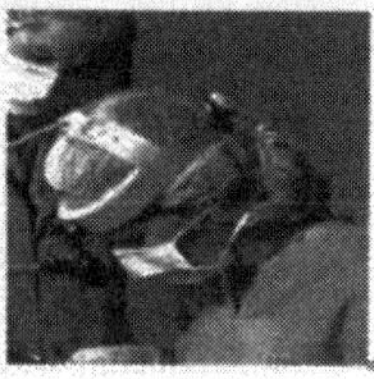

표 5.7 *계속*

(2) 기각역

1) 단측검정 : $|Z| \geq Z_\alpha$

2) 양측검정 : $|Z| \geq Z_{\alpha/2}$

3. 모표준편차 σ를 모르고, n이 작을 때 ($n<30$)

(1) 검정통계량

$$T = \frac{\bar{X} - \mu}{S / \sqrt{n}}$$

(2) 기각역

1) 단측검정 : $|Z| \geq t_{n-1}(\alpha)$

2) 양측검정 : $|Z| \geq t_{n-1}(\alpha/2)$

유의수준 = α, n : 표본의 크기, S : 표본표준편차

단측 또는 양측 검정 중에서 어느 것을 선택해야 하는가는 모집단에 대해 연구자가 어느 정도의 정보를 갖고 있는가에 따라 결정될 수 있다. 즉, 연구자가 모집단에 대한 정보를 많이 갖고 있고, 이전의 동일 또는 유사한 연구로부터 한 모평균이 다른 모평균보다 큰 것이 거의 확실하다면 구태여 양측검정을 실시할 필요가 없을 것이다. 이는 바로 한 모평균은 다른 모평균보다 크다는 단측가설의 검정을 실시해도 무방함을 의미한다. 그러나 만일 연구자가 모집단에 대한 정보를 많이 갖고 있지 못한 경우라면, 이 때는 두 모평균이 '같다' 또는 '다르다' 와 같은 양측검정을 먼저 생각함이 순서이다. 그러나 모집단에 대한 정보의 양이라는 것이 매우 주관적인 개념이고, 통계적 유의성이 곧 실제적 유의성을 의미하는 것이 아니라는 사실을 떠올리면 독자들은 양측 또는 단측검정의 선택이 그리 중요한 문제가 되지는 않음을 쉽게 짐작할 것이다. 통상적으로 양측검정을 많이 선호한다.

한편 $100(1-\alpha)\%$ 신뢰구간을 추정할 때, 예를 들어 모평균의 신뢰구간이라면 $P(-Z_{\alpha/2} \leq Z \leq Z_{\alpha/2})$가 된다. 즉, $|Z| \geq Z_{\alpha/2}$를 제외한 구간이 되는데, 이는 양측검정의 기각역을 제외한 구간과 같다. 신뢰구간의 추정과 가설검정 간에 불일치가 생기게 된 이유는 단측가설의 검정을 실시했기 때문이다. 예컨대 모평균의 95% 신뢰구간을 구할 때는 $Z_{\alpha/2} = Z_{0.025} = 1.96$을, 단측검정에서는 $Z_\alpha = Z_{0.05} = 1.64$를 적용한다. 이러한 이유들로 학자에 따라서 가설검정은 반드시 양측가설의 검정이 되어야 한다는 주장을 하기도 한다.

6) 가설검정의 오용에는 어떤 것들이 있는가?

오늘날 통계학적 방법론을 이용하는 많은 분야에서, 가설검정처럼 빈번하게 인용되는 방법도 드물 것이다. 어떤 분야의 전문 학술지를 펼치더라도 '$p<0.05$' 등과 같은 표현을 자주 접할 수 있으며, 심지어는 통계학적으로 의미 있는 결과를 얻는 것이 모든 연구의 목적인 것처럼 간주되기도 한다. 일반적으로 검정에는 '가설검정'과 '유의성검정'의 두 가지가 있으며, 전자는 의사결정의 보조적 수단으로 사용될 경우가 많다. 그러나 가설검정이든지 유의성검정이든지 간에 귀무가설과 대립가설을 세우고 유의수준을 결정하여, 이를 p 값과 비교한 후 통계적 유의성 여부를 판단한다는 기본 원리는 동일하다. 실제로 가설검정과 유의성검정이 명백히 구분될 수 있는 것은 아니며, 학자들 사이에도 이 둘을 다른 것으로 보아야 하는지에 대해서는 이론이 분분하다. 그러나 가설검정이 되었든지 아니면 유의성 검정이 되었든지 간에 통계적 자료분석 방법을 사용하는 연구자들 사이에 검정의 의미에 대한 올바른 이해가 선행되지 않은 채 이를 잘못 사용(오용)하는 경우가 상당수 있음을 발견하게 된다. 여기에서는 바로 이러한 (가설)검정의 오용에는 어떠한 것들이 있으며, 어떻게 이들을 예방할 수 있는지를 논의하고자 한다.

지침 3

가설검정으로부터 통계적 유의성이 있는 결과가 얻어졌다고 해서 이것이 곧 실제적으로도 의미가 있다는 것을 말해주지는 않는다. 즉, 실제적 유의성(practical significance)이란 일종의 가치관의 문제로서 이는 대개 자료수집 이전에 결정되는 것이 보통이다.

예 5.14

예 5.13에서와 같은 모집단으로부터 이번에는 1,705라는 표본평균을 얻었다고 가정해 보자. 우리가 증명하고자 하는 대립가설이 H: μ>1,700과 같은 단측가설로 주어졌다고 하면, 이 경우 1,705라는 표본평균은 이전에 예로 든 1,736이나 1,756보다는 대립가설을 지지하는 정도가 확실히 약하다. 이제 표본표준편차 S=200이며, 1,705라는 표본평균이 표본 크기가 각각 n=10, 30, 100, 1,000,

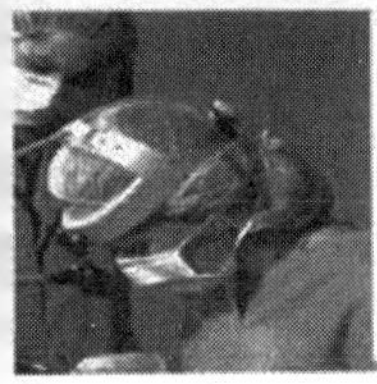

10,000이라는 표본으로부터 얻어졌다고 가정하고 각 경우에 대해 유의수준 0.05에서 H_0: μ=1,700이라는 귀무가설을 기각할 수 있는지를 검정하면 표 5.8를 얻을 수 있다.

표 5.8 표본의 크기에 따른 귀무가설의 기각 여부

표본의 크기 (= n)	검정통계량의 값 [a]	귀무가설의 기각여부 [b]
10	0.079	기각하지 못함
30	0.139	기각하지 못함
100	0.25	기각하지 못함
1000	0.791	기각하지 못함
10000	2.5	기각할 수 있음

a: 검정통계량은 n=10과 30인 경우에는 T로, 그 이상은 Z로 구함

b: 기각역 n=10일 때 $T \geq 1.812$

n=30일 때 $T \geq 1.699$

n=100, 1000, 10000일 때 $Z \geq 1.64$

예 5.14에서 표본평균 1,705는, 우리가 증명하고자 하는 대립가설의 하한값인 1,700에 비해 단지 '5' 가 더 많으므로 표본추출변동을 고려하면 '별다른' 의미는 없을 수도 있다. 즉, 모집단에서의 산술평균은 실제로 1,700을 넘지 않는데도 우연히 표본평균이 1,700을 넘는 것으로 나왔다는 것이다. 이러한 우연의 정도를 계량화하기 위해 우리는 이미 p 값이라는 개념을 도입한 바 있다. 표 5.8로부터 표본의 크기가 1,000인 경우까지는 p>0.05로서 유의수준 0.05에서 귀무가설을 기각할 수 없으나, 표본의 크기가 10,000이 되면 p<0.05로 귀무가설이 기각됨을 알 수 있다. 이러한 사실은 비록 실제적인 유의성이 없을지라도 표본의 크기가 커지기만 하면 얼마든지 통계적 유의성이 있는 것으로 검정결과가 나타날 수 있음을 말해 준다. 즉, 표본이 어느 수준 이상으로 크기만 하면 아무리 작은 차이라도 통계적 유의성이 있는 것으로 검정해 낼 수 있으며, 이는 곧 검정력이 커짐을 의미한다. 요컨대 검정력은 표본의 크기에 대한 함수가 되는 것이다.

이러한 실제적 유의성의 문제는, 의학 등에서 새로 개발된 의약품이 기존의 의약품보다 우수하다는 것을 증명하기 위해 대규모 표본으로부터 얻어진 결과에 대해 통계적 검정

을 실시하고 이로부터 통계적 유의성을 얻었기 때문에 실제적 유의성 또한 보장받을 수 있다고 주장하는 경우에 흔히 발생한다. 독자들은 다음의 예 5.15를 통해 통계적 유의성과 실제적 유의성이 엄연히 차원을 달리하는 것임을 다시 한 번 확인하기 바란다.

예 5.15

기존에 사용되던 의약품 A에 비해 새로 개발된 의약품 B가 더 우수함을 입증하고자 B 제조회사의 상품홍보부에서는 S의과대학에 비교실험을 의뢰하였다. S의과대학 연구팀에서는 20,000명의 환자에서 10,000명씩을 각각 무작위로 A, B 두 의약품 처치군에 배치하고 사용 후의 임상적 효과를 측정하였다. 그 결과 A에는 6,250명이 호전을 보여 호전율은 62.5%(=6,250/10,000)를 나타냈으며, B에는 6,430명이 호전을 보여 호전율 64.3%를 나타냈다.

의약품 A와 B에 의한 호전율을 각각 P_A, P_B라고 한다면 이 경우 귀무가설과 대립가설은 다음과 같다. H_0: $P_A=P_B$과 H_1: $P_A<P_B$이다. 이처럼 모집단에서 추출한 표본의 표본분율을 이용하여 모분율에 대한 통계적 가설을 검정하는 것을 분율검정이라고 한다. 분율검정에 대해서는 다음 장에서 좀 더 자세히 다룰 것이며, 이러한 분율검정의 방법을 이용하면 유의수준 0.05에서 귀무가설을 기각할 수 있다. 즉, B에 의한 호전율은 A에 의한 호전율보다 크다는 대립가설을 유의수준 0.05에서 채택하는 것이다. 문제는 B의 호전율은 64.3%이고 A의 호전율은 62.5%로서 이 둘의 차이란 1.8%에 불과하다는 사실이다. 이것은 100명의 환자 중, B에 임상적 호전을 보이는 환자가 A에 비해 2명 정도 더 많다는 의미이다. 만일 비교실험의 표본 규모를 10,000명씩이 아니고 100명씩으로 하였을 때는 통계적 유의성을 얻지 못했을 것인데, 이렇게 대규모 표본에서만 유의성이 나타나는 경우이거나, 혹은 B의 가격이 A보다 훨씬 비싸거나, 또는 소화장애와 같은 부작용이 더 많다거나, 혹은 투여방법이 더 복잡하다거나 한다면 이러한 결과를 놓고 자신 있게 A 대신 B를 선택할 의사가 과연 몇 명이나 되겠는가? 여러 가지 조건을 고려하여 1.8%의 차이가 '실제적 유의성'을 갖고 있지 않다고 판단을 내린다면, 아무리 '통계적 유의성'이 있다고 해도 이러한 검정결과로부터 기존의 행위나 신념을 바꾸지는 않을 것이다. 요컨대 실제적 유의성은 여러 가지 상황과 조건 등으로부터 판단해야 할 '가치관의 문제'이며, 통계적

방법이나 기타 방법 등을 이용하여 이를 계량화하기가 결코 쉽지 않음을 명심해야 한다.

지침 4

통계적 가설검정의 결과 일정한 유의수준 이하의 p 값이 얻어져야만 그 연구 또는 자료수집이 잘 된 것이라고 믿는 것은 매우 위험한 생각이다. 통계적 유의성을 얻지 못한 연구결과라 할지라도 그 자체로서 충분한 '의미' 가 있을 수 있음을 명심해야 한다.

통계적 방법을 이용하여 자료분석을 시행하는 연구자들에게 퍼져 있는 잘못된 견해 중 가장 대표적인 것은, 연구의 주된 목적이 마치 통계적 유의성을 얻는 데 있다는 식의 태도이다. 즉, 통계적 유의성이 얻어진 연구 결과는 널리 공표할만한 업적이 되고, 통계적 유의성이 얻어지지 않았다면 그것은 연구자의 손 안이나 책상 서랍 안에서 사장되어도 좋다는 것이다. 어느 분야라도 좋으니 전문학회지를 들추어 보고 게재된 논문의 몇 % 정도가 통계적 유의성이 있는 결과를 발표하고 있는지 확인해 보라. 독자들은 이 수치가 거의 100%에 가깝다는 사실을 발견하게 될 것이다. 이는 모든 연구로부터 항상 통계적 유의성이 있는 결과만이 얻어짐을 말해 주는 것이 아니라, 연구자들이 통계적 유의성이 얻어진 결과만을 주로 발표하고 있고, 심지어 전문잡지의 편집자들도 이러한 견해에 동조하여 통계적 유의성을 얻지 못한 연구는 게재 자체를 꺼리기 때문이다.

통계적 유의성의 추구를 연구 목적이라고 생각하는 많은 연구자들의 무의식에는, 마치 통계적 유의성이 얻어지면 귀무가설로 대변되는 기존의 신념이나 행동을 쉽게 변경할 수 있다는 전제가 깔려 있는 것처럼 보인다. 이것은 통계적 가설검정이 일종의 의사결정의 성격을 띠고 있기 때문에 일견 타당한 것처럼 보인다. 즉, 귀무가설에 반하는 경험적 증거의 강약은 p 값으로 요약할 수 있고, 이러한 p 값이 유의수준 α보다 작으면 귀무가설을 기각하는 일종의 '결정' 을 내리는 것이다. 예를 들어 치료법 B가 기존의 치료법 A에 비해 우수한 효과를 갖고 있는 것으로 통계적 유의성이 얻어졌다면 우리는 두 가지 치료방법의 효과가 동일하다는 귀무가설을 기각할 것이다. 그러나 이러한 귀무가설의 기각이 곧 A라는 치료법을 모두 B라는 치료법으로 바꾸겠다는 결정을 의미하지는 않는다. 요컨대 축적된 자료를 이용하여 통계적 결론을 내리는 것과, 이러한 결론으로부터 기존의 행위나 신념을 바꾸는 것은 전혀 별개의 문제이며 후자는 통계학의 영역 밖에 있다.

지침 5

연구나 조사의 결과로부터 우연히 의도하지 않았던 통계적 유의성을 발견하였을 때, 이러한 통계적 유의성이 해당 대립가설의 타당성을 입증해 주는 것처럼 결론을 내리는 것은 옳지 않다. 미리 가설을 전제한 상태에서 표본추출을 실시하여 얻은 자료에 대해 통계적 가설검정을 하였을 때에만 통계적 가설의 타당성 여부를 판단할 수 있는 것이다. 따라서 기대하지 않았던 통계적 유의성이 얻어졌다면 이는 가설의 타당성을 확증하는 것(hypothesis-confirming)이라기보다, 새로운 가설의 형성을 시사하고 제안하는 것(hypothesis-generating)으로 받아들여야 한다.

개인용 컴퓨터에서도 쉽게 자료분석할 수 있게 해 주는 통계 패키지의 보급은 연구의 활성화를 촉진했다는 긍정적 측면을 갖고 있다. 그러나 자료분석에 대한 연구자의 통계적 소양이 부족한 상태에서 모든 것을 컴퓨터와 통계 패키지에 내맡김으로써, 연구주제가 내포하고 있는 과학적 의미에 대한 집중된 지적 탐구를 게을리 하게 되고 오히려 시행착오적 탐색에 의해 연구를 시행하게 했다는 비판을 받고 있음도 또한 사실이다.[6] 컴퓨터는 통계적 분석방법이나 결과에 대한 해석방법의 기본원리를 모르면서도, 입력된 자료에 대해 사용자가 강요하는 모든 결과를 '유순하게' 내놓는다. 예 5.15를 통해 의도하지 않았던 통계적 유의성이 발견되었을 때 대다수의 연구자들이 어떤 자세를 취하는지 알아보도록 하자.

예 5.16

S대학병원 종양내과의 박 교수는 간암 환자군과 정상인으로부터 각각 100가지 종류의 변수를 측정하고, 이들에 대하여 유의수준 0.05에서 통계적으로 유의한 차이가 있는지를 검정하였다. 그 결과 5개의 변수에서 통계적 유의성이 있음을 발견하고, 통계적 유의성이 발견된 변수만을 문헌에 발표하였다.

6) Etzioni는 소형 컴퓨터 및 패키지 프로그램이 과학적 연구 수행에 미치는 악영향에 대해 다음과 같은 흥미 있는 지적을 한 바 있다. "이제 과학자들은 무작정 많은 수의 사격을 하게 되면 그 중 어느 것은 어떤 흥미로운 결과나 상관관계를 맞출 것이라는 기대 속에, 어둠 속에서 계속적으로 발포만 하려는 유혹을 과거 어느 때보다 강력하게 받고 있다(Etzioni A. Effect of small computers on scientist, Science 1975;189:4197)."

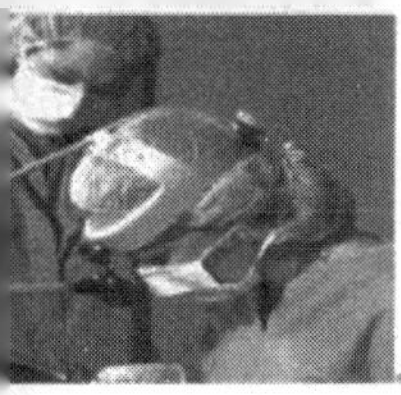

자료분석에 대한 박 교수의 입장은 통계학적 방법론을 이용하는 대다수 연구자들의 자세를 대변하고 있다. 그러나 이러한 태도는 근본적으로 두 가지의 문제점을 갖고 있다. 첫째, 5개의 변수에서 통계적으로 유의한 차이가 발견된 것은 '우연'에 의한 결과이지, 연구자가 사전에 어떤 통계적 가설을 세운 뒤 수집한 자료로부터 가설검정을 거쳐 유도된 것이 아니라는 사실이다. 통계적 유의성을 발견하기 위해 100개나 되는 변수를 샅샅이 뒤질 수 있는 것은 컴퓨터가 수행할 수 있는 자료분석의 개가라고 할 수 있다. 즉, 연구자가 의도하든 의도하지 않았든 간에 컴퓨터는 시키는 대로 결과를 출력한다. 이처럼 자료를 여러 가지 통계적 방법으로 샅샅이 뒤져 기대하거나 의도하지 않았던 통계적 유의성을 찾아내려고 하는 것을 자료 훑기 비뚤림(data-dredging bias)이라고 부른다.

자료분석에 대한 박 교수의 두 번째 문제점은, 보통 우리가 다중가설 검정(multiple hypothesis testing)이라고 부르는 것이다.[7] 즉, 유의수준이 0.05라면 제 1종의 오류가 5%까지도 일어날 수 있다는 의미이며, 이는 귀무가설이 옳더라도 가설검정의 횟수가 많아지면 100번 중 5번은 통계적 유의성이 있는 결과를 얻을 것으로 기대된다는 뜻이다. 따라서 박 교수가 100개의 변수 중 5개에서 통계적 유의성을 발견한 것은 α=0.05에서 아주 당연한 결과일 수도 있기 때문에 이것 자체에 어떤 특별한 의미를 부여하기란 어렵다고 하는 사실을 명심해야 한다.

자료를 샅샅이 뒤져 통계적 유의성이 있는 결과를 찾아내려는 것은, 방법상 분명 문제가 많이 있으나, 과학적 타당성이 아주 없지는 않다. 과학사적으로 볼 때도 자료에서 전혀 기대하지 않았던 양상이나 현상 등이 그 후의 재확증을 거쳐 위대한 발견으로 이어진 예가 허다하다. 그러나 이때 중요한 것은 우연히 발견된 양상이나 현상 등이, 이러한 양상의 검정을 목적으로 하는 추후의 실험이나 통계조사 등을 통해 재확증 또는 재발견되어야 한다는 사실이다. 통계적 가설검정이란 바로 이러한 재확증의 기초 자료를 제공하는 방법이라고 말할 수 있다. 따라서 통계적 유의성이 있는 결과를 찾고자 자료를 샅샅이 뒤지는 것은 통계적 가설검정의 기본 목적과는 다르다는 것을 명심해야 한다.

앞부분에서, 가설검정의 오류는 무작위 오차만을 대상으로 하며 이는 다른 종류의 오차

7) 다중가설의 검정에 따라 제 1종 오류가 증가되는 것을 보정하기 위해 Bonferroni, Tukey, Duncan, Scheffé 등이 고안한 방법이 있으나, 이에 대한 소개는 이 책의 수준을 넘는 것이므로 생략한다. 시판되고 있는 통계 패키지에는 이들 중 한두 가지 방법을 이용할 수 있도록 선택사양을 제공한다.

가 발생하지 않았다는 것을 전제로 했을 때 가능한 것임을 강조한 바 있다. 즉, 연구설계나 자료수집 단계에서부터 비뚤림이 없어야만 이후의 공정한 분석이 보장될 수 있음을 의미한다. 따라서 비확률표본추출법으로부터 얻은 자료에 대해 확률론에 근거한 통계적 추론의 방법을 적용하는 것은 원칙적으로 타당하지 않다. 통계학에서 표본추출을 말할 때 확률표본추출만을 의미한다는 것은 바로 이러한 이유에서이다. 그러나 편의표본이나 판단표본에서 얻은 자료에 대해서도 마치 확률표본추출법으로 얻은 자료인 것처럼 가정하고 통계적 추론을 실시하는 경우를 흔히 볼 수 있는데, 사회학이나 의학 분야의 자료가 대표적이다. 물론 이러한 사실이 사회학이나 의학 등의 연구논문에서 사용된 자료분석의 방법은 모두 틀렸다는 것을 의미하지는 않는다. 중요한 것은 자료분석의 타당성이 이미 연구설계 단계에서부터 결정된다는 사실을 명심하고, 분석의 결과를 해석할 때 전술한 제한점을 고려하는 것이다.

지침 6

가설검정으로 대표되는 통계적 자료분석 방법은 결코 진리에 도달하는 유일한 방법이 아니다. 아무리 잘 시행된 분석이라 할지라도 완전할 수는 없으며, 자료에는 항상 무엇인가 잘못되었을 가능성이 있음을 명심해야 한다.

06 흔히 사용되는 통계적 분석 방법

일반적으로 의학을 포함한 보건과학, 생물과학 등에서 자료를 분석할 때 주된 관심사는 미지의 모수에 대한 추정이나 이러한 모수의 값이 '얼마' 라는 것보다, 서로 다른 둘 이상의 통계량을 비교하여 이들 사이에 차이가 있는지 또는 연관성이 있는지 등을 검정하는 것이다. 이처럼 연관성(association)이나 비교(comparison)의 문제는 통계학적 방법론을 적용하는 많은 과학 분야에서 매우 중요하게 다루어지는 주제가 됨은 물론, 일상생활에서도 흔히 접할 수 있는 것들이다.

둘 이상의 통계량에 대한 비교 중에서도 가장 중요하며 흔한 것은 평균이나 점유율(분율)의 비교이다.[1] 또한 평균 및 분율의 비교와 함께 흔히 사용되는 통계적 분석에는 소위 '분류된 자료' 또는 '범주형(categorical) 자료' 의 분석이 있다. 범주형 자료의 분석은 분할표를 이용하여 행 변수와 열 변수 간의 연관성, 각 범주별 동질성의 여부, 기존에 알려진 사실과의 적합도 등을 분석하는 방법인데, 주로 카이제곱 분포를 표본분포로 사용한다.

그러나 어떠한 통계적 분석방법을 이용하더라도 기본원리는 항상 동일하며 그것은 이미 앞 장에서 소개된 바 있다. 다시 말하면 귀무가설하의 모집단 상황을 설정하고 검정통계량이 그 모집단 상황에서 출현했을 확률, 즉 p 값을 표본분포를 이용하여 구하고, 이 p 값의 크기를 유의수준과 비교하여 귀무가설 기각 여부, 즉 귀무가설에서 통계량이 출현했다고 인정할 것인지를 결정짓는다는 원칙은 결코 변함이 없다. 따라서 앞에서 언급한

1) 최종후 등은 '학술논문과 통계적 기법(고려대학교 통계연구소 통례분석강의총서 12, 자유아카데미, 서울, 1990)' 에서 이러한 사실을 확인하고 있다.

가설검정의 원리를 잘 이해한 독자라면 여기에서 소개될 각 검정의 내용을 파악하는 데 별 어려움이 없을 것이다.

본 장에서는 상관분석 또는 회귀분석으로 불리는 두 변수간의 연관성 분석과 Z 검정 또는 t 검정으로 대표되는 두 평균의 비교, F-검정을 이용하여 3개 이상의 평균을 비교하는 분산분석, Z 검정을 이용한 두 분율의 비교, 그리고 범주형 자료의 분석에 이용되는 카이제곱검정에 대해 소개한다.

1. 두 변수간의 연관성 분석

기술통계의 지표들을 선정할 때 제일 먼저 결정해야 하는 것은 요약하고자 하는 변수의 갯수임을 제2장에서 지적한 바 있다. 즉, 변수의 갯수에 따라 일변량 요약, 이변량 또는 다변량 요약 등으로 나누어지며, 제2장에서 다룬 내용들은 모두 일변량 자료를 요약하는 지표에 관한 것들이다.

그러나 각 변수들을 독립적으로 다루는 것 외에도 이들 사이의 관계에 관심을 가질 수가 있다. 예를 들어 남녀 고교생 100명에 대해 신장과 체중을 측정하고 이들의 관계를 알아본다든가, 내신 성적과 학력고사 성적을 비교하여 이들의 관계를 알아보는 것들이 여기에 속한다. 키가 클수록 몸무게가 많이 나가는 경향이 있다든가, 내신 성적이 좋을수록 학력고사 성적이 높으면 우리는 "신장과 체중, 내신 성적과 학력고사 성적 사이에는 연관성이 있다"라고 말한다. 즉, 연관성이란 둘 또는 그 이상의 변수들 사이의 관계를 표현하는 개념으로, 연관성이 있다는 것은 한 변수의 값이 변동할 때 다른 변수의 값도 같이 변동되는 경향성이 있음을 의미한다. 통계학 이외의 다른 학문분야에서도 연관성은 연구의 중요한 주제가 된다. 사실 인간의 지적 영역에서는, 개개의 사물이나 현상들이 독립적으로 존재하고 발생한다는 생각을 하기보다 이들이 서로 어떤 연관성을 갖고 있는 것으로 보려는 충동이 강하다. 이러한 연관성은 흔히 '법칙'으로 표현되기도 하는데, 인과관계(causal relationship), 기전(mechanism) 등은 모두 연관성을 의미하는 다른 이름들이다.

'움직임'이라는 연구대상을 법칙의 형태로 가장 빈번하게 설명하는 분야는 아마도 물리학일 것이다. 예를 들어 일정한 힘을 물체에 가하면 물체의 질량에 반비례하는 가속도가 얻어지며, 만일 힘이 두 배가 되면 가속도도 두 배로 증가한다. 즉, 동일한 질량의 물체에 대하여 힘과 가속도는 '항상' 정비례라는 연관성을 갖게 되며, 이를 수식으로 표현한 것이 '힘 = 질량×가속도' 라는 법칙이다. 그러나 이 책의 서두에서도 밝힌 것처럼, 많은 경우에서 우연에 의한 개체의 변동이나 또는 측정에 개입될 수 있는 제 3의 변수 등의 영향 때문에, '항상' 성립하는 법칙과 같은 연관성을 발견하기란 매우 어렵다. 대신 '대개 어떠한 경향을 띠는' 이라든가, '평균적으로 볼 때 성립하는' 연관성을 관찰하게 될 따름이다. 따라서 연관성은 클 수도 작을 수도 있으며, 이러한 연관성의 강도를 나타내 주는 것이 바로 연관성의 측도인 셈이다.

일변량 요약에서도 측정의 척도 수준에 관심을 가져야 하는 것처럼, 연관성의 측도로 대표되는 이변량 요약 역시 자료의 척도 수준을 눈여겨 보아야 한다. 앞에서 예로 든 체중과 신장 또는 내신 성적과 학력고사 성적은, 두 변수가 모두 양적 척도로 측정된 자료들이다. 그러나 만일 조사대상의 사회경제적 상태를 상중하로 나누고, 학력고사 성적이 사회경제적 상태에 따라 어떤 경향을 나타내는지에 관심이 있다면 이 때는 연관성의 측도로 표현하려는 한 변수가 순위척도의 수준을 갖게 된다. 이러한 예는 수없이 많다. 중요한 것은 척도 수준에 따라 일변량 요약의 지표들이 달라졌던 것처럼, 연관성의 측도로서의 이변량 요약지표도 달라진다는 사실이다.

변수 사이에 존재하는 관계를 요약하기 위한 지표, 즉 연관성의 측도(measure of association)가 필요한데, 여기에서는 두 변수 사이의 연관성에 대해서만 다루기로 한다. 연관성의 측도로 설명되는 두 변수의 관계 중에는 흔히 종속관계(dependent relationship)라고 부르는 특이한 형태의 관계가 있다. 예를 들어 동일한 조사대상 신생아에 대해 체중과 생후월령이라는 변수를 측정하였고 이제 이들 변수들 간의 관계를 요약한다고 하면, 체중이 생후월령에 의해 영향을 받는지 또는 받지 않는지를 보여 주는 지표가 필요하게 될 것이다. 아무도 체중에 의해 생후월령이 영향을 받는지 여부를 나타내는 지표에 관심을 갖지는 않는다. 즉, 신생아의 체중은 생후월령에 따라 변하지만, 생후월령이 체중에 따라 변하는 것은 아니다. 이러한 결론은 생물학에 관한 우리의 지식에서 비롯된 것이다. 이처럼 어느 한 변수 값의 변동에 따라 다른 한 변수 값이 변화하는 경향을 인정할 수 있지만 지식이나 논리체계에 비추어 그 역의 경향은 타당하지 않을 때, "두 변수 사이에 종속관계가 존재한다"라고 말한다. 이때 신생아의 생후월령처럼 시간적 또는 논리적으로 먼저 발생한 것으로 볼 수 있는 변수를 독립변수(independent variable)라고 한다. 그리고 신생아의 체중처럼 독립변수에 의해 영향을 받아 시간적 또는 논리적으로 나중에 발생한 것으로 인정되는 변수를 종속변수(dependent variable)라고 부른다.

종속관계로 볼 수 없는 두 변수간의 관계를 흔히 비종속관계(non-dependent relationship) 또는 상호의존관계(inter-dependent relationship)라고 한다. 체중과 신장, 교육수준과 사회경제적 상태들은 딱히 어떤 한 변수가 다른 변수에 비해 시간적 또는 논리적으로 우선한다고 볼 수 없는 예들이다. 즉, 이들은 한 변수가 다른 변수에 영향을 줄 수도 있고, 또는 그 반대로 다른 변수로부터 영향을 받을 수도 있다. '상호의존' 이란 용어가 의미하듯이 비종속관계를 이루는 두 변수들은 모두 독립변수이면서 동시에 종속변수인 것이다.

그러므로 이변량 자료에 대한 연관성의 측도는 두 변수가 종속관계냐 아니면 상호의존관계냐에 따라 약간씩 다른 형태를 취하게 된다. 보통 전자의 경우에 해당하는 연관성의 측도로 회귀계수(regression coefficient)가 대표적이며, 후자의 경우에는 상관계수(correlation coefficient)를 사용한다. 그러나 종속 또는 비종속관계를 구별하는 것은 현재의 지식체계에 비추어 조사자가 양 변수간의 관계를 어떻게 규정하느냐에 따라 대부분 좌우되며, 동일 자료에 대하여 회귀 및 상관계수를 동시에 구할 수도 있다. 회귀 및 상관계수를 이용하여 자료의 특성을 요약하고 이로부터 결론을 유도해 내는 것을 각각 회귀 또는 상관 분석이라고 말한다.

한편 두 변수가 종속관계로 맺어져 있다면 어느 한 변수의 측정치를 통해 다른 변수의 값을 짐작하는 것이 가능하다. 즉, 생후월령과 체중 사이에 종속관계가 있을 때, 조사대상 신생아의 월령을 안다면 체중을 짐작할 수 있다. 이처럼 독립변수의 값으로부터 종속변수의 측정치를 짐작해 내는 것을 예측(prediction)이라고 하며, 통계학 또는 통계학적 방법론을 적용하는 다른 학문분야에서 비중 높게 취급되는 주제이다. 본 절에서는 두 변수 사이에 선형적[2] 인 종속관계가 존재하는 경우에 대해서만 예측의 문제를 다룰 것이다.

2) '선형적' 이라는 말은 '가법적(加法的)' 이라고도 하는데 독립변수의 값이 변동할 때 종속변수의 값도 이에 일차 함수적으로 비례하여 변하는(예를 들어 체중이 1개월마다 1킬로그램씩 증가하는) 관계를 뜻한다. 그러나 실제로는 비선형적인 종속관계도 많이 있으며 가장 대표적인 것이 시간과의 관련성이다. 이러한 것들에 대한 예측은 보통 '시계열분석(time-series analysis)'이라고 하는 방법을 이용한다.

1) 연관성의 측도를 어떻게 구성할 수 있는가?

어떤 형태의 요약지표라도 근간이 되는 기본 원리가 있게 마련이다. 제2장에서 일변량 요약지표들을 소개할 때에 이러한 기본 원리들을 상세히 언급하였으며, 대개는 큰 어려움 없이 쉽게 이해할 수 있는 것들이었다. 그러나 연관성의 측도와 관련된 기본 원리는 다분히 수학적이며, 쉽게 이해할 수 없을지도 모른다. 다소 지루할지라도 이러한 기본원리를 이해하는 것이 연관성의 측도가 갖고 있는 의미를 정확하게 이해하는 지름길임을 명심하고 다음을 숙지하는 것이 바람직하다.

연관성 측도의 기본 원리가 되는 수학적 모델은 두 변수의 값들이 보여주는 '패턴'과 밀접한 관련을 갖고 있다. 가장 단순한 모델은 이변량 자료가 이루는 양상을 직선적인 관계로 가정하고, 자료를 이용하여 가장 적합한 직선의 식을 직접 계산하는 것이다. 이때 구해진 직선 식의 기울기가 연관성의 측도로 이용되는데, 뒤에 나오는 회귀계수가 곧 그 기울기이다.

또 다른 모델은, 비교적 우리에게 익숙하지 않은 공분산(共分散, covariance)이라는 것을 이용하여 역시 직선의 식을 구하고, 그 기울기를 지표로 삼는 것이다. 먼저 공분산의 개념을 살펴보도록 하자.

공분산이란 무엇인가? 두 변수 사이에 종속관계가 아닌 상호의존관계가 있다고 할 때, 두 변수가 동시에 변하는 정도를 나타내는 지표를 생각해 볼 수 있다. 공분산이란 바로 이변량 자료가 같이(공(共)히) 변화하는 정도를 나타내는 측도이다. 공분산을 구하는 과정을 소개하기 전에 먼저 각 변수를 별개의 것으로 보고, 각 변수의 산포도를 계산하는 것부터 다시 정리해 보자. 즉, n(단, $n \geq 1$)개의 조사대상에 대해 각각 x와 y라는 두 변수를 측정하였고 이들의 값을 각각 $x_1, x_2, \ldots, x_n$ 및 $y_1, y_2, \ldots, y_n$이라고 하자. 단, 산술평균은 각각 $\bar{x}$ 및 $\bar{y}$로 표시한다. $\bar{x}$와 $\bar{y}$의 표본 표준편차를 각각 S_x, S_y라고 하면, 식 3.6에서와 같이

$$S_x = \sqrt{\Sigma\,(x_i - \bar{x})^2 / n}\,,\; S_y = \sqrt{\Sigma\,(y_i - \bar{y})^2 / n}$$

와 같다. 각각의 경우 제곱근 안에 있는 수식의 분자에 해당하는 것은 편차($x_i - \bar{x}$ 또는 $y_i - \bar{y}$)의 제곱을 모두 더한 값이다. 이러한 '편차 제곱의 합(sum of the squared deviation)'

을 이탈도(deviance)라고 부른다. 이탈도는 합을 의미하는 Sum의 첫 글자인 대문자 'S'로 표현하며, 제곱을 나타내기 위해 해당 변수를 아래첨자로 두 번 표기해 준다. 즉, x 변수의 이탈도는 S_{xx}, y 변수의 이탈도는 S_{yy}로 표시한다. 따라서 식 6.1~식 6.4와 같다.

$$S_{xx}=\sum(x_i-\bar{x})^2 \quad \text{(식 6.1)}$$

$$S_{yy}=\sum(y_i-\bar{y})^2 \quad \text{(식 6.2)}$$

$$S_x=\sqrt{S_{xx}/n} \quad \text{(식 6.3)}$$

$$S_y=\sqrt{S_{yy}/n} \quad \text{(식 6.4)}$$

우리의 관심은 각 변수를 별개의 것으로 취급했을 때가 아니라 이들이 함께 변화하는 상황이다. 일변량 자료의 산포측도인 표준편차를 계산할 때 개개의 측정치가 대푯값에서 떨어진 정도를 편차의 제곱으로 반영하였듯이 이변량 자료의 동시 변화 정도도 두 변수의 개별 편차를 가지고 나타낼 수 있지 않겠는가? 예를 들어 i라는 조사대상에 대해 x 및 y의 편차인 $x_i-\bar{x}$, $y_i-\bar{y}$을 구한 후, 이때 만약 $x_i-\bar{x}$의 절댓값이 클 때 $y_i-\bar{y}$의 절댓값도 크거나, 반대로 $x_i-\bar{x}$의 절댓값이 작을 때 $y_i-\bar{y}$의 절댓값도 작다면 x와 y의 동시 변화 정도는 크다고 할 수 있다. 따라서 이들의 곱인 $(x_i-\bar{x})(y_i-\bar{y})$를 감안하고 그 의미를 생각해 보자.

편차의 곱인 $(x_i-\bar{x})(y_i-\bar{y})$를 이변량 자료의 동시 변화 정도에 연결시키기 위해서는 먼저 이러한 편차 곱의 특성을 살펴 볼 필요가 있다. 만일 두 변수에 대한 편차가 모두 양의 값을 가지거나 모두 음이면 편차 곱은 항상 양이다. 두 편차가 양이라 함은 두 변수의 측정값이 모두 해당 변수의 산술평균보다 크다는 것이며, 음인 경우에는 모두 작다는 것을 말한다. 즉, 두 변수의 측정값은 모두 각각의 산술평균으로부터 같은 방향으로 움직이고 있다는 것을 뜻한다. 그러나 만일 두 변수의 편차가 서로 다른 부호를 갖는다면 편차 곱은 항상 음수일 수밖에 없다. 이것은 두 변수가 각 산술평균으로부터 서로 반대 방향으로 흩어져 있다는 의미이다. 이상을 요약하면, 편차 곱이 양이면 두 변수가 각 산술평균으로부터 동일한 방향으로(모두 커지거나 작아지는 방향) 변동되는 것을 가리키며, 반대로 편차 곱이 음이면 두 변수가 반대 방향으로(하나는 산술평균보다 큰 쪽으로, 다른 하나는 산술평균보다 작은 쪽으로) 변동된다는 뜻이다. 그리고 양이건 음이건 간에 편차 곱의 절댓값이 클수록, 각 산술평균으로부터 멀리 떨어져 있음을 의미한다.

각 조사대상에서 *x*, *y* 두 변수에 대한 편차의 곱을 모두 더하게 되면 일변량 자료의 이탈도와 비슷한 통계량을 얻을 수 있는데, 이를 공(共) 이탈도(co-deviation)라고 부르며 S_{xy} 라고 나타낸다. 즉, 식 6.5와 같다.

$$S_{xy} = \sum (x_i - \bar{x})(y_i - \bar{y}) \quad \text{(식 6.5)}$$

이번에는 이 편차 곱의 합, 즉 공 이탈도의 크기와 부호의 의미에 대하여 다시 정리해 보자. 만일 어떤 편차 곱은 양수, 또 다른 편차 곱은 음수여서 이들이 서로 상쇄된다면 자연히 공 이탈도는 작은 절댓값을 갖게 된다. 반대로 큰 절댓값을 가지려면 편차 곱의 합이 양수든 음수든 큰 값을 가져야 하는데 이것은 편차 곱들이 모두 양수이거나 또는 모두 음수일 경우에 최대가 된다. 한 변수 값이 그 변수의 산술평균보다 클 때 다른 변수 값도 그 변수의 산술평균보다 큰 경향이 있거나, 한 변수 값이 그 변수의 산술평균보다 작을 때 다른 변수 값도 그 변수의 산술평균보다 작은 경향이 있다면 편차 곱은 양수일 것이고 공 이탈도는 절댓값이 큰 양수가 된다. 즉, 이때는 한 변수 값이 커지면 다른 변수 값도 커지고, 한 변수 값이 작아지면 다른 변수 값도 작아지는 경향이 있게 되며 이러한 것을 "두 변수 사이에 양의 관계가 있다"라고 말한다. 반대로 한 변수 값이 그 변수의 산술평균보다 클 때 다른 변수 값은 그 변수의 산술평균보다 작은 경향이 있거나, 한 변수 값이 그 변수의 산술평균보다 작을 때 다른 변수 값은 그 변수의 산술평균보다 큰 경향이 있다면 편차 곱은 음수이고 편차 곱의 합인 공 이탈도는 절댓값이 큰 음수가 된다. 따라서 이 때는 한 변수 값이 커지면 다른 변수 값은 작아지고, 한 변수 값이 작아지면 다른 변수 값이 커지는 경향이 있으며, 이를 "두 변수 사이에 음의 관계가 있다"라고 말한다. 그러나 양수와 음수인 편차 곱이 서로 섞여 있고 각 부호에 대한 절댓값이 비슷하다면, 전술한 대로 이들이 서로 상쇄되어 그 합은 0에 가까워진다. 따라서 이때는 한 변수 값이 커지면 다른 변수 값이 커지는 경우와 작아지는 경우가 혼재되어 두 변수 사이의 연관성 정도는 약하다. 요컨대 공 이탈도의 절댓값은 두 변수 사이에 존재하는 연관성의 크기를, 부호는 연관의 방향을 나타내는 것이다.

한편 일변량 자료의 산포측도에서 편차제곱의 산술평균을 분산이라고 한 것처럼, 이변량 자료에서 편차 곱의 산술평균을 공분산(covariance)으로 정의한다. 공분산은 Covariance의 첫 세 글자인 *Cov*로 표시한다. 따라서 *x*, *y* 변수에 대한 공분산 Cov_{xy}는 식 6.6과 같다.

$$Cov_{xy} = S_{xy}/n = \sum (x_i - \bar{x})(y_i - \bar{y})/n$$
$$= \text{공 이탈도/조사대상 수} \quad \text{(식 6.6)}$$

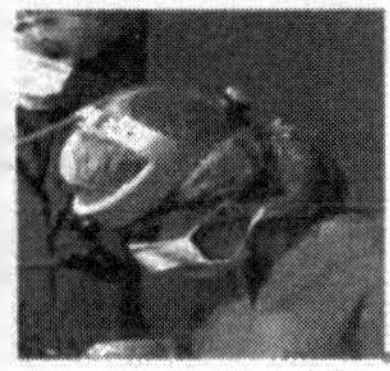

일변량 자료에서 분산의 값이 산포의 정도를 반영했던 것처럼, 식 6.6에서 공분산은 이변량 자료에서 두 변수간의 연관성 측도로 사용할 수 있다. 이것을 공분산이 공 이탈도로부터 유도된 측도이기 때문이다. 공분산을 계산할 때 분모 n을 사용(공 이탈도를 조사대상 수인 n으로 나눔)하는 것은 편차 곱의 합이 보이는 경향성이 평균적으로 존재함을 나타내기 위한 것으로, 공분산의 절댓값은 연관성의 크기를, 부호는 관계의 방향을 의미하게 된다. 즉, 연관성의 크기와 방향을 동시에 표현해 주는 연관성의 측도로 공분산을 이용할 수가 있는 것이다.

예 6.1을 통해 공분산을 계산하는 방법과 이들의 의미에 대해 좀더 구체적으로 알아보자.

예 6.1

8명에게서 측정된 변수 x, y의 값과 각각의 편차, 편차 곱

표 6.1 8명에게서 측정된 변수 x, y 및 각각의 편차, 편차곱

조사대상	x_i	y_i	$x_i-\bar{x}$	$y_i-\bar{y}$	$(x_i-\bar{x})(y_i-\bar{y})$
A	1	39	-3.88	-27.13	+105.25
B	2	90	-2.88	+23.87	-68.75
C	3	50	-1.88	-16.13	+30.32
D	4	82	-0.88	+15.87	-13.97
E	6	43	+1.12	-23.13	-25.91
F	7	95	+2.12	+28.87	+61.20
G	8	51	+3.12	-15.13	-47.21
H	8	79	+3.12	+12.87	+40.15
계	39	529	0	0	+81.13
평균	4.88	66.13	0	0	+10.14

위의 표 6.1에 제시된 것은 $A, B, C, \ldots, H$까지 8명의 조사대상에서 각각 x와 y라는 변수를 측정한 가상자료이다. x와 y가 구체적으로 어떤 변수인가는 그리 중요하지 않으며, 모두 양적 척도로 측정되었다고 가정한다.

두 변수가 모두 간격척도 이상의 수준을 갖는 경우에 이들을 산점도로 나타낼 수 있음

을 배웠다. 그림 6.1은 예 6.1의 자료를 기초로 작성한 산점도인데, 조사대상 각각의 위치를 나타내고 있다. 그림 6.2는 그림 6.1의 산점도에 x와 y의 산술평균이 만나는 교차점을 원점으로 한 새로운 축을 그려 넣은 것이다. 새로운 축이 도입됨으로써 산점도를 네 개의 사분면(quadrant)으로 구분할 수 있으며, 원래의 측정값들이 각 편차의 부호에 따라 서로 다른 사분면에 위치함을 보게 된다. x와 y의 편차가 모두 양의 값을 갖는 사분면을 '1사분면'이라고 하며, 시계반대 방향으로 차례대로 2, 3, 4사분면이라고 부르도록 하자.

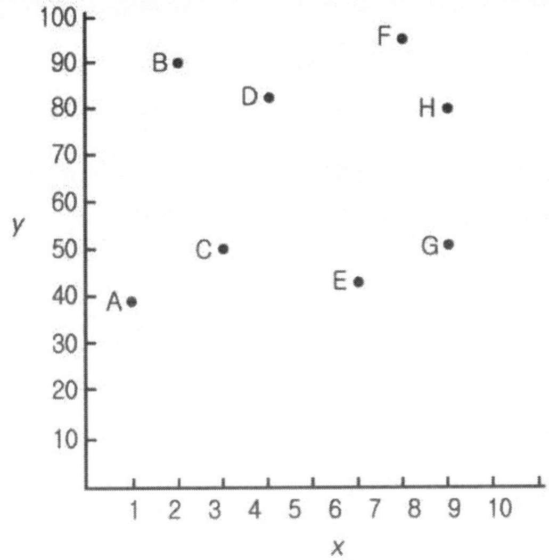

그림 6.1 x와 y의 산점도

자료원: 표 6.1

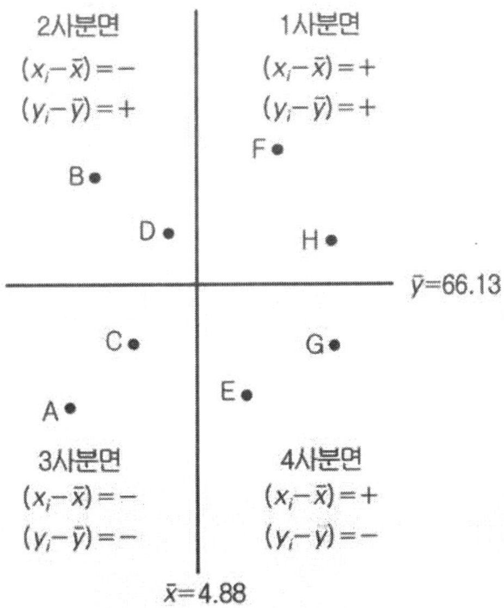

그림 6.2 x와 y의 산술평균의 교차점을 원점으로 구성한 사분면도

그림 6.2의 1사분면에 위치하는 측정치들은 x, y 두 변수의 편차가 모두 양의 값을 갖는다. 두 변수의 측정치들은 각 변수의 평균보다 큰 쪽으로, 즉 동일한 방향에 위치하였다. 마찬가지로 3사분면에 위치한 측정치들은 편차가 모두 음수이고, 모두 평균보다 작은 쪽으로(역시 동일한 방향으로) 측정치들이 위치하였다.

그러나 2사분면 및 4사분면의 측정치들은 어느 한 변수 값이 평균보다 크다면 다른 하나는 평균보다 작다. 이 경우에는 두 변수가 서로 다른 방향으로 이동한 것인데 편차의 곱이 음수라는 사실로도 이를 뒷받침할 수 있다. 이러한 사실을 확인하기 위해서 예 6.1 및 표 6.1의 자료들을 보자. *A, C, F, H*에 해당하는 조사대상은 그림 6.2의 1사분면 또는 3사분면에 위치하는데, 표 6.1에서 이들의 편차 곱이 모두 양수임을 알 수 있다. 그러나 2사분면 또는 4사분면에 위치하는 *B, D, I, G*는 편차 곱이 음수이다.

사분면과 편차 곱 간의 관계를 보다 선명하게 나타내기 위해 임의의 자료가 그림 6.3 (*a*) 및 6.3 (*b*)와 같은 양상으로 주어졌다고 가정하자. 그림 6.3 (*a*)에서 모든 측정치들은 1사분면 및 3사분면에 위치하며, 어느 한 변수 값이 증가하면 다른 변수 값도 증가하고 또한 감소하면 같이 감소하는 양상을 보이고 있다.

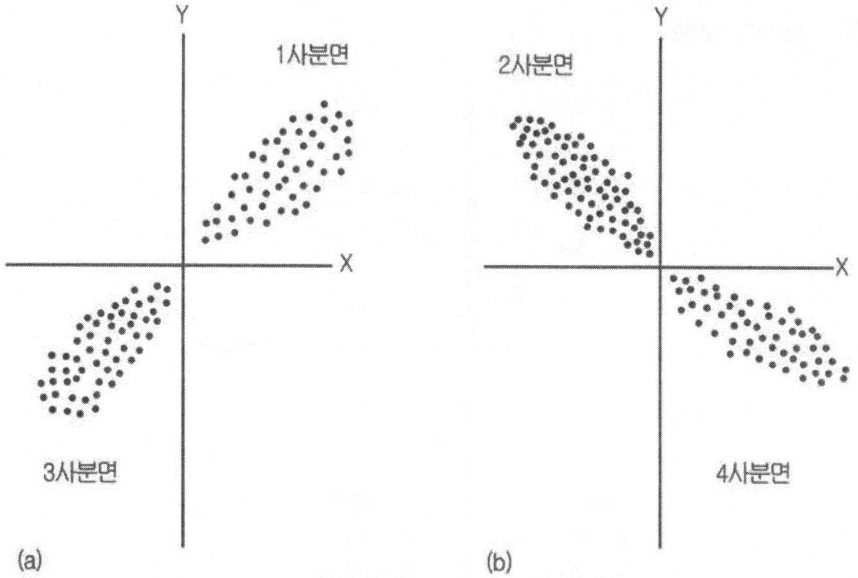

그림 6.3 x와 y의 산술평균의 교차점을 원점으로 구성한 사분면도
(a) 양의 관계를 갖는 산점도 (b) 음의 관계를 갖는 산점도

이러한 두 변수 사이의 관계를 양의 관계라고 부른다. 한편 그림 6.3 (*b*)에서는 모든 측정치가 2사분면 또는 4사분면에 있어 한 변수 값이 증가하면 다른 변수 값은 오히려 감소하는 경향을 보이는데 이러한 관계를 음의 관계라고 한다.

예 6.1 및 그림 6.1~6.3을 종합하면, 편차 곱의 산술평균으로 정의되는 공분산이 두 변수간의 관계를 나타내는 지표, 즉 연관성의 측도로 이용될 수 있음을 알게 된다. 요컨대 공분산의 값이 큰 양수가 될수록 두 변수 사이에 큰 양의 관계가 있게 되며, 그 역도 성립한다. 또한 공분산의 값이 큰 음수일수록 두 변수 사이에 큰 음의 관계가 있으며, 마찬가지로 그 역도 성립한다.

예를 들어 표 6.1에 제시된 자료는 그림 6.1에 나타낸 것처럼 두 변수 사이에는 그리 커다란 양 또는 음의 관계를 갖고 있지 않음을 알 수 있다. 표 6.1에서 계산한 공분산의 값은 +10.14이다. 그러나 만일 *A, C, F, H*처럼 1사분면 또는 3사분면에만 위치한 측정치만으로 공분산을 계산하면 +59.23[=(105.25+30.32+61.20+41.15)/4]를 얻을 수 있다. 또한 2사분면 및 4사분면에 있는 *B, D, E, G*만의 공분산은 −39.96이 된다. 이들은 모두 +10.14보다 절댓값이 크다. 다시 말하여 공분산의 절댓값 크기는 두 변수 사이의 연관성의 강도를, 부호는 관계의 방향을 나타낸다. 한편 공분산이 0이면 두 변수 사이에는 이렇다할 만한 관계가 존재하지 않는다(보다 정확히는 두 변수 사이에 직선적 관계가 존재하지 않게 되는데, 본 절의 후반부에서 이에 대해 자세히 논의할 것이다).

2) 상관계수는 어떻게 구하는가?

앞에서 다룬 내용은, 공분산이라고 하는 새로운 통계량을 도입함으로써 이변량 자료에서 두 변수가 이루는 관계의 크기 및 방향을 나타낼 수 있다는 것이다. 즉, 공분산이 연관성의 측도로 사용될 수 있음을 의미한다. 그러나 공분산은, 그 값이 측정단위에 따라 다르고 연관성의 정도를 가늠할 수 있는 기준치의 설정이 어렵다는 단점이 있다. 예를 들어 물체의 길이를 각각 *A*와 *B*라는 두 가지 방법으로 측정하여, 이들 측정치의 관계를 조사한다고 하자. 모두 n(단, $n \geq 1$)개의 물체에 대해 *A, B* 방법으로 측정했을 때의 측정치를 '미터' 라는 단위로 나타낸 것을 각각 x_i, y_i $(i = 1, 2, ..., n)$로 표시하자. 이제 x_i, y_i 의 공분산을 구하면 식 6.5와 식 6.6에 의해 $Cov_{xy} = S_{xy}/n = \sum(x_i - \bar{x})(y_i - \bar{y})/n$가 된다. 미터라는 단위를 '센티미터' 로 바꾼 측정값을 x_i', y_i' 라고 하면 $x_i' = 100x_i$, $y_i' = 100y_i'$ 임을 쉽게 알 수 있다(1미터 = 100센티미터이므로). 이제 x_i' 및 y_i' 의 공분산 $Cov_{x'y'}$ 을 구하면,

$$\begin{aligned} Cov_{x'y'} &= S_{x'y'}/n = \sum(x_i' - \bar{x}')(y_i' - \bar{y}')/n \\ &= \sum(100x_i - 100\bar{x})(100y_i - 100\bar{y})/n \\ &= 10,000\sum(x_i - \bar{x})(y_i - \bar{y})/n \\ &= 10^4 \times Cov_{xy} \end{aligned}$$

이 된다. 즉, 기본적인 두 변수 사이의 관계는 전혀 변함이 없는데도 측정 단위를 바꿈으로써 무려 10,000배나 큰 공분산 값이 얻어진 것이다. 또한 공분산 값이 얼마 이상일 때 연관성이 있다고 말할 것인지도 불분명하다. 따라서 공분산을 그대로 연관성의 측도로 사용하기에는 아무래도 부족하다.

비록 공분산 자체가 연관성의 측도로는 적절하지 않지만 편차 곱의 산술평균을 이용한다는 공분산의 개념은 여전히 유용하다. 공분산의 단점은 그 값이 측정의 단위에 따라 달라진다는 것이었다. 따라서 공분산의 분자에 해당하는 공 이탈도 S_{xy}를 단위와 무관한 수치로 바꾸어 주면 공분산의 유용한 특성을 그대로 살리면서도 단위에 따라 영향을 받는다는 단점을 제거할 수 있게 될 것이다.

측정의 단위나 측정값의 대소에 무관하게끔 자료를 변환시켜주기 위해 통계학에서는 흔히 자료의 표준화(standardization)라는 기법을 이용한다. 가장 흔하게 사용하는 기법은 소위 Z 값(Z score)으로 변환시키는 방법이다. Z 값으로 표준화한 자료들은, 표준화 이전의 자료가 어떤 단위, 어떤 값을 갖고 있는가에 관계없이 평균이 0, 표준편차가 1이 되는 자료가 된다. 이러한 표준화는 다음과 같이 Z 값(Z score)을 구함으로써 가능하다.

$$Z_i(x) = \frac{x_i - \bar{x}}{s_x}$$

$$Z_i(y) = \frac{y_i - \bar{y}}{s_y}$$

즉, Z 값이란 표준화 이전의 측정값이 산술평균에서 떨어진 정도를 표준편차에 대한 비로써 표현하는 방법이다. 따라서 Z 값은 측정단위나 측정값의 대소에 무관하며, '표준

화된 편차 값(standardized deviation score)' 이란 의미를 갖는다(Z 값에 대해서는 제4장 제1절 '확률과 확률분포' 에서 좀더 자세히 다루고 있다).

공분산이 측정단위 및 측정값에 따라 영향을 받는 것은 공분산의 분자에 있는 공 이탈도가 편차 곱의 합이기 때문이었다. 따라서 편차인 $(x_i-\bar{x})$, $(y_i-\bar{y})$을 각각 표준화된 편차 값인 Z 값으로 치환하면 공 이탈도, 나아가 공분산은 더 이상 단위나 측정값의 크기에 영향을 받지 않게 된다. 즉, 표준화한 공분산은 식 6.7 및 식 6.8과 같다.

$$\sum Z_i(x)\,Z_i(y)/n$$

$$=\sum\left\{\frac{x_i-\bar{x}}{S_x}\right\}\left\{\frac{y_i-\bar{y}}{S_y}\right\}/n$$

S_x, S_y는 상수이므로

$$=\frac{\sum(x_i-\bar{x})(y_i-\bar{y})}{n}\times\frac{1}{S_xS_y}$$

$$=\frac{S_{xy}}{n}\times\frac{1}{S_xS_y} \quad \cdots\cdots\cdots\cdots (\text{식 } 6.7)$$

S_x 및 S_y에 대한 식 6.3과 식 6.4에 의하여 식 6.7은 다시

$$=\frac{S_{xy}}{n}\times\frac{1}{\sqrt{S_{xx}/n}\sqrt{S_{yy}/n}}$$

$$=\frac{S_{xy}}{n}\times\frac{\sqrt{n}\sqrt{n}}{\sqrt{S_{xx}S_{yy}}}$$

$$=\frac{S_{xy}}{\sqrt{S_{xx}\cdot S_{yy}}} \quad \cdots\cdots\cdots\cdots (\text{식 } 6.8)$$

식 6.8로 구한 표준화한 공분산을 상관계수(correlation coefficient)라고 하며 기호 'ρ(rho)' 또는 'r' 로 나타낸다. 즉, 상관계수는 '표준화된 편차 곱의 산술평균' 이다. 따라서 표준화의 장점인 측정단위 및 측정값의 크기에 무관하다는 특성을 가짐은 물론, 편차 곱의 산술평균으로서 두 변수 사이에 존재하는 상호의존관계의 크기 및 방향도 나타낼 수 있다.

한편 S_{xx}(식 6.1), S_{yy}(식 6.2) 및 S_{xy}(식 6.5)는 계산의 편이를 위해 다음과 같이 변형될 수

있다.

$$\begin{aligned} S_{xx} &= \sum(x_i - \bar{x})^2 \\ &= \sum(x_i^2 - 2x_i\bar{x} + \bar{x}^2) \\ &= \sum x_i^2 - 2\bar{x}\sum x_i + n\bar{x}^2 \\ &= \sum x_i^2 - 2\frac{\sum x_i}{n}\sum x_i + n\left(\frac{\sum x_i}{n}\right)^2 \\ &= \sum x_i^2 - \frac{(\sum x_i)^2}{n} \quad \cdots\cdots (\text{식 } 6.9) \end{aligned}$$

$$\begin{aligned} S_{yy} &= \sum(y_i - \bar{y})^2 \\ &= \sum y_i^2 - \frac{(\sum y_i)^2}{n} \quad \cdots\cdots (\text{식 } 6.10) \end{aligned}$$

$$\begin{aligned} S_{xy} &= \sum(x_i - \bar{x})(y_i - \bar{y}) \\ &= \sum x_i y_i - \frac{\sum x_i \sum y_i}{n} \quad \cdots\cdots (\text{식 } 6.11) \end{aligned}$$

이제 표 6.1의 자료에 대해 상관계수를 구해보자. 식 6.8~6.11을 이용하기 위하여 표 6.1의 자료로 표 6.2를 만들었다.

표 6.2 상관계수를 구하기 위해 표 6.1의 자료를 이용하여 만든 표

조사대상	x_i	y_i	x_i^2	y_i^2	$x_i y_i$
A	1	39	1	1,521	39
B	2	90	4	8,100	180
C	3	50	9	2,500	150
D	4	82	16	6,724	328
E	6	43	36	1,849	258
F	7	95	49	9,025	665
G	8	51	64	2,601	408
H	8	79	64	6,241	632
계	39	529	243	38,561	2,660

표 6.2로부터 $\Sigma x_i = 39$, $\Sigma y_i = 529$, $\Sigma x_i^2 = 243$, $\Sigma y_i^2 = 38{,}561$, $\Sigma x_i y_i = 2{,}660$이므로,

$S_{xx} = 243 - (39)^2/8 = 52.88$

$S_{yy} = 38.561 - (529)^2/8 = 3580.88$

$S_{xy} = 2{,}660 - (39)(529)/8 = 81.13$이다.

따라서 $r = \dfrac{81.13}{\sqrt{52.88 \times 3580.88}} = 0.186$ 을 얻을 수 있다.

다음으로 남겨진 것은 $r = 0.186$이 과연 어떤 의미를 갖느냐 하는 문제이다. 즉, 주어진 자료에 대해 식 6.8을 이용하여 상관계수를 구했으면, 적절한 지침에 따라 이를 해석해야 한다. 통계학적 방법론을 적용하는 여러 학문의 분야에서 상관계수만큼 빈번히 인용되는 통계량도 드물 것이다. 하지만 많은 경우에 r의 의미를 올바로 이해하지 못하고 이를 과장되게 해석하는 것을 보게 된다. r의 해석에 대해서는 이 절의 후반부에서 자세히 논의할 기회가 있을 것이다. 먼저 연관성의 측도로 이용할 수 있는 다른 지표들을 알아보는 것이 r의 올바른 의미를 이해하는 데 도움이 되리라 생각한다.

3) 회귀직선식은 어떻게 유도할 수 있는가?

앞에서 다룬 내용은 비종속 또는 상호의존관계를 갖는 두 가지 변수의 연관성을 나타내는 측도에 관한 것이었다. 그러나 두 변수가 종속관계로 맺어졌다면 연관성을 나타내 주는 새로운 지표가 필요하게 된다.

독자들은 이미 물리학이나 화학 등에서 자료들의 관계를 수식으로 나타내는 방법에 익숙해 있을 것이다. 예를 들어 반응물 A, 촉매 B, 생성물 C로 구성되는 임의의 화학반응은

$$A \xrightarrow{\;B\;} C$$

와 같이 나타낼 수 있다. 이때 생성물의 양(y)이 촉매의 양(x)에 따라 변하고, 이들이 정비례한다면 이러한 관계를 $y = a + bx$(단, a와 b는 임의의 상수)와 같이 표현할 수 있다. 여기에서 'b'가 기울기(slope)이며, 이것은 x(촉매의 양)의 단위량이 변할 때마다 변화하는 y(생성물의 양)의 값이 된다. 즉, 기울기란 x의 변화에 따른 'y의 변화율(rate of change)'을 의미한다. 따라서 종속변수 y는 독립변수 x에 의존하며 이 둘의 관

계는 종속적이다.

일반적으로 $y = a+bx$(단, $b \geq 0$)로 표현할 수 있는 두 변수의 관계에서 기울기인 b의 절댓값은 연관성의 크기를 나타낸다. 만일 x가 증가함에 따라 y가 증가한다면 b는 양수이고, 그 직선은 왼쪽에서 오른쪽으로 올라가는 모양이 될 것이다. 반대로 x가 증가함에 따라 y가 감소한다면 b는 음수가 되고, 직선은 왼쪽에서 오른쪽으로 내려가는 형태를 취한다. 직선 식의 기울기가 클수록 직선의 경사가 가파르게 될 것이고, b의 절댓값이 커진다. 즉, b의 절댓값이 클수록 독립변수의 변화에 따른 종속변수의 변화량이 커진다. 만일 기울기가 0이라면 직선은 수평선의 형태를 취할 것이고 이 때는 독립변수의 변화에 따른 종속변수의 변화는 없게 된다. 즉, 이는 두 변수 사이에 이렇다 할 만한 종속적인 연관성이 존재하지 않는다는 것을 의미한다.

이상에서 언급한 '기울기의 원리'를 이용하면 이변량 자료의 종속적 연관성을 요약하는 또 다른 지표를 유도해 낼 수 있다. 즉, 두 변수인 x와 y가 선형관계(linear relationship)를 갖는다고 가정하고, 실측값에 가장 잘 들어맞는 '적합(fitted)' 직선의 기울기를 구하는 것이다. 이때 이론적으로 x, y에 적합한 직선의 식은 두 개가 존재한다. 즉 y가 x에 종속되었다고 가정했을 때의 직선 식과, 반대로 x가 y에 종속되었다고 가정했을 때의 직선 식을 구할 수 있는 것이다.

먼저 y가 x에 종속되었다고 가정하고 측정된 자료에 가장 적합한 직선의 식을 구해 보자. n(단, $n \geq 1$)개의 조사대상에 대해 x, y의 두 변수를 측정하고, 이들의 측정값이 각각 $(x_1, y_1), (x_2, y_2), ..., (x_n, y_n)$이었다면 적합한 직선 식은 식 6.12와 같이 표현할 수 있다.

$$\hat{y}_i = a + bx_i \quad \cdots\cdots\cdots\cdots \text{(식 6.12)}$$

여기에서 $\hat{y}_i$는 'y_i의 해트(∧)'라고 읽는데, 일반적으로 '∧' 표시는 측정의 실측값이 아닌 추정치(또는 이론치)라는 뜻을 갖는다. 식 6.12가 앞의 화학반응을 예로 한 관계식 $y = a + bx$와 다른 점은 x값에 종속되어 나오는 y값이 상수 하나가 아니고 일정한 확률분포를 한다는 것이다.

식 6.12에서 y_i 대신 추정치로 표시한 것은, 이렇게 구한 직선 식에서 직선 위에 존재하는 점들의 종속변수 값은 실측값이 아니라 적합한 직선 식에 의해 추정된 대푯값들이기 때문이다. 다시 설명하면 x_i 값에 대응하여 가지는 많은 y 값들의 산술평균을 추정한 것이다. 즉, $(x_1, \hat{y}_1), (x_2, \hat{y}_2), ..., (x_n, \hat{y}_n)$와 같은 점들을 연결한 것이 바로 적합한 직선이다. 전체적인 증명은 생략하겠지만 식 6.13으로 구한 적합 직선은 반드시 x_i와 y_i의 산술평균 교차점인 $(\bar{x}, \bar{y})$를 지나게끔 되어 있다. 즉, $\bar{y} = a + b\bar{x}$가 되고, 이것은 $a = \bar{y} - b\bar{x}$로 변형할 수 있다.

식 6.12의 형태로 구한 적합 직선을 'x에 대한 y의 회귀직선(regression line of y on x)' 이라고 부르며, 기울기 b를 회귀계수(regression coefficient), a를 절편(intercept)이라고 한다. 그런데 $a = \bar{y} - b\bar{x}$이므로 회귀직선을 구하기 위해서는 회귀계수 b만 구하면 됨을 쉽게 알 수 있다. 요컨대 적합한 회귀직선을 구한다는 것은 회귀계수를 구하는 것과 동일하다.

우리의 관심은 과연 어떻게 b를 구해야, x에 대한 y의 회귀직선식이 가장 적합할 수 있겠는가 하는 문제이다. 그런데 '적합' 이란 말의 의미는 식 6.12로부터 구한 $\hat{y}_i$가 실측치인 y_i에 잘 들어맞는다는 것이므로, 이 둘의 차이인 $y_i - \hat{y}_i$가 작으면 작을수록 회귀직선의 적합 정도가 좋은 것임을 바로 알 수 있다. 독립변수 x가 임의의 값 x_i를 가질 때 y의 실측값인 y_i와 회귀직선 식으로부터 구한 추정치 $\hat{y}_i$의 차이인 $(y_i - \hat{y}_i)$을 잔차(residual)라고 부르며, 잔차제곱의 합인 $\sum(y_i - \hat{y}_i)^2$가 가장 작은 값을 갖도록 회귀계수 b를 구하는 방법을 최소제곱법(method of least square)이라고 한다.

최소제곱법으로 회귀계수 b를 구하려면 편미분 등 몇 가지 복잡한 대수적 계산과정을 거쳐야 하나, 이러한 계산과정을 여기에 제시할 의도는 없다. 중요한 것은 회귀직선 식 및 잔차의 의미이다. 그림 6.4를 보자. 이것은 4개의 측정치로 이루어진 이변량 자료 (x_i, y_i)로부터 구한 'x에 대한 y의 회귀직선식' 으로서 점(·)은 실측값을, e_i는 잔차$(y_i - \hat{y}_i)$를 각각 나타낸다.

그림 6.4에서 분명한 것은, 실측값들이 모두 회귀직선상에 존재하는 것은 아니며 각각 잔차를 갖는다는 사실이다. 즉, 잔차의 절댓값은 항상 0 또는 양수가 된다. 만일 투명한 자를 그림 6.4 위에 대고 각 실측값들을 가깝게 지나는 적합 직선을 긋는다고 하면, 그림 6.4에 제시한 직선 외에도 여러 가지 다른 직선을 얻을 수 있으며 그때마다 잔차의 크기도 달라진다. 최소제곱법에 의해 적합시킨 회귀직선은 이러한 여러 가지 직선 중 잔차제곱의 합이 최소가 되는 어떤 직선식이며, 그 직선의 기울기인 b를 구하는 것이 곧 회귀직선 식을

구하는 것이다. 이때 회귀계수 b는 식 6.14와 같이 구해진다(수식 유도 과정은 생략한다).

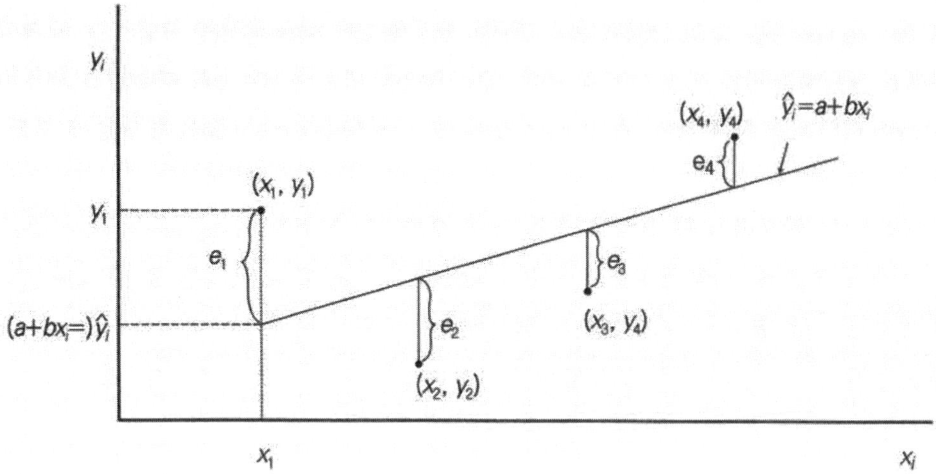

그림 6.4 x에 대한 y의 회귀직선식과 잔차(e_i)

$$b=\frac{S_{xy}}{S_{xx}} \quad \cdots\cdots\cdots\cdots\cdots\cdots\cdots\cdots \text{(식 6.13)}$$

회귀계수 b가 의외로 단순한 수식에 의해 구해짐을 알게 되었다. 식 6.13을 자세히 들여다보면 회귀계수에 대한 흥미로운 사실을 쉽게 파악할 수 있다. 분자의 S_{xy}는 공 이탈도로서, 앞에서 논의한 것처럼 두 변수 x, y가 함께 변화하는 정도, 즉 연관성을 나타내는 통계량이다. 또한 분모의 S_{xx}는 x의 이탈도로서 변수 x의 단독 변이 정도를 의미한다. 따라서 S_{xy}를 S_{xx}로 나눔으로써 변수 x의 변동에 따라 변수 y가 함께 변화하는 정도를 나타내 주는 지표가 얻어질 수 있으며, 이러한 자료가 바로 회귀직선식의 기울기인 셈이다.

앞에서 예로 든 표 6.1의 자료에 대해 x, y가 종속관계를 이룬다고 가정하고 x에 대한 y의 회귀직선 식을 구해보자. S_{xy} = 81.53, S_{xx} = 52.88이므로 $b = S_{xy}/S_{xx}$ = 81.53/52.88 = 1.53이 된다. a를 구하기 위해서는 b 및 $\bar{x}$, $\bar{y}$을 이용하면 된다. 즉, $a = \bar{y}-b\bar{x}$ = 66.13−1.53×4.88 = 58.65이다. 따라서 회귀직선 식은 y = 58.64+1.53x가 되는데, 그림 6.5에 이를 도시하였다. 직선은 두 개의 점을 연결하면 되기 때문에 절편의 좌표인 (0, 58.64)와 두 변수의 산술평균의 교차점의 좌표인 (4.88, 66.13)을 연결한 것이 그림 6.5의 회귀직선식이다. 이때 회귀계수 1.53은 x의 단위량이 증가할 때마다 y가 1.53씩 증가함을 뜻하는 것으로, x에 대한 y의 종속 정도를 나타내준다.

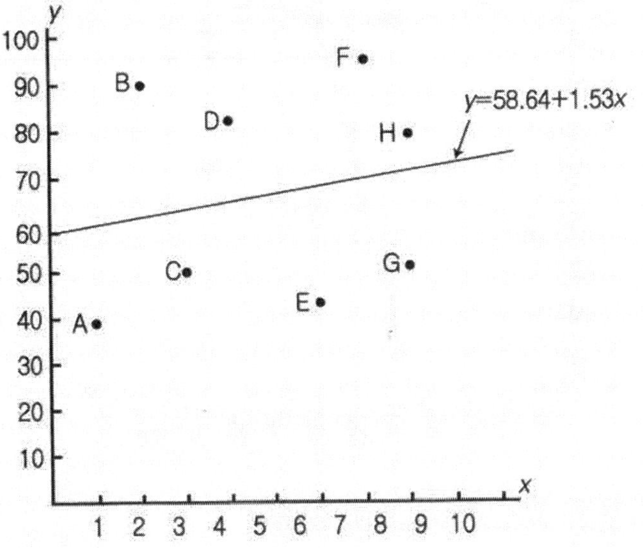

그림 6.5 최소제곱법으로 구한 x에 대한 y의 회귀직선식
자료원 : 표 6.1

지금까지 논의한 것은 x에 대한 y의 회귀직선을 구하는 방법이었다. 만일 거꾸로 y에 대한 x의 회귀직선을 구한다고 하면 비슷한 방법에 의해 회귀직선 식을 산출해 낼 수 있다. y에 대한 x의 회귀직선식을 $\hat{x} = a' + b'y$라고 하면 $a' = \hat{x} - b'y$이고 b'은 식 6.14와 같다.

$$b' = \frac{S_{xy}}{S_{yy}} \qquad \text{(식 6.14)}$$

따라서 표 6.1의 자료로부터 y에 대한 x의 회귀직선 식을 구하면, $b' = S_{xy}/S_{yy} = 81.13/3580.88 = 0.0227$, $a' = 4.88-0.0227 \times 66.13 = 3.38$이 되어 $x = 3.38+0.0227y$를 얻게 된다. 마찬가지로 이러한 회귀직선 식은 절편의 좌표 (3.38, 0)와 산술평균의 교차점의 좌표인 (4.88, 66.13)을 지나며 이를 그림 6.6에 도시하였다.

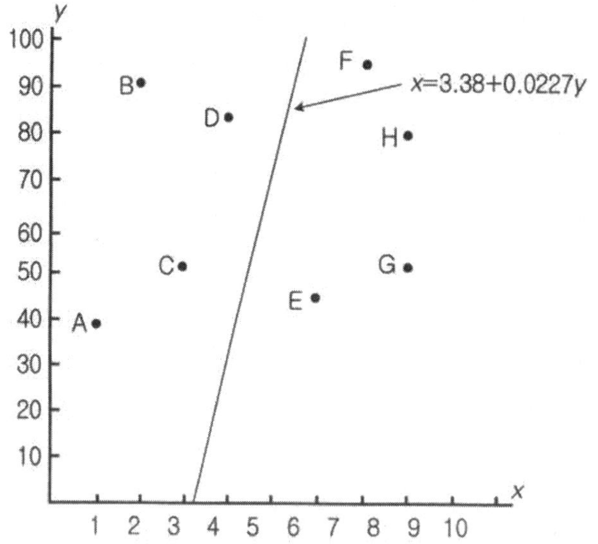

그림 6.6 최소제곱법으로 구한 y에 대한 x의 회귀직선식
자료원 : 표 6.1

4) 상관계수와 회귀계수는 어떤 관계를 갖는가?

앞에서 논의한 내용은 한마디로 말해 두 변수 사이의 관계를 요약할 때 상호의존관계라면 상관계수를, 종속관계라면 회귀직선 식, 즉 회귀계수를 사용한다는 것이었다. 바꾸어 말해 상관계수와 회귀계수는 모두 이변량 자료에서 연관성을 나타내는 측도로 이용될 수 있다. 이제 우리의 관심은 상관계수와 회귀계수가 어떤 관계를 갖는가 하는 것이다.

식 6.13과 6.14로부터 구한 각 회귀계수를 적절히 조합함으로써 상관계수에 대한 몇 가지 특성을 알아낼 수 있다. 앞에서 두 변수가 상호의존관계를 갖는다면, 각 변수가 독립변수이면서 동시에 종속변수가 될 수 있음을 의미하는 것이라고 언급한 바 있다. 즉 x에 대한 y의 회귀직선 식과 y에 대한 x의 회귀직선 식으로부터 구한 회귀계수의 중간 어디쯤에서인가 상관계수를 찾아야 할 것이라고 생각해 볼 수 있다. 요컨대 상관계수는 각각의 회귀계수에 대한 중심경향의 측도로 볼 수 있으며, 실제로 상관계수는 각 회귀계수의 기하평균이 된다. 식 6.8, 6.13 및 6.14로부터 식 6.15임이 분명하다.

$$r=\frac{S_{xy}}{\sqrt{S_{xx}S_{yy}}}=\sqrt{\frac{S_{xy}}{S_{xx}}\cdot\frac{S_{xy}}{S_{yy}}}=\sqrt{bb'} \quad \cdots\cdots\cdots\cdots \text{(식 6.15)}$$

식 6.15는 상관계수의 속성에 대하여 몇 가지 흥미롭고도 중요한 사실을 알게 해 준다. 식 6.7 및 식 6.8에서 표준화된 Z 값을 이용하여 상관계수를 구할 때, '직선' 에 대한 어떤 개념도 도입하지 않았으며 이를 언급한 바도 없다. 그럼에도 불구하고 식 6.15로부터, 상관계수는 이변량 자료에 적합한 두 가지 직선 식의 기울기(회귀계수)를 곱한 값의 제곱근으로 표시할 수 있다는 것이 분명하다. 따라서 상관계수 역시 일종의 직선 모형(model)에 근거하고 있음을 알 수 있다.

상관계수의 또 다른 속성은 '표준화한 회귀계수' 라는 사실이다. 회귀계수를 구하는 식에서 분자는 공 이탈도, 분모는 이탈도인데, 이 절의 2)에서 언급했던 것처럼 이탈도 또는 공 이탈도는 모두 측정의 단위에 따라 값의 변동이 매우 큰 통계량들이다. 따라서 회귀계수 값은 측정치들이 어떤 단위를 갖는가에 따라 매우 큰 변동을 보일 수밖에 없다. 예를 들어 신장(x, 미터로 측정)에 대한 다리 길이(y, 미터로 측정)의 회귀직선 식을 구하였더니 $y = 0.6x$와 같이 회귀계수가 0.6이었다고 하자. 즉, 신장이 1.7미터이면 다리 길이를 1.02미터로 추정할 수 있다는 뜻이다. 동일한 대상에 대해 다리 길이만 센터미터로 측정한다고 하면, 이때의 회귀직선 식은 $y = 60x$가 될 것이고 따라서 회귀계수는 60이 된다. 요컨대 회귀계수는 이변량 자료의 연관성을 나타내는 좋은 측도이지만, 공분산처럼 측정단위나 측정값에 따라 영향을 받는다는 단점이 있다. 측정의 단위나 측정값에 영향을 받는다는 공분산의 문제를 해결하기 위해 '표준화' 라는 방법을 도입했던 것처럼, 표준화한 회귀계수를 생각해 볼 수 있다. 즉, x_i 및 y_i를 표준화한 새로운 변수를 각각 K_i, L_i라고 하면 $K_i = (x_i - \bar{x})/S_x$, $L_i = (y_i - \bar{y})/S_y$가 된다. 또한 표준화한 변수의 산술평균은 0이므로 $\bar{K} = \bar{L} = 0$ 이다. 따라서 식 6.16이 성립한다.

$$
\begin{aligned}
S_{KK} &= \sum (k_i - \bar{K})^2 \\
&= \sum \left\{ \frac{x_i - \bar{x}}{S_x} - 0 \right\}^2 \\
&= \frac{1}{S_x^2} \sum (x_i - \bar{x})^2 \qquad \left(\sum (x_i - \bar{x})^2 = S_{xx}\text{이므로}\right) \\
&= \frac{S_{xx}}{S_x^2} \qquad \cdots\cdots\cdots \text{(식 6.16)}
\end{aligned}
$$

마찬가지로 $S_{LL}=S_{yy}/S_y^2$, $S_{KL}=S_{xy}/(S_x S_y)$이다. 따라서 표준화한 두 변수 K_i와 L_i의 상관계수를 R이라고 하면, 식 6.17과 같음을 알 수 있는데, 상관계수가 측정의 단위나 실측값에 따라 영향을 받지 않는다고 하는 사실을 기억하면 당연한 결과이다.

$$R=\frac{S_{KL}}{\sqrt{S_{KK}S_{LL}}}=\frac{S_{xy}/S_x S_y}{\sqrt{(S_{xx}/S_x^2)(S_{yy}/S_y^2)}}=\frac{S_{xy}}{\sqrt{S_{xx}S_{yy}}}=r \quad \cdots\cdots\cdots (\text{식 } 6.17)$$

이제 표준화된 두 변수 K_i에 대한 L_i의 회귀계수를 B라고 하면, B는 식 6.18이 되고, 이는 식 6.3 및 6.4에서 식 6.19가 된다.

$$B=\frac{S_{KL}}{S_{KK}}=\frac{S_{xy}}{S_x S_y}\times\frac{S_x^2}{S_{xx}}=\frac{S_x}{S_y}\times\frac{S_{xy}}{S_{xx}} \quad \cdots\cdots\cdots\cdots\cdots\cdots (\text{식 } 6.18)$$

$$B=\frac{S_{xx}/n}{\sqrt{S_{yy}/n}}\times\frac{S_{xy}}{S_{xx}}=\frac{S_{xy}}{\sqrt{S_{xx}S_{yy}}}=R=r \quad \cdots\cdots\cdots\cdots\cdots\cdots (\text{식 } 6.19)$$

y_i에 대한 x_i의 회귀계수 B'을 구해도 마찬가지 결과를 얻을 수 있다. 즉, $B' = R = r$이다. 요컨대 r은 상관계수인 동시에 표준화한 두 변수로부터 구한 회귀직선식의 회귀계수, 즉 표준화한 회귀계수가 되는 것이다.

5) 질적 척도로 측정된 두 변수의 연관성은 어떻게 요약할 수 있는가?: 비모수 상관계수

지금까지 논의한 상관계수 및 회귀계수는 두 변수가 모두 간격척도 이상으로 측정되었으며, 정규분포 또는 정규분포와 유사한 분포를 하는 경우 이들의 연관성을 요약해 주는 지표들이다. 따라서 이들은 양적 척도에서 유도되는 연관성의 지표가 된다. 앞에서 구한 상관계수 r을 흔히 피어슨의 상관계수(Pearson's product-moment correlation coefficient)라 하여, 다른 형태의 상관계수와 구별하고 있다.

두 변수가 순위척도나 명칭척도로 측정되었다면 이들의 연관성은 어떻게 요약할 수 있겠는가? 순위척도는 물론 명칭척도 수준의 자료에서도 변수 값에 대응하는 수치를 부여하여 이들을 '측정' 할 수 있었음을 기억하기 바란다. 즉, 피어슨의 상관계수 r을 구할 때와 마찬가지로 각 변수 측정치의 순위나 명칭에 대응하는 변수 값을 이용하여 연관성 측도를 유도할 수 있다. 이와 같이 질적 척도의 변수에 대한 연관성 측도를 보통 비모수 상관계수라고 한다. 비모수 상관계수에는 여러 가지가 있으나, 여기에서는 순위척도 자료에 적절한 '스피어만의 로(Spearman's rho)' 와 명칭척도 자료에 적절한 '우발성(또는 분할) 계수 파이(contingency coefficient phi)' 에 대해서만 간단히 소개하기로 한다.

(1) 스피어만의 순위상관계수(r_s)

스피어만의 순위상관계수인 '로(rho, r_s로 표시)' 는 두 변수의 실측값 대신 순위를 이용하여 구한 상관계수라고 생각하면 된다. n(단, $n \geq 1$)개의 조사대상에 대해 x, y의 두 변수를 측정하였다면, 변수 값에 따라 각 변수 나름대로 조사대상의 순위를 매길 수 있다. 즉, x라는 변수에 대해 각 실측값의 크기에 따라 1, 2, ..., $n-1$, n의 순위를 매길 수 있고, y에 대해서도 동일한 방법으로 순위를 매길 수 있다. 한 조사대상에 대해 x, y 변수의 순위는 동일할 수도 있지만 동일하지 않을 수도 있다. x_i의 순위에서 y_i의 순위를 뺀 순위차를 d_i라고 하면 식 6.20과 같이 r_s를 구할 수 있다.

$$r_s = 1 - \frac{6\sum d_i^2}{n^3 - n} \quad \text{(식 6.20)}$$

이러한 식이 유도되는 이유나 과정에 대한 소개는 생략하기로 한다. 대신 식 6.20을 자세히 들여다봄으로써 그 의미를 직관적으로 이해하도록 하자. 동일한 조사대상에서 두 변수 x_i, y_i가 서로 다른 순위를 가질수록 d_i^2의 값이 커지고 이는 두 변수 사이의 연관성이 약함을 의미한다. 식 6.20으로부터 d_i^2의 값이 커질수록 r_s가 작은 값을 갖게 됨을 알 수 있다. 만일 각 변수에 대해 동일한 순위를 갖는 조사대상이 많으면 그러한 동순위를 보정하는 다른 식으로 r_s를 구해야 하나 여기에서 소개하지는 않는다.

이제 표 6.1의 자료에서 각 변수에 대해 순위를 매기고 r_s를 구해 보자. 변수 x에 대해 G와 H의 변수 값이 동일하므로 이들 모두에게 순위 7과 8의 산술평균인 7.5를 부여하자. 표 6.3은 표 6.1의 자료로부터 구한 각 변수의 순위자료이다.

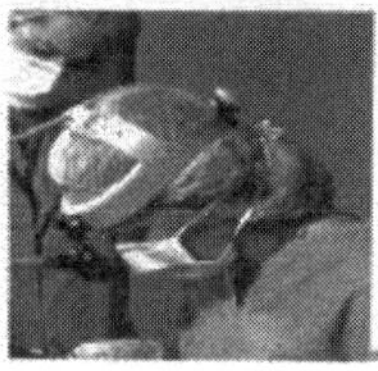

표 6.3 순위자료

조사대상	x_i의 순위	y_i의 순위	순위의 차(d_i)	순위의 차의 제곱 (d_i^2)
A	1	1	0	0
B	2	7	-5	25
C	3	3	0	0
D	4	6	-2	4
E	5	2	3	9
F	6	8	-2	4
G	7.5	4	3.5	12.25
H	7.5	5	2.5	6.25
계	36	36	0	60.5

자료원: 표 6.1

$n=8$, $\sum d_i^2=60.5$이므로 상관계수는 $r_s=1-\frac{6\times 60.5}{8^3-8}=1-\frac{3630}{504}=0.280$이 되고, 이 값은 동일 자료로부터 구한 피어슨의 상관계수 $r = 0.186$보다 큰 값이다.

(2) 우발성계수(분할계수 ϕ)

분할계수는 명칭척도 수준에서 이루어진 두 변수 사이의 연관성을 나타내는 지표이며, ϕ('파이' 라고 읽는다)로 표시한다. 제2장에서 명칭척도로 측정된 이변량 자료를 요약하기 위해 이원도수분포표, 즉 이원교차표를 사용할 수 있음을 배웠다. 이원교차표 중 가장 간단한 형태는 행 변수 및 열 변수의 가능한 값이 각각 2개인 '2×2 이원교차표' 또는 '2×2 분할표' 이다. 표 6.4에 일반적인 2×2 이원교차표를 도시하였다. 표 6.4에서 변수 x는 행 변수를, 변수 y는 열 변수를 나타내며, x_1, x_2는 x의 변수 값을, y_1, y_2는 y의 변수 값을 의미한다. 또한 a, b, c, d는 각 칸(cell, 세항목)의 도수를, n_1, n_2, f_1, f_2는 각각의 주변도수를, N은 총합을 나타낸다.

표 6.4 일반적인 2×2 이원교차표

변수 x	변수 y		계
	y_1	y_2	
x_1	a	b	f_1
x_2	c	d	f_2
계	n_1	n_2	N

분할계수를 구하기 위해서는 먼저 두 변수 x, y가 전혀 연관성이 없다는 가정에서부터 출발한다. 만일 행 변수와 열 변수 사이에 전혀 연관성이 없다면, 표 6.4의 각 세항목의 도수(a, b, c, d)는 전적으로 각 변수 값의 주변도수와 총 도수에 의해서만 결정된다. 표 6.4에서 변수 값이 (x_1, y_1)인 세항목의 도수는 a인데, 이처럼 실제 측정에 의해 얻어진 도수를 관찰도수(observed frequency)라고 부른다. 이때 행 변수와 열 변수 사이에 관계가 없다면 전술한 세항목의 도수는, 전체에서 x의 변수 값이 x_1일 가능성($= f_1/N$)과 y의 변수 값이 y_1일 가능성($= n_1/N$)을 곱하고, 여기에다 총 도수($= N$)를 곱해줌으로써 얻을 수 있다. 이처럼 두 변수 사이에 전혀 연관성이 없다고 가정하고 총 도수와 주변도수만으로 구한 세항목의 도수를 기대도수(expected frequency)라고 부른다. 즉, 관찰도수가 a인 세항목의 기대도수는 $n_1 f_1/N$ [$= (n_1/N) \times (f_1/N) \times N$]이 된다.

기대도수와 관찰도수 사이에 많은 차이가 날수록 우리는 행 변수와 열 변수 사이에 강한 연관성이 있다고 말할 수 있다. 따라서 관찰도수와 기대도수의 편차의 제곱을 기대도수로 나눈 뒤('표준화' 과정) 이를 모두 더하고, 총합으로 나눈 새로운 통계량을 얻을 수 있다. 이 통계량이 분할계수 ϕ의 제곱 ϕ^2이다. 즉, 식 6.21과 같다.

$$\phi^2 = \sum \left\{ \frac{(\text{관찰도수} - \text{기대도수})^2}{\text{기대도수}} \right\} / \text{총도수} \quad \cdots\cdots\cdots\cdots\cdots \text{(식 6.21)}$$

2×2 이원교차표인 표 6.4의 자료에서 분할계수 제곱인 ϕ^2는 아래와 같고 정리하면 식 6.22를 얻을 수 있다.

$$\phi^2 = \left[\frac{\left\{a - \frac{n_1 f_1}{N}\right\}^2}{\frac{n_1 f_1}{N}} + \frac{\left\{b - \frac{n_2 f_1}{N}\right\}^2}{\frac{n_2 f_1}{N}} + \frac{\left\{c - \frac{n_1 f_2}{N}\right\}^2}{\frac{n_1 f_2}{N}} + \frac{\left\{d - \frac{n_2 f_2}{N}\right\}^2}{\frac{n_2 f_2}{N}} \right] / N$$

$$\phi = \frac{ad - bc}{\sqrt{n_1 n_2 f_1 f_2}} \quad \cdots\cdots\cdots\cdots\cdots\cdots\cdots\cdots\cdots \text{(식 6.22)}$$

예 6.2에서 분할계수를 구해 본다.

예 6.2

성별과 비만이 어떤 연관성을 갖고 있는지 알아보기 위해 여자 40명 남자 52명, 총 92명에 대하여 비만도를 조사하고 표 6.5와 같은 결과를 얻었다.

표 6.5 성별과 비만

	정 상	비 만	계
여 자	23	17	40
남 자	20	32	52
계	43	49	92

예 6.2에서 성별이나 비만도는 모두 명칭척도로 측정된 변수들이다. 따라서 아래와 같이 분할계수를 구할 수 있다.

$$\phi = \frac{23 \times 32 - 17 \times 20}{\sqrt{43 \times 49 \times 40 \times 52}} = 0.189$$

2×2 이원교차표에서만 식 6.22를 적용할 수 있음을 명심해야 한다. 보다 일반적인 $r \times c$ 이원교차표에 대해 분할계수를 구하려면 식 6.21을 이용해야 한다. 식 6.21에서 분자에 해당하는 'Σ(관찰도수−기대도수)^2/기대도수'는 카이제곱 통계량과 같은 형태임을 확인하라.

6) 구해진 연관성의 측도를 어떻게 해석할 것인가?

이변량 자료에 대한 연관성의 측도로 이용될 수 있는 r, b, r_s, ϕ 중 하나를 구했으면, 이제 이들을 해석하여야 한다. 즉, 이러한 연관성의 측도들은 무엇을 의미하는가? 연관성의 측도가 어떤 수치 이상의 값을 가져야만 의미 있는 연관성이라고 말할 수 있는가? 연관성의 측도로부터 어떤 결론을 내려야 하는가? 등등의 질문에 대답을 해야 한다. 그러나 불행하게도 이러한 질문들에 고정된 답이 존재하는 것은 아니다. 요컨대 연관성의 측도를 해석하는 것은 다분히 종합적 판단을 요하는 문제로서, 통계학만으로는 충분하지 못하다. 그럼에도 불구하고 이들의 속성이나 특성을 잘 이해하는 것은 올바른 해석의 필수조건이 된다.

앞에서 소개한 네 가지 연관성의 측도 중, 회귀계수는 자료를 표준화하면 '상관계수' r이 되고, r_s나 ϕ는 비모수적 '상관계수'에 해당하는 것들이다. 그러므로 여기에서는 주로 피어슨의 상관계수 r에 대해 그 특성을 알아보고 해석에 필요한 적절한 지침을 주고자 한다. 상품화된 통계 패키지가 보편적으로 사용되는 요즘에는, 연관성의 측도를 구하기 위해 일일이 공식을 이용하여 계산할 필요가 없어졌다. 따라서 독자들은 연관성의 측도를 구하는 구체적인 공식의 암기보다는 이들의 해석에 더 많은 역점을 두어야 한다. 여기에서는 그러한 해석에 도움을 줄 수 있는 몇 가지 지침들에 대해서 기술한다.

지침 1

상관계수는 두 변수 사이의 연관성을 나타내 주는 측도이다. 상관계수가 양의 값을 가지면 '양의 연관성'을, 음의 값을 가지면 '음의 연관성'을 의미한다.

상관계수가 두 변수 사이의 연관성을 나타내는 측도가 될 수 있음은 이것이 공분산으로부터 유도된 지표라는 사실에 근거한다. 두 변수 사이에 양의 연관성(순상관(順相關))이 있으면 한 변수의 값이 증가함에 따라 다른 변수의 값도 증가하는 경향을 보이게 되며, 음의 연관성(역상관(逆相關))은 한 변수의 값이 증가함에 따라 다른 변수의 값은 오히려 감소하는 경향이 있음을 의미한다.

지침 2

상관계수는 −1부터 +1까지의 값을 가지며, 상관계수의 절댓값이 클수록 두 변수 사이에 강한 연관성이 있음을 의미한다. 상관계수가 0이면 두 변수 사이에 이렇다 할 관계(보다 정확히는 '직선적 관계')가 없음을 뜻한다.

문제는 과연 상관계수의 절댓값이 어느 정도 이상이면 의미 있는 관계로 볼 수 있겠는가 하는 것이다. r이 0.9 또는 −0.9라면 두 변수 사이에 상당히 훌륭한 연관성이 존재하는 것처럼 보인다. 마찬가지로 r이 0.1 또는 −0.1이라면 연관성은 보잘 것 없어 보인다. 그러나 이러한 해석은 매우 기계적이며 부적절할 때도 많다. 보통 심리학이나 사회학 등에서는 상관계수가 0.1을 넘는 경우가 매우 드물며, 따라서 0.2 정도라면 두 변수 사이에 매우 의미 있는 관계가 존재한다고 해석한다. 따라서 상관계수는 그것이 구해진 상황(context)에 견주어 해석해야 하는 것이다.

상관계수의 절댓값으로 두 변수 사이의 관계를 가늠하는 방법 중의 하나는 r이 통계학적으로 의미가 있는가를 검정하는 것이다. r의 가설검정에는 Z 검정 혹은 t 검정을 사용한다. 그러나 r에 대한 통계적 검정의 가장 큰 문제점은 조사대상 규모가 크기만 하면 아무리 절댓값이 작은 r이라도 항상 '통계학적으로 의미 있는' 결과를 얻는다고 하는 사실이다. 표 6.6에 각각의 r 값에 대해 통계학적으로 유의한 결과가 나올 수 있게끔 해 주는 최소 조사대상수를 도시하였다. 예를 들어 조사대상수가 1,598명 이상이면 비록 두 변수 사이의 상관계수가 0.05 밖에 안 되어도 항상 통계학적으로 유의한 검정결과를 얻게 되는 것이다. 그러나 이 정도의 상관계수는 측정상의 작은 잘못에 의해서도 충분히 발생될 수도 있는데 따라서 r에 대한 통계학적 가설검정의 결과로서, 두 변수 사이에 의미 있는 관계가 '있다' '없다'를 판정하는 것도 언제나 타당한 방법은 아니다.

표 6.6 통계학적으로 의미있는 결과를 얻기 위해 필요한 조사대상수

r의 절대값	조사대상의 수(n*)
0.05	1,598
0.1	398
0.2	98
0.3	43
0.4	23
0.5	14
0.6	10
0.7	7

* $n = \{4(1-r^2)/r^2 + 2\}$로부터 구한 결과

단순히 r의 값에만 관심을 기울이기보다 산점도를 이용하여 두 변수 사이의 연관성을

직관적으로 파악할 수도 있다. 즉, 수천 줄의 수학적 표현보다 한번 보는 것이 훨씬 나을 수 있다는 것이다. 그러나 산점도는 가로축과 세로축의 단위에 따라 매우 다른 인상을 줄 수도 있고, 각 변수의 표준편차가 달라지면 산점도의 전체적인 모양이 변하게 된다. 따라서 산점도로부터 바로 상관계수 r을 짐작하거나 두 개 이상의 산점도를 그대로 비교하는 것이 어려워진다. 물론 표준화된 변수인 Z 값을 이용하여 산점도를 그리게 되면 이러한 문제는 사라질 수도 있다.

지침 3

한 조사대상에 대하여 동일 변수를 2회 측정하고, 이들의 결과 사이에 커다란 상관관계가 존재한다고 해도 이것이 곧 두 측정결과가 일치한다는 것을 말해 주는 것은 아니다. 즉, 상관과 일치(agreement)는 전혀 다른 개념이다.

예 6.3

A와 B라는 두 가지 다른 혈압계로 조사대상 5명의 이완기혈압을 각각 측정한 결과 표 6.7을 얻었다.

표 6.7 5명의 이완기 혈압(단위 : mmHg)

조사대상	혈압계 A	혈압계 B
1	80	100
2	85	105
3	90	110
4	95	115
5	100	120

A와 B 혈압계로 측정한 이완기혈압의 상관계수를 구하면 $r = 1$이다. 즉, 이들은 완전한 순상관을 보인다. 그러나 B 혈압계로 잰 혈압은 A 혈압계로 잰 혈압보다 꼭 20mmHg가 높으며 이러한 결과는 어느 한쪽 혈압계가 고장이 났거나 또는 측정 자체에 문제가 있었으리

란 의심을 갖게 한다. 상관계수 1이 곧 일치를 의미하는 것은 아님을 명심할 필요가 있다.

지침 4

상관계수 r은 두 변수 사이의 선형적 관계가 어느 정도인지를 나타낸다. 바꾸어 말하면 r은 일반적인 연관성의 측도가 아니라 두 변수 사이의 직선적 관계를 측정해 주는 지표이다.

회귀계수와 상관계수의 관계를 논의하면서, 상관계수 역시 두 변수 사이에 직선적인 관계를 가정한 모형에서 유도된 지표임을 언급한 바 있다. 즉, 상관계수의 절댓값이 클수록 산점도상의 점들이 직선 주위에 가깝게 모여 있음을 의미한다. $r>0$이면 기울기가 양인 직선 주위에 점들이 모여 있을 것이고, $r<0$이면 반대로 기울기가 음인 직선 주위에 점들이 모여 있게 된다. r의 절댓값이 1이면 두 변수 사이에 완전한 직선관계, 즉 모든 점들이 하나의 직선 위로 수렴됨을 의미한다. 그림 6.7은 여러 상관계수를 갖는, 표준화된 두 변수에 대한 산점도를 그린 것인데, r의 절댓값이 커질수록 직선 주위로 점들이 모인다는 것을 보여 주고 있다.

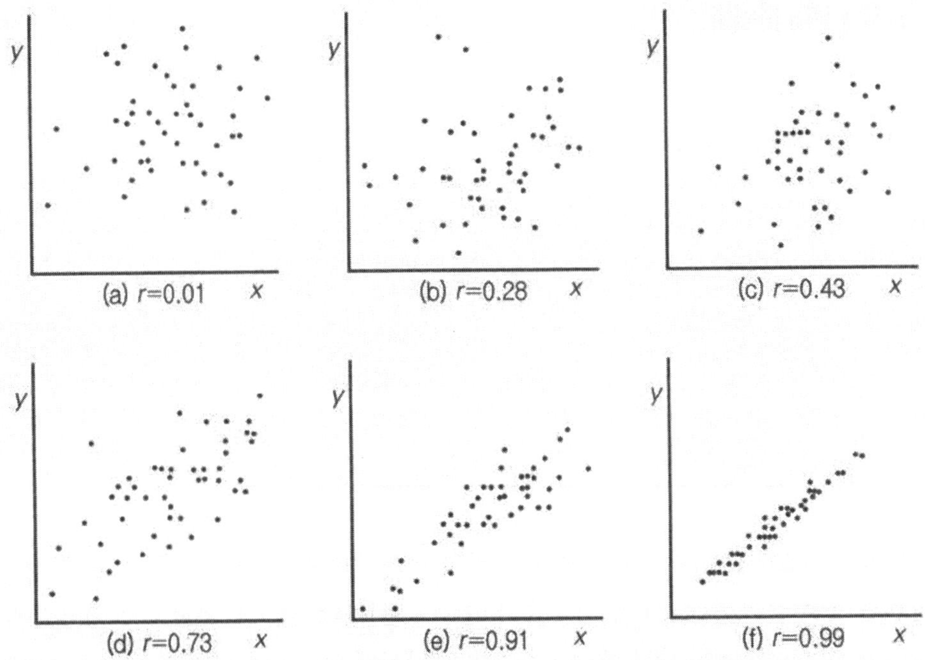

그림 6.7 여러 가지 상관계수에 대한 산점도(두 변수는 모두 표준화된 변수임)

산점도에 관한 것을 다룰 때, 두 변수 사이에 반드시 직선관계만 있는 것은 아님을 배운 바 있다. 예를 들어 그림 6.8은 두 변수가 거의 완벽한 곡선관계를 갖고 있음을 보여준다. 그러나 이러한 산점도를 나타내는 이변량 자료의 상관계수는 거의 0에 가깝다. 따라서 $r = 0$은 두 변수 사이에 이렇다 할 만한 직선적 관계가 없다는 것을 뜻하는 것이지, 두 변수 사이에 아무런 관계도 존재하지 않음을 의미하는 것은 아니다. 그래서 이변량 자료의 요약에서 제일 먼저 산점도를 그려 보는 것은, 빼 놓을 수 없는 매우 중요한 작업이다.

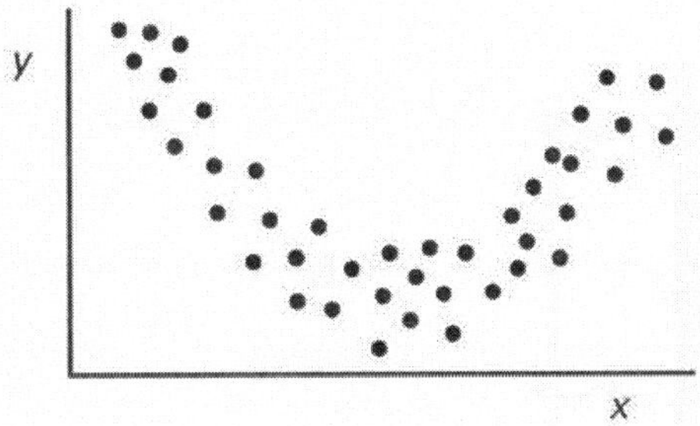

그림 6.8 거의 완벽한 곡선관계를 보여주는 산점도

지침 5

상관계수 r의 제곱인 r^2는, 두 변수가 종속관계를 갖는다고 가정했을 때 종속변수의 분산 중에서 회귀직선 식에 의해 설명될 수 있는 부분을 뜻한다. 즉 r^2는 종속변수의 총 변동 중 회귀직선 식에 의해 설명될 수 있는 변동의 크기를 나타내며, 따라서 r^2가 클수록 종속변수에 대한 독립변수의 설명력이 높은 회귀직선 식이 된다.

r^2를 흔히 설명계수 또는 결정계수(coefficient of determination)라고 부른다. 어떻게 r^2가 회귀직선 식에 의해 설명되는 종속변수의 변동 비율을 나타내는지에 대한 수리적 증명은 생략하기로 한다. 대신 회귀직선 식이 종속변수의 분산을 설명한다는 것이 과연 무엇을 의미하는지 알아보기로 하자. 그림 6.9의 (*a*) 및 (*b*)에 도시한 것은 각각 $r = -1$, $r = -0.7$인 이변량 자료의 산점도이다.

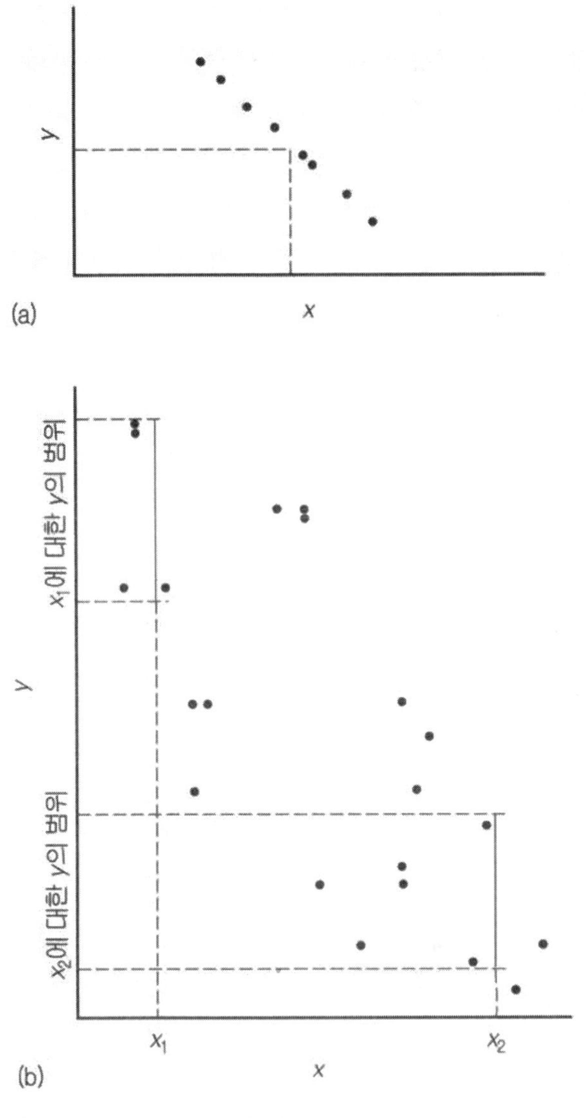

그림 6.9 (a) $r = -1$인 산점도 (b) $r = -0.7$인 산점도

먼저 그림 6.9 (*a*)에서 $r = -1$(또는 $r^2 = 1$)의 의미는, 전술한 대로 두 변수 *x*, *y*가 완전한 음의 직선관계를 이룬다고 하는 것이다. 따라서 관측치 (x_i, y_i)는 모두 *x*에 대한 *y*의 회귀직선 위에 놓여지게 되거나 또는 *y*에 대한 *x*의 회귀직선 식 위에 놓여지게 된다. 여기서 *y*를 종속변수라고 하고, *y*의 변수 값 전체를 보면 나름대로 산술평균을 중심으로 흩어져 분포하며 일정한 분산을 갖는다. 그러나 이제 만일 *x*를 고정시킨다고 하면, *y*의 변수 값은 항상 회귀직선 식 위에 놓여지게 되므로 더 이상 변수 *y*의 변동은 없어진다. 요컨대 *y*의 변수

값이 변동하는 것(y의 분산)은 모두 x가 변동함으로써 생긴 것이라고 볼 수 있다. 따라서 변수 y의 분산이 얼마가 되더라도 그것은 모두 회귀직선 식으로 설명이 가능하다. 이러한 상황을 "회귀직선 식으로 설명되는 종속변수의 분산의 분율은 1.0(100%)이다" 라고 말한다.

그러나 그림 6.9 (b)에서는 x의 변수 값을 고정시키더라도 모든 y의 변수 값 모두가 회귀직선 위에 놓여지는 것은 아니다. 즉, 변수 y의 변동은 부분적으로만 변수 x의 변동에 기인한다. 따라서 이 경우에는 회귀직선 식이 종속변수의 분산의 일부분만을 설명해 줄 수 있는데, 이처럼 회귀직선 식에 의해 설명될 수 있는 종속변수의 분산의 분율이 결정계수 r^2인 것이다. 그림 6.9 (a)에서 $r^2 = (-1)^2 = 1$이므로 회귀직선 식은 종속변수의 분산을 100% 설명해줄 수 있다. 그러나 그림 6.9 (b)에서는 $r^2 = (0.7)^2 = 0.49$가 되어 종속변수의 분산 중 단지 49%만을 회귀직선식이 설명할 수 있다. 회귀직선 식이 종속변수의 분산을 많이 설명해 줄 수 있다는 것은 최소제곱법으로 구한 회귀직선 식이 이변량 자료에 잘 적합하였다는 것을 뜻한다. 결정계수 r^2는 회귀직선 식이 이변량 자료에 얼마나 적합한가를, 즉 얼마나 유용한가를 나타내 주는 측도인 셈이다.

r의 절댓값이 1 이하이므로 r^2은 항상 0에서 1 사이의 값을 갖게 되며, r의 절댓값보다 작거나 같은 값을 가질 수 있을 뿐이다. 이것은 r의 절댓값이 꽤 괜찮아 보여도(예를 들어 r>0.5) r^2는 보잘 것 없을 수도 있다는 사실을 의미한다. 즉, $r = 0.6$이라도 $r^2 = 0.36$으로, 회귀직선 식은 종속변수의 변동 중 단지 36%만을 반영해 줄 수 있을 뿐이다. 표 6.1의 자료에서 $r = 0.186$이므로 $r^2 = 0.0348$이고 이것은 종속변수의 변동 중 3.5%만을 회귀직선 식이 설명해 줄 수 있다는 것을 의미한다. 산점도에서 짐작한 것처럼, 이렇게 작은 r^2 값을 갖는 회귀직선 식은 거의 쓸모가 없게 된다. 그러므로 이러한 회귀직선 식을 이용해서 독립변수 값으로부터 종속변수 값을 예측하는 것이 무리한 일임을 알 수 있다.

지침 6

아무리 절댓값이 큰 상관계수가 얻어진다고 해도 이것이 두 변수가 원인-결과의 관계로 맺어져 있음을 의미하지는 않는다. 일반적으로 연관성이 곧 인과관계(causal relationship)를 뜻하는 것은 아니다. 측정된 연관성은 인과관계에 기인할 수도 있고, 기인하지 않을 수도 있다.

통계학적 방법을 이용하여 자료를 정리 · 분석하는 과정에서 가장 흔히 범하는 잘못의 하나는, 상관관계 또는 종속관계를 인과관계와 동일시하는 것이다. 통계적 방법을 적용하여 두 변수 사이의 연관성을 관찰했다고 하더라도 이것이 바로 인과관계를 의미하지는 않는데, 예 6.4 및 6.5를 통해 이 사실을 분명히 하기로 하자.

예 6.4

2차 세계대전 이후 매년 전 세계의 자동차 대수와 영아사망률 간의 상관계수를 구하면 거의 -1에 가까운 값을 얻을 수 있다. 즉, 자동차 대수가 증가할수록 영아사망률은 감소했다는 것을 의미한다. 그러나 상관계수의 절댓값이 크다고 해서 영아사망률의 감소가 자동차 대수 증가의 원인이라거나, 자동차 대수의 증가가 영아사망률 감소의 원인이라고 말할 수 있겠는가? 이는 우리가 보통 말하는 '말도 안 되는 상관관계(nonsense correlation)' 에 속한다.

예 6.5

1인당 여가시간과 연간 술 소비량과의 상관관계를 조사하였더니 여가시간이 많을수록 술 소비량이 많아짐을 관찰할 수 있었다. 이러한 사실로부터 여가시간의 증가는 술 소비량 증가의 원인이라고 말할 수 있겠는가?

예 6.4에 비해 예 6.5의 경우에는 여가시간의 증가를 술 소비량 증가의 원인이라고 말하고 싶은 충동을 느끼게 된다. 왜냐 하면 남아돌아가는 시간을 보내기 위해 술을 마셨다고 추측하는 것이 꽤 그럴듯해 보이기 때문이다. 그러나 만일 '소득의 증가' 라고 하는 새로운 변수가 여가시간의 증가와 함께 술 소비량도 증가시킨 직접적인 원인이라고 한다면 어떻게 될까? 우리는 이 사실을 그림 6.10과 같이 나타낼 수 있을 것이다. 그림 6.10에서 여가시간의 증가와 술 소비량의 증가라는 두 변수는 소득의 증가라는 제3의 변수와 모두 인과관계로 맺어져 있기 때문에 '소득증가' 라는 원인변수를 생각하지 않고 단지 두 변수, 즉 여가시간 증가와 술 소비량 사이의 연관성만을 관찰하면 현상적으로 두 변수가 함께 연관되어 나타나는 것을 관찰할 수 있고, 이것이 연관성으로 표현된 것임이 분명해진다.

이때 소득의 증가와 같이, 인과관계가 아닌 두 변수 사이를 마치 인과관계가 있는 것처럼 관찰되게 하는 제3의 변수를 교란변수(confounding variable)라고 한다. 또한 측정된 연관성이 교란변수에 의한 것인지, 아니면 여가시간의 증가와 같은 독립변수에 의한 것인지를 구별할 수 없게 된 상황을 '교락(交絡)되었다(confounded)' 고 한다.

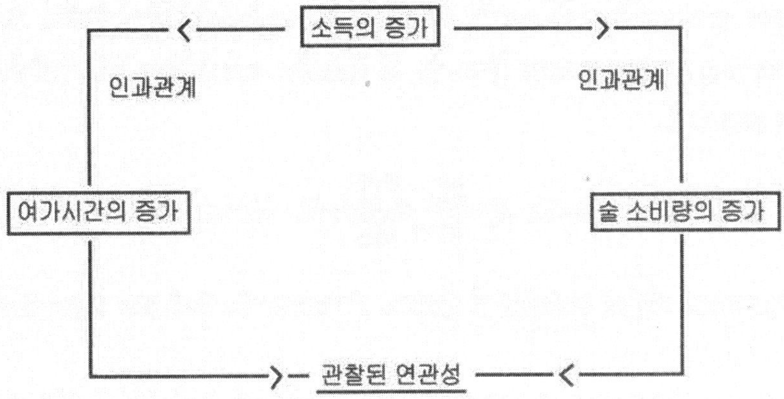

그림 6.10 교란변수에 의하여 관찰되는 현상적 연관성

일반적으로 표본조사를 통해 두 변수 사이에 어떤 연관성이 존재하는 것이 관찰되었다면, 표 6.8과 같은 다섯 가지의 경우에 대한 가능성을 각각 따져보아야 한다. 표 6.8로부터 독자들은 관찰된 두 변수 사이의 연관성을 설명할 수 있는 여러 가지 경우가 있을 수 있음을 명심하기 바란다.

표 6.8 표본에서 관찰된 두 변수 사이의 연관성을 설명해 주는 5가지 경우들

설 명	연관성의 종류	연관성의 근원	설명 모델
1. 우 연	거짓 연관	무작위 오차(표본오차 등)	*
2. 비뚤림	거짓 연관	계통적 오차(조사, 측정의 잘못 등)	*
3. 결과 - 원인	참 연관	거꾸로 된 인과관계	A ← B
4. 결과 - 결과	참 연관	교 락	C ↙ X ↘ D
5. 원인 - 결과	참 연관	인과관계	A → B

주) A : 원인변수 B : 결과변수 X : 가상적인 교란변수
C, D : 연관성을 보이는 임의의 두 변수
화살표는 인과관계를 나타냄

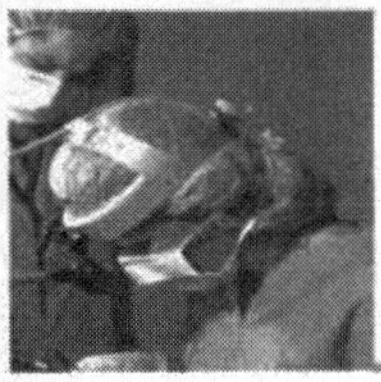

7) 회귀계수 및 상관계수의 가설검정과 추정

(1) 회귀계수 분석

회귀계수 b에 대한 모수(parameter)는 β로 표기한다. 표본에서 얻은 b에 대한 가설검정은 '두 변수의 값들은 상호 독립적이다(즉, $\beta = 0$)' 라는 귀무가설 하에서 행해진다. 즉, 귀무가설 상황에서 표본통계량 b가 출현하는 확률을 구하는 내용이다. $\beta = 0$인 상황에서 표본 값 b_i들의 분포는 자유도가 $n-2$인 t 분포를 한다. 따라서 b_i들의 분포에서 표본 표준편차를 s_b라고 하면 t 검정은 아래와 같다. 단, 두 변수인 x, y의 분포가 모두 정규분포를 한다는 전제가 필요하다.

$$t = b/s_b(\text{단, } S_b^2 = \frac{(S_y^2 - b^2 S_x^2)}{(n-2)S_x^2})\ \text{단, 자유도는 } n-2 \quad \cdots\cdots\cdots\cdots \text{(식 6.23)}$$

또는 t 통계량의 제곱이 F 통계량이 되므로, $F = (b/s_b)^2$ 단, 자유도는 1, $(n-2)$이다.

한편 β의 95% 신뢰구간도 자유도가 $n-2$인 t 분포와 s_b를 이용하여 아래와 같이 추정할 수 있다.

$$b - t_{(0.025)}s_b < \beta < b + t_{(0.025)}s_b \quad \cdots\cdots\cdots\cdots\cdots\cdots\cdots\cdots \text{(식 6.24)}$$

이제 두 b_1과 b_2를 비교한다. 마찬가지로 귀무가설은 '$\beta_1 - \beta_2 = 0$' 로 설정하여 자유도가 $(n_1 + n_2 - 4)$인 t 검정을 한다.

$$t = (b_1 - b_2)/s_{(b_1-b_2)} \quad \cdots\cdots\cdots\cdots\cdots\cdots\cdots\cdots\cdots \text{(식 6.25)}$$

$$\text{단, } s^2_{(b_1-b_2)} = s^2_{b_1} + s^2_{b_2}$$

위 식으로 산출하는 t 값 또는 p 값은 부록 F의 표를 이용하거나 통계 패키지를 이용하여 쉽게 얻을 수 있다. 여기서는 s_b 및 $s_{(b_1-b_2)}$ 의 산출과정은 생략하기로 한다.

(2) 상관계수의 분석

상관계수 r에 대한 모수는 ρ(rho)으로 표기한다. 표본에서 얻은 r에 대한 가설검정은 '상관성이 없다(즉, $\rho = 0$)' 는 귀무가설 하에서 행해진다. 즉, 귀무가설 상황에서 표본통계량 r이 출현하는 확률을 구하는 내용이다. 그러나 r_i들의 분포는 Z 분포 또는 t 분포 등의 확률분포를 따르지 않는다. 다시 말하면 r_i의 분포는 지금까지 알려져 있는 확률분포의 어느 것에도 해당되지 않는다. 따라서 다른 방법을 사용하여야 하는데, 쉬운 방법은 회귀계수 b와 상관계수 r의 관계, 즉 $b = r(S_y/S_x)$을 이용하여 회귀계수에 대한 t 검정식인 $t = b/S_b$를 r로 치환하면 t 검정을 할 수 있다.

$$t = \frac{r}{\sqrt{(1-r^2)/(n-2)}} \quad \cdots\cdots\cdots\cdots \text{(식 6.26)}$$

또한 r을 변환(transformation)하여 근사적으로 정규분포를 하는 통계량을 만든 후 이 통계량을 이용하는 방법이 있다. 아래와 같이 변환한 통계량 Z는 표준편차가 σ_z인 근사정규분포를 한다.

$$Z = \tfrac{1}{2}\ln\{(1+r)/(1-r)\},\ \delta_z = \sqrt{\{1/(n-3)\}} \quad \cdots\cdots\cdots\cdots \text{(식 6.27)}$$

이를 이용하면 귀무가설 $\rho = 0$에 대한 Z 검정은 아래 식과 같다.

$$Z/\delta_z \quad \cdots\cdots\cdots\cdots \text{(식 6.28)}$$

ρ의 95% 신뢰구간은 식 6.29로 추정할 수 있다.

$$Z-1.96\delta_z < \rho < Z+1.96\delta_z \quad \cdots\cdots\cdots\cdots \text{(식 6.29)}$$

한편 두 r_1과 r_2를 비교하는 분석에서도 근사정규분포를 하는 Z_1과 Z_2를 이용한다. 귀무가설은 '$\rho_1 - \rho_2 = 0$' 으로 하여 Z 검정을 한다.

$$Z = (Z_1 - Z_2)/\sqrt{1/(n_1-3) + 1/(n_2-3)} \quad \cdots\cdots\cdots\cdots \text{(식 6.30)}$$

위에 제시한 식을 독자가 직접 사용할 기회는 거의 없을 것이기 때문에, 여기서는 개별식의 유도과정은 생략하기로 한다. 독자들은 부록 H의 표를 이용하거나 통계 패키지를 이용하여 필요로 하는 결과를 쉽게 얻을 수 있다.

2. 평균의 비교분석

일반적으로 평균의 비교라고 하면 하나의 평균을 기준 값과 비교하거나, 혹은 두 개의 평균을 비교하는 것을 떠올리겠지만, 항상 두 개의 평균만을 비교할 수 있는 것은 아니며 또 반드시 그래야 할 필요가 있는 것도 아니다. 예를 들어 3개 또는 그 이상의 표본에서 얻은 평균도 얼마든지 서로 비교할 수 있으며, 이때 보통 분산분석(analysis of variance, ANOVA) 및 동시 다중비교(simultaneous multiple comparison)라는 보다 고급의 기법을 이용해야 한다.[3]

1) 단일 평균의 분석

(1) 가설검정

단일 평균의 분석에 대하여는 제5장 가설검정에서 충분히 설명하였다. 다시 한번 그 내용을 상기하기 위해서 예 5.10으로 돌아가 보자.

예 5.10

B 초등학교 1학년 신입생의 평균 신장을 알고 싶어 신입생중 100명을 단순무작위로 선정하여 신장을 측정한 결과, 산술평균이 132센티미터이었다. 한편 초등학교 신입생 평균 신장의 전국치는 125센티미터로 알려져 있다. 이 결과를 놓고 B 초등학교 교장선생님은 B 초등학교 신입생의 평균 신장이 전국치보다 크다고 주장하였다.

100명의 표본에서 얻은 평균 132센티미터와 기준치(혹은 모평균) 125센티미터를 비교하기 위해 t 검정이나 Z 검정을 사용한다. 다시 설명하면, 모평균(μ)이 125센티미터인 모집단에서 100명의 표본으로 얻어지는 표본평균($\bar{X}$)들의 분포가 있는데, 이 중 132센티미터 이상이 되는 표본평균의 출현 확률을 구하는 것이 분석 내용이다. 표본평균들의 분포

3) 분산분석에 대해서는 저자의 '실용의학통계론' 이나 보다 고급 통계기법들을 소개하고 있는 책들을 참고하기 바란다. 한편 Wallenstein S 등의 논문 'Some statistical methods useful in circulation research. *Circulation Research* 1980;47:1-9' 은 동시 다중비교에 대해 쉬우면서도 매력적인 내용을 담고 있다.

는 정규분포를 따르며, 그 평균은 모평균 μ와 같고, 표준편차는 모집단 표준편차 σ를 표본 크기의 제곱근인 $\sqrt{n}$로 나눈 값인 $\sigma/\sqrt{n}$이다. 따라서 그 출현확률은 $Z=(\bar{X}-\mu)/[\sigma/\sqrt{n}]$을 이용하여 구할 수 있다. 여기서 Z의 절댓값이 1.96보다 크면 그 출현확률은 5%보다 낮다는 결과를 얻게 되므로($p<0.05$) 귀무가설을 기각하고, 반대로 1.96보다 작으면 $p>0.05$가 되어 귀무가설을 채택한다.

그러나 기준치, 즉 모집단의 모평균만 알고 모표준편차(σ)는 모르는 경우가 많다. 이런 경우에는 표본에서 얻어진 표본표준편차인 S를 σ의 추정통계량으로 대신 이용할 수 있다. 따라서 표본평균들의 표준편차에 대한 추정통계량은 $S/\sqrt{n}$가 된다. 그런데 σ를 S로 대치할 경우 $\bar{X}$의 분포는 자유도 $n-1$인 't 분포' 로서 Z 검정 대신 t 검정을 사용하여야 한다. 그 출현확률은 $t=(\bar{X}-\mu)/[S/\sqrt{n}]$(단, 자유도는 $n-1$)을 이용하여 구한다.

t의 절댓값이 자유도 $n-1$에서 $\alpha=0.025$에 해당하는 값보다 크면 $p<0.05$이고, 작으면 $p>0.05$이다. 한편 이미 t 분포는 표준정규분포와 매우 유사하며 표본 크기가 충분히 크면 정규분포와 거의 같아진다는 것을 알고 있을 것이다. 실제로 자유도 (100−1)에서 $\alpha=0.025$에 해당하는 값은 1.97 정도로 z 값 1.96과 거의 같다.

$p<0.05$로서 귀무가설을 기각한다는 의미를 앞의 예로서 다시 설명하면 다음과 같다. 모평균이 125센티미터인 모집단에서 표본 100명을 뽑아 측정한 표본평균이 132센티미터 이상이 되는 경우는 20번의 표본조사 결과에서 한 번 미만으로 드물게 나오는 사건이다. 그러므로 B 초등학교 신입생의 평균 신장이 모평균 125센티미터인 모집단에서 우연히 출현한 사건이라고 인정하기를 거부하고, 따라서 전국치와는 차이가 있는 평균이라고 주장하겠다는 뜻이다.

(2) 95% 신뢰구간 추정

표본평균의 출현확률이 5% 이상 되는 모집단 상황(모평균)의 범위가 95% 신뢰구간이다. 다른 말로 표현하면 신뢰구간의 95%가 표본평균($\bar{X}$)이 출현한 모평균 μ를 포함한다는 의미이다. 95% 신뢰구간은 아래와 같이 구한다.

$$[\bar{X}-1.96(\delta/\sqrt{n}),\ \bar{X}+1.96(\delta/\sqrt{n})],\ \text{또는}\ [\bar{X}-t_{n-1\,(0.025)}(S/\sqrt{n}),\ \bar{X}+t_{n-1\,(0.025)}(S/\sqrt{n})]$$

한편 표본의 크기인 n이 충분히 크다면($n \geq 30$), $t_{n-1}(0.025)$을 $Z_{0.025} = 1.96$으로 대체하여 신뢰구간을 구해도 큰 차이가 없다. 즉, $[\bar{X}-1.96(S/\sqrt{n}), \bar{X}+1.96(S/\sqrt{n})]$이다.

2) 두 평균의 비교분석

두 평균을 비교함에 있어 어떤 지표를 '비교의 측도(measure of comparison)' 로 이용할 것인지를 결정해야 한다. 일반적으로 가장 흔히 이용되며 또 쉽게 생각할 수 있는 지표는 두 평균의 차이(difference)이다. 차이는 한 평균에서 다른 평균을 뺀 것을 말하며, 보통 d로 표시한다. 그러나 두 모평균에 대한 비교의 측도로 사용할 수 있는 지표에는 차이 외에도 비(ratio)와 비례적 증감(proportionate increment)이 있다. '비' 란 한 평균에서 다른 평균을 빼는 대신 나누어 준 것이며, 보통 r로 표시한다. 따라서 $r = \mu_A/\mu_B$(또는 $r' = \mu_B/\mu_A$)는 두 모평균의 비가 된다. 비례적 증감은 두 평균의 차이를 어느 하나의 평균에 대한 비로 표시한 것이다. 즉, μ_A를 기준으로 하면 $d/\mu_A = (\mu_A - \mu_B)/\mu_A$가, μ_B를 기준으로 하면 $d'/\mu_B = (\mu_B - \mu_A)/\mu_B$가 바로 비례적 증감이다. 그런데 $(\mu_A - \mu_B)/\mu_A = 1-\mu_B/\mu_A = 1-r'$이고, $(\mu_B - \mu_A)/\mu_B = 1-\mu_A/\mu_B = 1-r$이므로 비례적 증감은 언제든지 비가 포함된 식으로의 전환이 가능하다. 따라서 두 평균에 대한 비교의 측도로 사용할 수 있는 지표에는 크게 '차이' 와 '비' 가 있다고 보면 된다.[4]

두 평균을 비교하는 측도로 차이와 비 중 어떠한 지표를 사용할 것인가 하는 문제는 전적으로 연구자의 견해나 관점에 달려 있다. 그러나 어떤 지표를 선택하더라도 하나의 지표만으로는 충분한 정보를 제공할 수 없다. 즉, 비교라는 본래의 목적을 달성하려면 '차이' 와 '비' 라는 두 개의 지표가 함께 고려되어야만 한다. 예 6.6을 참조한다.

예 6.6

표 6.9는 각 μ_A 및 μ_B의 값에 대해 차이($d=\mu_A - \mu_B$)와 비($r = \mu_A/\mu_B$)를 계산하여 수록한 것이다.

4) 비교의 측도에 대하여는 Feinstein AR. Clinical Biostatistics II. Quantitative significance and statistical indexes for a contrast of two groups. *Clin Pharm Ther* 1980;27:567-8에 잘 기술되어있다.

표 6.9 비교의 측도 : 차이와 비

μ_A	μ_B	차이($\mu_A - \mu_B$)	비(μ_A / μ_B)
10.2	0.2	10	51
3952	3942	10	1.003
400	100	300	4
4	1	3	4

$\mu_A = 10.2$, $\mu_B = 0.2$일 때나 $\mu_A = 3952$, $\mu_B = 3942$일 때 차이는 모두 10으로 동일하다. 그러나 $10 = 10.2 - 0.2$는 '상당히 큰' 차이라고 말할 수 있지만, $10 = 3952 - 3942$는 '사소한' 차이라 할 수 있다. 두 경우에 같은 크기의 차이 10이 얻어졌으면서도 하나는 상당히 큰 차이가 되지만 다른 하나는 사소하다고 말할 수 있는 근거는 어디에 있는가? 그것은 바로 두 경우에서 비 μ_A/μ_B가 다르기 때문이다. 즉, 첫 번째 경우에 비는 $r = 10.2/0.2 = 51$이나, 두 번째 경우에는 $r = 3952/3942 = 1.003$에 불과한 것이다. 이러한 사실은 두 모평균에 대한 비교의 측도로 '차이' 만을 제시했을 때 이것이 매우 제한된 정보의 제공 밖에 되지 않는다는 것을 잘 보여 준다.

반대의 경우도 마찬가지이다. 표 6.9에서 $\mu_A = 400$, $\mu_B = 100$일 때나 $\mu_A = 4$, $\mu_B = 1$일 때 비 μ_A/μ_B는 모두 4이다. 여기에서 μ_A에서 μ_B로 감소한 것이라고 하면, 첫 번째 경우는 '상당히 큰' 감소라고 말할 수 있으나 두 번째 경우는 '사소한' 감소가 된다. 동일한 비, 4가 얻어졌으면서도 이렇게 말할 수 있는 이유는, 두 경우에 대한 차이($\mu_A - \mu_B$)가 다르기 때문이다. 즉, 첫 번째 경우에 차이는 300(= 400−100)이지만, 두 번째 경우의 차이란 3(= 4−1)에 불과하다. 이상의 계산은 두 평균에 대한 비교의 측도로 비만 제시했을 때, 이것이 차이만 제시했을 때와 마찬가지로 매우 제한된 정보의 제공이라는 것을 보여 준다.

통계학에서 보통 두 평균을 비교할 때는 비교의 측도로 '차이' 를 이용한다. 그러나 예 6.6에서 알 수 있는 것처럼 두 평균에 대한 비교의 측도로 '차이' 만을 이용하는 것은 매우 제한적인 방법이며, '비' 를 함께 고려하지 않는다면 이러한 차이가 얼마나 의미 있는 것인지를 평가하기가 어렵다는 점은 분명하다. 독자들은 앞 절에서 통계적 유의성이 곧 실제적 유의성을 의미하는 것은 아님을 배운 바 있는데, 이것은 예 6.6에서 우리가 살펴 본 상황과 매우 유사하다. 따라서 두 평균의 차이를 검정한 결과 통계적으로 '의미 있다' 또는 '의미 없다' 를 논하는 것은, 이러한 차이가 실제적인 유의성을 '갖고 있다' 또는 '없다' 를 따지는 것과는 전혀 별개임을 명심해야 한다. 실제적 유의성은 매 경우마다 여러 가지 다른 측면의 판단 기준들이 고려되는 '판단의 문제' 임은 이미 언급한 바 있다.

예 6.7

예 5.1과 5.2로 돌아가 보자. *A* 및 *B* 초등학교 신입생 100명씩을 무작위로 선정, 신장을 측정한 결과 *A* 초등학교 신입생의 표본평균(*A*)은 125센티미터, *B* 초등학교 신입생의 평균(*B*)은 132센티미터이었다. *A*, *B* 두 초등학교 신입생 평균 신장은 차이가 있다고 하겠는가? *B* 초등학교 신입생의 평균 신장이 *A* 초등학교 신입생보다 크다고 하겠는가?

$\bar{X}_A$의 모평균을 μ_A, $\bar{X}_B$의 모평균을 μ_B라고 하면, 두 평균의 차이에 대한 가설검정에서 귀무가설은 '두 표본평균은 같은 모평균에서 출현한 것이다' 이다. 즉, '$\mu_A - \mu_B = 0$' 또는 '$\mu_A = \mu_B$' 이다. 한편 *A* 및 *B* 초등학교에서 크기가 각각 n_A, n_B인 단순무작위표본을 추출했다고 하면 이들은 서로 독립인 표본이라고 말할 수 있다. 여기에서 '독립' 이란 말은, *A* 표본을 추출하는 것과 *B* 표본을 추출하는 과정에서 어떠한 영향도 서로 주고받지 않았다는 뜻이다. 즉, *A*와 *B*는 서로 독립인 확률변수가 되며, 이들의 분포는 표본의 크기가 충분히 크다면 ($n_A \geq 30$, $n_B \geq 30$) 중심극한정리에 의해 그 평균과 표준편차가 각각 μ_A, $\sigma_A/\sqrt{n_A}$ 및 μ_B, $\sigma_B/\sqrt{n_B}$인 정규분포라는 사실은 독자들은 잘 알고 있다. 따라서 식 4.7로부터 $E(\bar{X}_A - \bar{X}_B) = E(\bar{X}_A) - E(\bar{X}_B) = \mu_A - \mu_B$이므로 $(\bar{X}_A - \bar{X}_B)$는 $(\mu_A - \mu_B)$에 대한 불편추정통계량이 되고, 따라서 두 표본평균의 차이인 $(\bar{X}_A - \bar{X}_B)$는 $(\mu_A - \mu_B)$의 표본확률분포가 된다.

또한, 독자들은 제4장에서 소개한 정규분포에 대한 특성 5에서, 정규분포를 하는 각 변수들의 합이나 차 역시 정규분포를 한다는 사실을 기억하기 바란다. 다시 설명하면, $(\bar{X}_A - \bar{X}_B)$의 분포는 평균이 $(\mu_A - \mu_B)$이고 표준편차가 $\sqrt{\sigma_A^2/n_A + \sigma_B^2/n_B}$ 인 정규분포이다. 따라서 $(\bar{X}_A - \bar{X}_B)$에 대한 가설검정에서 아래와 같이 *z* 검정으로 그 출현확률을 구할 수 있다.

$$Z = \frac{(\text{실측값} - \text{기대값})}{\text{기대값의 표준편차}} = \frac{(\bar{X}_B - \bar{X}_A) - (\mu_B - \mu_A)}{\sqrt{\sigma_A^2/n_A + \sigma_B^2/n_B}}$$ 식에 $\mu_A - \mu_B = 0$을 대입한다.

여기서 Z의 절댓값이 1.96보다 크면 그 출현확률이 5%보다 낮다는 결과를 얻게 되고 ($p<0.05$) 귀무가설을 기각하여 "두 평균의 차이는 통계적으로 유의하다"라고 판정한다. 반대로 1.96보다 작으면 $p>0.05$가 되므로 귀무가설을 채택하여 "두 평균의 차이는 통계적인 유의성이 관찰되지 않아 인정할 수 없다"라고 판정한다.

한편, 두 평균의 분석에서도 모표준편차(σ_A와 σ_B)를 모르는 경우가 거의 대부분이다. 이런 경우에는 마찬가지로 표본표준편차인 S_A와 S_B를 대신 사용하는데 n_A와 n_B가 충분히 크면 t 검정이 아닌 Z 검정을 해도 된다.

$$Z = \frac{(\bar{X}_B - \bar{X}_A) - (\mu_B - \mu_A)}{\sqrt{S_A^2/n_A + S_B^2/n_B}}$$

요컨대 각 표본의 크기가 크다면, 모표준편차를 알고 있을 때와 마찬가지로, 표본표준편차를 이용하여 두 모평균의 차이에 대한 통계적 추론을 실시할 수 있다. 또한 $(\mu_A - \mu_B)$에 대한 95% 신뢰구간은 아래와 같이 구한다.

$$\left[(\bar{X}_B - \bar{X}_A) - Z_{\alpha/2}\sqrt{\sigma_A^2/n_A + \sigma_B^2/n_B},\ (\bar{X}_B - \bar{X}_A) + Z_{\alpha/2}\sqrt{\sigma_A^2/n_A + \sigma_B^2/n_B}\ \right]$$

또는

$$\left[(\bar{X}_B - \bar{X}_A) - Z_{\alpha/2}\sqrt{S_A^2/n_A + S_B^2/n_B},\ (\bar{X}_B - \bar{X}_A) + Z_{\alpha/2}\sqrt{S_A^2/n_A + S_B^2/n_B}\ \right]$$

한편 두 모집단에 대한 모표준편차를 모르면서, 동시에 표본의 크기가 그리 크지 않을 ($n \le 30$) 경우도 있다. 앞에서 모분산을 모르고 표본의 크기가 크지 않을 때 t 분포를 이용하면 구간추정이나 가설검정 등의 통계적 추론이 가능함을 배웠다. 두 모평균의 차이에 대한 통계적 추론의 경우에도 마찬가지로 t 분포와 표본표준편차를 이용하여 구간추정이나 가설검정을 할 수 있다. 그러나 두 모집단의 모표준편차가 동일($\sigma_A = \sigma_B$)하다는 가정(등분산(homoscedasticity) 가정)이 충족되는 경우에만 t 검정이 가능한데, 이 경우 t 검정식의 분모로서 S_A 및 S_B를 이용한 '등분산 σ^2의 추정량'을 산출하여야 한다.

등분산 가정이 옳다면 σ^2를 S_A^2로 추정할 수도 있고 S_B^2로도 추정할 수 있다. 다시 말하면

σ^2 대신 S_A^2 또는 S_B^2를 사용할 수 있다는 뜻이다. 그러나 어느 한 값으로 σ^2 를 추정하기보다 S_A^2 및 S_B^2의 가중평균으로서 σ^2 를 추정하는 것이 보다 합리적이다. 문제는 S_A^2 및 S_B^2 각각에 어떻게 가중치를 부여할 것인가 하는 것인데, 이에 대한 힌트를 얻기 위해 다음과 같이 S_A^2과 S_B^2를 계산하는 식을 써 보는데 아래와 같다.

$$S_A^2 = \Sigma(X_{Ai}-\bar{X}_A)^2/(n_A-1) = S_{AA}/(n_A-1)$$
$$S_B^2 = \Sigma(X_{Bi}-\bar{X}_B)^2/(n_B-1) = S_{BB}/(n_B-1)$$

S_A^2와 S_B^2를 구하는 식의 분모에 각각 '해당 표본의 크기−1' 과 같은 항이 있으므로 이를 가중치로 부여하면, 가중평균을 구하는 식의 분자에는 각각의 편차 제곱합만 남는 간단한 형태가 될 것이다. 그런데 가중치의 합은 $(n_A-1)+(n_B-1) = n_A+n_B-2$이므로, '각 표본의 크기−1' 을 가중치로 부여한 S_A^2과 S_B^2의 가중평균은 식 6.31과 같음을 쉽게 알 수 있다.

$$가중평균 = \frac{\sum(X_{Ai}-\bar{X}_A)^2+\sum(X_{Bi}-\bar{X}_B)^2}{n_A+n_B-2}$$

$$= \frac{S_A^2(n_A-1)+S_B^2(n_B-1)}{n_A+n_B-2} \quad \text{(식 6.31)}$$

이를 '등분산 σ^2의 합동 추정량' 또는 '합동 표본분산(pooled sample variance, S_p^2)' 이라고 한다. 합동 표본분산이란 바로 식 6.31과 같이 구한, S_A^2과 S_B^2의 가중평균을 말하며, 이를 보통 S_p^2로 표시한다. 따라서 S_p는 합동 표본표준편차가 될 것이다. 요컨대 모분산을 모르고 표본의 크기가 작을 때 등분산 가정이 성립하면, 합동 표본분산을 모분산의 추정치로 사용하여 통계적 추론을 실시할 수 있다. 그런데 식 6.31에서 σ_A^2 및 σ_B^2를 S_P^2로 대치한 새로운 확률변수는 자유도가 n_A+n_B-2인 t 분포 또는 근사적 t 분포를 하는 것이 알려져 있다. 즉, 확률변수 T는 식 6.32와 같고, 이로써 출현확률을 구할 수 있다.

$$T = \frac{(\bar{X}_B-\bar{X}_A)-(\mu_B-\mu_A)}{\sqrt{S_p^2(1/n_A+1/n_B)}} \quad \text{(식 6.32)}$$

따라서 두 모집단의 모분산을 모르고 표본의 크기가 작은 경우라 해도 등분산 가정으로부터 유도한 합동 표본분산 S_P^2를 이용하여 두 모평균의 차이에 대한 통계적 추론을 실시할 수 있다. 이 경우 $100(1-\alpha)\%$ 신뢰수준에서 구한 두 모평균의 차이에 대한 신뢰구간을 구하면, 식 6.33과 같다.

$$\left[(\bar{X}_B-\bar{X}_A)-t_m(\alpha/2)\sqrt{S_p^2(1/n_A+1/n_B)},\ (\bar{X}_B-\bar{X}_A)+t_m(\alpha/2)\sqrt{S_p^2(1/n_A+1/n_B)}\right] \quad (식\ 6.33)$$

$$단,\ m=n_A+n_B-2$$

전술한 대로 등분산 가정은 표본 규모가 작으면서 두 모집단의 모분산을 모르는 경우에, 모평균의 차이에 대한 통계적 추론을 실시하기 위해 꼭 성립되어야 하는 전제이다. 그러나 요즘 시판되고 있는 통계 패키지에서는 등분산가정이 성립하는 경우와 성립하지 않는 경우에 대해 모두 원하는 검정통계량 t의 값을 구해 주기 때문에 큰 신경을 쓰지 않아도 된다.

예 6.8

예 6.7에서 A 및 B 초등학교 신입생에서 평균 신장 차이의 95% 신뢰구간을 구해 보고, 이어 가설검정을 시행한다. A 초등학교 신입생의 신장 표본평균(A)은 125센티미터, 표본표준편차는 20센티미터이고, B 초등학교 신입생의 평균(B)과 표본표준편차는 각각 132센티미터와 25센티미터이었다. 표본 규모 n_A 및 n_B 가 각각 100명씩인 경우와 20명씩인 경우를 가상하여 통계적 분석을 시행한다.

$n_A=n_B=100$인 경우 $(\mu_A-\mu_B)$에 대한 95% 신뢰구간은 아래와 같다.

$$\begin{aligned}&\left[(\bar{X}_B-\bar{X}_A)-Z_{\alpha/2}\sqrt{S_A^2/n_A+S_B^2/n_B},\ (\bar{X}_B-\bar{X}_A)-Z_{\alpha/2}\sqrt{S_A^2/n_A+S_B^2/n_B}\ \right]\\&=\left[(132-125)-1.96\sqrt{4+6.25},\ (132-125)+1.96\sqrt{4+6.25}\right]\\&=(0.72,\ 13.28)\end{aligned}$$

이제 유의수준 0.05에서 H_0: $\mu_A-\mu_B=0$, H_1: $\mu_A-\mu_B\neq 0$인 양측가설의 검정을 실시해 보자. 검정통계량 Z는 귀무가설 하에서

$$Z=\frac{(\bar{X}_B-\bar{X}_A)-(\mu_B-\mu_A)}{\sqrt{S_A^2/n_A+S_B^2/n_B}}=\frac{7.0}{3.2}=2.19$$

이고, $Z>1.96$이므로 $Z>Z_{0.05}$를 만족한다. 따라서 유의수준 0.05에서 H_0: $\mu_A-\mu_B=0$이라는 귀무가설을 기각하고 B 초등학교 신입생 신장의 모평균이 A 초등학교 신입생 신장의

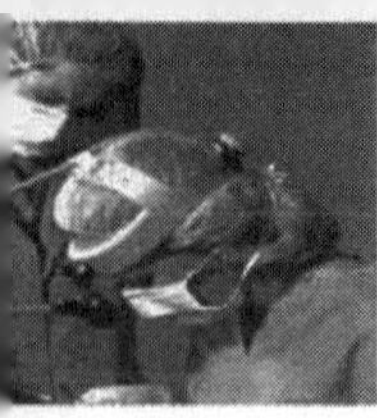

모평균보다 크다는 결론을 내린다.

$n_A = n_B = 20$인 경우 먼저 등분산 가정이 성립한다는 전제 하에 합동표본분산 S_p^2를 구해 보면 다음과 같다.

$S_p^2 = \{20^2(20-1) + 25^2(20-1)\}/(20+20-2) = 512.5,\ \ S_p = 22.6$

따라서 $(\mu_A - \mu_B)$에 대한 95% 신뢰구간은 다음 값을 이용하여 구한다.

$$t_{38}(0.025) = 2.01$$

$$\sqrt{S_p^2(1/n_A + 1/n_B)} = 7.16$$

즉, $[7-2.01\times7.16,\ 7+2.01\times7.14] = [-7.14,\ 21.4]$로 0을 포함하고 있다.

이제 유의수준 0.05에서 H_0: $\mu_A - \mu_B = 0$, H_1: $\mu_A - \mu_B \neq 0$인 양측가설의 검정을 실시해 보자. 검정통계량 t는 귀무가설 하에서

$$t = \frac{(\bar{X}_B - \bar{X}_A) - (\mu_B - \mu_A)}{\sqrt{S_p^2(1/n_A + 1/n_B)}} = \frac{7}{7.16} = 0.98$$

이고, $|t| < 2.01$로 $t > t_{0.05}$를 만족한다. 따라서 유의수준 0.05에서 H_0: $\mu_A - \mu_B = 0$이라는 귀무가설을 채택하여 A 및 B 초등학교 신입생 신장의 모평균은 차이가 없다고 결론을 내린다.

(1) 단측 검정과 양측 검정

양측가설 검정의 임계값이 단측 검정의 임계값보다 크므로, 동일한 표본의 결과로부터 양측 및 단측 검정을 실시한다고 할 때 단측 검정에서 훨씬 더 쉽게 귀무가설을 기각할 수 있다. 바꾸어 말하면 단측 검정을 실시하면 양측 검정을 실시할 때보다 통계적 유의성이 있는 분석결과를 얻게 될 가능성이 훨씬 크다는 것이다.

단측 또는 양측 검정 중에서 어느 것을 선택해야 하는가는 모집단에 대해 연구자가 어느 정도의 정보를 갖고 있는가에 따라 결정할 수 있다. 즉, 연구자가 모집단에 대한 정보를 많이 갖고 있고, 이전의 동일 또는 유사한 연구로부터 한쪽의 모평균이 다른 쪽 모평균보다 큰 것이 거의 확실하다면 구태여 양측검정을 실시할 필요가 없을 것이다. 이는 한쪽 모평균은 다른 모평균보다 크다는 단측가설의 검정을 실시해도 무방함을 뜻한다. 그러나 만일 연구자가 모집단에 대한 정보를 많이 갖고 있지 못한 경우라면, 이 때는 두 모평균이 '같다'

또는 '다르다'와 같은 양측 검정을 우선 고려하는 것이 순서이다. 그러나 모집단에 대한 정보의 양이라는 것이 매우 주관적인 개념이고, 통계적 유의성이 곧 실제적 유의성을 의미하는 것이 아니라는 사실을 떠올리면 독자들은 양측 또는 단측 검정의 선택이 그리 중요한 문제가 되지는 않음을 쉽게 짐작할 것이다. 통상적으로 양측검정을 많이 선호한다.

모평균의 차이에 대한 95% 신뢰구간이 '0'을 포함하지만, 가설검정에서는 통계적으로 유의한 결과를 얻게 되는 경우가 있는데, 이는 단측 검정을 실시했기 때문이다. 예컨대 신뢰구간을 구할 때는 $Z_{\alpha/2} = Z_{0.025} = 1.96$을, 가설검정에서는 $Z_{\alpha} = Z_{0.05} = 1.64$를 이용한 것이다. 일반적으로 $Z_{\alpha} \le Z_{\alpha/2}$이므로 단측가설 검정에서는 $|Z| \ge Z_{\alpha}$가 되어 귀무가설의 기각이 가능하더라도, $Z_{\alpha/2}$를 이용하여 구한 신뢰구간은 0을 포함하게 될 수도 있는 것이다. 이러한 이유들로 학자에 따라서 가설검정은 반드시 양측 검정이 되어야 한다는 주장을 하기도 한다.

3) 짝지은 자료의 분석

앞에서 소개한 내용은 두 개의 독립적인 표본에서 얻은 두 평균을 비교하는 통계적 분석 방법에 관한 것으로, 이를 도식화하면 그림 6.11을 얻을 수 있다.

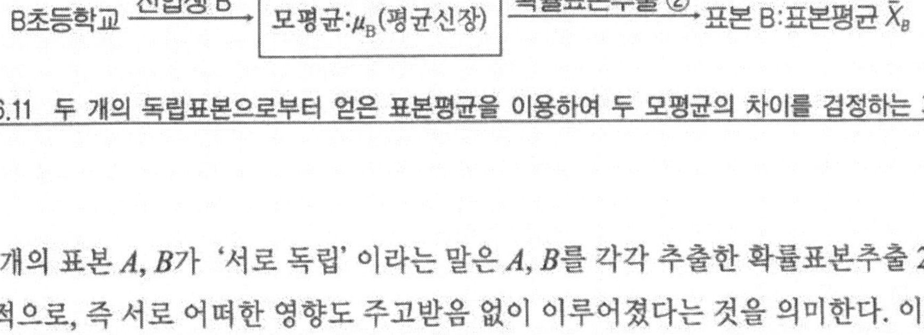

그림 6.11 두 개의 독립표본으로부터 얻은 표본평균을 이용하여 두 모평균의 차이를 검정하는 과정

두 개의 표본 A, B가 '서로 독립'이라는 말은 A, B를 각각 추출한 확률표본추출 2회가 독립적으로, 즉 서로 어떠한 영향도 주고받음 없이 이루어졌다는 것을 의미한다. 이는 모집단 A에서 $X_i(0 \le i \le n_A)$라는 표본추출단위가 표본으로 선택되는 것과, 모집단 B에서 X_j $(0 \le j \le n_B)$라는 표본추출단위가 표본으로 선택되는 것 사이에는 아무런 관계가 없음을 뜻하는 것이라고 볼 수 있다. 그런데 그림 6.11에서 암시하고 있듯이, 모평균의 차이를 검정

함으로써 결국 우리가 비교하려고 한 것은 A, B 두 지역 어린이의 성장과정이다. 요컨대 A, B 두 지역의 성장과정의 결과로서 나타난 초등학교 입학생의 신장 모평균 μ_A와 μ_B를 비교한 것이다. 이처럼 실제로 우리가 비교하려고 하는 대상을 통계학적 용어로 처리(treatment)라고 부르고, 처리 자체에 기인하여 나타날 결과를 처리효과(treatment effect)라고 한다. 따라서 그림 6.11에서 A, B 지역의 성장과정은 처리가 되며, 모평균 μ_A와 μ_B는 처리효과라고 말할 수 있다. 처리의 결과가 처리효과로 나타나는 것이 일반적이지만, 처리효과로 측정된 값 모두가 반드시 처리에만 기인하는 것은 아니다. A 초등학교 입학생의 평균 신장이 전적으로 A 지역의 성장과정에 기인한 결과라고 할 수 없으며, A, B 두 초등학교 신입생 평균 신장의 차이가 전적으로 두 지역 성장과정의 차이에서 온 것이라고 할 수 없음은 쉽게 수긍이 될 것이다.

다른 예를 들어 A, B 두 개의 치료법에 의한 치료효과에 대하여 생각해 보자. 즉, 두 개의 치료법을 각각 처리 A와 처리 B라고 하면 처리의 결과(환자의 반응 정도)에 영향을 준 요소는 그림 6.12와 같이 크게 세 가지로 설명할 수 있다.

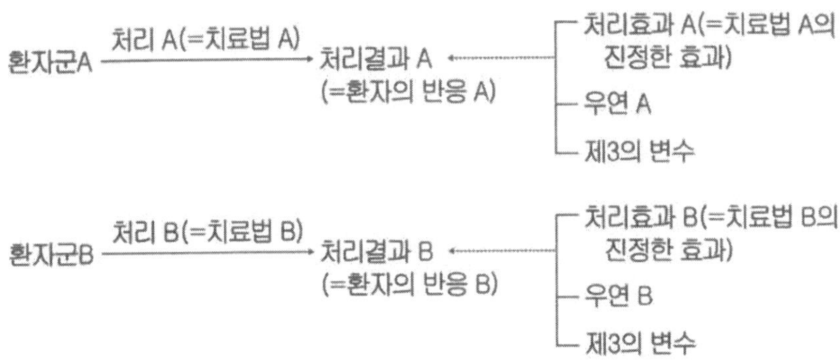

그림 6.12 처리의 결과에 대한 세 가지 다른 요인

우리가 바라는 것은, 처리결과가 해당 처리에 의해서만 일어났다고 하는 확신이다. 즉, 처리결과는 모두 처리효과라고 말하고 싶은 것이다. 그러나 그림 6.12에서 분명한 것처럼 처리효과가 처리결과의 모든 면을 설명해 주는 것은 아니며 처리효과 외에도 우연과 제3의 변수의 영향에 의해 설명되는 부분도 있을 수 있다. 통계학은 이처럼 우연의 정도 및 제3의 변수의 영향을 통제하면서 진정한 처리효과를 평가하고자 하는 여러 가지 방법을 연구하는 학문인 것이다.

일반적으로 무작위성의 원리 또는 확률화의 원리는 처리결과가 우연에 의해 나타나는 정도, 즉 우연 A와 우연 B는 동일하다고 전제한다. 만일 우연에 의한 결과가 양 처리군에서 동일하다면 이들은 처리결과의 비교에서 서로 상쇄되기 때문에 고려하지 않아도 좋다. 그러므로 나머지 문제는 제3의 변수효과로 압축된다.

무작위성의 원리를 구체적으로 실행하는 방법으로 단순 무작위추출과 같은 확률표본추출법과 무작위배정(random allocation)이 있음은 이미 설명한 바 있다. 이러한 무작위성의 원리는 확률로 계량화할 수 있으며, 제반 통계적 추론은 확률화의 원리에 근거한 방법이다. 따라서 무작위성의 원리를 도입함으로써 현상적인 결과가 우연효과를 배제한 처리효과에 기인한다는 것을 좀 더 자신 있게 말할 수 있게 된 셈이다.

그러나 비록 무작위성의 원리를 도입했다고 하더라도 제3의 변수효과를 통제하지 않는다면 처리결과가 그 변수의 영향 때문이라는 지적을 자신 있게 반박할 수가 없다. 예를 들어 치료법 *B*에 비해 치료법 *A*가 훨씬 더 우수하다는 결과를 얻었을 때, 이것이 전적으로 치료법 *A*의 우수성 때문일 수도 있지만, 치료법 *A*로 치료받은 환자들의 치료시작 전 상태가 더 양호했을 가능성이라든가 다른 보조적 치료를 함께 받았을 가능성을 배제할 수 없는 것이다. 따라서 치료법이 *A*와 *B*로 달랐다는 것을 제외하고는 다른 모든 측면에서 처리군 *A*, *B*가 서로 동일하게끔 조정할 필요가 있다. 이 상태까지 도달되었다면 임의의 처리결과는 해당 처리효과에만 기인한 것이라고 주장할 수 있으며, 이는 곧 '처리결과 = 처리효과' 라는 것을 의미한다.

제3의 변수효과를 통제하는 몇 가지 방법이 있다. 첫 번째 방법으로는 개개 조사대상에게 결과변수에 대한 측정을 처리 전과 후에 시행하여 그 차이를 확인하는 방법이다. 동일한 개체에서 처리 전과 후의 결과변수를 측정하여 나온 차이이기 때문에 그 차이는 다른 변수효과의 개입이 거의 없는 처리효과라고 말할 수 있다. 그러나 이 경우에도 우연효과와 시간경과효과 등의 영향은 완전 배제되지 않는다. 그리하여 이 때 가짜처리(placebo)를 한 전후의 차이를 측정하고 이를 진짜처리를 한 전후의 차이를 측정한 자료와 함께 분석하는 방법을 적용하면 더욱 정밀하게 처리효과를 평가할 수 있을 것이다.

동일한 개체가 아니고 서로 다른 개체를 이용하여야 하는 경우에 사용 가능한 방법으로 조사대상 짝짓기(matching) 방법이 있다. 처리변수를 제외한 다른 모든 측면에서 동일성을 가지는 조사대상을 선정하여 짝을 이루도록 하는 방법이다. 먼저 선택된 조사대상과 동일한 다른 조사대상을 찾아서 이들을 '짝지은' 뒤 서로 다른 처리 *A*, *B*를 적용하는 방법이다. 이때 물론 처리 *A*, *B*를 적용하는 과정도 무작위성의 원리가 지켜지게끔 해야 하며,

이는 난수표를 이용함으로써 쉽게 해결할 수 있다. 즉, 짝지은 조사대상의 구성원을 각각 1, 2라고 한 뒤 임의의 난수를 하나 택해 홀수면 조사대상 구성원 1에 처리 A, 구성원 2에 처리 B를, 짝수면 조사대상 구성원 1에 처리 B를, 구성원 2에 처리 A를 적용하는 것이다. 주사위나 동전던지기와 같이 무작위성의 원리를 이용한 다른 방법도 물론 가능하다.

이처럼 서로 다른 처리를 적용받는다는 것을 제외하고는 다른 모든 면에서 구성원이 동일하게끔 조사대상의 짝을 선택하는 방법을 짝짓기(matching)라고 부르며, 짝지은 조사대상을 '짝을 이룬 표본(paired sample)' 이라고 하고, 짝을 이룬 표본에게 무작위로 처리 A, B를 부여하는 것을 확률화(randomization, 랜덤화) 또는 무작위배정(random allocation)이라고 한다. 짝짓기를 통하여 수집한 자료를 '짝을 이룬 자료(matched data, paired data, dependent sample data)' 라고 부른다. 동일 개체에서 처리 전후의 측정결과도 일종의 짝을 이룬 자료에 해당한다. 요컨대 그림 6.12에서 제3의 변수의 영향을 통제하는 방법의 하나가 짝짓기이며, 무작위배정은 우연에 의한 정도가 양 군에서 동일하게끔 해 주는 방법이라고 말할 수 있다.

이제 짝을 이룬 자료를 이용하여 처리효과의 차이를 검정하는 통계적 추론에 대해 생각해 보자. 언뜻 보아 두개의 평균을 비교, 분석하는 것으로 생각하겠지만 이는 한 표본에서 나온 두 평균으로써 단일평균을 다루는 분석이라는 것을 잊지 말아야 한다. 그림 6.13은 짝짓기를 통해 얻은 표본평균을 비교하는 과정을 모식화한 것이다.

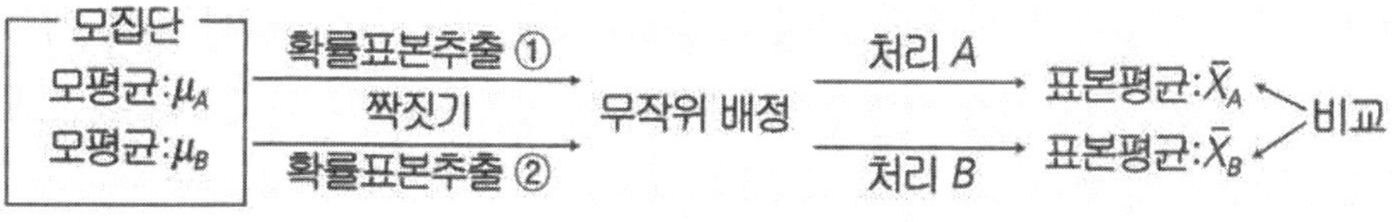

그림 6.13 짝짓기를 이용하여 얻은 표본평균으로부터 두 모평균의 차이를 검정

그림 6.13에서 분명한 것처럼 짝짓기를 이용할 때는 짝을 찾는 과정, 즉 두 확률표본추출과정은 서로 독립이 아니다. 예컨대 모집단 A에서 확률표본추출에 의해 X_{A_i} $(0 \le i \le n)$라는 표본추출단위가 표본으로 선택되었다면, 이러한 표본추출결과는 모집단 B에서 X_{B_i} $(0 \le i \le n)$을 선택하는 과정에 영향을 미치게 된다. 따라서 A_i와 B_i로 이루어지는 표본은 서로 독립이 아니다. 서로 독립이 아닌 표본 A, B를 종속표본(dependent sample)이라고 부

룬다.

표본 A, B가 독립적 표본이 아니기 때문에 두 표본평균을 비교하는 방법, 즉 두 모평균의 차이를 검정하기 위해 앞에서 소개한 방법들(Z 검정 또는 t 검정)을 이용할 수가 없다. 그러나 짝지은 한 쌍 (X_{A_i}, X_{B_i}) 내의 X_{A_i} 와 X_{B_i} 는 서로 종속이지만 이렇게 만들어진 쌍들끼리는 서로 독립이다. 즉, $(X_{A_1}, X_{B_1}), (X_{A_2}, X_{B_2}), ..., (X_{An}, X_{Bn})$는 서로 독립이고, 한 쌍 내에서의 차이인 $D_i = X_{B_i} - X_{A_i}$ 들도 독립된 하나의 표본을 이룬다.

이제 D_i의 표본평균을 $\bar{D}$, 추론통계학적 표본분산을 S_D^2라고 하면 아래 식과 같다.

$$\bar{D} = \frac{1}{n}\sum D_i$$

$$S_D^2 = \sum (D_i - \bar{D})^2 / (n-1) \quad \cdots\cdots\cdots\cdots (식\ 6.34)$$

이미 짐작했겠지만 식 6.34에서 주어진 $\bar{D}$도 일종의 표본평균으로서, 나름대로의 평균과 분산을 갖는 표본분포를 하게 된다. 그런데 $E(D_i) = E(X_{Bi} - X_{Ai}) = \mu_A - \mu_B = \mu_D$, $Var(D_i) = Var(X_{Bi} - X_{Ai})$이다. 따라서 표본의 크기가 충분히 크다면 $\bar{D}$는 μ_D를 평균으로 하고, $Var(D_i/n) = Var[(X_{Bi} - X_{Ai})/n]$을 모분산으로 하는 정규분포를 하게 될 것이다. 여기서 문제는 이전과 마찬가지로 $Var(D_i)$의 값을 모른다는 데 있으므로, $Var(D_i)$를 S_D^2, 즉 D_i의 표본분산으로 대치해야 한다. 표준정규확률변수 Z에서 σ를 S로 대치한 것을 확률변수 T라고 하며, 이는 자유도가 '표본의 크기−1' 인 t분포를 한다는 사실을 떠올리기 바란다. 즉, 식 6.35와 같다.

$$T = \frac{\bar{D} - \mu_D}{S_D / \sqrt{n}} \quad \cdots\cdots\cdots\cdots (식\ 6.35)$$

식 6.35로 주어지는 확률변수 T가, 자유도 $n-1$인 t 분포를 한다는 것을 쉽게 이해할 수 있다. 요컨대 $\bar{D}$ 및 S_D, 그리고 t 분포를 이용하면 짝짓기를 통해 얻은 표본평균으로도 얼마든지 모평균 μ_D에 대한 통계적 추론이 가능한 것이다. 즉, 짝짓기를 이용한 표본으로부터 $100(1-\alpha)\%$ 신뢰수준에서 구한 μ_D에 대한 신뢰구간은

$$\left[\bar{D} - t_{n-1}(\alpha/2)(S_D/\sqrt{n}),\ \ \bar{D} + t_{n-1}(\alpha/2)(S_D/\sqrt{n})\right]$$

이다. 또한 $\mu_D = 0$이라는 귀무가설 하에서 검정통계량 T는 $T = \dfrac{\bar{D} - 0}{S_D / \sqrt{n}}$ 이 되고, 유의수준이 α일 때 단측 기각역은 $|T| \geq t_{n-1}(\alpha)$, 양측 기각역은 $|T| \geq t_{n-1}(\alpha/2)$이다. 이는 검정통계량으로 T를 이용하기 때문에 t 검정이라고 말할 수 있는데, 특히 짝지은 자료를 사용했을 경우의 t 검정을 짝지은 t 검정(paired t-test)라고 부른다. 독자들은 두 모평균의 차이를 검정하는 t 검정과 짝지은 t 검정의 차이를 분명하게 이해하기 바란다.

다음의 예 6.9를 통해 짝지은 표본으로부터 두 처치결과의 차이에 대한 통계적 추론을 시행하는 방법에 대해 구체적으로 알아보자.

예 6.9

의약품 A를 주사하면 맥박수가 감소하는 것이 알려져 있다. 의약품 A가 실제로 맥박수를 감소시키는지 알아보기 위해 짝짓기에 의한 방법을 고려했다면, 대표적으로 그림 6.14의 (*a*), (*b*)와 같은 두 가지 형태의 임상시험을 계획할 수 있다.

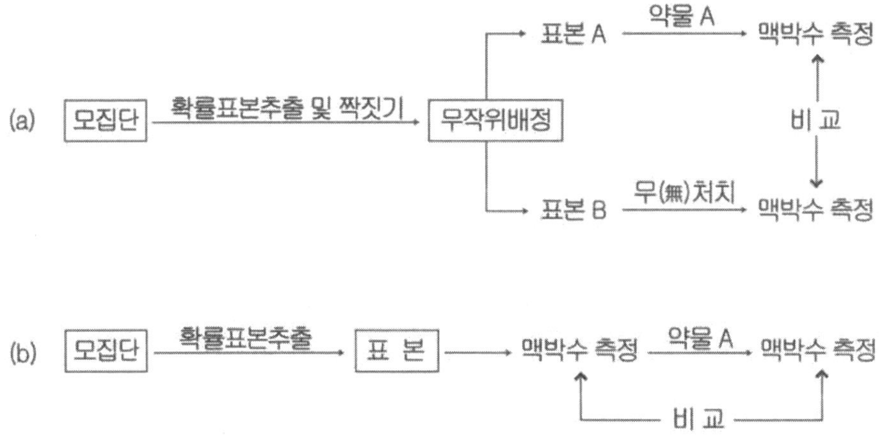

그림 6.14 짝짓기를 이용한 맥박수 비교 실험

그림 6.14에 도시한 (*a*)는 다른 개체를 서로 짝짓기 형태로 선정하여 각각에게 무작위배정으로 처리 A와 위약 처리한 후 맥박을 측정한 것이고, (*b*)는 동일 개체에 대하여 의약

품 A를 주사하기 전과 후에 각각 맥박을 측정한 것이다. 이는 자기 자신을 '짝'으로 삼은 짝짓기의 일종이며, 방법이 간편하여 많이 사용되는 방법이다. 이제 (b)와 같은 방법을 이용하여 실험을 실시한 결과 표 6.10과 같은 결과를 얻었다고 하자.

표 6.10 약물 A를 주사하기 이전과 이후의 맥박수

짝의 번호	이전 맥박수	이후 맥박수	차이(D_i = 이전 − 이후)	D_i^2
1	108	110	-2	4
2	95	90	5	25
3	129	128	1	1
4	96	92	4	16
5	104	92	12	144
6	84	72	12	144
7	99	84	15	225
8	98	82	16	256
9	93	87	6	36
10	102	90	12	144
합	1,008	927	81	995
평균	100.8	92.7	8.1	99.5

표 6.10으로부터

$$\bar{D}=(1/10)\sum D_i=8.1$$
$$S_{DD}=\sum D_i^2-(\sum D_i)^2/n$$
$$=995-(81)^2/10=338.9$$
$$S_D^2=S_{DD}/(n-1)=338.9/(10-1)=37.7$$
$$S_D=\sqrt{37.7}=6.1$$

이다. 따라서 정해진 유의수준에서

H_0: 처리 전 맥박수 = 처리 후 맥박수

H_1: 처리 전 맥박수>처리 후 맥박수

라는 단측가설을 검정하기 위해 검정통계량 T의 값을 구하면 $T=\frac{8.11}{6.1/\sqrt{10}}=4.2$이다. $t_9(0.05)=2.26$이므로 $|T|>t_9(0.05)$가 되므로 유의수준 0.05에서 귀무가설을 기각할 수

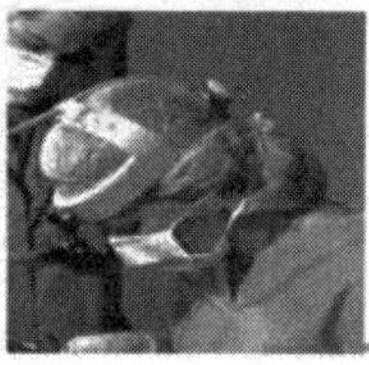

있다. 즉, 의약품 A는 맥박수를 감소시킨다고 결론을 내리는데, 이러한 결론은 표 6.10에서 대부분의 D가 양수라는 사실로부터도 쉽게 짐작할 수 있었던 것이다.

한편 표 6.10의 자료에 대해 짝 t 검정이 아닌 두 표본평균의 차이를 분석하는 일반적인 t 검정을 적용하여 동일한 유의수준으로 동일한 내용을 검정하면 어떻게 될 것인가? 단, 등분산 가정은 성립되는 것으로 가정한다. 즉, 이전 맥박수를 X_B, 이후 맥박수를 X_A라고 하고, 각각의 표본분산을 S_B^2, S_A^2라고 하면, 표 6.10으로부터

$$\bar{X}_B=100.8,\quad \bar{X}_A=92.7$$

X_B에 대한 $S_{XX}=1269.6$

X_A에 대한 $S_{XX}=2212.1$

$$S_B^2=1269.6/(10-1)=141.1$$

$$S_A^2=2212.1\,(10-1)=245.8$$

$$S_P^2=\frac{(10-1)\times 141.1+(10-1)\times 245.8}{10+10-2}$$

$$=193.5$$

이다. 따라서 검정통계량 T는 $T=1.3$이 되고 $t_{18}(0.05)=1.734$보다 작다. 따라서 귀무가설을 기각할 수 없다. 이러한 결과는 짝지은 t 검정을 사용해야 하는 상황에 일반적인 t 검정을 잘못 적용했기 때문이다. 짝지은 t 검정과 t 검정의 차이를 살펴보면, t 검정의 자유도는 원래 표본 규모의 배가 된다. 자유도가 커지면 임계값이 작아져 같은 T 값이라도 귀무가설을 기각하는 데 유리해진다. 그러나 한편으로는 통계량 T 값을 산출하는 데 있어 분모에 해당하는 분산은 t 검정에서 더 크기 때문에 결과적으로 짝지은 t 검정에 비하여 작은 T 값이 얻어진다. 결과적으로는 t 검정을 잘못 적용하게 되면 자유도가 커져 임계값이 낮아지나 그 변화 정도는 T 값이 작아지는 정도보다는 훨씬 적기 때문에 귀무가설을 채택하는 방향으로 검정이 이루어지게 된다. 다시 말하면 짝지은 t 검정이 아닌 t 검정을 잘못 적용하면 검정력이 떨어지기 때문에 그 차이가 실제로는 '통계적으로 유의함' 에도 불구하고 '유의하지 않음' 으로 판정되는 경향이 있다.

4) 분산분석: 3개 이상 평균의 비교분석

서로 독립적인 표본 A와 B에서 얻은 두 평균의 차이에 대한 가설검정에서 귀무가설은

'두 표본평균은 같은 모평균에서 출현한 것이다' 이다. 즉, '$E(\bar{X}_A - \bar{X}_B) = E(\bar{X}_A) - E(\bar{X}_B) = \mu_A - \mu_B = 0$ 또는 $\mu_A = \mu_B$' 이다. 그리하여 두 표본평균의 차이인 $(\bar{X}_A - \bar{X}_B)$는 $(\mu_A - \mu_B)$의 표본 확률분포가 되는데, 다시 설명하면 $(\bar{X}_A - \bar{X}_B)$의 분포는 평균이 $(\mu_A - \mu_B)$이고 표준편차가 $\sqrt{\sigma_A^2/n_A + \sigma_B^2/n_B}$인 근사정규분포이다. 따라서 $(\bar{X}_A - \bar{X}_B)$에 대한 가설검정에 Z 검정 또는 t 검정을 시행하여 $(\mu_A - \mu_B) = 0$인 모집단 상황에서 표본평균 $(\bar{X}_A - \bar{X}_B)$의 출현확률을 구할 수 있었다. 그 출현확률이 5% 이하이면 귀무가설을 기각하고 $(\mu_A - \mu_B) \neq 0$인 대립가설을 채택하였다.

이번에는 예 6.10과 같이 독립적인 3개 표본에서 얻은 평균들의 차이를 비교분석하는 것에 대하여 생각해 보자.

예 6.10

위암 환자 17명(표본 A), 간암 환자 14명(표본 B), 그리고 대장암 환자(표본 C) 12명에게 'X' 라는 임상검사를 시행하여 각각 아래와 같은 값을 얻었다. X 임상검사의 결과는 암 종류에 따라 다른가? 같은가? 검사결과를 정리한 결과는 표 6.11과 같다.

표 6.11 위암, 간암, 대장암 환자의 임상검사 결과

표본 A	검사결과: 28, 40, 90, 80, 64, 82, 90, 64, 88, 82, 105, 112, 70, 102, 80, 62, 50 ΣX_i=1289, 표본평균($\bar{X}_A$)=75.8, 표본분산=515.5
표본 B	검사결과: 140, 50, 92, 68, 74, 60, 72, 68, 105, 42, 38, 110, 74, 72 ΣX_i=1065, 표본평균($\bar{X}_B$)=76.1, 표본분산=773.0
표본 C	검사결과: 80, 90, 72, 45, 92, 80, 110, 40, 30, 105, 40, 82 ΣX_i=866, 표본평균($\bar{X}_C$)=72.2, 표본분산=729.6
전체평균	$\bar{X}$ = 74.9

예 6.10에서 분석하고자 하는 가설은 $E(\bar{X}_A) = \mu_A$, $E(\bar{X}_B) = \mu_B$, 그리고 $E(\bar{X}_C) = \mu_C$ 하에서 다음과 같다.

H_0: $\mu_A = \mu_B = \mu_C$와 H_1: $\mu_A \neq \mu_B \neq \mu_C$

위 가설을 검정하기 위해서는 귀무가설의 모집단 상황에서 표본평균 $\bar{X}_A$, $\bar{X}_B$, $\bar{X}_C$가 출

현할 확률을 구해야 할 것이다. 어떻게 구할 수 있는가? 먼저 쉽게 생각할 수 있는 것은 앞 절의 두 평균 비교분석법을 이용하여 3개의 모평균 $\bar{X}_A$, $\bar{X}_B$, $\bar{X}_C$를 각각 2개씩 비교하는 방법이다. 즉, 귀무가설 1($\mu_A - \mu_B = 0$), 귀무가설 2($\mu_A - \mu_C = 0$), 그리고 귀무가설 3($\mu_B - \mu_C = 0$) 하에서 유의수준 5%인 3개의 t 검정을 생각할 수 있다. 그리고 3개의 t 검정결과는 4가지 유형이 있게 되는데, 즉, ① 3개 모두 $p<0.05$, ② 2개는 $p<0.05$ 이고 1개만 $p>0.05$, ③ 1개는 $p<0.05$이고 2개는 $p>0.05$, ④ 3개 모두에서 $p>0.05$인 경우이다. ④의 경우만 귀무가설 $\mu_A = \mu_B = \mu_C$를 기각하기로 했다면 이때 1종 오류 $\alpha \leq 0.05$가 되는가? 그렇지 않다. 1종 오류는 약 14.26%로 증가한다. 이를 과 검정(過 檢定, over testing)의 문제라고 한다. 다시 설명하면, 유의수준을 5%로 하여 시행한 개개 t 검정에 의한 판정의 1종 오류(모평균이 서로 같은데, 다르다고 판정한 오류)는 5% 이하이겠지만 3번의 판정이 동시에 가지는 1종 오류는 $\{1-(0.95)^3\} = 0.1426$이 되는 것이다. 따라서 조합을 이루는 두 평균의 차이들을 분석하는 방법을 적용하는 것은 전혀 잘못이다.

3개 이상의 독립적인 표본이 "동일한 모집단에서 출현한 것인가?", "그 출현확률은 얼마인가?"를 분석하는 통계적 방법이 분산분석이다. 피셔가 규정한 F 분포를 이용하는 분석법이다. 제4장에서 설명한 바와 같이 F 분포를 쉽게 표현하면 '두 표본분산의 비의 분포' 이다. 각 집단의 표본평균들이 가지는 표본분산(between variance, B라고 한다)과 각 집단 내에서 관측치들의 표본분산(within variance, W라고 한다)의 비를 F 분포에 적용하는 방법이다. 표본평균들이 가지는 분산이 개개 관측치들이 가지는 분산에 비하여 현저히 크다면, 그 표본평균들이 같은 모집단에서 출현했을 확률은 매우 낮을 것이다.

예 6.10에서 표본분산 B와 W를 구해보자. B는 표본평균 $\bar{X}_A$, $\bar{X}_B$, $\bar{X}_C$들이 가지는 표본분산이다.

즉, $B = \dfrac{\sum n_j(\bar{X}_j - \bar{X})}{k-1}$로 구해지는데($j = A, B, C$),

이는 다시 $\left(\sum \dfrac{T_j^2}{n_j} - \dfrac{T^2}{N}\right)/k-1$로 구할 수 있다($T_j^2 = (\sum_i X_{ij})^2$).

위 예에서 표본평균들이 가지는 표본분산은 표본평균들의 평균(전체 표본평균 $\bar{X}$라 하자)에서 개별 평균을 뺀 차이를 제곱하여 합한 것을 자유도(여기서는 3−1 = 2이다)로 나누어 준 값,

$$B=\left[\left\{\frac{1289^2}{17}+\frac{1065^2}{14}+\frac{866^2}{12}\right\}-\frac{3220^2}{43}\right]/(3-1)=61.7\text{이다.}$$

한편 관측치들이 가지는 표본분산 W는 표본평균 $\bar{X}_j$에서 개별 관측치를 뺀 차이를 제곱하여 합한 것을 자유도(여기에서는 $(17-1)+(14-1)+(12-1)=40$이다)로 나누어 준 값이다.

즉, $W=\dfrac{\sum\sum(x_{ij}-\bar{X}_j)}{\sum n_j-k}=\dfrac{\sum(n_j-1)S_j^2}{N-k}$으로 구해지는데,

이는 다시 $\left\{\sum\sum x_{ij}^2-\sum\dfrac{T^2}{n_j}\right\}/(N-k)$로 구할 수 있다.

위 예에서 W는 $\{(17-1)\cdot 515.5+(14-1)\cdot 773+(12-1)\cdot 729.6\}/(43-3)=658.1$이다.

F 비 $=B/W$이므로 $F=(61.7/658.1)=0.09$, 자유도는 (2, 40)이다. 자유도가 (2, 40)인 F 분포(부록 G)에서 $\alpha=0.05$에 해당되는 F 값은 3.23으로 가설검정에서 산출한 값 0.09보다 크다. 즉, $p>0.05$로 H_0을 기각할 수 없어 3개의 표본은 같은 모집단에서 출현한 것이라고 판정한다.

분산분석에서 산출한 F 값이 $\alpha=0.05$에 해당되는 값보다 클 경우는 표본평균들이 가지는 분산이 개개 관측치들이 가지는 분산보다 현저히 크다는 것을 나타내고 이는 곧 표본평균들이 멀리 흩어져 있는 것을 의미하며, 따라서 독립적인 표본들이 같은 모집단에서 출현했을 확률은 0.05보다 작은 것으로 간주하고 H_0을 기각하게 된다. H_0이 기각되어 표본평균들이 같은 모집단에서 출현한 것이 아니라고 판정하면, 그 다음 단계로 표본평균들을 개별 비교한다. 여기서도 t 검정은 적용할 수 없다. 표본평균치의 범위(최대 표본평균과 최소 표본평균 값의 차이)를 이용하는 검정을 적용하는 방법을 사용한다. 요즈음에는 통계 패키지에 평균을 개별 비교하는 통계적 기법이 분산분석 프로그램 내에 내장되어, 분산분석에서 H_0이 기각되면 자동적으로 개별비교까지 시행한 결과가 출력되고 있다(제6장 부록 참조).

3. 분율 또는 비율의 비교분석

1) 분율(proportion)과 비율(rate)

집단 전체에서 어느 특정 현상(또는 특성)을 지닌 부분 집단의 정도를 상대적으로 표시하는 측도가 분율(또는 점유율)이다. 수학적으로 표시하면 $P = a/N$(단, a는 특정 현상을 지닌 개체의 수, N은 집단 전체의 수)이다. 이때 분자 a는 반드시 분모 N에 포함되어 있어야 한다. 일상생활에서 %로 표현되는 백분율이 분율의 대표적인 측도인데, 100을 전체로 하여 일정 특성을 가지는 분획의 정도를 표시한 것이다. 만약 전체를 1,000 또는 100,000으로 했다면 1,000분율 또는 100,000분율이 된다. 분율로 표시되는 측도는 분자, 분모의 단위가 같기 때문에 분율에는 단위가 없다. 0에서 1 사이의 값을 가지며, 분율에 대한 통계적 분석은 이항분포를 적용하여 수행한다.

일반인들이 분율과 혼동하여 사용하고 있는 측도로 비율(rate)이 있다. 비율은 집단 내에서 특정 현상의 동적 상황을 표현하는 측도로 정적인 상태를 나타내는 분율과 크게 다르다. 다시 말하면 특정 현상의 변동속도(단위 시간당, 단위 온도당, 또는 단위 압력당 등)를 표시한다. 보건통계지표 중에서 사망률 또는 발생률은 비율로 표현되는 대표적인 지표이다. 발생이나 사망현상을 시간에 의존하는 속도로서 표시한 것이다. 여기에서 분모는 집단을 이루고 있는 사람 총수가 아니고 그 집단이 경험한 시간의 총합을 나타내고 있다. 10명을 모두 1년씩 관찰하였다면 그 총합은 10인년(person-year)이라고 하는데, 이는 20명을 반년씩, 또는 5명을 2년씩 관찰한 시간의 총합과 같다. 연간 발생률이 5/1,000라고 하는 것은 그 인구집단에서는 일년 동안에 매 순간마다 평균하여 1000인년당 5명씩 발생한다는 의미이다. 비율에 대한 통계적 분석에서는 주로 포아송 분포를 적용한다.

2) 정규근사 적용

제5장에서 표본분율을 이용하여 모분율(P)을 추정하는 방법에 대해 배운 바 있다. 즉, 모분율이 P일 때 표본분율 $\hat{p}$ ($= X/n$, X는 성공 횟수, n은 시행 횟수)의 분포는 n이 어느 정도 커지면(보통 30 이상) 정규분포와 유사하게 되는 정규근사 특성을 이용하는 방법을 알고 있다. 다시 말하면, 모분율 P인 모집단에서 n번 시행하여 얻은 특정의 표본분율 $\hat{p}$의 출현확률을 이항분포를 직접 적용하지 않고 정규분포 또는 그 제곱인 카이제곱 분포를 적용하여 산출할 수 있었다.

이항분포의 정규근사에서 모집단의 평균에 해당하는 값은 P(실제 횟수로 표시하는 경우는 nP)이고, 표본평균은 $\hat{p}$ (또는 $n\hat{p}$)이며, 분산은 $P(1-P)/n$(또는 $nP(1-P)$)이다.

한편 비율에 대하여는 이항분포가 아닌 포아송 분포를 적용한다고 앞서 밝힌 바 있다. 포아송 분포가 이항분포와 다른 점은 분포의 분산이 이항분포의 그것과는 다르다는 것이다. 예를 들어 표본의 관찰기간 총합이 T, 모집단의 비율이 R, 그리고 표본에서 관찰된 비율이 r이라고 하면, 포아송 분포의 정규근사에서 모평균은 R(실제 횟수로 표시하는 경우는 RT), 표본평균은 r(또는 rT), 그리고 분산은 R/T(또는 RT)가 된다. 따라서 출현확률을 산출하기 위한 Z 또는 카이제곱 값은 아래와 같다.

$$
\begin{aligned}
Z &= \frac{(\text{표본평균} - \text{모평균})}{\text{표준편차}} \\
&= \frac{(\hat{p}-P)}{\sqrt{P(1-P)/n}} \text{ 또는 } \frac{(X-nP)}{\sqrt{nP(1-P)}} \rightarrow \text{분율의 경우} \\
&= \frac{(r-R)}{\sqrt{R/T}} \text{ 또는 } \frac{(rT-RT)}{\sqrt{RT}} \rightarrow \text{비율의 경우}
\end{aligned}
$$

$$
\begin{aligned}
\chi^2 &= \frac{(\text{표본평균} - \text{모평균})^2}{\text{분산}} \\
&= (\hat{p}-P)^2/\{P(1-P)/n\} \text{ 또는 } (X-nP)^2/\{nP(1-P)\} \rightarrow \text{분율의 경우} \\
&= (r-R)^2/(R/T) \text{ 또는 } (rT-RT)^2/RT \rightarrow \text{비율의 경우} \qquad \cdots\cdots\cdots\cdots\cdots \text{(식 6.36)}
\end{aligned}
$$

3) 두 분율 또는 두 비율의 비교분석

정규근사를 이용하면 앞 절에서 소개한 두 평균의 분석에서와 동일한 방법을 적용할 수 있다. 즉, 서로 독립인 두 개의 표본분율이 $\hat{p}_1$, $\hat{p}_2$이고 이들의 모분율이 각각 P_1, P_2라면 $\hat{p}_1 - \hat{p}_2$을 이용하여 두 모분율의 차이인 P_1-P_2에 대한 통계적 추론이 가능함을 직관적으로 알 수 있다. 그런데

$$E(\hat{p}_1-\hat{p}_2)=E(\hat{p}_1)-E(\hat{p}_2)=P_1-P_2 \qquad \cdots\cdots\cdots\cdots\cdots\cdots\cdots \text{(식 6.37)}$$

$$Var(\hat{p}_1-\hat{p}_2)=Var(\hat{p}_1)+Var(\hat{p}_2)=\frac{P_1(1-P_1)}{n_1}+\frac{P_2(1-P_2)}{n_2} \qquad \cdots\cdots\cdots \text{(식 6.38)}$$

이므로 $\hat{p}_1 - \hat{p}_2$는 $P_1 - P_2$의 불편추정통계량이며 분산은 두 모분산의 합으로 주어짐을 알 수 있다. 따라서 표본의 크기 n_1, n_2가 크다고 할 때

$$Z = \frac{(\hat{p}_1 - \hat{p}_2) - (P_1 - P_2)}{\sqrt{\frac{P_1(1-P_1)}{n_1} + \frac{P_2(1-P_2)}{n_2}}} \quad \cdots\cdots\cdots\cdots (식\ 6.39)$$

에서 주어지는 Z는 근사적으로 표준정규분포를 할 것이다. 그런데 P_1, P_2는 그 값을 모르는 미지의 모수이므로 위 식을 그대로 이용할 수가 없다.

단일 모분율(또는 비율)을 분석할 경우에서는 그대로 미지수로 놓고 95% 신뢰구간 등을 추정할 수 있었다.[5] 그러나 두 분율의 분석에서는 그 방법을 적용할 수 없다. 다만 가설검정에서 귀무가설이 $P_1 = P_2$(즉, 분율에 차이가 없다)인 경우에는 분산 추정이 가능하여 이를 적용할 수 있다. 귀무가설과 대립가설이 다음과 같이 주어졌다고 하자.

H_0: 두 모분율이 같다($P_1 = P_2$ 또는 $P_1 - P_2 = 0$).
H_1 :두 모분율이 다르다($P_1 \neq P_2$ 또는 $P_1 - P_2 \neq 0$).

귀무가설에서는 두 모분율이 같고 이는 두 모분율이 어떤 미지의 모분율 P로서 동일함을 의미한다. 따라서 식 6.37과 식 3.68을 대입하면

$$\begin{aligned} E(\hat{p}_1 - \hat{p}_2) &= E(\hat{p}_1) - E(\hat{p}_2) = P_1 - P_2 = P - P = 0 \\ Var(\hat{p}_1 - \hat{p}_2) &= Var(\hat{p}_1) + Var(\hat{p}_2) \\ &= \frac{P_1(1-P_1)}{n_1} + \frac{P_2(1-P_2)}{n_2} \\ &= \frac{P(1-P)}{n_1} + \frac{P(1-P)}{n_2} \\ &= P(1-P)(1/n_1 + 1/n_2) \end{aligned}$$

이 성립하고, 이 때의 검정통계량 Z는

$$Z = \frac{(\hat{p}_1 - \hat{p}_2) - 0}{\sqrt{P(1-P)(1/n_1 + 1/n_2)}}$$

5) 모분율(또는 비율)을 그대로 미지수로 놓고 Z=1.96(또는 카이제곱=3.84)이 되는 미지수 값을 구하면(이차방정식의 근을 푸는 형태가 됨) 곧 95% 신뢰구간의 상한 및 하한값이 된다.

으로 구해진다.

여기서도 문제는 우리가 공통 모분율 P의 구체적인 값을 모른다는 데 있다. 그러나 이 경우에는 단일 모분율의 95% 신뢰구간을 구하는 방식으로 P의 구간추정이 가능하다. 가설검정을 위한 P 값의 추정은 표본분율 $\hat{p}_1$과 $\hat{p}_2$을 이용하여 구하는 데, 통상 합동추정통계량으로 한다. 합동추정통계량은 다음과 같이 구한다.

$$\text{합동추정통계량 } \hat{p} = (\hat{p}_1 n_1 + \hat{p}_2 n_2)/(n_1+n_2) = (X_1+X_2)/(n_1+n_2) \quad \cdots \text{(식 6.40)}$$

여기에서 X_1, X_2는 각각 모집단 1, 2에서 크기 n_1, n_2인 표본을 추출했을 때, 각 표본에서의 성공 횟수를 의미한다. 따라서

$$Z = \frac{(\hat{p}_1 - \hat{p}_2) - 0}{\sqrt{\hat{p}(1-\hat{p})(1/n_1 + 1/n_2)}} \quad \cdots\cdots\cdots\cdots \text{(식 6.41)}$$

에서 주어지는 Z를 두 모분율의 차이에 대한 검정에서 최종 추정통계량으로 이용할 수 있다. 유의수준이 α일 때 단측 기각역이 $|Z| \geq Z_\alpha$, 양측기각역이 $|Z| \geq Z_{\alpha/2}$로 주어지는 것은 다른 Z 검정법의 경우와 같다.

한편 P_1과 P_2가 동일하지 않은 모집단 상황에 대한 통계분석($P_1 - P_2 = PD$의 95% 신뢰구간 추정)의 경우에서는 아래의 카이제곱 값이 3.84가 되는 PD값으로 추정할 수 있다. 즉,

$$\text{카이제곱} = (pd - PD)^2 / PD\text{의 분산}$$

위 식에서 분모에 해당하는 PD의 분산은 다음 식과 같이 추정된다.

$$PD\text{의 분산} = \{P_1(1-P_1)/n_1 + P_2(1-P_2)/n_2\} \times N/(N-1) \quad \cdots\cdots \text{(식 6.42)}$$

그런데 여기서 P_1과 P_2를 모두 모르기 때문에(단, $P_2 = P_1 - PD$) 특정의 likelihood equation(여기서는 생략한다)을 만족하는 P_1 값을 연산으로 풀어야 한다. 다시 설명하면 임의의 값을 이것저것($0 \leq P_1 \leq 1$) 넣어서 식을 만족하는 값을 구하는 방법이

다. 통계 패키지를 이용하여 구하면 쉽다.

예 6.11

예 5.15(235쪽)로 돌아가서 H_0(두 의약품에 의한 호전율은 같다, $P_A=P_B$)와 H_1(B 의약품에 의한 호전율이 A 약물보다 크다, $P_A<P_B$)와 같이 통계적 가설이 주어졌을 때 유의수준 0.05에서 이를 검정하고자 한다.

표본으로부터 $\hat{p}_A = 0.625$, $\hat{p}_B = 0.643$이고, 합동추정분율 $\hat{p}$은 $\frac{6250+6430}{10000+10000} = 0.634$이다. 따라서 귀무가설 하에서 검정통계량 Z는

$$Z = \frac{(0.643-0.625)-0}{\sqrt{0.634(1-0.634)(1/10000+1/10000)}} = 2.64$$

이다. $Z_{0.05} = 1.64$이고 $Z > Z_{0.05}$이므로 유의수준 0.05에서 귀무가설을 기각한다. 즉, B에 의한 호전율은 A에 의한 호전율보다 크다고 결론을 내린다.

4. 범주형 자료의 분석

이미 제2장에서 수집된 자료를 표로써 정리하는 방법에 대해 배운 바 있다. 즉, 도수분포표는 가장 일반적인 표 작성방법이며, 이변량 이상 다변량 자료의 정리는 교차표를 이용함으로써 가능하였다. 이들은 모두 조사대상의 특성을 몇 개의 변수 값으로 '분류' 하고, 분류된 각 변수 값별로 도수를 세어 기록한 것이다. 이때 일원도수분포표는 하나의 변수에 대해서만 조사대상을 분류하여 각각의 도수를 표로 나타낸 것이고, 이원교차표는 행 변수와 열 변수를 각각 분류하고 교차점인 세항목에 해당 도수를 기록한 것이다. 이처럼 조사대상의 특성을 분류해 주는 변수를 '분류변수' 라고 하며, 분류변수의 변수 값에 따라 조사대상을 분류하고 해당 변수 값에 대한 빈도를 기록한 자료를 범주형 자료(categorical data)라고 부른다. 범주형 자료를 이용하여 통계적 추론에 대해 기술한다.

모평균에 대한 Z 또는 t 검정과 함께, 범주형 자료의 분석은 통계학적 방법론을 사용하는 여러 학문 분야에서 매우 빈번하게 적용되는 분석기법이다. 여기에는 크게 세 가지 내용, 즉 적합도 검정(goodness of fit test), 동질성 검정(test of homogeneity), 그리고 독립성 검정(test of independence)이 있는데 이들 모두 'Σ(관찰도수−기대도수)^2/기대도수' 로 주어지는 카이제곱 통계량(χ^2 statistic)을 사용한다.

카이제곱 통계량은 제4장 제4절에서 표본 확률분포의 하나로 설명하였으며, 또한 본장 제1절 5)에서 기술한 분할계수 제곱인 ϕ^2를 구하는 식의 분자에 해당한다(식 6.21 참조). 한편 앞 단원의 비율 분석에서 포아송 분포의 정규근사식에서 사용된 카이제곱 통계량과도 동일한 형태(식 6.36 참조)임을 유의하기 바란다. 구체적으로 어떻게 카이제곱 통계량을 분석에 이용할 수 있는지를 공부하기에 앞서, 먼저 분류된 자료의 세 가지 분석 내용에 대해 예 6.12~6.13를 통해 알아보기로 하자.

예 6.12

주사위를 180회 던지는 실험을 실시하여 1부터 6까지의 값이 각각 35, 36, 24, 31, 27, 27회씩 나왔다고 하자.

이 때 면의 숫자는 일종의 분류변수가 되고 1, 2, …, 6은 변수 값에 해당한다. 이들이 나타난 횟수는 각 분류변수 값에 대한 도수가 되어, 결국 이들을 이용하면 범주형 자료를 만들 수 있다. 물론 이 경우 범주형 자료는 각 면의 수에 대하여 관찰도수를 표시한 일원도수분포표의 형태를 취하게 될 것이다. 이 주사위가 공정하게 제작된 것이라면 각 면이 나타날 확률은 1/6으로 동일할 것이고 이는 선험적 확률이 된다. 따라서 공정하게 제작된 주사위를 180회 반복하여 던지면 각 눈의 수가 각각 30(= 180 × 1/6)회씩 나올 것으로 기대할 수 있다. 그러나 실제로 우리가 관찰한 성적은 기대치 30과는 약간씩 차이를 보이는 값들이다. 우리의 관심은 이러한 관찰치가 기대치 30에 얼마나 잘 들어맞는가, 즉 관찰도수가 기대도수에 어느 정도 적합하였는가(goodness of fit) 하는 것이다. 범주형 자료의 분석 중 적합 정도를 분석하는 것을 적합도 검정(goodness-of-fit test)이라고 부른다. 분석대상이 되는 자료가 평균이나 분율이 아니고 도수 자체이다.

예 6.13

A 병원 기획실에서는 2000년도의 입원환자의 전문과별 분포양상이 1990년도에 비해 다른지 알고자 한다. 1990년의 총 입원환자 수는 18,756명이었고 2000년에는 21,843명이었다. 이들을 입원과별로 분류한 결과는 표 6.12와 같았다.

표 6.12 연도별 입원 환자의 분류

연도(단위:년)	입원과별 환자수(단위:명)			계
	내과계	외과계	기 타	
1990	8,256	4,372	6,128	18,756
2000	8,321	6,874	6,648	21,843
계	16,577	11,246	12,776	40,599

표 6.12는 행 변수의 변수 값이 둘(1990년과 2000년)이고 열 변수의 변수 값은 셋(내과계, 외과계, 기타)인 2×3 이원교차표이다. 행 변수 및 열 변수는 모두 조사대상의 특성을 나타내는 분류변수라고 말할 수 있으므로, 표 6.12에 제시된 자료 역시 범주형 자료가 된다. 우리의 관심은 1990년과 2000년 입원환자의 전문과별 분포양상이 '동일' 한지를 분

석하는 것이다. 이처럼 분류된 자료를 이용하여 어느 한쪽 분류변수(이 경우 행 변수)에 대한 다른 분류변수(이 경우 열 변수)의 분포양상이 동일한지를 분석하는 것을 동질성 검정(test of homogeneity)이라고 부른다.

예 6.14

본장 제1절 5)에서 소개한 분할계수 ϕ를 구하기 위해서 행 변수와 열 변수가 서로 아무런 상관성이 없다는 전제로부터 출발하여 실제 관찰된 결과, 즉 관찰도수가 전술한 전제와 얼마나 차이가 나는지를 임의의 측도로 나타내고자 하였다.

요컨대 두 변수가 모두 간격척도 이상으로 측정되었다면 피어슨의 상관계수를 이용하여 이들 변수 간의 상관성을 계량화할 수 있지만 두 변수가 모두 순위 또는 명목척도로 측정된 경우에는 ϕ와 같은 비모수상관계수를 이용해야 한다. 이 때 질적 척도로 측정된 행 변수와 열 변수와의 관계는 분할계수와 같이 일정한 수치 하나만으로 나타낼 수도 있지만, 행 변수와 열 변수간의 연관성 여부를 직접 분석할 수도 있다. 예를 들어 표 3.8(64쪽)에 제시된 자료를 보면 이는 3×3 이원교차표로서, 행 변수와 열변수를 각각 분류변수로 하는 범주형 자료이다. 이러한 표로부터 연령과 통일을 원하는 정도 사이에 어떤 연관성이 있는지의 여부를 분석하고자 한다면 이것 역시 분류된 자료의 분석이라고 말할 수 있다. 이처럼 이원교차표를 이용하여 행 변수와 열 변수 간에 연관성이 있는지 여부를 분석하는 것을 독립성 검정(test of independence)이라고 부른다. '독립성' 이란 용어는 독립성 검정의 귀무가설이, 마치 분할계수를 구할 때의 전제처럼 행 변수와 열 변수 간에 아무런 연관이 없는, 즉 서로 독립적인 상황이라고 하기 때문에 붙여진 것이다. 요컨대 비모수상관계수가 분류된 자료에서 행 변수와 열 변수 간의 연관 정도를 계량화하는 정량적 방법이라면, 독립성 검정은 연관의 유무만을 판단하는 정성적 분석 방법인 셈이다. 여기에서도 도수 자체가 분석대상이다.

1) 적합도 검정

예 6.12에서 주사위가 공정하게 만들어진 것이라면 각 면의 수가 나타날 확률이 1/6으로 동일하고, 따라서 각 면이 30회씩 나올 것으로 '기대' 할 수 있다. 35, 36, …, 27처럼 실제로 우리가 관찰한 도수를 관찰도수(observed frequency, O_i)라고 하며, 30처럼 어떤 모집단 상황("주사위가 공정하게 만들어졌다"는 상황)으로부터 계산된 이론적 값을 기대도수(expected frequency, E_i)라고 한다. 이처럼 O_i와 E_i를 정의하면, 제1절 5)에서 분할계수를 계산하기 위해 관찰도수와 기대도수를 정의했던 경우와 본질적으로 같다. 단지 분할계수에서는 행 변수와 열 변수가 아무런 관계도 없다고 가정한 모집단 상황이 다를 뿐이다. 따라서 식 6.43과 같이 카이제곱 통계량을 구할 수 있다

$$\chi^2 = \sum_{i=1}^{c} (O_i - E_i)^2 / E_i \quad \text{.............................. (식 6.43)}$$

여기에서 c는 분류변수 값의 조합이 취할 수 있는 범주의 수를 의미하고, i는 각 범주를 가리킨다. 쉽게 설명하면 각 범주로부터 $(O_i - E_i)^2/E_i$을 구하고 이를 모두 더한 값이 카이제곱 통계량이라는 것이다.

식 6.43을 자세히 들여다보면 관찰도수와 기대도수의 차이인 $(O_i - E_i)$이 클수록 카이제곱 통계량의 값이 커짐을 알 수 있다. 그런데 카이제곱 통계량의 값이 커진다는 것은 관찰도수와 기대도수의 차이가 많이 난다는 것을 의미하고, 이는 곧 모집단 상황에서 도출한 기대도수가 실제로 관찰한 관찰도수와 잘 들어맞지 않음을 뜻하게 된다. 즉, 카이제곱 통계량의 값이 클수록 실제로 관찰한 결과가 기대도수에 적합하다는 일치정도는 낮다고 판정할 수 있다. 따라서 카이제곱 통계량을 이용하여 적합도 검정을 실시할 수 있는 것이다.

문제는 카이제곱 통계량의 값이 과연 얼마 이상이 되어야만 실제 관찰결과가 기대도수와 적합하지 않다고 판정할 수 있는가 하는 것이다. 그런데 앞에서 배운 가설검정의 원리를 이용하면, 기대도수가 도출되는 모집단 상황으로부터 관찰도수가 출현했을 확률, 즉 p 값을 카이제곱 통계량의 값을 이용하여 계산하고, 이 값과 미리 정한 유의수준을 비교하면 될 것이다. 다시 말하면 기대도수를 구하기 위해 전제한 모집단 상황이 곧 귀무가설이 되고, 이러한 귀무가설 하에서 분류된 자료가 출현했을 확률을 카이제곱 통계량의 값으로 구하는 것이다. 주어진 카이제곱 통계량의 값으로부터 p 값을 계산하기 위해서는 카이제곱 통계량의 분포(부록 E)를 이용한다. 여기서 미리 알아 두어야 할 것은 각 세항목의 '기대도수(E_i)' 가 5보다 큰 경우에만 위의 방식으로 구한 카이제곱 통계량이 카이제곱 분포를 한다고 알려져 있다. 구체적인 증명은 생략하겠지만, 다시 말하여 각 세항목의 기대

도수가 5 이상인 범주형 자료에 한하여 카이제곱 분포를 이용하여 p 값을 계산할 수 있다.

이제 예 6.12에 제시된 자료를 이용하여 적합도 검정을 실시해 보자. 이때 귀무가설은 전술한대로 분류된 자료로부터 기대도수를 구하기 위해 가정한 어떤 전제조건이다. 예 6.12에서는 "주사위가 공정하게 제작되었다"이다. 따라서 귀무가설과 대립가설은 각각 "주사위는 공정하게 제작되었다", "공정하게 제작되지 않았다"(또는 귀무가설이 아니다)이다.

표 6.13은 이러한 귀무가설 하에서 분류변수의 각 값에 따라 관찰도수, 기대도수, 관찰도수−기대도수, (관찰도수−기대도수)²/기대도수를 나타낸 것이다.

표 6.13 주사위의 눈 수별 O_i, E_i, $O_i - E_i$, $(O_i - E_i)^2/E_i$

눈 수	O_i	E_i	$O_i - E_i$	$(O_i - E_i)^2/E_i$
1	35	30	5	0.833
2	36	30	6	1.2
3	24	30	-6	1.2
4	31	30	1	0.033
5	27	30	-3	0.3
6	27	30	-3	0.3
계	180	180	0	3.87

O_i : 관찰도수, E_i : 기대도수

표 6.12에서 카이제곱 통계량은

$$x^2 = (35-30)^2/30 + (36-30)^2/30 + \cdots + (27-30)^2/30$$
$$= 0.833 + 1.2 + \cdots + 0.3 = 3.87$$

이 된다. 그런데 카이제곱 분포는 자유도에 따라 그 모양과 함께 p 값이 달라진다. 따라서 $x^2 = 3.87$에 대한 p 값을 구하려면 자유도를 먼저 결정해야 한다. 역시 구체적인 증명은 생략하나 자유도를 산출하는 일반식은 식 6.44와 같다.

$$df = (\text{범주의 총 수}) - (\text{자료의 제약조건 수}) = c - (f+g) \quad \cdots\cdots (\text{식 } 6.44)$$

여기에서 c는 범주의 총수, f는 기대도수가 만족시켜야 하는 표본의 크기에 대한 관계식의 최소 수, g는 기대도수를 계산하기 위해 추정에 이용한 모수의 총 수이다. 예 6.12 및 표 6.13에서 범주의 총수 $c = 6$임을 쉽게 알 수 있다. 한편 기대도수가 만족시켜야 하는 관계식은 $\Sigma E_i = 180$ 하나이다. 즉, $f = 1$이다. 또한 기대도수를 산출하기 위해 관찰된 자료로부터 추정한 모수는 없었으므로 $g = 0$이다. 만약 관찰된 자료로부터 μ와 σ를 추정하고 이를 이용하여 기대도수를 산출하였다면 $g = 2$가 될 것이다. 결국 자유도는 $6-1-0 = 5$인데, 표 6.13과 같은 일원도수분포표에 대해 적합도 검정을 실시할 경우 대부분 '자유도 = 분류변수의 범주 수−1' 이라고 기억해 두면 된다. 다른 설명으로 $\Sigma E_i = 180$은 6개 범주의 도수에서 만들어지는데, 먼저 계산한 5개 범주의 도수는 자유롭게 정해질 수 있으나 나머지 1개 범주의 도수는 180에서 5개 범주가 취한 도수를 제외한 나머지[180−Σ(5개 범주의 도수)] 도수로 정해져야 한다. 즉, 6개 범주 중 아무런 제약을 받지 않고 자유롭게 도수가 정해지는 범주는 5개가 되며, 이것이 이 자료의 자유도가 된다.

유의수준을 0.05라고 했다면 $x_5^2(0.05) = 11.0705$이고, 이 임계값은 표 6.13의 분류된 자료로부터 구한 카이제곱 통계량의 값인 3.78보다 크다. 바꾸어 말해 자유도가 5인 카이제곱 분포에서 3.87에 대한 p 값은 0.05보다 크기 때문에 귀무가설을 기각할 수 없다. 즉, 우리는 주사위가 공정하게 제작되었다는 주장을 반박할 수 있는 경험적 증거를 얻지 못한 것이다.

예 6.12의 경우 귀무가설 하에서 구한 카이제곱 통계량은 카이제곱분포를 하게 되며, 이는 가설검정을 위해 카이제곱분포를 표본분포로 이용했음을 의미한다. 따라서 이러한 검정을 보통 카이제곱 검정이라고 부른다. 카이제곱 검정은 지금 소개한 적합도 검정 이외에도 동질성 검정이나 독립성 검정 등에 이용될 수 있으므로 그 쓰임새가 무척 많은 중요한 검정법이다. 예 6.15를 보자.

예 6.15

중학교(모집단) 학생에서 안경을 쓴 학생의 분율은 0.2인 것으로 알려져 있다. 이제 A 중학교의 학생 중에서 100명을 단순 무작위추출한 결과 안경을 쓴 학생이 31명인 것으로 관찰되었다. 이러한 결과로서 A 중학교 학생의 안경 착용률이 다른 중학생과는 다르다고 할 것인가? 아니면 다른 중학생의 안경 착용률 20%와 차이가 없는 관찰결과라고 하겠는가?

다른 말로하면 이 단순 무작위표본이 모분율 $p=0.2$인 모집단에서 추출된 적합표본이라고 말할 수 있겠는가 하는 문제이다. 이제 유의수준 0.05에서 적합도 검정을 실시한다고 하면 귀무가설 H_0은 "이 단순 무작위표본은 모분율이 0.2인 모집단에서 추출되었다" 이며 H_1은 "이 단순 무작위표본은 모분율은 0.2인 모집단에서 추출되지 않았다" 또는 "H_0 이 아니다"이다.

귀무가설 하에서 기대도수를 구하고 이를 분류변수의 각 값별로 정리하면 표 6.14를 얻을 수 있다.

표 6.14 안경착용여부별 관찰도수, 기대도수, (관찰도수−기대도수)²/기대도수

안경착용 여부	O_i	E_i	$(O_i-E_i)^2/E_i$
착 용	31	20	3.05
미착용	69	80	1.51
계	100	100	7.56

카이제곱 통계량의 값은 7.56이고 자유도는 $(2-1)=1$이다. $x_1^2(0.05)=3.84$이고, 이 값은 분류된 자료로부터 구한 카이제곱 통계량의 값보다 작다. 따라서 유의수준 0.05에서 귀무가설을 기각하고, A 중학교 학생의 안경 착용률은 다른 중학생의 그것과는 차이가 있다고 판정한다.

예 6.15에 제시한 자료는 적합도 검정이 아닌 다른 방법, 즉 분율 분석 방법으로도 가설검정을 할 수 있다. 이는 H_0: $P=0.2$, H_1: $P\neq0.2$와 같이 모분율의 가설검정과 같은 내용이 된다. 따라서 앞에서 소개한 바 있는 Z 검정을 이용하여 모분율에 대한 가설검정을 실시하면, $n=100$, $\hat{p}=0.31(=\ 31/100)$이므로 $Z=\dfrac{0.31-0.2}{\sqrt{0.2\,(1-0.2)/100}}=2.75$이다. $Z_{0.025}=1.96$이고 $Z>Z_{0.025}$이므로 유의수준 0.05에서 양측검정으로 주어진 귀무가설을 기각하고 모분율은 0.2가 아니라고 결론을 내릴 수 있다. 예 6.15에 제시한 H_0은 적합표본이었느냐가 주요 내용이었고 Z 검정에서는 모분율이 주된 내용이라는 차이점 밖에 없다. H_0이 기각된다는 분석결과는 대동소이하다.[6)]

6) 카이제곱분포를 따르는 확률변수를 V라고 할 때, $V=\Sigma Z_i^2(i=1, 2, \cdots, n)$이라는 관계가 있고, Z 검정의 제곱이 곧 카이제곱 통계량과 같은 것이며 2.75의 제곱(7.56)>3.84가 되어 같은 결과가 된다.

2) 동질성 검정

일반적으로 적합도 검정은 자료가 일원도수분포표의 형태로 주어진다. 그러나 동질성 검정 및 다음에 논의할 독립성 검정은 대부분 $r \times c$ 이원교차표의 형태를 갖는 범주형 자료를 대상으로 분석을 하게 된다. $r \times c$ 이원교차표 중 가장 간단한 형태는 2×2 이원교차표이다. 우리는 이미 제1절 두 변수간의 연관성 분석에서 2×2 이원교차표의 자료구조에 대해 논의한 바 있다. 이제 두 모집단 1, 2에서 어떤 특성을 만족하는 표본추출단위의 분율, 즉 모분율이 각각 P_1, P_2라고 하자. 이러한 모집단에서 각각 크기가 f_1, f_2인 표본을 추출한 결과, 어떤 특성을 만족하는(예를 들어 임상검사에서 양성으로 나온) 표본추출단위의 수가 각각 a와 c였다고 하면 우리는 표 6.15와 같은 2×2 이원교차표를 작성할 수 있다.

표 6.15 크기 f_1, f_2인 표본 1, 2에서 어떤 특성을 만족하는 표본추출단위의 수가 a, b일 때 작성한 2×2 이원교차표

표 본	특성 만족함	특성 만족안함	계
표 본 1	a	b	f_1
표 본 2	c	d	f_2
계	(n_1)	(n_2)	N

f_1, f_2, n_1, n_2는 행 및 열의 주변도수이고 N은 총 도수이다. 여기서 표본 1과 표본 2가 동질한가 하는 가설은 모분율 P_1과 P_2가 같은가 하는 가설과 같은 내용이다. 다시 말하면 표 6.15를 이용하여 두 모분율이 같다고 할 수 있는지를 검정하는 것이다. 즉, 통계적 가설은 H_0: $P_1 = P_2$, H_1: $P_1 \neq P_2$로 주어진다. 그런데 우리는 이미 앞 절에서 두 모분율의 차이를 검정하는 방법에 대해 알아보았다. 요컨대 식 6.39로 주어지는 검정통계량 Z를 이용하면 두 모분율의 차이를 검정할 수 있다. 그러나 두 모분율의 차이를 검정하기 위해 반드시 Z 검정만을 사용해야 하는 것은 아니다. 이제 곧 알게 되겠지만 카이제곱 검정을 이용하더라도 두 모분율의 차이에 대한 분석이 가능하다.

두 모분율이 같다는 귀무가설을 달리 표현하면 각각의 모집단에서 어떤 특성을 가진 표본추출단위의 분율도 같다는 것이고, 이는 두 모집단이 어떤 특성의 측면에서 동일함을 의미한다. 따라서 전술한 통계적 가설은 H_0(두 모집단은 동질하다), H_1(H_0이 아니다. 즉, 두 모집단이 동질하지 않다)와 같은 '동질성 검정' 에 관한 것이 된다. 귀무가설 하에서 두

모집단이 동질하다면, $P_1 = P_2 = P$일 것이고 결국 P에 대한 추정량 $\hat{p}$는 표 6.15로부터

$$\hat{p} = \frac{a+c}{f_1+f_2} = \frac{a+c}{N} = \frac{n_1}{N}$$

임을 쉽게 알 수 있다. 즉, 표본 1, 2에서 얻은 합동 표본분율 $\hat{p}$을 모분율 P의 추정통계량으로 사용할 수 있다는 것이다.

이상의 내용을 일반화해 보자. 어떤 특성을 만족하는 것을 범주 1, 만족하지 않는 것을 범주 2로 나타내고, E_{ij}를 귀무가설 하에서 i번째($i = 1, 2$) 표본의 j번째($j = 1, 2$) 범주의 기대도수라고 하면 아래 식과 같다.

a와 c 세항목에 해당하는 기대도수 $E_{11} = f_1\hat{p},\ E_{21} = f_2\hat{p}$ ……… (식 6.45)

b와 d 세항목에 해당하는 기대도수 $E_{12} = f_1(1-\hat{p}),\ E_{22} = f_2(1-\hat{p})$ ……… (식 6.46)

$E_{11} = E_{21}$, 그리고 $E_{12} = E_{22}$인 것은 귀무가설 하에서 두 모분율이 동일하다고 가정했기 때문이다. 관찰도수와 기대도수를 모두 알고 있으므로 이제 카이제곱 통계량을 계산할 수 있다. 즉,

$$x^2 = (a-E_{11})^2/E_{11} + (b-E_{12})^2/E_{12} + (c-E_{21})^2/E_{21} + (d-E_{22})^2/E_{22}$$

이를 정리하면 아래 식과 같다.

$$x^2 = \frac{N(ad-bc)^2}{n_1 n_2 f_1 f_2} \quad \text{………………………… (식 6.47)}$$

제1절에서 분할계수 ϕ의 제곱 ϕ^2와 x^2/N이 같은 값을 갖게 됨을 배운 바 있다. 식 6.47과 식 6.21로부터 이러한 사실을 확인하기 바란다.

이제 남은 문제는 식 6.47로 구한 카이제곱 통계량의 자유도가 얼마인가 하는 것이다. 먼저 $\hat{p}$을 이용하여 공통 모분율 P를 추정하였으므로 $g = 1$이다. 즉, 기대도수를 구하기 위해 모수를 '하나' 이용하였다는 것이다. 한편 표 6.15로부터 각 행의 주변도수가 f_1, f_2라고 할 때 $E_{11}+E_{12}=f_1$, $E_{21}+E_{22}=f_2$를 만족시켜야 하므로 $f=2$이다. 2×2 분할표에서

범주의 총수 $c=4$이므로 이 때의 자유도는 식 6.44에 의해 $c-f-g=4-2-1=1$이 됨을 알 수 있다. 또한 다른 설명으로 하면, 4개 세항목의 기대도수를 정하는 데 있어 그 중 1개 세항목의 기대도수는 아무 제약 없이 자유롭게 정해질 수 있고 나머지 3개 세항목은 피동적으로 정해져야 한다. 예 6.16을 보자.

예 6.16

두 모분율 비교분석의 예로 사용한 예 6.11에서 두 모분율의 차이를 검정하기 위해 Z 검정을 이용한 바 있다. 그런데 예 6.11 또는 예 5.15에서 주어진 자료는 아래 표 6.16과 같이 2×2 분할표로 재구성할 수 있다.

표 6.16 약물 A, B에 대한 환자들의 반응

약 물	호 전(+)	호 전(−)	계
약 물 A	6,250	3,750	10,000
약 물 B	6,430	3,570	10,000
계	12,680	7,320	20,000

호전(+) : 호전 있음, 호전(−) : 호전 없음

따라서 동질성 검정의 통계적 가설은 H_0(두 모집단(의약품 A, B치료군)은 동질하다)과 H_1(H_0이 아니다)로 주어지고, 이것은 예 6.11의 통계적 가설과 본질적으로 동일하다. 귀무가설 하에서 식 6.47을 적용한 카이제곱 통계량은

$$\chi^2=\frac{20000\,(6250\times3570-3750\times6430)^2}{12680\times7320\times10000\times10000}=6.98$$이다.

유의수준 0.05에서 $\chi_1^2(0.05)=3.84146$이므로 귀무가설을 기각할 수 있는데, 이러한 결과는 이미 예 6.11에서 Z 검정을 통하여 알아본 바와 같다. 요컨대 두 모분율의 차이를 검정하려면 Z 검정법 외에도 카이제곱 검정을 사용해도 무방함을 알 수 있다.

한편 예 6.16에서 모분율에 대한 합동추정량 $\hat{p}=\dfrac{6,250+6,430}{20,000}=0.634$이다. 따라서 $E_{11}=0.634\times10,000=6,340$이 될 것이다. 이제 표 6.15에서 행과 열의 주변도수만이 주어졌다고 가정하고, 귀무가설 하에서 각 세항목의 기대도수를 표시하면 표 6.17을 얻을 수 있다.

표 6.17 행과 열의 주변도수만 주어짐

약 물	호 전(+)	호 전(−)	계
약 물 A	E_{11}	E_{12}	10,000
약 물 B	E_{21}	E_{22}	10,000
계	12,680	7,320	20,000

이미 우리는 $E_{11} = 6{,}340$임을 알고 있고, 따라서 다른 세항목의 기대도수는 식 6.46이나 식 6.47을 이용하면 될 것이다. 그러나 앞서 자유도의 설명에서와 같이 E_{11}의 값이 주어지면, 행과 열의 주변도수로부터 다른 세항목의 기대도수를 간접적으로 계산해 낼 수 있다. 즉, $E_{21} = 12{,}680 - E_{11} = 12{,}680 - 6{,}340 = 6{,}340$, $E_{12} = 10{,}000 - E_{11} = 3{,}660$, $E_{22} = 10{,}000 - E_{2}$ $= 7{,}320 - E_{12} = 3{,}660$이다. 그런데 E_{11}이 아니더라도 E_{21}, E_{12}, E_{22} 중 어느 한 값이 정해지면 다른 세항목의 기대도수는 주변도수 간의 단순 식을 이용하여 구할 수 있다. 이제 $r \times c$ 이원교차표에서 식 6.44로 주어지는 자유도의 의미가 어떤 것인지를 확연히 이해할 수 있을 것이다. $r \times c$ 이원교차표에서 카이제곱 검정의 자유도는 $(r-1) \times (c-1)$로 쉽게 구할 수 있다.

지금까지 동질성 검정을 실시하기 위해 이용한 자료구조는 모두 2×2 이원교차표였다. 이제 이를 일반화하여 $r \times c$ 이원교차표에서 동질성 검정을 실시한다면 자료구조는 표 3.7과 같은 형태로 주어질 것이다. 논의의 전개를 위해 표 3.7(63쪽)을 여기에 다시 한번 옮겨 써 보자.

표 3.7 일반적인 $r \times c$ 이원교차표(재도시)

변수	B_1	B_2	…	B_j	…	B_c	계
A_1	n_{11}	n_{12}	…	n_{1j}	…	n_{1c}	$n_{1\cdot}$
A_2	n_{21}	n_{22}	…	n_{2j}	…	n_{2c}	$n_{2\cdot}$
·	·	·	·	·	·	·	·
·	·	·	·	·	·	·	·
A_i	n_{i1}	n_{i2}	…	n_{ij}	…	n_{ic}	$n_{i\cdot}$
·	·	·	·	·	·	·	·
·	·	·	·	·	·	·	·
A_r	n_{r1}	n_{r2}	…	n_{rj}	…	n_{rc}	$n_{r\cdot}$
계	$n_{\cdot 1}$	$n_{\cdot 2}$	…	$n_{\cdot j}$	…	$n_{\cdot c}$	$n_{\cdot\cdot}$

동질성 검정을 위한 통계적 가설은 다음과 같다.

H_0: 모집단 A_1, A_2, ..., A_r, ..., A_r은 동질하다. 즉, $A_1 = A_2 = ... = A_r$

H_1: H_0이 아니다.

i번째 행의 주변도수 중 i번째 행과 j번째 열이 만나는 세항목의 도수가 차지하는 분율을 P_{ij}라고 하면, $P_{ij} = n_{ij}/n_{i\cdot}$이 되고, 위의 통계적 가설은

$$
\begin{aligned}
H_0: & P_{11} = P_{21} = \cdots = P_{r1} = P_{\cdot 1} \text{ 이고,} \\
& P_{12} = P_{22} = \cdots = P_{r2} = P_{\cdot 2} \text{ 이고,} \\
& \vdots \\
& P_{1j} = P_{2j} = \cdots = P_{rj} = P_{\cdot j} \text{ 이고,} \\
& \vdots \\
& P_{1c} = P_{2c} = \cdots = P_{rc} = P_{\cdot c} \text{ 이다.} \\
H_1: & H_0\text{가 아니다.}
\end{aligned}
$$

으로 나타낼 수 있다. 따라서 귀무가설 하에서 $\hat{P}_{\cdot j}$의 합동추정량은

$$\hat{P}_{\cdot j} = \frac{n_{1j} + n_{2j} + \cdots + n_{rj}}{N} = \frac{n_{\cdot j}}{N}$$

이고,

$$E_{ij} = n_{i\cdot} \times \hat{P}_{\cdot j} = n_{i\cdot} \times \frac{n_{\cdot j}}{N} \quad \text{.......................... (식 6.48)}$$

이 됨을 쉽게 알 수 있다.

요컨대 표 3.7과 같은 일반적인 $r \times c$ 이원교차표에서 관찰도수가 n_{ij}인 세항목의 기대도수는 i번째 행의 주변도수 $n_{i\cdot}$와 j번째 열의 주변도수 $n_{\cdot j}$를 곱하고 이를 총 도수인 N으로

나눈 값이다. 이 때 총 범주의 수는 '$r\times c$' 이고, $\hat{P}_{\cdot j}$를 $j=1$부터 $j=c-1$까지 추정해야 하므로 추정모수의 개수는 '$c-1$' 이다. 한편

$$\begin{aligned} E_{11}+E_{12}+\cdots+E_{1c}&=n_{1\cdot}\\ E_{21}+E_{22}+\cdots+E_{2c}&=n_{2\cdot}\\ &\vdots\\ E_{r1}+E_{r2}+\cdots+E_{rc}&=n_{rc\cdot} \end{aligned}$$

r개

을 만족해야 하므로 제한식의 최소수는 'r' 이다. 따라서 자유도는 식 6.49와 같다.

$$\text{자유도} = rc-r-(c-1)=r(c-1)-(c-1)=(r-1)(c-1) \quad \cdots\cdots \text{(식 6.49)}$$

요컨대 카이제곱 검정에서 자료구조가 일반적인 $r\times c$ 이원교차표의 형태라면 자유도는 '(행의 수-1)$\times$(열의 수-1)' 이 된다. 2×2 이원교차표는 $r=2$, $c=2$이므로 자유도는 $(2-1)(2-1)=1$이 되는데, 이는 이미 확인한 바와 같다.

식 6.48과 식 6.49로부터 귀무가설 하에서 $r\times c$ 이원교차표의 기대도수와 자유도를 계산할 수 있으므로, 일반적인 이원교차표의 자료구조에 대해서도 카이제곱 통계량을 적용하여 동일성 검정을 실시할 수 있다. 예 6.13 및 표 6.12로 돌아가 보자. 여기에서 통계적 가설은 아래와 같다.

H_0: 1990년과 2000년의 입원환자의 전문과별 양상이 동일하다.
H_1: H_0이 아니다.

귀무가설 하에서 각 기대도수는 아래와 같다.
$E_{11}=(18756\times 16577)/40599=7658.3$, $E_{12}=(18756\times 11246)/40599=5195.4$,
$E_{13}=(18756\times 12776)/40599=5902.3$, $E_{21}=(21843\times 16577)/40599=8918.7$,
$E_{22}=(21843\times 11246)/40599=6050.6$, $E_{23}=(21843\times 12776)/40599=6873.8$

따라서 카이제곱 통계량은

$\chi^2 = (8256-7658.3)^2/7658.3 + \cdots + (6648-6873.8)^2/6873.8 = 345.3$이다.

자유도는 $(2-1)(3-1)=2$이고, $\chi_2^2(0.05)=5.99147$이므로, 자료로부터 얻어진 카이제곱 통계량의 값은 임계값보다 크다. 결국 유의수준 0.05에서 귀무가설을 기각하고 '1990년과 2000년의 입원환자의 전문과별 양상이 같지 않다' 라고 결론을 내린다.

3) 독립성 검정

독립성 검정에서도 동질성 검정에서와 마찬가지로 가장 간단한 자료구조의 형태는 2×2 분할표이다. 표 6.5(266쪽)에는 이러한 이원교차표가 나와 있는데 독립성 검정에서 통계적 가설은 "H_0: 성별과 비만은 독립이다. 즉, 아무런 관계가 없다"와 "H_1: H_0이 아니다"이다.

$\chi^2 = N\times\phi^2$이므로 $\chi^2 = 92\times(0.189)^2 = 3.286$이다. 그런데 $\chi_1^2(0.005) = 3.84146$이므로 유의수준 0.05에서 성별과 비만은 독립이라는 귀무가설을 기각할 수 없다. 즉, 독립적이라고 판정한다.

자료구조가 2×2 분할표가 아닌 보다 일반적인 형태, 즉 $r\times c$ 이원교차표로 주어진다면 어떻게 독립성 검정을 실시할 수 있겠는가? 동일성 검정에서와 마찬가지로 가장 먼저 해야 할 일은 귀무가설 하에서 각 세항목의 기대도수를 구하는 것이다. 그런데 독립성 검정에서 통계적 가설은 "H_0: 행 변수와 열변수는 독립이다"와 "H_1: H_0이 아니다"로 주어진다. 일반적인 $r\times c$ 이원교차표에서 조사대상의 특성이 i번째 행에 해당할 확률(일종의 경험적 확률이다)은 $n_{i\cdot}/N$, 즉 'i번째 행의 주변도수/총도수' 가 될 것이다. 마찬가지로 조사대상의 특성이 j번째 열에 해당할 확률은 $n_{\cdot j}/N$, 즉 'j번째 열의 주변도수/총 도수' 이다. 만일 귀무가설에서처럼 행 변수와 열 변수가 독립이라면, 조사대상의 특성이 i번째 행에 해당하면서 동시에, j번째 열에도 해당할 사건의 확률은 곱의 법칙에 따라 i번째 행에 해당할 확률과 j번째 열에 해당할 확률을 그냥 곱해 주면 된다. 즉, $\frac{n_{i\cdot}}{N}\times\frac{n_{\cdot j}}{N}$ 은 조사대상의 특성이 i번째 행에 해당하면서 동시에 j번째 열에도 해당할 사건의 확률이다. 따라서 귀무가설 하에서 독립성 점정의 기대도수는

$$E_{ij} = \frac{n_{i\cdot}}{N}\times\frac{n_{\cdot j}}{N}\times N$$

$$= \frac{n_{i\cdot} \times n_{\cdot j}}{N}$$

$$= \frac{i\text{번째 행의 주변도수} \times j\text{번째 열의 주변도수}}{\text{총도수}}$$

이고, 이는 식 6.48로 주어지는, 동질성 검정의 귀무가설에서 구한 기대도수와 동일한 방식으로 구해진다. 요컨대 동질성 검정이든지 독립성 검정이든지 간에 카이제곱 통계량을 이용하는 카이제곱 검정에서 기대도수는 식 6.48을 이용하여 구할 수 있는 것이다. 또한 이 때의 자유도는 식 6.49에 따라 $(r-1)(c-1)$로 주어지게 된다.

이제 표 3.8(64쪽)에 대하여 독립성 검정을 실시해 보자. 통계적 가설은 "H_0: 통일을 원하는 정도와 연령군 사이에는 아무런 관계가 없다. 또는 독립이다", "H_1: H_0이 아니다"가 된다. 카이제곱 통계량은 $\chi^2 = (21-34.08)^2/34.08 + \cdots + (11-21.00)^2/21.00 = 22.49$이고, 자유도는 $(3-1)(3-1) = 4$이다. $\chi^2_4(0.05) = 9.48773$이므로 유의수준 0.05에서 귀무가설을 기각하고 "통일을 원하는 정도와 연령층 간에는 관계가 있다"라고 결론을 내린다.

6장 부록

이 예제는 20~30대의 자연분만한 산모 85명을 대상으로 출산 전후의 신체적 특성을 수집한 데이터이다.

자연분만 - SPSS 데이터 편집기

파일(F) 편집(E) 보기(V) 데이터(D) 변환(T) 분석(A) 그래프(G) 유틸리티(U) 창(W)

2 : 신장 154

	나이그룹	나이	신장	체중	임신후체중	체중차
1	20대	29.00	158.00	54.00	64.00	-10.00
2	30대	32.00	154.00	54.00	65.00	-11.00
3	30대	33.00	165.00	54.00	61.00	-7.00
4	20대	29.00	160.00	52.00	68.00	-16.00
5	20대	25.00	166.00	47.00	61.00	-14.00
6	20대	25.00	163.00	43.00	55.00	-12.00
7	20대	28.00	161.00	47.00	62.00	-15.00
8	30대	32.00	159.00	58.00	73.00	-15.00
9	20대	29.00	168.00	52.00	68.00	-16.00
10	30대	32.00	168.00	68.00	90.00	-22.00

1. 상관분석

산모의 신장과 체중의 연관성을 보기 위해서는 상관분석을 이용한다.

상관계수를 구하기 전에 두 변수 간에 선형관계가 존재하는지 산점도를 그려 연관성의 정도를 예측할 수 있다. 산점도에서는 두 변수 간의 관계가 선형이 아닌 2차원 이상의 관계가 나타날 수 있다.

메뉴에서

그래프

산점도

를 선택하면 『산점도』라는 대화상자가 나타난다.

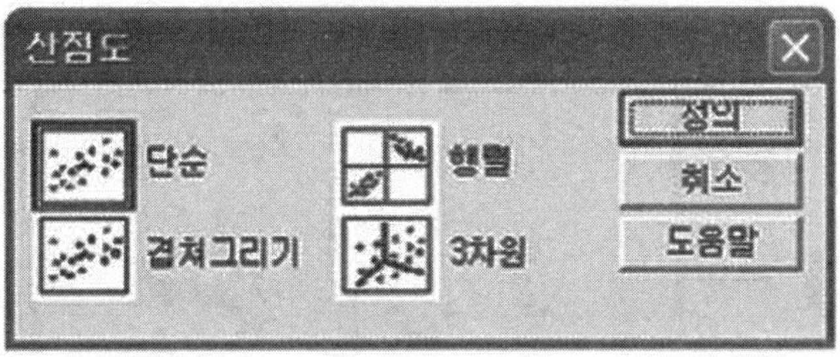

『단순』을 선택한 후 『정의』를 클릭하면 연령에 대한 『단순 산점도』를 그릴 수 있다.

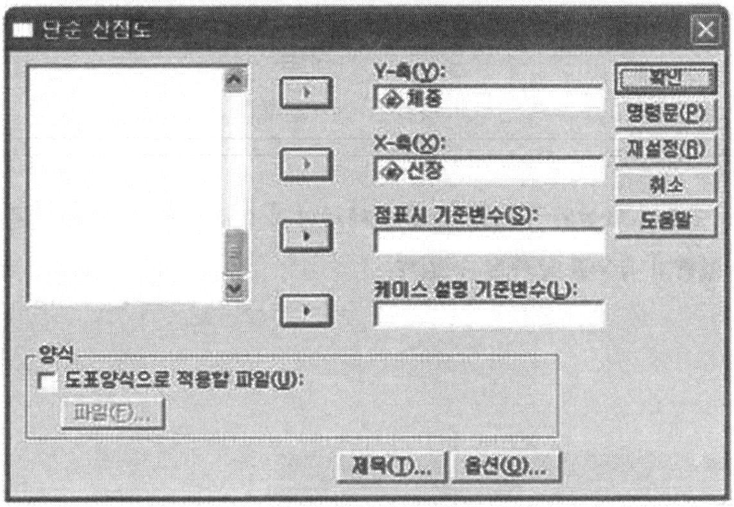

『Y-축』에 체중 변수, 『X-축』에 신장 변수를 넣은 후 『확인』을 클릭하면 신장과 체중의 연관성의 정도를 나타내는『산점도』를 그릴 수 있다.

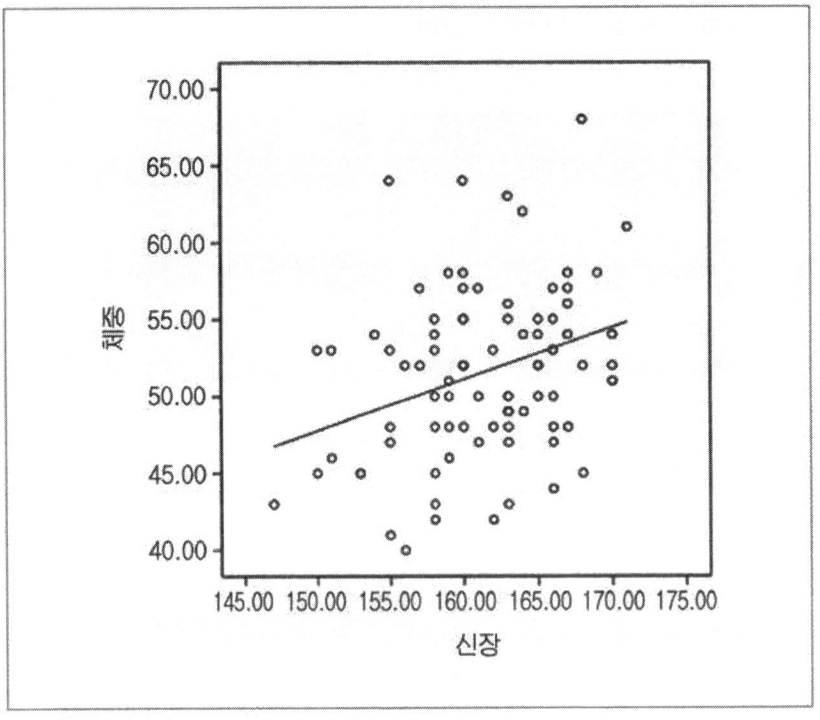

산점도에서 2차원 이상의 뚜렷한 관계가 나타나지 않으므로, 이변량 상관분석으로서 두 변수간의 연관성 정도를 알아볼 수 있다.

메뉴에서

분석
　　상관분석
　　　　이변량 상관계수

를 선택하면 『이변량 상관계수』라는 대화상자가 나타난다.

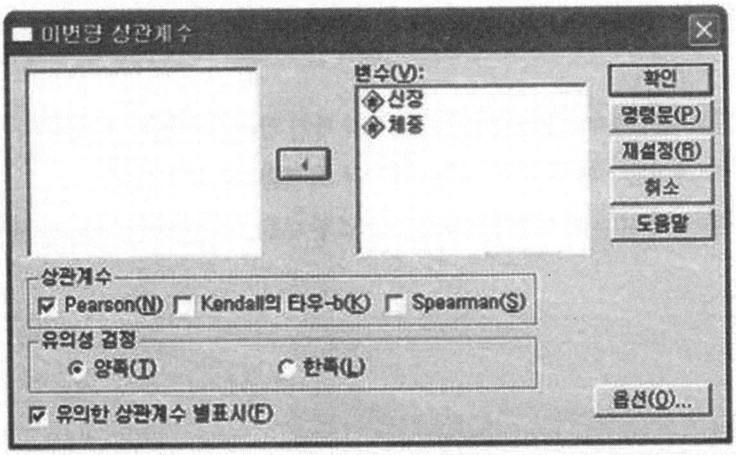

『변수』입력 난에 신장과 체중 변수를 선택한 후 클릭하면 신장과 체중에 대한 연관성을 출력할 수 있다.

상관계수

		신장	체중
신장	Pearson 상관계수	1	.313**
	유의확률(양쪽)		.004
	N	85	85
체중	Person 상관계수	.313**	1
	유의확률(양쪽)	.004	
	N	85	85

**. 상관계수는 0.01 수준(양쪽)에서 유의합니다.

상관계수의 표에는 두 변수 간의 연관성의 정도를 나타내는 Pearson 상관계수와 유의확률(양쪽), N(케이스 수)이 나타난다. 신장과 체중의 Pearson 상관계수는 0.313으로 약한 양의 선형관계를 나타낸다. 유의확률(양쪽)은 0.004로 신장과 체중 간의 선형 연관성이 존재한다고 결론 내릴 수 있다.

2. 회귀분석

두 변수 또는 여러 변수의 상호연관성을 수학적인 함수의 형태로 표현하여 한 변수로부터 다른 변수의 변화를 예측하고자 하는 경우에 회귀분석을 이용한다.

산모의 체중(종속변수)에 영향을 미치는 독립변수로서 신장 변수를 고려해 보자.

메뉴에서

> 분석
>
> 회귀분석
>
> 선형

를 선택하면 『선형 회귀분석』이라는 대화상자가 나타난다.

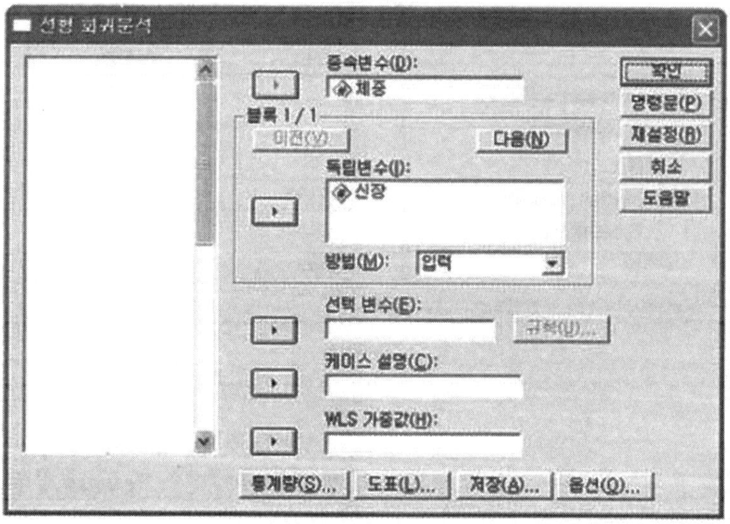

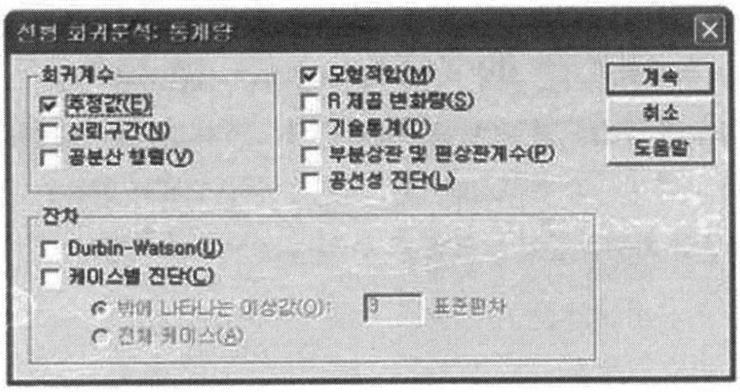

『종속변수』에 체중 변수, 『독립변수』에 신장 변수를 넣은 후 『확인』을 클릭하면 신장이 체중에 미치는 정도를 검정할 수 있다.

진입/제거된 변수[b]

모형	진입된 변수	제거된 변수	방법
1	신장[a]	.	입력

a. 요청된 모든 변수가 입력되었습니다.
b. 종속변수: 체중

모형 요약

모형	R	R 제곱	수정된 R 제곱	추정값의 표준오차
1	.313[a]	.098	.087	5.33403

a. 예측값: (상수), 신장

분산분석[b]

모형	제곱합	자유도	평균제곱	F	유의확률
1 선형회귀분석	255.746	1	255.746	8.989	.004[a]
잔차	2361.501	83	28.452		
합계	2617.247	84			

a. 예측값: (상수), 신장
b. 종속변수: 체중

계수[a]

모형	비표준화 계수		표준화 계수	t	유의확률
	B	표준오차	베타		
1 (상수)	−2.693	18.087		−.149	.882
신장	.336	.112	.313	2.998	.004

a. 종속변수: 체중

체중 변수에 대한 신장 변수의 회귀계수는 유의확률이 0.004로 유의수준 5%에서 유의하다. 회귀모형의 추정회귀식은 $\widehat{\text{체중}} = -2.693+0.336\times$신장이다.

추정된 회귀모형의 적합도에 대한 F통계량은 8.989(유의확률 0.004)로서 유의하고, 설명력에 크기를 나타내는 R^2은 0.098이다. 이것은 산점도에서 짐작한 것처럼 종속변수의 변동 중 9.8%만을 회귀직선이 설명해 줄 수 있다는 것을 의미한다.

3. 두 평균의 분석

산모의 나이 그룹(20대, 30대)이 체중에 유의한 차이가 있는지 검정하기 위해서는 독립표본 T검정을 이용한다.

메뉴에서

> 분석
>
> 평균비교
>
> 독립표본 T검정

를 선택하면 『독립표본 T검정』이라는 대화상자가 나타난다.

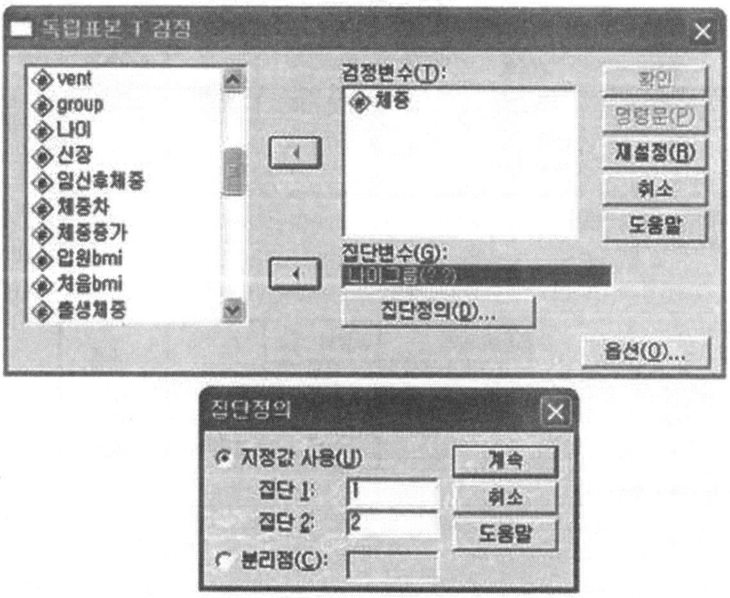

비교하는 집단을 정의하기 위해서는 『집단변수』에 나이 그룹을 선택하고 『집단정의』를 클릭한 후 하면 『지정값 사용』에 『집단1』과 『집단2』의 값을 지정해 준다. 여기서 집단1은 20대로 1의 값을, 집단2는 20대로 2의 값을 갖는다.

집단통계량

나이그룹		N	평균	표준편차	평균의 표준오차
체중	20대	54	50.6852	5.19733	.70727
	30대	31	52.9355	6.01629	1.08056

독립표본 검정

		evene의 등분산 검정		평균의 동일성에 대한 t-검정						
		F	유의확률	t	자유도	유의확률 (양쪽)	평균차	차이의 표준오차	차이의 95% 신뢰구간 하한	차이의 95% 신뢰구간 상한
체중	등분산이 가정됨	.268	.606	−1.813	83	.073	2.25030	1.24102	4.71864	.21804
	등분산이 가정되지 않음			−1.742	55.451	.087	2.25030	1.29144	4.83794	.33734

집단통계량을 보면, 20대와 30대 체중의 평균은 각각 50.69와 52.94로서 20대 체중의 평균이 2.25 정도 높다.

체중의 독립표본 검정 결과를 보자. 먼저 Leven의 등분산 검정의 F통계량 값은 0.268이고 이 값의 유의확률은 0.606이다. 이 값은 유의수준 5%로 할 때 유의수준보다 큰 값이므로 귀무가설(H_0 : 두 모집단의 분산이 같다)을 채택하고, '등분산이 가정됨' 줄을 선택하여 T검정 결과를 해석한다. T통계량 값은 −1.813이고 T통계량에 대한 유의확률은 0.073으로 귀무가설(H_0:$\mu_1 - \mu_2$(두 모집단의 평균이 같다))을 기각할 수 없게 된다. 즉, 20대와 30대의 체중은 유의한 차이가 있다고 할 수 없다.

4. 짝지은 자료의 분석

메뉴에서

분석

평균비교

대응표본 T검정

를 선택하면 『대응표본 T검정』이라는 대화상자가 나타난다.

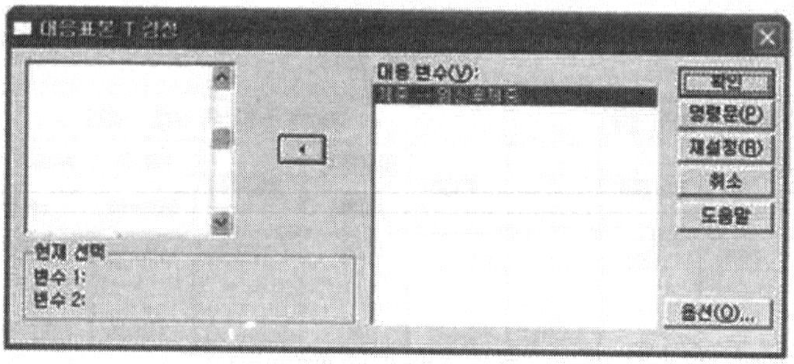

대응표본 통계량

		평균	N	표준편차	평균의 표준오차
대응 1	체중	51.5059	85	5.58191	.60544
	임신후 체중	64.9882	85	6.76210	.73345

대응표본 상관계수

	N	상관계수	유의확률
대응 1 체중 & 임신후체중	85	.810	.000

대응표본 검정

	대응차					t	자유도	유의확률 (양쪽)
	평균	표준편차	평균의 표준오차	차이의 95% 신뢰구간				
				하한	상한			
대응 1 체중-임신후체중	3.48235	3.96296	.42984	4.33714	2.62756	-31.366	84	.000

대응표본 통계량을 보면, 임신 전, 후 체중의 평균은 각각 51.51과 64.99로 임신 후 체중의 평균이 13.48 정도 높다. 대응표본 상관계수는 0.810이고, 유의확률은 <0.001로 유의성이 크다. 즉, 대응 변수들 간의 상당히 높은 양의 선형 연관성이 존재한다고 해석된다. 이런 경우에 독립표본 T검정을 사용하면 오차 분산을 실제보다 더 큰 값으로 추정하게 되어서 검정력이 떨어진다.

대응표본 검정 결과를 보자. 임신 전후 체중의 평균차이 D_i는 3.48이고, 표준편차는 3.96이다. T통계량은 −31.37이고, 유의확률(양쪽)은 <0.001로 귀무가설($H_0 : \mu_1 = \mu_2$)을 기각하고 대립가설($H_0 : \mu_1 \neq \mu_2$(두 변수의 평균은 다르다))을 채택한다. 즉, 임신 전후의 체중은 유의한 차이를 보인다.

5. 단일 평균의 분석

메뉴에서

분석
　　평균비교
　　　　일표본 T검정

를 선택하면 『일표본 T검정』이라는 대화상자가 나타난다.

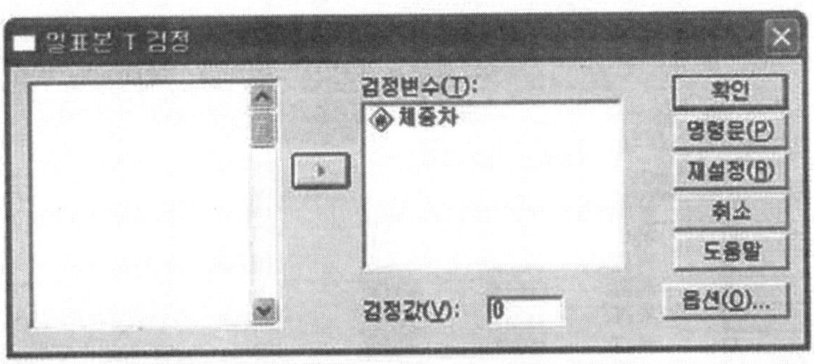

「검정변수」입력 난에 체중과 임신 후 체중변수의 차이 변수인 체중차 변수를 선택한 후 「확인」클릭하면 「일표본 T검정」에서 검정 값을 0으로 한 분석을 할 수 있다.

일표본 통계량

	N	평균	표준편차	평균의 표준오차
체중차	85	-13.4824	3.96296	.42984

일표본 검정

	검정값=0					
	t	자유도	유의확률 (양쪽)	평균차	차이의 95% 신뢰구간 하한	차이의 95% 신뢰구간 상한
체중차	-31.366	84	.000	-13.48235	-14.3371	-12.6276

「일표본 T검정」에서 검정 값을 0으로 한 결과와 「대응표본 T검정」의 검정 결과는 동일하다.

6. 분산분석

이 예제는 식이요법(1,2,3)이 체중 변화에 효과가 있는지 알아보기 위해 비만 여성을 대상으로 신체적 특성을 수집한 데이터이다.

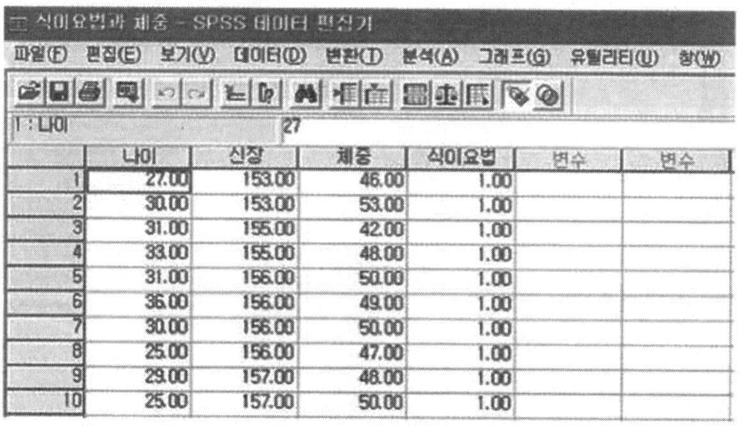

	나이	신장	체중	식이요법	변수	변수
1	27.00	153.00	46.00	1.00		
2	30.00	153.00	53.00	1.00		
3	31.00	155.00	42.00	1.00		
4	33.00	155.00	48.00	1.00		
5	31.00	156.00	50.00	1.00		
6	36.00	156.00	49.00	1.00		
7	30.00	156.00	50.00	1.00		
8	25.00	156.00	47.00	1.00		
9	29.00	157.00	48.00	1.00		
10	25.00	157.00	50.00	1.00		

메뉴에서

분석

평균비교

일원배치 분산분석

를 선택하면 『일원배치 분산분석』이라는 대화상자가 나타난다.

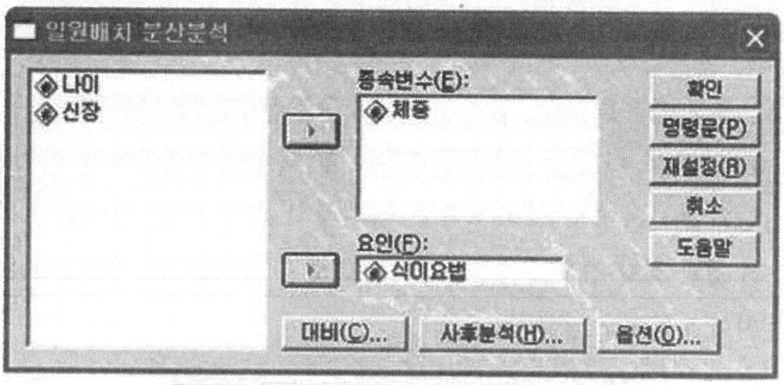

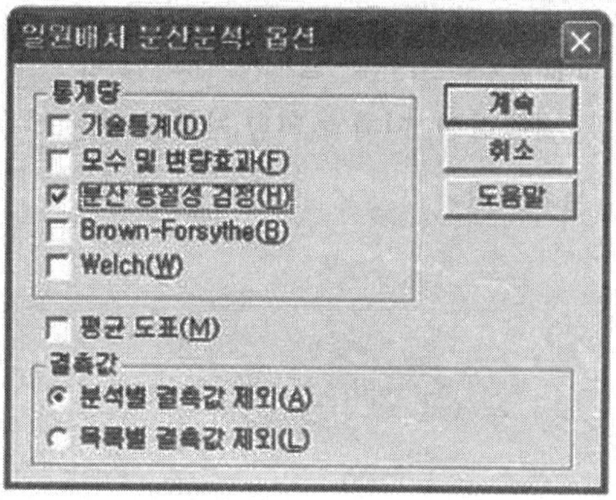

『종속변수』입력 난에 체중 변수를 『요인』 입력 난에 식이요법 변수를 지정한 후, 『옵션』의 『분산 동질성 검정』을 선택하면 식이요법이 체중에 유의한 차이가 있는지 검정할 수 있다.

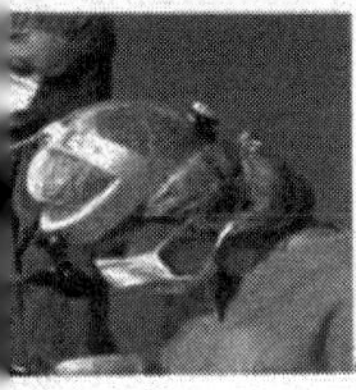

분산의 동질성에 대한 검정

체중

Levene 통계량	자유도1	자유도2	유의확률
1.911	2	71	.156

분산분석

체중

	제곱합	자유도	평균제곱	F	유의확률
집단-간	249.801	2	124.901	4.827	.011
집단-내	1837.064	71	25.874		
합계	2086.865	73			

체중의 분산분석 결과를 보자. 먼저 Leven의 등분산 검정의 F통계량 값은 1.911이고 유의확률은 0.156이다. 이 값은 유의수준 5%로 할 때 유의수준보다 큰 값이므로 귀무가설(H_0: 각 집단의 분산은 같다)을 채택하고, 일원배치 분산분석을 적용할 수 있다. 체중에 대한 분산분석 결과 집단-간의 유의확률은 0.011로 유의하다. 즉, 식이요법의 집단이 체중에 유의한 차이가 있다고 말할 수 있다.

『일원배치 분산분석』검정결과 유의한 결과가 나오면, 즉 독립변수 수준의 평균이 동일하다는 귀무가설이 기각되었다면, 이때 유의한 차이를 갖는 수준(집단)이 어느 것인가를 알기 위해 사후분석이 필요하다.

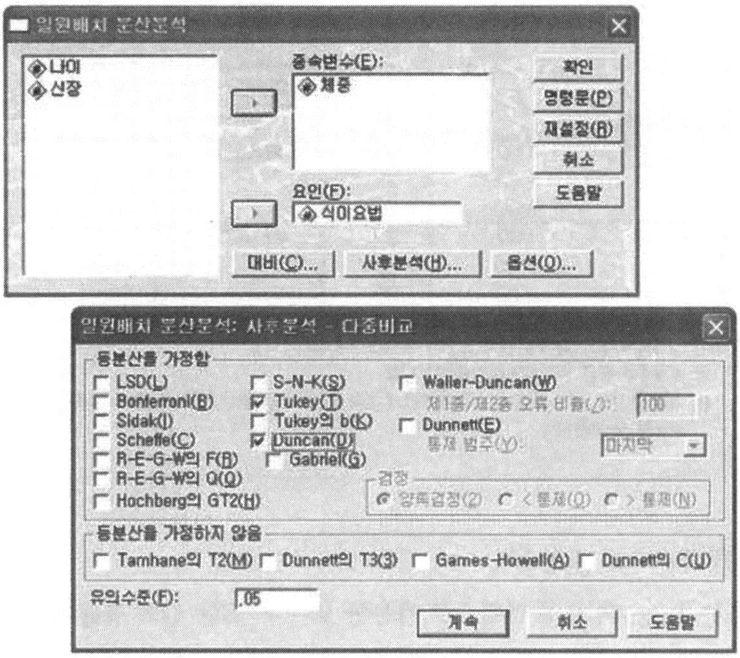

『사후분석』에서 『Tukey』, 『Duncan』을 선택하면 식이요법 집단 중에서 유의한 차이를 보이는 집단을 검정할 수 있다.

다중 비교

종속변수: 체중

	(I) 식이요법	(J) 식이요법	평균차(I-J)	표준오차	유의확률	95% 신뢰구간	
						하한값	상한값
Tukey HSD	1.00	2.00	-3.54783*	1.46967	.048	-7.0660	-.0297
		3.00	-4.27090*	1.45606	.012	-7.7565	-.7853
	2.00	1.00	3.54783*	1.46967	.048	.0297	7.0660
		3.00	-.72308	1.42482	.868	-4.1339	2.6877
	3.00	1.00	4.27090*	1.45606	.012	.7853	7.7565
		2.00	.72308	1.42482	.868	-2.6877	4.1339

* .05 수준에서 평균차가 큽니다.

체중

식이요법		N	유의수준=.05에 대한 부집단 A	B
Tukey HSD[a,b]	1.00	23	48.6522	
	2.00	25		52.2000
	3.00	26		52.9231
Duncan[a,b]	1.00	23	48.6522	
	2.00	25		52.2000
	3.00	26		52.9231

동일 집단군에 있는 집단에 대한 평균이 표시됩니다.
a. 조화평균 표본 크기=24.602을(를) 사용
b. 집단 크기가 같지 않습니다. 집단크기의 조화평균이 사용됩니다. 제1종 오류 수준은 보장할 수 없습니다.

사후분석인 다중비교 결과이다.

첫 번째 표는 Tukey의 검정 방법으로 가능한 모든 두 집단 간의 평균비교를 하고 있다. 식이요법 1과 2의 평균 차는 −3.55이고 유의확률은 0.048로 유의하다. 식이요법 1과 3의 평균 차는 −4.27이고 유의확률은 0.012로 유의하다. 식이요법 2와 3의 평균 차는 −0.72이고 유의확률은 0.868로 유의한 차이를 보이지 않는다. 두 평균 차 값에 표시된 별표는 유의수준 0.05에서 유의함을 나타낸다.

두 번째 표는 유의하지 않은 집단을 동일 집단군으로 본 결과를 나타낸다. Tukey와 Duncan의 검정 방법은 동일한 결과를 보인다. 식이요법 2와 3은 동일 집단으로 유의한 차이가 없고, 식이요법 1은 나머지 두 식이집단과 유의한 차이가 있는 것으로 나타난다.

7. 비율의 비교

약물 A, B와 치료 호전 여부 간에는 관련성이 있는가?

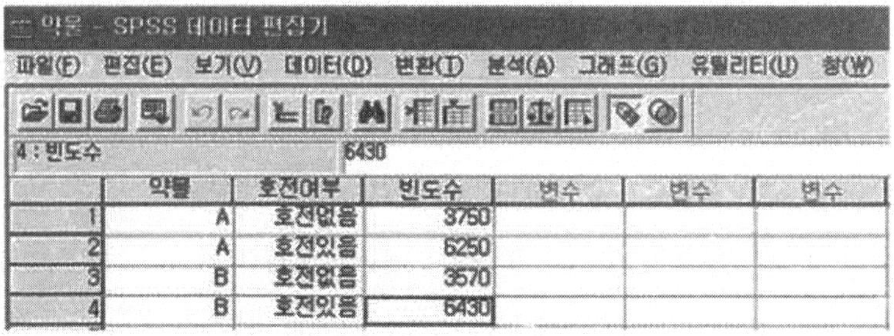

비율의 비교를 하기 전에 분석에 이용되는 데이터를 지정한다.

메뉴에서

> 데이터
>
> 가중 케이스

를 선택하면『가중 케이스』라는 대화상자가 나타난다.

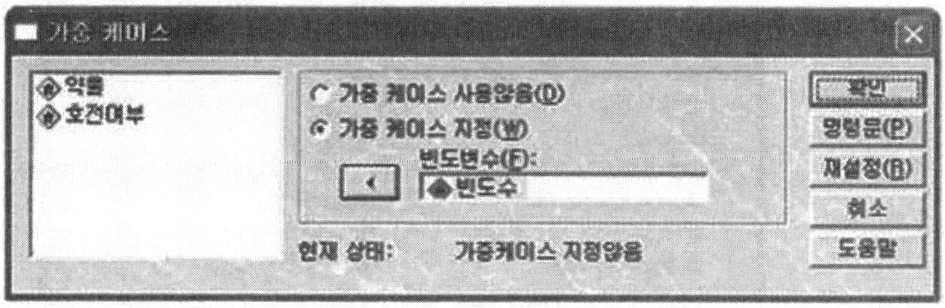

『가중 케이스 지정』 난에 가중값으로 사용할 변수인 빈도수를 지정한 후 교차분석을 시행한다.

메뉴에서

> 분석
>
> 기술통계량
>
> 교차분석

를 선택하면『교차분석』이라는 대화상자가 나타난다.

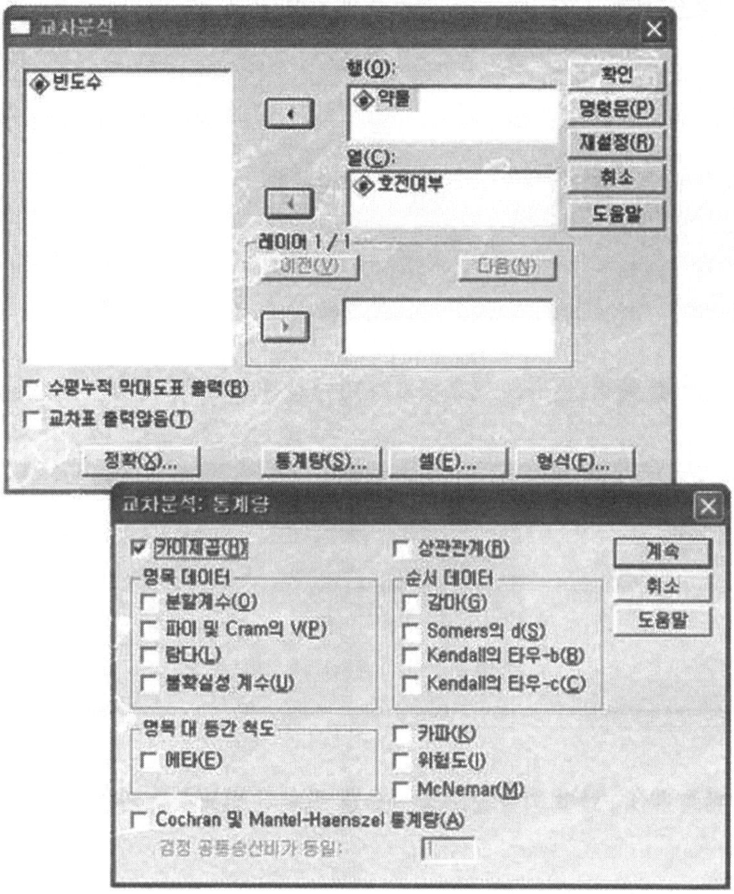

『행』과 『열』에 분석하고자 하는 변수를 지정하고, 『통계량』에 『카이제곱』을 지정한다.

케이스 처리 요약

	케이스					
	유효		결측		전체	
	N	퍼센트	N	퍼센트	N	퍼센트
약물 · 호전여부	20000	100.0%	0	.0%	20000	100.0%

약물 * 호전여부 교차표

		호전여부		전체
		호전없음	호전있음	
약물	A	3750	6250	10000
	B	3570	6430	10000
전체		7320	12680	20000

카이제곱 검정

	값	자유도	점근유의확률 (양측검정)	정확한 유의확률 (양측검정)	정확한 유의확률 (단측검정)
Pearson 카이제곱	6.981[b]	1	.008		
연속수정[a]	6.904	1	.009		
우도비	6.982	1	.008		
Fisher의 정확한 검정				.009	.004
선형 대 선형결합	6.981	1	.008		
유효 케이스 수	20000				

a. 2×2표에 대해서만 계산됨

b. 0셀 (.0%)은(는) 5보다 작은 기대 빈도를 가지는 셀입니다. 최소 기대빈도는 3660.00입니다.

카이제곱 검정 결과 Pearson 카이제곱 통계량 값이 6.981이고 이 값에 대한 유의확률(양측)은 0.008이다. 따라서 "약물 A, B와 치료 호전 여부 간에는 관련성이 있다"고 결론 내릴 수 있다.

07 보건통계지표(health indices)

한 국가나 지역사회의 제반 보건의료여건들이 만들어 낸 최종 산물은 이론적으로 그 지역사회 구성원의 건강수준이 될 것이다. 그러나 '그 지역사회 주민이 얼마나 건강한가?' 혹은 '그 국민이 얼마나 건강한가?' 와 같이 건강수준의 절대적 상태를 측정한다는 것은 실제로 불가능한 일이다. 요컨대 한 집단 혹은 개인의 '절대적' 건강수준은 실제 측정 불가능하며 다분히 개념적 의미에 불과하다. 그러나 건강이 여러 가지 복합적 요소로 구성되어 있음을 떠올리면, 이를 이미 알려져 있는 요소들로 분해하여 그 하나하나를 측정하는 것을 생각해 볼 수 있다. 가령 신장이나 체중 등의 신체계측을 통하여 어린이의 발육을 평가하는 것은 어린이의 건강을 평가하는 중요하고도 효과적인 방법이 될 수 있다. 그러나 건강을 모든 구성요소로 분해하여 측정한다는 것은 불가능한 일이다. 또한 측정 결과를 종합하여 건강, 비건강을 구분하는 것도 결코 쉽지 않다.

일반적으로 건강수준을 파악하고자 할 때에는 '건강하지 않은' 상태를 파악함으로써 건강을 반증하는 상대적이고 간접적인 방법을 이용한다. 즉, 건강이 극단적으로 좋지 않은 경우가 사망이고, 그 다음 상태가 질병인 것이다. 또한 건강하지 않은 사람이 보건의료의 필요를 느낄 것이고, 이를 더욱 빈번히 이용할 것이라고 추론할 수 있다. 실제로 이러한 간접측정의 방법은 꽤 효과적인 것으로 알려져 있다. 더 나아가 간접적인 방법으로 측정한 제 결과들을 경시적 혹은 지역적으로 관찰하고 비교하여 본다면 그 집단의 절대적 건강수준의 증감 내지는 고저를 알 수 있고 더 나아가 건강증진을 위한 구체적인 방향이 제시될 수도 있다.

집단의 건강수준을 간접적으로 측정하는 방법의 측도로 평균여명, 사망률 등의 사망지표와 유병률이나 발생률 같은 상병지표(질병지표라고도 한다)가 사용되고 있다. 또한 사망지표나 상병지표 이외에 건강지표로 이용될 수 있는 것에 의료이용도지표(health service utilization index)라는 것이 있다. 의료이용도지표는 해당 지역사회와 국가의 각 구성원이 일정 기간 동안 의료서비스나 건강증진을 위한 보건서비스 등을 얼마만큼 이용했는가를 나타내는 지표이다. 이것은 전술한 두 지표와 함께 한 집단의 건강상태를 총체적으로 파악하는 데 큰 도움을 준다.

정부나 각종 단체에서는 나름대로 건강지표를 조사하여 이를 수록한 자료집을 발간하고 있다. 대표적으로 경제기획원이 1979년 이래 매년 발간하는 '한국의 사회지표' 에는 보건부문에 대하여 건강상태, 사망 및 질병, 보건의료인력 및 시설, 보건의료이용 등에 관계된 각종 건강지표가 수록되어 있다. 그 외에도 보건복지부에서 발행하는 '보건복지통계연보' 라든가 국민건강보험공단에서 발행하는 '국민건강보험 통계연보' 등을 이용하면 유용한 건강지표들에 대한 포괄적인 정보 수집이 가능하다.

본 장에서는 사망지표, 질병지표, 의료이용도지표로 이용되고 있는 구체적인 각 측도들에 대해 논의할 것이다. 여기에는 각 지표들의 의미와 이들을 실제로 구하는 방법, 공식 등이 포함된다. 그러나 독자들은 이 책에서 언급될 건강지표들이 매우 초보적인 것에 불과함을 명심하기 바란다. 따라서 건강지표나 보건통계지표에 대한 보다 심층의 이해를 원한다면 이들을 전문적으로 다루고 있는 전문서적 등을 참고할 수 있을 것이다.

1. 사망지표

일반적으로 '빈도' 라 하면 임의의 사건이 얼마나 자주 발생했는가를 양적으로 나타내는 용어이다. 따라서 두 지역 A, B에서 각각 사망이 50회와 100회씩 발생했다면 우리는 "지역 B에서 사망이 '더 자주' 발생하였다"라고 말하게 된다. 그러나 이것은 경우에 따라서는 매우 부정확한 표현이 될 수도 있다. 예를 들어 지역 A의 인구는 10만이고 지역 B의 인구는 100만이었다면, 지역 A에서는 2,000명당 한 명꼴로 사망이 발생한 셈이지만 지역 B는 인구 1만 명당 한 명씩 사망한 것이기 때문이다. 요컨대 어떤 사건의 빈도를 표현함에 있어 절대적인 양뿐 아니라 상대적인 양도 필요하며, 특히 비교를 위한 경우에는 상대적인 측도로 표현되어야 한다. 상대적인 측도는 일반적으로 분자와 분모로 만들어지며, 분모는 해당 사건이 발생할 가능성이 있는 범위 전체가 됨을 알 수 있다.

임의의 사건에 대한 빈도를 표현하기 위해 분자와 분모가 필요함은 전술한 바와 같지만, 이것에도 문제가 아주 없는 것은 아니다. 위의 예에서 총 사망 건수가, 지역 *A*의 경우에는 5년 동안의 합계이고 지역 *B*는 1년 동안의 합계였다면 어떻게 될 것인가? 결국 두 지역 *A*, *B*의 사망빈도는 동일하다고 해석할 수 있다. 이러한 예는 극단적인 것이기는 하나, 사망의 빈도를 표현하는 지표에는 사람 수로 표시되는 분자와 분모 외에도 시간이라는 요소가 중요한 의미를 갖고 있다는 좋은 보기가 된다. 따라서 이제 소개할 여러 사망지표들은(질병지표나 의료이용도지표도 마찬가지이다) 모두 분자, 분모로 이루어지는 상대적 지표이며 분모에는 시간 요소를 포함하고 있으며, 이 때 시간은 보통 1년의 기간을 가리킨다.

1) 보통사망률(crude death rate)

보통사망률은 조(粗)사망률이라 부르기도 하는데 사망의 빈도를 나타내는 지표 중에서 가장 일반적인 것이다. 이것은 일정 지역주민의 사망속도를 상대적으로 표현하는 지표인데, 1년 동안의 총 사망수를 그 해 그 지역의 연 중앙(年 中央) 인구(midyear population)로 나눈 것이다. 예를 들어 지역 *A*의 2004년 연 중앙 인구가 2백만 명이었고 2004년 1년 동안 사망한 사람의 총 수가 1,200명이었다면, 2004년도 *A*지역 보통사망률은 1,200/2,000,000 =0.0006이다. 이는 지역 *A*에서 2004년 1년 동안 평균적으로 매 순간 0.06%에 해당하는 구성원들이 사망했다는 의미로 일종의 평균 사망속도, 즉 1000명당 0.6명의 속도로 사망했다는 것을 나타낸다. 독자들도 짐작했겠지만 0.0006과 같은 수치는 매우 작은 값이며, 일반적으로 소수점 이하 0의 개수가 많아질수록 숫자에 대한 직관적 이해가 떨어진다. 따라서 조사망률은 대개 1,000을 곱한 수치로 나타내는데, 이러한 정의에 의하면 지역 *A*의 2004년도 연간 보통사망률은 0.6으로 제시한다.

보통사망률을 산출함에 있어 그 분모를 연 중앙 인구로 하였는데, 이는 분모에 해당하는 요소가 사람 수(인구) 자체가 아니고 해당 지역의 인구가 생존하였던 총 연수를 의미하는 것이다. 지역 *A*에서 사망자 1,200명이 어느 순간 한꺼번에 사망한 것이 아니고 일년 동안 각 시기별로 골고루 분포하여 사망하였다고 가정하는 것이다. 다시 설명하면 연초에는 2,000,600명이었는데, 이중 1,200명이 일년 동안 사망하여 연말에는 1,999,400명이 된 상황으로서 2004년의 중앙인 7월 1일에는 2,000,000명이 생존하고 있었음을 나타내는 것이다. 연말까지 생존한 1,999,400명은 1년씩 생존하여 총 생존 연수는 1,999,400인년(person-year)이고, 사망자 1,200명은 평균하여 6개월씩 생존하였다고 간주하여 이들의 총 생존기간은 600인년이 되어 *A* 지역 주민의 1년 동안의 총 생존연수는 2,000,000인년이 된다. 이는 연 중앙인구와 같은 값이다. 7월 1일을 대표적인 시점으로 하여 구한 인구를 연앙(年央)인구라고 부른다. 연초와 연말의 인구가 주어졌다면 이들의 산술평균을 이용할 수도 있다.

$$\text{보통사망률} = \frac{\text{1년간의 총 사망수}}{\text{연앙인구 (또는 둘 이상 시점에서의 인구 평균)}} \times 1,000 \qquad \cdots \text{(식 7.1)}$$

2) 속성 또는 특성별 사망률(specific death rate, 특수사망률)

때로 전체 인구집단의 사망률보다는 성, 연령 또는 직업 등 인구집단의 특성별로 사망률을 구하는 것에 관심을 가질 수도 있다. 어떤 연령층이나 직업군의 사망률이 다른 연령층 또는 직업군의 사망률보다 낮거나 높다면, 그 원인을 밝히기 위한 연구를 계획할 수도 있으며 보건의료정책 담당자들은 해당 집단의 사망률에 맞추어 의료자원이나 재정의 효율적인 분배를 꾀할 것이다. 이렇게 특정 집단별로 사망률을 구하는 것을 '특성별 사망률' 이라고 한다.

특성별로 사망률을 구하는 것은 본질적으로 보통사망률을 구하는 것과 동일한 과정에 의해 이루어진다. 단지 이때 분모는 전체 인구가 아닌 해당 특성을 지닌 집단의 연앙인구가 되며, 분자 역시 해당 특정 집단에서 1년간 발생한 사망의 총 수가 된다. 특성별 사망률로는 성별 또는 연령별로 나타내는 경우가 제일 흔하고, 보통은 이 둘을 결합하여 '성별-연령별 사망률(age-sex specific death rate)' 과 같이 표시한다. 한편 특성별 사망률 역시 보통사망률과 마찬가지로 1,000 또는 100,000인년당 사망 수로 나타낸다. 식 7.2와 같다.

$$\text{성별}-\text{연령별 사망률} =$$

$$\frac{\text{특정 성별 - 연령별 집단에서 1년간 발생한 총 사망수}}{\text{같은 해 해당 집단의 연앙인구(또는 둘 이상 시점의 산술평균)}} \times 1,000\,(\text{또는}100,000) \qquad \text{(식 7.2)}$$

예를 들어 2001년에 어떤 지역에서 50대(50~59세) 남자의 총 사망수가 5,001명이었고, 연초에 50대 남자의 인구는 480,245명, 연말에는 491,523명이었다면 50대 남자의 해당 연도 사망률은 $\frac{5,001}{(480,245+491,523)/2} \times 1,000 = 10.3$임을 쉽게 알 수 있다.

연령별 전체 사망률을 보면 연령에 따라 독특한 사망률 곡선을 나타낸다. 출생에서 1세가 되는 시기의 사망률이 높고 그 이후 15세까지 사망률이 감소하여 10~14세의 사망률이 가장 낮다. 15세 이후 사망률은 점차 높아져 50세가 되면 0세의 사망률 수준과 비슷해지고 50세 이후부터는 사망률이 급격하게 증가하는데, 그 증가하는 속도는 연령 증가에 따라 비교적 일정하게 지수적인 양상을 보인다. 즉, 사망률(Y축)을 로그척도로 표시하면 직선으로 나타난다.

특성별 사망률은 전술한 성별-연령별 사망률과 같이 분모의 집단을 특성화할 수도 있지만 분자에 속하는 집단만을 특수화하기도 한다. 사인별 사망률(cause-specific death rate)은 어떤 해의 인구 100,000명에 대하여 동일 연도에 특정 원인, 질병 등으로 사망한 사람의 총 수이다. 요컨대 사인별 사망률의 경우, 분모는 보통사망률을 구할 때와 마찬가지로 전체 인구이며, 분자는 총 사망수가 아닌 특정의 원인이나 질병 등으로 사망한 사람으로 한정하는 것이다. 식 7.3과 같다.

$$\text{사인별 사망률} = \frac{\text{1년간 특정원인이나 질병으로 사망한사람의총수}}{\text{연앙인구 (또는둘 이상시점에서의인구 평균)}} \times 100,000 \qquad \text{(식 7.3)}$$

이러한 사인별 사망률은 사망원인별 대책 마련에 기초 자료가 된다. 왜냐하면 사인별 사망률은 보통사망률과는 달리, 대상 집단의 개괄적인 건강수준을 단순히 제시하는 것 이상의 정보를 전해줄 수 있기 때문이다.

3) 표준화사망률과 표준화사망비

두 개 이상의 보통사망률을 서로 비교하고자 할 때는 보통사망률을 표준화사망비 또는 표준화사망률로 변환하여 비교하여야 한다. 특성별 사망률에 나타나는 바와 같이 사망위험도는 인구집단의 속성이나 특성에 따라 크게 차이가 있기 때문에 해당 인구집단의 속성별 구성상태에 따라 전체적인 사망률에 차이가 있게 된다. 예를 들어 개별 연령별 사망률이 동일한 두 인구집단이 있다고 하자. 사망위험도에 크게 영향을 주는 연령별 사망률이 동일하니까 두 인구집단의 사망률은 동일하다고 할 수 있다. 그러나 두 인구집단의 연령별 구성이 서로 다르다면 두 인구집단의 보통사망률은 차이가 있는 것으로 나타난다. 즉, 실제적으로는 사망률에 차이가 없는데, 연령별 인구구성이 다름으로 해서 전체 사망률에 차이가 있게 나타나는 것이다. 따라서 전체 사망률을 직접 비교하지는 못한다. 보통사망률에서 '연령' 이라는 속성의 효과를 제외하여야 하는데, 이를 '표준화' 라고 한다.

표준화 방법은 직접법과 간접법으로 크게 두 가지로 구분된다. 직접법은 비교하고자 하는 인구집단의 연령구조를 동일하게 가상한 '표준인구집단' 을 설정하고, 각 인구집단이 원래 가지고 있는 연령별 사망률을 표준인구집단의 해당 연령층에 적용하여 '기대되는 사망 수' 를 산출하고 그 합을 구하여 전체 사망률을 구한다. 이를 '연령 표준화사망률(age standardized mortality rate, ASR)' 이라고 한다. 표준인구집단을 정하는 방법으로는 국제적으로 정해 놓은 '세계표준인구(world standard population)' 를 사용하는 방식과 비교하고자 하는 두 인구집단을 합한 인구를 사용하는 방식, 그리고 임의로 연구자가 정하는 방식(예를 들어 '2000년도 우리나라 인구') 등이 있다.

간접법은 표준인구집단 대신 '표준 연령별사망률(standard age-specific mortality rate)' 을 설정한다. 표준 연령별사망률은 비교하고자 하는 인구집단의 각 연령층에 적용하여 '기대되는 사망 수' 를 산출하고 그 합을 구한다. 각 인구집단에서 관찰된 실제 사망 수(분자)와 표준화에서 산출한 기대 사망 수(분모)의 비를 '표준화사망비(standardized mortality ratio, SMR)' 라고 하고, 표준으로 사용한 보통사망률(standard crude mortality rate)에 각 인구집단의 표준화사광비를 곱한 것이 그 인구집단의 표준화사망률(ASR)이 된다. 표준 사망률로는 일반적으로 해당 국가의 사망률을 사용한다.

4) 영아사망률(infant mortality rate)

영아는 생후 1년 미만의 아이를 가리킨다. 따라서 영아사망률을 구하려면 분자는 해당 연도에서 만 1세가 되기 전에 사망한 아이의 총 수, 분모는 그 해의 1세 미만 인구가 되어야 할 것이다. 그러나 1세 미만의 인구를 정확히 파악하는 것은 현실적으로 어려움이 많다. 따라서 영아사망률은 1년간 출생한 아이(live birth) 1,000명당, 생후 1세 미만에 사망한 아이의 비로써 나타내게 된다. 여기에서 '출생한 아이' 라 함은 사산아를 제외한다는 의미이다. 실제적으로 사산아의 총 수를 파악하기는 어려운 반면, 출생신고 등으로 출생아의 수는 쉽게 얻을 수 있기 때문이다. 따라서 영아사망률은 식 7.4와 같다.

$$영아사망률 = \frac{연간1세\ 미만사망아총수}{연간출생아총수} \times 1,000 \qquad \cdots\cdots\cdots\cdots (식\ 7.4)$$

예를 들어 어떤 지역에서 2000년도에 태어난 아이가 모두 47,859명이었고, 같은 해에 1세 미만 사망 수는 1,356명이었다면 영아사망률은 $(1{,}356/47{,}859) \times 1{,}000 = 28.3$이 됨을 알 수 있다.

주의해야 할 것은 영아사망률의 분자에 해당하는 1세 미만 사망아가 반드시 동일 연도에 출생한 것은 아니라는 사실이다. 예를 들어 2000년 10월 1일에 출생한 아이가 2000년 10월 1일부터 2001년 9월 30일 사이에 사망하기만 하면 모두 1세 미만의 사망이 된다. 그러나 사망 발생 중, 2000년 12월 31일까지 발생한 것은 2000년도의 영아사망률 계산에 포함되고, 이후의 사망 발생은 2001년도의 영아사망률에 포함된다. 따라서 2000년도의 출생아 수가 2001년도에 비해 훨씬 많고, 이들이 주로 2000년도의 후반기에 출생하였다면 특별히 영아사망빈도에 변화가 없다고 해도 2001년도의 영아사망률은 2000년도의 영아사망률보다 높을 수 있다. 즉, 2000년도에 출생한 아이들 중 1세 이전에 사망한 경우의 상당수가 2000년도가 아닌 2001년도의 영아사망률을 구하는 식의 분자에 위치할 가능성이 큰 것이다. 이러한 이유 때문에 어떤 지역의 영아사망률이 특별한 이유 없이 급격한 변동을 보인다면 반드시 이전 해의 총 출생수를 고려해야 한다.[1)]

영아사망률은 어떤 지역이나 국가의 건강수준을 매우 민감하게 반영하는 지표로 알려져 있다. 그 이유는 개발도상국이나 후진국의 경우처럼 사회경제적 수준이 낮을수록 영아기 사망이 높기 때문이다. 영양부족과 빈번한 출산 등으로 산모의 건강상태가 불량하여 태아의 발육이나 신생아의 건강이 좋지 않고, 이유기의 영양결핍과 불결한 위생 상태에서 오는 감염, 특히 설사병으로 많은 1세 미만의 영아가 희생되기 때문이다. 따라서 경제상태의 호전으로 생활환경의 개선이 이루어지면 영아사망률이 급격히 감소하게 된다. 요컨대 영아사망률은 단순히 영아의 건강수준을 나타내는 것뿐만 아니라 해당 지역이나 국가의 사회경제, 문화, 보건 등의 수준을 표시하는 지표로 부족함이 없는 것이다. 표 7.1은 우리나라의 영아사망률과 뒤에서 논의할 모성사망률을 1981년부터 1999년까지 주요 연도별로 나타낸 표인데 경제수준의 향상에 따라 이 수치가 감소하는 추세임을 잘 보여준다.

1) 영아사망률의 이러한 단점을 보완하기 위해 코호트 영아사망률(cohort infant mortality rate)이라는 지표가 고안되어 있으나 추적조사 등의 현실적 어려움 때문에 보편적으로 쓰이는 것은 아니다.

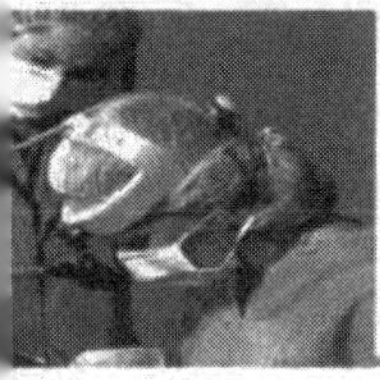

표 7.1 우리나라의 연도별 영아사망률 및 모성사망률 (1981~1999)

	1981	1982	1983	1984	1985	1996	1999
영아사망률(1,000 출생당) Infant Mortality Rate (Per 1,000 live-livrths)	17.3	15.6	16.0	15.7	13.3	7.7	6.2
모성사망률(10,000 출생당) Maternal Mortality Rate (Per 10,000 live-livrths)	4.1	4.0	3.8	3.6	3.4	2.0	1.8

자료 : 보건사회부, 「보사통계연보」

Source : Ministry of Health & Social Affairs, 「Yearbook of Health & Social Statistics」

5) 신생아 및 신생아후기 사망률

아무리 의료수준 및 국민건강수준이 높은 선진국이라 해도 영아사망률이 0이 될 수는 없다. 왜냐하면 산모의 태내에 있을 때부터 생겨난 건강문제에 의해 사망하는 경우라든가 유전적 소인으로 기인한 영아사망은 아직까지 피할 수 없기 때문이다. 그러나 의학자들은 이러한 원인으로 사망하는 영아들이 주로 생후 4주 이전(0일~27일)에 사망하게 되는 것을 관찰하였다. 따라서 영아기를 생후 4주 이전까지의 시기(신생아기, neonatal period)와 생후 28일에서 1년 미만까지의 시기(신생아후기, post-neonatal period)의 둘로 나누어 각각의 사망률을 구한다면 훨씬 유용한 정보들을 얻어낼 수 있다. 이때 전자의 사망률을 신생아사망률(neonatal death rate), 후자의 것을 후기신생아사망률(post-neonatal death rate)이라고 부른다. 즉, 식 7.5, 7.6과 같이 정의한다.

$$\text{신생아사망률} = \frac{\text{연간생후 } 0 \sim 27\text{일사이의사망아총수}}{\text{연간출생아총수}} \times 1{,}000 \qquad \cdots\cdots\cdots\cdots \text{(식 7.5)}$$

$$\text{신생아후기사망률} = \frac{\text{연간생후 } 28 \sim 365\text{일사이의사망아총수}}{\text{연간출생아총수}} \times 1{,}000 \qquad \cdots\cdots \text{(식 7.6)}$$

전술한대로 신생아기에 사망하는 영아들은 주로 예방 또는 진단, 치료가 힘든 요인에 의한 경우가 많다. 따라서 영아기의 사망이 주로 신생아기에 발생했다는 것은, 현대의료로서 어찌할 수 없는 요인으로 사망하는 경우를 제외하면 대부분의 영아들이 정상적으로 성장함을 의미한다. 요컨대 전체 영아사망률의 대부분을 신생아사망률이 차지하고 있다면 해당 지역이나 국가의 의료수준 내지는 건강수준이 높다고 말할 수 있다. 알파지수(α-index)는 이러한 목적에 적합한 지표인데, 어느 해의 신생아 사망률에 대한 영아사망률의 비로써 정의하며 식 7.7과 같다. 의료수준이 높을수록 알파지수가 1에 근접하는 것은 두 말할 필요도 없다.

$$\text{알파지수} = \frac{\text{어느 해의 영아사망률}}{\text{그 해의 신생아사망률}} \quad \cdots\cdots\cdots\cdots\cdots\cdots\cdots \text{(식 7.7)}$$

6) 모자보건의 지표

모자보건(maternal and child health, MCH)은 임신 및 출산에 의해 발생할 수 있는 어머니와 아이의 건강문제를 다루는 보건학의 한 분야이다. 즉 산전관리, 분만관리 및 산후관리, 그리고 영유아 건강관리 등이 모자보건의 주요 관심 영역이다. 따라서 영아사망률(신생아 사망률 및 후기신생아사망률 포함)도 모자보건의 상태를 나타내는 한 지표가 될 수 있다. 그런데 이들 지표의 분자에서는 모두 이미 출생한 아이 중 사망한 경우만을 고려하고 있다. 즉, 출생과 함께 한 번이라도 호흡 등에 의해 살았다는 것이 확인된 이후에 사망한 아이만이 분자로 고려되는 것이다. 결국 산모와 태아의 상태가 지극히 불량하여 사산으로 임신 상태를 종결짓는 경우는 고려되지 않는다는 제한점이 있다.

태아의 '출생 후 생존가능성'을 의학적으로 인정하는 임신기간이 있다. 즉, 임신 40주 이전이라도 이 때부터는 태아가 일찍 태어나더라도 충분히 살아남아 정상적으로 성장할 수 있다는 것이다. 따라서 이 시기를 넘어서 태아가 사망한 경우를 '사산(still birth)'이라고 하고, 그 이전의 태아 사망은 '유산(abortion)'이라고 한다. 사산과 유산이 구분되는 임신기간은 해당 지역사회의 의료수준에 의하여 정해질 수 있다. 예를 들어 선진국의 경우는 그 기준을 임신 20주로 하고 있으나, 세계보건기구는 그 기간을 28주로 하고 있다.

임신 29주부터 생후 7일까지를 보통 '주산기'라고 부르며[2], 이 시기에 태아 또는 출생아의 사망위험은 매우 높다. 주산기사망률(perinatal mortality rate)은 이 기간에 일어난 태아사망 또는 출생아 사망의 정도를 나타내는 지표이다. 그림 7.1은 임신주수 및 생후기

2) 선진국에서는 주산기를 임신주수가 20주인 때부터 생후 1달까지로 보기도 한다.

간에 따라 구분되는 주산기, 영아기, 신생아기, 신생아후기를 도식화한 것이다.

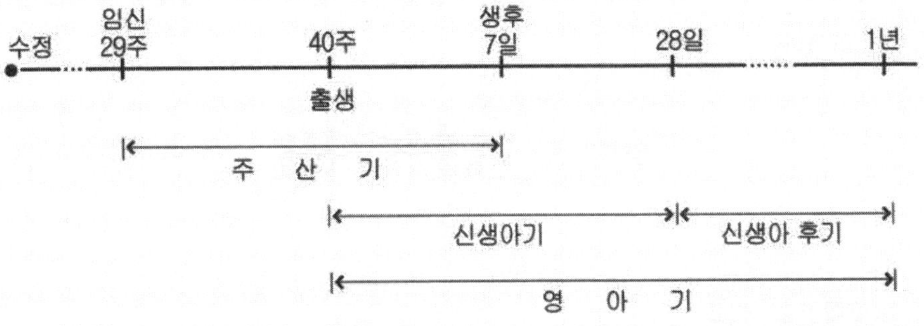

그림 7.1 임신 및 출생에 관련된 시기의 구분

주산기 사망률은 식 7.8과 같다.

$$\text{주산기 사망률} = \frac{\text{1년간의 사산수 및 생후 7일 이내의 사망수}}{\text{같은 해의 사산수 + 출생아수}} \times 1{,}000 \quad \cdots\cdots \text{(식 7.8)}$$

예를 들어 어느 해 어떤 지역의 출생 수가 35,612명, 사산 수가 659명, 생후 7일 이내의 사망 수는 421명이었다고 하면 주산기 사망률은 [(659+421)/(35,612+659)]×1,000=29.8 이 될 것이다. 사산수와 출생아수를 합한 것을 출산(total births)수라고 하는데 식 7.8에서와 같이 분모를 '총 출산수'로 하여 주산기사망률을 구하지만, 세계보건기구에서는 출산수 대신 출생수로 하여 간편하게 산출하기도 한다.

사산의 발생 정도는 모자보건의 상태를 예민하게 반영해 줄 수 있다. 사산에 관련된 모자보건 지표는 사산율(fetal death rate, still birth rate)과 사산비(fetal death ratio, still birth ratio)가 있다. 양자 모두 1년간 총 사산수가 분자에 들어가는 것은 동일하나 사산율의 경우에는 총 출산수(=총 출생수+총 사산수)가, 사산비의 경우에는 총 출생수가 분모인 점만 다르다. 또한 사산율은 1,000당으로, 사산비는 100당 비로 나타낸다. 식 7.9, 7.10과 같다.

$$\text{사산률} = \frac{\text{1년간 총 사산수}}{\text{같은 해의 총 출생수 + 총 사산수}} \times 1{,}000 \quad \cdots\cdots\cdots \text{(식 7.9)}$$

$$\text{사산비} = \frac{\text{1년간 총 사산수}}{\text{같은 해의 총 출생수}} \times 100 \quad \cdots\cdots\cdots\cdots\cdots\cdots \text{(식 7.10)}$$

주산기사망률을 구하기 위해 예로 든 자료를 그대로 이용하면 사산률은 [(659/(35,612 + 659)] × 1,000=18.2, 사산비는 (659/35,612) × 100=1.9(%)이다.

태아 또는 출생아에 관한 것 이외에도 산모의 건강상태를 반영하는 모자보건지표가 있다. 모성사망률(maternal mortality rate)이 이러한 목적을 위해 개발된 지표이다. '모성사망' 이라 함은 임신, 출산, 산욕의 합병증으로 발생한 산모의 사망을 가리킨다. 따라서 모성사망률을 구하려면 정해진 기간 내에 임신한 모든 여성, 유산이나 사산을 한 모든 여성, 출산을 한 모든 여성들의 총 수를 알아야 한다. 그러나 유산이나 사산을 경험한 여성들의 수를 정확히 파악하기는 쉬운 일이 아니다. 그래서 모성사망률은 1년간 출생한 아이의 총 수에 대한 모성사망의 비로써 구하게 된다. '모성사망비'라고 부르기도 한다. 즉, 식 7.11로 정의한다.

$$\text{모성사망률} = \frac{\text{1년간 임신, 분만, 산욕에 의해 사망한 여성의 총수}}{\text{같은 해 출생아수}} \times 10{,}000 \quad \text{(식 7.11)}$$

식 7.11에서 모성사망률은 보통 10,000당으로 표시하나 이는 절대적인 것은 아니다. 모성사망률이 아주 낮다면 100,000당으로 표시할 수도 있고 아주 높으면 1,000당으로 표시하기도 한다. 따라서 지역 간이나 국가 간에 모성사망률을 서로 비교할 때는 동일한 단위를 사용하고 있는지의 여부에 유의해야 한다.

7) 비례사망률과 비례사망지수

비례사망률(proportionate mortality rate(ratio), PMR)이란 일정기간 특정 질병에 의한 사망수가 같은 기간의 총 사망수에 대해 차지하는 부분을 백분율로 나타낸 것이다. 즉, 식 7.12로 정의한다.

$$\text{비례사망률} = \frac{\text{1년간 특정질병으로 사망한 총수}}{\text{같은 해의 총 사망수}} \times 100(\%) \quad \cdots \text{(식 7.12)}$$

따라서 비례사망률은 사인별 사망분포를 파악할 수 있게 해준다. 일반적으로 후진국일

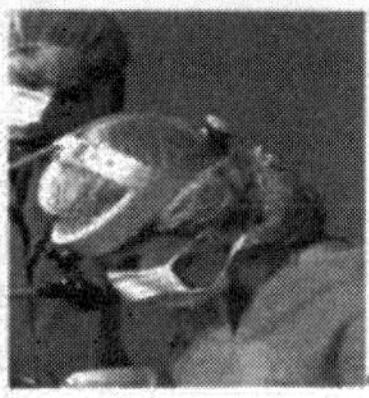

수록 급성 감염이나 결핵 등과 같은 감염성 질환의 비례사망률이 높고, 선진국일수록 퇴행성 질환이나 악성 신생물(암질환)의 비례사망률이 높은 것으로 알려져 있다. 표 7.2는 우리나라의 1987년 주요 사망원인 구성비를 도시한 것인데, '100.0' 으로 표시된 열의 수치들이 바로 비례사망률을 나타내고 있다. 이 표에서 분명한 것처럼, 우리나라도 감염성 질환의 비례사망률은 매우 낮고 순환기계 질환과 악성신생물의 비례사망률이 높은 경향을 보여 준다.

표 7.2 우리나라의 주요 사망원인 구성비 (1987년)

	1987					
	계 Total	100.0	남 Male	100.0	여 Female	100.0
사망자총수	193 954	100.0	114 718	100.0	79 236	100.0
• 감염성및기생충성질환	6 823	3.5	4 635	4.0	2 188	2.8
결핵	5 321	2.7	3 823	3.3	1 498	1.9
• 악성시생물	32 327	16.7	20 802	18.1	11 525	14.5
위암	11 216	5.8	7 130	6.2	4 086	5.2
간암	7 389	3.8	5 638	4.9	1 751	2.2
기관지및폐암	3 578	1.8	2 698	2.4	880	1.1
• 순환기계의질환	58 920	30.4	32 225	28.1	26 695	33.7
고혈압성질환	15 476	8.0	8 812	7.7	6 664	8.4
뇌혈관질환	25 154	13.0	13 273	11.6	11 881	15.0
폐순환질환및기타항의심질환	14 689	7.6	8 065	7.0	6 624	8.4
허혈성심질환	2 104	1.1	1 287	1.1	817	1.0
• 호흡기계의질환	7 833	4.0	4 398	3.8	3 435	4.3
만성기관지염,폐기종및천식	3 103	1.6	1 663	1.4	1 440	1.8
폐염	2 739	1.4	1 509	1.3	1 230	1.6
• 소화기계의질환	16 731	8.6	12 442	10.8	4 289	5.4
만성간질환및간경변	9 988	5.1	8 196	7.1	1 792	2.3
위·십이지장궤양	845	0.4	547	0.5	298	0.4
• 증상·징후및불명확한병태	35 095	18.1	15 319	13.4	19 776	25.0
노쇠	33 389	17.2	14 408	12.6	18 981	24.0
• 손상및중독	25 532	13.2	18 896	16.5	6 638	8.4
교통사고	8 098	4.2	6 163	5.4	1 935	2.4
불의의추락	2 860	1.5	2 238	2.5	622	0.8
자살및자상	3 301	1.7	2 400	2.1	901	1.1
불의의중독	3 113	1.6	1 825	1.6	1 288	1.6
기타	10 693	5.5	6 003	5.2	4 690	5.9

자료원: 경제기획원 「사망원인 통계」, 1987

비례사망률과 용어는 비슷하지만 그 의미가 전혀 다른 보건지표로 비례사망지수(proportional mortality indicator, PMI)가 있다. 이것은 전체 사망자 중 50세 이상의 사망자가 차지하는 점유율을 백분율로 표시한 것으로 식 7.13과 같다.

$$\text{비례사망자수} = \frac{\text{1년간 50세 이상사망자의총수}}{\text{같은 해의총 사망수}} \times 100(\%) \qquad \cdots \text{(식 7.13)}$$

비례사망지수가 높다는 것은 대부분의 사람이 50세 이상을 살고 사망한다는 것을 의미한다. 한마디로 "살만큼 살고" 사망하였다는 것이다. 즉, 비례사망지수는 특정 지역이나 국가의 인구구조를 민감하게 반영하며, 노인 인구가 많을수록 비례사망지수가 높아진다. 따라서 건강수준이 높을수록 비례사망지수는 높아지는 것이다. 또한 비례사망지수는 인구의 이동이나 사망 또는 출생신고의 차이에 따른 영향을 적게 받기 때문에 정확한 사망률 산출이 어려운 지역에서도 이용이 가능한 장점이 있다. 실제로 세계보건기구에서는 평균수명, 보통사망률과 함께 비례사망지수를 지역간 또는 국가간의 건강수준을 비교하는 지표로 사용하도록 권장하고 있다.

2. 상병지표

제1절에서 논의한 사망지표는 인구가 적은 집단에서는 유용성이 떨어지는데, 그것은 상대적으로 사망건수가 적어 의미 있는 비교가 어렵기 때문이다. 또한 사망은 한 인간이나 집단의 극단적 건강상태만을 나타내고 있다는 것이 단점이 될 수 있다. 즉 사망은 누구나 한 번 씩 경험해야 하는 현상임에는 틀림없으나, 사망지표는 사망 전까지의 건강상태(질병의 발생, 지속, 소멸 등)를 반영하지 못한다. 요컨대 의료자원의 배치나 예방, 치료 등의 기본 자료로 상병지표가 필요하다.

문제는 건강사건으로서의 질병을 정의하거나 발생 등을 정확히 파악하는 일이, 사망의 경우만큼 용이하지 않다는 데 있다. 또한 대부분의 국가에서 사망이나 출생의 신고를 의무적으로 규정하고 있는 반면, 질병에 대해서는 일부 선진국을 제외하곤 아직까지 보편화된 신고체계가 마련되어 있지 않다. 더욱이 선진국에서조차도 질병신고는 급성 감염병, 악성신생물 등과 같은 몇 개의 질환에 국한하고 있는 실정이다. 따라서 신뢰도와 타당도가 높은 상병지표의 개발이 이론적으로는 가능할지 몰라도, 현실적으로 이들을 이용하여 건강수준을 평가하는 것은 결코 쉽지 않다.

1) 발생률

질병 발생의 빈도를 계량화하는 가장 간단한 방법은, 일정 기간동안 특정 질병에 걸린(이환된) 새로운 환자수를 분자로 하고, 같은 기간 해당 지역에서 그 질병에 이환될 위험이 있는 사람들의 총수(감수성 인구, population at risk)를 분모로 하여 산출하는 것이다. 이렇게 정의한 질병 발생률을 누적발생률(cumulative incidence, CI)이라고 하며 식 7.14와 같다.

$$\text{누적발생률} = \frac{\text{일정기간내새로운 환자수}}{\text{동일기간감수성인구의총수}} \times 100(\%) \qquad \cdots\cdots \text{(식 7.14)}$$

식 7.14로 주어지는 누적발생률이 일종의 확률이라고 하는 것에 주목하기 바란다. 즉, 특정 질병에 이환되는 것을 사건의 발생이라고 하면, 질병에 이환된 사람은 해당 사건이 일어난 것으로, 이환되지 않은 사람은 사건이 일어나지 않은 것으로 볼 수 있다. 요컨대 누적발생률이란, 대상 집단 내 임의의 구성원이 모두 같은 기간 동안 관찰이 되고 특정 질병이 발생하기 전에 다른 이유로 사망하지 않는다는 전제로부터 구한 일종의 조건부 확률인 것이다. 한편 일정한 기간 동안 감수성 인구의 총 수를 구하는 것이 현실적으로 어렵거나 그들 모두가 동일한 기간 동안 관찰되는 것이 불가능한 상황(예를 들어 전입, 전출 등으로 1년 내내 거주하지 않는 경우가 많다)이 현실이기 때문에 흔히 보통사망률을 구할 때와 같이 연앙인구나 두 시점 이상에서의 평균인구(즉, 관찰기간의 총 합) 등으로 구하는 것이 보통이다. 이렇게 산출한 발생률을 평균발생률(incidence density, ID)이라고 한다.

누적발생률은 임의의 대상집단에서 특정 질병에 이환된 사람들의 분율(proportion)을 나타낼 수는 있지만, 이들이 얼마나 빠른 속도로 질병에 이환되는지에 대해서는 아무런 정보도 제공하지 못한다. 예를 들어 감수성 인구가 10,000명으로 구성된 집단에 대해 *A*, *B* 두 질병의 5년간 누적발생률을 구하였더니 10%였다고 하자. 그러면 5년간 *A*, *B* 두 질병에 이환된 사람들의 총 수는 각각 1,000명이 될 것이다. 나아가 5년간 새로운 구성원의 유입이나 기존 구성원의 유출이 없었다고 가정하자. 그런데 질병 *A*는 관찰을 시작한 시점으로부터 만 1년이 되는 때 모든 환자가 발생하였고, 질병 *B*의 경우에는 만 5년이 되는 때에 모든 환자가 발생하였다고 한다면, 비록 두 질병의 누적발생률이 동일하더라도 질병 *A*가 *B*에 비해 훨씬 빠른 속도로 발생한 셈이다. 요컨대 누적발생률에는 속도에 대한 개념이 들어 있지 않은 것이다. 누적발생률의 이러한 단점을 보완한 것이 바로 평균발생률이라는 지표이다. 평균발생률의 분자는 누적발생률과 같으나, 분모는 단순히 감수성 인구의 총 수가 아닌 감수성 인구 각각에 대한 '관찰기간(person-time)'의 총 합이다. 여기에서 관찰기간이란 특정 질병의 발생 전까지 감수성 인구 각자를 관찰한 기간을 말한다. 예를 들어 어떤 질병에 이환되기까지 100명을 1년간 관찰했다면, 관찰기간의 총 합은 100명×1년=100인년이 된다. 따라서 일정 기간 동안 질병에 이환되지 않은 감수성 인구에 대해서는 해당 일정 기간 전체가 관찰기간이 될 것이다. 요컨대 평균발생률은 식 7.15로 정의된다.

$$\text{평균발생률} = \frac{\text{일정기간내의신환 수}}{\text{감수성인구 각각에 대한관찰기간의총 합}} \quad \cdots \text{(식 7.15)}$$

이제 질병 *A*, *B*에 대한 평균발생률을 구해 보자. 질병에 걸린 1,000명을 제외한 9,000명은 임의로 정한 5년간의 관찰기간 동안 질병에 이환되지 않았으므로, 이들에 대한 관찰기간은 5년, 관찰기간의 총합은 9,000명×5년=45,000인년이다. 질병 *A*에 이환된 환자의 경우 이환되기까지 1년을 관찰했으므로 이들에 대한 관찰기간의 총합은 1,000명 1년

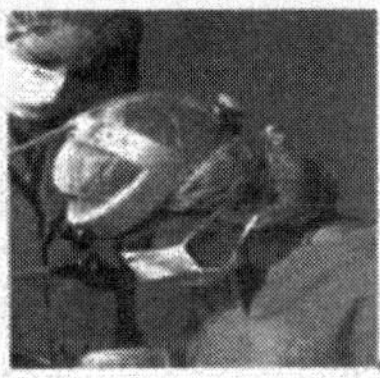

=1,000명년이다. 그러나 질병 B에 이환된 환자들은 관찰이 종료되는 시점까지 만 5년을 모두 관찰한 셈이므로 이들에 대한 관찰기간의 총합은 1,000명×5년=5,000인년이다. 결국 10,000명의 감수성 인구 각각에 대한 관찰기간의 총합은 질병 A의 경우에 45,000+1,000=46,000인년, 질병 B의 경우 45,000+5,000=50,000인년이 된다. 따라서 평균발생률은 식 7.15에 의해 A의 평균발생률은 $\frac{1,000명}{46,000인년}$=0.022/년, B의 평균발생률은 $\frac{1,000명}{50,000인년}$=0.020/년이 되어, 질병 A가 질병 B보다 빠른 속도로 발생한다고 하는 우리의 직관적 이해를 뒷받침하고 있다. 이것은 단위가 없는 누적발생률과 달리 평균발생률이 '(/시간)' 즉, 시간의 역수라는 단위를 갖기 때문이다. 요컨대 특정 질병이 발생하기까지 평균적으로 소요된 시간(waiting time)의 역수가 평균발생률이 되며, 이는 곧 속도의 개념인 것이다.

2) 발병률

대개의 질병에 대해 누적발생률을 구할 때 감수성 인구는 일정 기간 동안 해당 지역의 '전체' 평균인구가 되는 게 보통이다. 그러나 감염병이나 식중독과 같이 비교적 인과관계가 분명한 질병의 경우에는 해당 지역인구 전체를 감수성 인구로 하는 것보다, 그 질병의 원인요인에 접촉 또는 노출된 사람만을 감수성 인구로 보는 것이 합리적이다. 예를 들어 상가에서 발생한 식중독의 원인이 삶은 돼지고기로 밝혀졌다면, 삶은 돼지고기를 먹은 사람들만을 분모로 하여 누적발생률을 구하는 것이다. 이렇게 구한 누적발생률을 발병률(attack rate)이라고 하며 식 7.16과 같다.

$$발병률 = \frac{질병발병자의수}{원인요인에접촉 또는폭로된인구} \times 100(\%) \qquad \cdots\cdots (식\ 7.16)$$

질병의 급성 유행(epidemic)에서 의심되는 원인요인들의 발병률을 구하고 이들을 비교하면 급성 유행의 원인에 대한 의미 있는 정보를 파악할 수 있다.

한편 가족이나 학급 또는 수용소와 같이 비교적 밀집된 환경 내에서 첫 환자가 발생한 다음, 이 환자와 접촉하고 감수성이 있는 사람들을 중심으로 발병자의 백분율을 구할 수도 있다. 이렇게 구한 백분율을 이차발병률(secondary attack rate)이라고 하며 식 7.17과 같다.

$$이차발병률 = \frac{질병발병자의수}{환자와\ 접촉한,\ 감수성있는\ 사람들의수} \times 100(\%) \qquad (식\ 7.17)$$

예를 들어 홍역에 걸린 소아와 접촉한 학급 내의 아동이 모두 60명으로, 이 중 4명은 과거에 홍역을 앓아 영구면역을 획득한 상태였으며, 1달 동안 15명의 새로운 홍역환자가 동일 학급 내에 발생하였다고 하면, 이차발병률은 15/(60−4) = 26.8%이다.

3) 유병률

누적 및 평균 발생률, 발병률 등은 모두 질병의 발생, 즉 신환(new cases)에 초점을 맞춘 상병지표들이다. 질병의 발생을 명확히 정의할 수 있고 질병 발생으로부터 증상이 나타나기까지의 기간(잠복기, latent period)이 짧다면 발병 환자의 발견이 용이할 것이다. 그러나 이러한 조건이 만족되지 않고, 특히 발병 시기를 정확하게 정하는 것이 어렵다면 질병발생을 위주로 한 상병지표를 건강지표로 이용하는 데 많은 어려움이 따르게 된다. 또한 새로운 병원을 지어야 한다든가 부족한 재정을 여러 곳에 고루 배분할 필요가 있는 정책입안자들에게는 현재 질병을 앓고 있는지 여부, 즉 유병상태가 질병의 발생 여부보다 중요한 의미를 갖는다. 유병률(prevalence rate)은 이러한 목적에 적합한 상병지표로서, 전체인구에 대하여 특정 질병을 앓고 있는 사람들이 차지하는 분율로 정의한다.

유병률은 이를 측정하는 시간의 형태에 따라 시점유병률(point prevalence rate)과 기간유병률(period prevalence rate)의 둘로 나뉜다. 전자는 임의의 한 시점에서 특정 질병을 지니고 있는 사람들이 분자이며, 후자는 일정 기간 동안 특정 질병이 있던 사람이 분자로서 각각 식 7.18, 7.19와 같다.

$$\text{시점유병률} = \frac{\text{일정시점에서 특정질병을 지니고 있는 사람의 수}}{\text{동일시점에서의 전체 인구}} \times 100{,}000 \qquad \text{(식 7.18)}$$

$$\text{기간유병률} = \frac{\text{일정기간 동안 특정질병이 있었던 사람의 수}}{\text{동일기간에서의 전체 인구}} \times 100{,}000 \qquad \cdots\cdots \text{(식 7.19)}$$

여기에서 100,000을 곱하는 것은 절대적인 것이 아니며, 10의 지수 중에서 적절히 선택하면 된다. 표 7.3은 1970년부터 5년 간격으로 측정한, 연령별 엑스선상 활동성 폐결핵의 시점유병률을 백분율로 표시한 것이다.

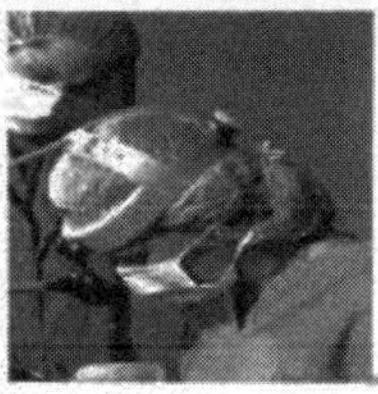

표 7.3 연령별 X선상 활동성 폐결핵 유병률(단위:%)

	1970	1975	1980	1985
X선상 활동성 계결핵 유병률 Prevalence Rate of Radiologically Significant Pulmonary T.B.	4.2	3.3	2.5	2.2
0~9	2.8	2.1	0.7	0.8
10~14	1.9	1.4	0.5	0.4
15~19	2.5	1.8	1.5	0.1
20~24	3.8	2.7	2.1	1.7
25~29	2.5	2.9	2.2	2.5
30~34	4.2	3.0	2.2	1.7
35~39	5.4	3.0	2.8	2.1
40~44	6.8	4.3	3.1	2.8
45~49	6.3	5.7	4.7	3.1
50~54	5.8	6.0	4.3	3.7
55~59	8.8	7.0	5.8	4.3
60~64	8.3	7.8	7.7	5.8
65+	14.1	9.8	8.3	7.6

4) 이환율

이환율(罹患率, morbidity rate)이란 일정 기간 관찰한 환자수의 전체 인구에 대한 백분율을 말한다. 따라서 전술한 누적발생률과 유병률은 모두 이환율의 일종이다. 그러나 전문적인 검사나 의사의 진단으로 확인하여 지역 질병 상태를 파악하는 것은 현실적으로 매우 어려운 일이다. 그리하여 통상 말하는 이환율은 조사대상자 스스로 보고한 질병 이환 여부나 겉으로 명백히 드러나는 질병 상태(예를 들어 외상)를 이용하여 간략하게 구한 상병지표이다. 즉, 식 7.20과 같다.

$$\text{이환율} = \frac{\text{일정기간동안의환자수}}{\text{동일기간의 전체 인구}} \times 100 \qquad \cdots\cdots\cdots\cdots\cdots \text{(식 7.20)}$$

표 7.4는 1980년, 1983년, 1986년 3회에 걸쳐 각각 2주 동안 전국의 이환율을 시부와 군부, 남녀로 구분하여 나타낸 것이다.

표 7.4 전국의 이환율(2주간, 출처 : 경제기획원, 사회통계조사, 1987)

	이 환 율 (%) Morbidity Rate		
	1980	1983	1986
전 국, Whole Country	9.2	7.6	12.5
남, Male	8.3	7.1	11.5
여, Female	10.0	8.1	13.4
시 부, Urban Area	9.7	9.3	14.1
남, Male	9.8	8.5	12.8
여, Female	9.7	10.0	15.3
군 부, Rural Area	7.4	4.9	9.5
남, Male	6.7	4.8	9.1
여, Female	8.1	5.0	9.9

5) 치명률

치명률(case fatality rate)이란 특정 질병의 경중도(severity)와 치료효과, 의료의 발전 정도를 알 수 있게 해 주는 상병지표이다. 일정 기간 동안 특정 질병에 이환된 사람 중, 이후 그 질병에 의해 사망한 사람이 얼마나 되는지를 백분율로 표시한 것이다. 그러나 질병에 이환된 사람을 추적조사하여 그 생존 여부를 확인하는 것이 현실적으로 어렵기 때문에 치명률은 보통 식 7.21과 같이 정의한다.

$$\text{치명률} = \frac{\text{일정기간동안특정질병으로 사망한환자수}}{\text{동일기간동안동일질병이 발생한환자수}} \times 100(\%) \qquad \cdots\cdots \text{(식 7.21)}$$

3. 의료이용도지표

지역사회에서의 보건활동에는 질병에 대한 진단, 치료 외에도 각종 예방보건서비스가 포함된다. 그러나 현실적으로는 예방보다 치료에 중점이 주어지게 마련이다. 따라서 이 책에서는 치료, 그 중에서도 병의원을 중심으로 제공되는 의료서비스의 이용 정도를 나타내는 지표들에 관해 주로 소개할 것이다. 아래에 각종 의료이용도지표들을 제시하였다.

$$\text{병상이용율}(\%) = \frac{\text{총 재원일수}}{\text{연가동 병상수}} \times 100 \text{ 또는 } \frac{\text{일평균 재원 환자수}}{\text{평균 가동 병상수}} \times 100 \qquad \text{(식 7.22)}$$

$$\text{병상회전율(회)} = \frac{\text{입원 (퇴원) 환자 실인원}}{\text{평균 가동 병상수}} \times 100 \qquad \text{(식 7.23)}$$

$$\text{병상회전기간(일)} = \frac{\text{평균 가동 병상수}}{\text{입원 (퇴원) 환자 실인원}} \times 365\text{일} \qquad \text{(식 7.24)}$$

$$\text{병상회전간격(일)} = \frac{\text{연가동 병상수} - \text{입원 (퇴원) 환자 연인원}}{\text{입원 (퇴원) 환자 실인원}} \times 365\text{일} \qquad \text{(식 7.25)}$$

$$\text{평균재원일수(일)} = \frac{\text{총 재원일수}}{\text{입원 (퇴원) 환자 실인원}} = \frac{\text{총 재원일수}}{(\text{입원 실인원} + \text{퇴원 실인원})/2} \qquad \text{(식 7.26)}$$

$$\text{1일 평균 외래 환자수} = \frac{\text{총 외래 환자수}}{\text{외래 진료일수}} \qquad \text{(식 7.27)}$$

부록

부록 A. 복원추출과 비복원추출 표본통계량의 차이점

부록 B. 난수표

부록 C. 누적이항분포표

부록 D. 표준정규분포표

부록 E. χ^2 분포표

부록 F. t 분포표

부록 G. α=0.05 및 α=0.01에 해당하는 F 분포표

부록 H. 자유도 및 유의수준에 따른 상관계수(r) 분포표

부록 A. 복원추출과 비복원추출 표본통계량의 차이점

예제

6개의 추출 단위를 가진 모집단에서 2개 단위로 구성되는 표본을 추출하기로 한다. 추출단위의 값을 각각 $X_1 = 11$, $X_2 = 16$, $X_3 = 12$, $X_4 = 15$, $X_5 = 16$, $X_6 = 14$라고 하자. 복원추출 및 비복원추출로 만들어지는 표본들의 평균과 분산을 구해본다.

$$\text{모집단의평균}\ (\mu) = \frac{11+16+12+15+16+14}{6} = \frac{84}{6} = 14$$

$$\text{모집단의분산}(\sigma^2) = \frac{11^2+16^2+12^2+15^2+16^2+14^2-(84)^2/6}{6} = \frac{11}{3}$$

1) 복원추출 표본들의 평균($\bar{X}$)과 표본분산(s^2)은 다음과 같다.

두 번째 추출	첫 번째 추출					
	X_1	X_2	X_3	X_4	X_5	X_6
X_1	$\bar{X}$=11/s^2=0	13.5/12.5	11.5/0.5	13/8	13.5/12.5	12.5/4.5
X_2	13.5/12.5	16/0	14/8	15.5/0.5	16/0	15/2
X_3	11.5/0.5	14/8	12/0	13.5/4.5	14/8	13/2
X_4	13/8	15.5/0.5	13.5/4.5	15/0	15.5/0.5	14.5/0.5
X_5	13.5/12.5	16/0	14/8	15.5/0.5	16/0	15/2
X_6	12.5/4.5	15/2	13/2	14.5/0.5	15/2	14/0

표본의 수: ${}_6\Pi_2$=36

표본들의 평균: 504/36 = 14

표본들의 분산: 66/36 = 11/6

표본들의 평균: 132/32 = 11/3

➡ 표본평균들의 평균은 모집단의 평균(μ)과 같고 표본분산들의 평균은 모집단의 분산(σ^2)과 같다.

2) 비복원추출 표본들의 평균($\bar{X}$)과 표본분산(s^2)은 아래와 같다.

두 번째 추출	첫 번째 추출					
	X_1	X_2	X_3	X_4	X_5	X_6
X_1	·	13.5/12.5	11.5/0.5	13/8	13.5/12.5	12.5/4.5
X_2	13.5/12.5	·	14/8	15.5/0.5	16/0	15/2
X_3	11.5/0.5	14/8	·	13.5/4.5	14/8	13/2
X_4	13/8	15.5/0.5	13.5/4.5	·	15.5/0.5	14.5/0.5
X_5	13.5/12.5	16/0	14/8	15.5/0.5	·	15/2
X_6	12.5/4.5	15/2	13/2	14.5/0.5	15/2	·

표본의 수: ${}_6C_2$=30

표본들의 평균 = 420/30 = 14

표본들의 분산 = 44/30 = 8.8/6

표본들의 평균 = 132/30 = 22/5

➡ 표본평균들의 평균은 복원추출에서와 같이 μ와 같다. 표본평균들의 분산{$Var(\bar{X})$}은 복원추출에서 보다 적은 값이다. 표본분산들의 평균은 복원추출에서 보다 큰 값이다.

비복원 추출 표본의 통계량을 일반화하면(N: 모집단수, n: 표본수)

$$Var(\bar{X}) = \frac{\sigma^2}{N}\left(\frac{N-n}{N-1}\right)$$

s^2의 평균=$\frac{N}{N-1}\sigma^2$이다.

여기서 N이 충분히 크면 복원추출 표본의 통계량과 같아지나 $Var(\bar{X})$는 언제나 σ^2/N보다 적은 값이 나온다.

$Var(\bar{X})$이 적은 값이 나온다는 뜻은 $\bar{X}$로서 μ를 보다 더 정밀하게 추정하게 됨을 의미하므로 μ를 추정하는 경우 비복원추출 표본이 더 바람직하다고 할 수 있다.

부록 B. 난수표

00000	10097	32533	76520	13586	34673	54876	80959	09117	39292	74945
00001	37542	04805	64894	74296	24805	24037	20636	10402	00822	91665
00002	08422	68953	19645	09303	23209	02560	15953	34764	35080	33606
00003	99019	02529	09376	70715	38311	31165	88676	74397	04436	27659
00004	12807	99970	80157	36147	64032	36653	98951	16877	12171	76833
00005	66065	74717	34072	76850	36697	36170	65813	39885	11199	29170
00006	31060	10805	45571	82406	35303	42614	86799	07439	23403	09732
00007	85269	77602	02051	65692	68665	74818	73053	85247	18623	88579
00008	63573	32135	05325	47048	90553	57548	28468	28709	83491	25624
00009	73796	45753	03529	64778	35808	34282	60935	20344	35273	88435
00010	98520	17767	14905	68607	22109	40558	60970	93433	50500	73998
00011	11805	05431	39808	27732	50725	68248	29405	24201	52775	67851
00012	83452	99634	06288	98083	13746	70078	18475	40610	68711	77817
00013	88685	40200	86507	58401	36766	67951	90364	76493	29609	11062
00014	99594	67348	87517	64969	91826	08928	93785	61368	23478	34113
00015	65481	17674	17468	50950	58047	76974	73039	57186	40218	16544
00016	80124	35635	17727	08015	45318	22374	21115	78253	14385	53763
00017	74350	99817	77402	77214	43236	00210	45521	64237	96286	02655
00018	69916	26803	66252	29148	36936	87203	76621	13990	94400	56418
00019	09893	20505	14225	68514	46421	56788	96297	78822	54382	14598
00020	91499	14523	68479	27686	46162	83554	94750	89923	37089	20048
00021	80336	94598	26940	36858	70297	34135	53140	33340	42050	82341
00022	44104	81949	85157	47954	32979	26575	57600	40881	22222	06413
00023	12550	73742	11100	02040	12860	74697	96644	89439	28707	25815
00024	63606	49329	16505	34484	40219	52563	43651	77082	07207	31790
00025	61196	90446	26457	47774	51924	33729	65394	59593	42582	60527
00026	15474	45266	95270	79953	59367	83848	82396	10118	33211	59466
00027	94557	28573	67897	54387	54622	44431	91190	42592	92927	45973
00028	42481	16213	97344	08721	16868	48767	03071	12059	25701	46670
00029	23523	78317	73208	89837	68935	91416	26252	29663	05522	82562
00030	04493	52494	75246	33824	45862	51025	61962	79335	65337	12472
00031	00549	97654	64051	88159	96119	63896	54692	82391	23287	29529
00032	35963	15307	26898	09354	33351	35462	77974	50024	90103	39333
00033	59808	08391	45427	26842	83609	49700	13021	24892	78565	20106
00034	46058	85236	01390	92286	77281	44077	93910	83647	70617	42941
00035	32179	00597	87379	25241	05567	07007	86743	17157	85394	11838
00036	69234	61406	20117	45204	15956	60000	18743	92423	97118	96338
00037	19565	41430	01758	75379	40419	21585	66674	36806	84962	85207
00038	45155	14938	19476	07246	43667	94543	59047	90033	20826	69541
00039	94864	31994	36168	10851	34888	81553	01540	35456	05014	51176
00040	98086	24826	45240	28404	44999	08896	39094	73407	35441	31880
00041	33185	16232	41941	50949	89435	48581	88695	41994	37548	73043
00042	80951	00406	96382	70774	20151	23387	25016	25298	94624	1171
00043	79752	49140	71961	28296	69861	02591	74852	20539	0387	59579
00044	18633	32537	98145	06571	31010	24674	05455	61427	77938	91936
00045	74029	43902	77557	32270	97790	17119	52527	58021	80814	51748
00046	54178	45611	80993	37143	05335	12969	56127	19255	36040	90324
00047	11664	49883	52079	84827	59381	71539	09973	33440	88461	23356
00048	48324	77928	31249	64710	02295	36870	32307	57546	15020	09994
00049	69074	94138	87637	91976	35584	04401	10518	21615	01848	76938
00050	09188	20097	32852	39527	04220	86304	83389	87374	64278	58044
00051	90045	85497	51981	50654	94938	81997	91870	76150	68476	64659
00052	73189	50207	47677	26269	62290	64464	27124	67018	41361	82760
00053	75768	76490	20971	87749	90429	12272	95375	05871	93823	43178
00054	54016	44056	66281	31003	00682	27398	20714	53295	07706	17813

부록 C. 누적이항분포표

$$P'\{X \leqq C\} = \sum_{x=0}^{c} {}_nC_x p^x (1-p)^n$$

		P										
	c	.05	.10	.20	.30	.40	.50	.60	.70	.80	.90	.95
n = 1	0	.950	.900	.800	.700	.600	.500	.400	.300	.200	.100	.050
	1	1.000	1.000	1.000	1.000	1.000	1.000	1.000	1.000	1.000	1.000	1.000
n = 2	0	.902	.810	.640	.490	.360	.250	.160	.090	.040	.010	.002
	1	.997	.990	.960	.910	.840	.750	.640	.510	.360	.190	.097
	2	1.000	1.000	1.000	1.000	1.000	1.000	1.000	1.000	1.000	1.000	1.000
n = 3	0	.857	.729	.512	.343	.216	.125	.064	.027	.008	.001	.000
	1	.993	.972	.896	.784	.648	.500	.352	.216	.104	.028	.007
	2	1.000	.999	.992	.973	.936	.875	.784	.657	.488	.271	.143
	3	1.000	1.000	1.000	1.000	1.000	1.000	1.000	1.000	1.000	1.000	1.000
n = 4	0	.815	.656	.410	.240	.130	.063	.026	.008	.002	.000	.000
	1	.986	.948	.819	.652	.475	.313	.179	.084	.027	.004	.000
	2	1.000	.996	.973	.916	.821	.688	.525	.348	.181	.052	.014
	3	1.000	1.000	.998	.992	.974	.938	.870	.760	.590	.344	.185
	4	1.000	1.000	1.000	1.000	1.000	1.000	1.000	1.000	1.000	1.000	1.000
n = 5	0	.774	.590	.328	.168	.078	.031	.010	.002	.000	.000	.000
	1	.977	.919	.737	.528	.337	.188	.087	.031	.007	.000	.000
	2	.999	.991	.942	.837	.683	.500	.317	.163	.058	.009	.001
	3	1.000	1.000	.993	.969	.913	.813	.663	.472	.263	.081	.023
	4	1.000	1.000	1.000	.998	.990	.969	.922	.832	.672	.410	.226
	5	1.000	1.000	1.000	1.000	1.000	1.000	1.000	1.000	1.000	1.000	1.000
n = 6	0	.735	.531	.262	.118	.047	.016	.004	.001	.000	.000	.000
	1	.967	.886	.655	.420	.233	.109	.041	.011	.002	.000	.000
	2	.998	.984	.901	.744	.544	.344	.179	.070	.017	.001	.000
	3	1.000	.999	.983	.930	.821	.656	.456	.256	.099	.016	.002
	4	1.000	1.000	.998	.989	.959	.891	.767	.580	.345	.114	.033
	5	1.000	1.000	1.000	.999	.996	.984	.953	.882	.738	.469	.265
	6	1.000	1.000	1.000	1.000	1.000	1.000	1.000	1.000	1.000	1.000	1.000
n = 7	0	.698	.478	.210	.082	.028	.008	.002	.000	.000	.000	.000
	1	.956	.850	.577	.329	.159	.063	.019	.004	.000	.000	.000
	2	.996	.974	.852	.647	.420	.227	.096	.029	.005	.000	.000
	3	1.000	.997	.967	.874	.710	.500	.290	.126	.033	.003	.000
	4	1.000	1.000	.995	.971	.904	.773	.580	.353	.148	.026	.004
	5	1.000	1.000	1.000	.996	.981	.938	.841	.671	.423	.150	.044

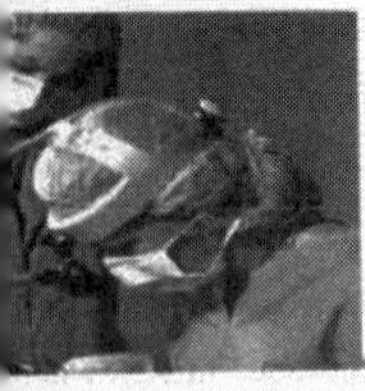

		P										
		.05	.10	.20	.30	.40	.50	.60	.70	.80	.90	.95
	c											
	6	1.000	1.000	1.000	1.000	.998	.992	.972	.918	.790	.522	.302
	7	1.000	1.000	1.000	1.000	1.000	1.000	1.000	1.000	1.000	1.000	1.000
$n=8$	0	.663	.430	.168	.058	.017	.004	.001	.000	.000	.000	.000
	1	.943	.813	.503	.255	.106	.035	.009	.001	.000	.000	.000
	2	.994	.962	.797	.552	.315	.145	.050	.011	.001	.000	.000
	3	1.000	.995	.944	.806	.594	.363	.174	.058	.010	.000	.000
	4	1.000	1.000	.990	.942	.826	.637	.406	.194	.056	.005	.000
	5	1.000	1.000	.999	.989	.950	.855	.685	.448	.203	.038	.006
	6	1.000	1.000	1.000	.999	.991	.965	.894	.745	.497	.187	.057
	7	1.000	1.000	1.000	1.000	.999	.996	.983	.942	.832	.570	.337
	8	1.000	1.000	1.000	1.000	1.000	1.000	1.000	1.000	1.000	1.000	1.000
$n=9$	0	.630	.387	.134	.040	.010	.002	.000	.000	.000	.000	.000
	1	.929	.775	.436	.196	.071	.020	.004	.000	.000	.000	.000
	2	.992	.947	.738	.463	.232	.090	.025	.004	.000	.000	.000
	3	.999	.992	.914	.730	.483	.254	.099	.025	.003	.000	.000
	4	1.000	.999	.980	.901	.733	.500	.267	.099	.020	.001	.000
	5	1.000	1.000	.997	.975	.901	.746	.517	.270	.086	.008	.001
	6	1.000	1.000	1.000	.996	.975	.910	.768	.537	.262	.053	.008
	7	1.000	1.000	1.000	1.000	.996	.980	.929	.804	.564	.225	.071
	8	1.000	1.000	1.000	1.000	1.000	.998	.990	.960	.866	.613	.370
	9	1.000	1.000	1.000	1.000	1.000	1.000	1.000	1.000	1.000	1.000	1.000
$n=10$	0	.599	.349	.107	.028	.006	.001	.000	.000	.000	.000	.000
	1	.914	.736	.376	.149	.046	.011	.002	.000	.000	.000	.000
	2	.988	.930	.678	.383	.167	.055	.012	.002	.000	.000	.000
	3	.999	.987	.879	.650	.382	.172	.055	.011	.001	.000	.000
	4	1.000	.998	.967	.850	.633	.377	.166	.047	.006	.000	.000
	5	1.000	1.000	.994	.953	.834	.623	.367	.150	.033	.002	.000
	6	1.000	1.000	.999	.989	.945	.828	.618	.350	.121	.013	.001
	7	1.000	1.000	1.000	.998	.988	.945	.833	.617	.322	.070	.012
	8	1.000	1.000	1.000	1.000	.988	.989	.954	.851	.624	.264	.086
	9	1.000	1.000	1.000	1.000	1.000	.999	.994	.972	.893	.651	.401
	10	1.000	1.000	1.000	1.000	1.000	1.000	1.000	1.000	1.000	1.000	1.000
$n=11$	0	.569	.314	.086	.020	.004	.000	.000	.000	.000	.000	.000
	1	.898	.697	.322	.113	.030	.006	.001	.000	.000	.000	.000
	2	.985	.910	.617	.313	.119	.033	.006	.001	.000	.000	.000
	3	.998	.981	.839	.570	.296	.113	.029	.004	.000	.000	.000
	4	1.000	.997	.950	.790	.533	.274	.099	.022	.002	.000	.000
	5	1.000	1.000	.988	.922	.753	.500	.247	.078	.012	.000	.000
	6	1.000	1.000	.998	.978	.901	.726	.467	.210	.050	.003	.000
	7	1.000	1.000	1.000	.996	.971	.887	.704	.430	.161	.019	.002
	8	1.000	1.000	1.000	.999	.994	.967	.881	.687	.383	.090	.015
	9	1.000	1.000	1.000	1.000	.999	.994	.970	.887	.678	.303	.102
	10	1.000	1.000	1.000	1.000	1.000	1.000	.996	.980	.914	.686	.431

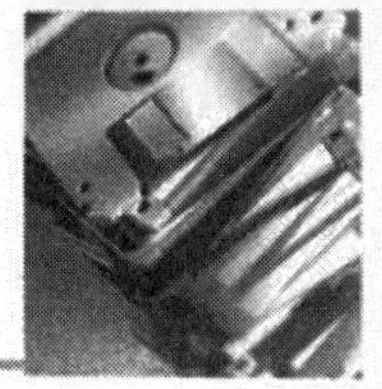

		P										
		.05	.10	.20	.30	.40	.50	.60	.70	.80	.90	.95
	c											
	11	1.000	1.000	1.000	1.000	1.000	1.000	1.000	1.000	1.000	1.000	1.000
n= 12	0	.540	.282	.069	.014	.002	.000	.000	.000	.000	.000	.000
	1	.882	.659	.275	.085	.020	.003	.000	.000	.000	.000	.000
	2	.980	.889	.558	.253	.083	.019	.003	.000	.000	.000	.000
	3	.998	.974	.795	.493	.225	.073	.015	.002	.000	.000	.000
	4	1.000	.996	.927	.724	.438	.194	.057	.009	.001	.000	.000
	5	1.000	.999	.981	.882	.665	.387	.158	.039	.004	.000	.000
	6	1.000	1.000	.996	.961	.842	.613	.335	.118	.019	.001	.000
	7	1.000	1.000	.999	.991	.943	.806	.562	.276	.073	.004	.000
	8	1.000	1.000	1.000	.998	.985	.927	.775	.507	.205	.026	.002
	9	1.000	1.000	1.000	1.000	.997	.981	.917	.747	.442	.111	.020
	10	1.000	1.000	1.000	1.000	1.000	.997	.980	.915	.725	.341	.118
	11	1.000	1.000	1.000	1.000	1.000	1.000	.998	.986	.931	.718	.460
	12	1.000	1.000	1.000	1.000	1.000	1.000	1.000	1.000	1.000	1.000	1.000
n = 13	0	.513	.254	.055	.010	.001	.000	.000	.000	.000	.000	.000
	1	.865	.621	.234	.064	.013	.002	.000	.000	.000	.000	.000
	2	.975	.866	.502	.202	.058	.011	.001	.000	.000	.000	.000
	3	.997	.966	.747	.421	.169	.046	.008	.001	.000	.000	.000
	4	1.000	.994	.901	.654	.353	.133	.032	.004	.000	.000	.000
	5	1.000	.999	.970	.835	.574	.291	.098	.018	.001	.000	.000
	6	1.000	1.000	.993	.938	.771	.500	.229	.062	.007	.000	.000
	7	1.000	1.000	.999	.982	.902	.709	.426	.165	.030	.001	.000
	8	1.000	1.000	1.000	.996	.968	.867	.647	.346	.099	.006	.000
	9	1.000	1.000	1.000	.999	.992	.954	.831	.579	.253	.034	.003
	10	1.000	1.000	1.000	1.000	.999	.989	.942	.798	.498	.134	.025
	11	1.000	1.000	1.000	1.000	1.000	.998	.987	.936	.766	.379	.135
	12	1.000	1.000	1.000	1.000	1.000	1.000	.999	.990	.945	.746	.487
	13	1.000	1.000	1.000	1.000	1.000	1.000	1.000	1.000	1.000	1.000	1.000
n = 14	0	.488	.229	.044	.007	.001	.000	.000	.000	.000	.000	.000
	1	.847	.585	.198	.047	.008	.001	.000	.000	.000	.000	.000
	2	.970	.842	.448	.161	.040	.006	.001	.000	.000	.000	.000
	3	.966	.956	.698	.355	.124	.029	.004	.000	.000	.000	.000
	4	1.000	.991	.870	.584	.279	.090	.018	.002	.000	.000	.000
	5	1.000	.999	.956	.781	.486	.212	.058	.008	.000	.000	.000
	6	1.000	1.000	.988	.907	.692	.395	.150	.031	.002	.000	.000
	7	1.000	1.000	.998	.969	.850	.605	.308	.093	.012	.000	.000
	8	1.000	1.000	1.000	.992	.942	.788	.514	.219	.044	.001	.000
	9	1.000	1.000	1.000	.998	.982	.910	.721	.416	.130	.009	.000
	10	1.000	1.000	1.000	1.000	.996	.971	.876	.645	.302	.044	.004
	11	1.000	1.000	1.000	1.000	.999	.994	.960	.839	.552	.158	.030
	12	1.000	1.000	1.000	1.000	1.000	.999	.992	.953	.802	.415	.153
	13	1.000	1.000	1.000	1.000	1.000	1.000	.999	.993	.956	.771	.512
	14	1.000	1.000	1.000	1.000	1.000	1.000	1.000	1.000	1.000	1.000	1.000
n = 15	0	.463	.206	.035	.005	.000	.000	.000	.000	.000	.000	.000

		P										
		.05	.10	.20	.30	.40	.50	.60	.70	.80	.90	.95
	c											
	1	.829	.549	.167	.035	.005	.000	.000	.000	.000	.000	.000
	2	.964	.816	.398	.127	.027	.004	.000	.000	.000	.000	.000
	3	.995	.944	.648	.297	.091	.018	.002	.000	.000	.000	.000
	4	.999	.987	.836	.515	.217	.059	.009	.001	.000	.000	.000
	5	1.000	.998	.939	.722	.403	.151	.034	.004	.000	.000	.000
	6	1.000	1.000	.982	.869	.610	.304	.095	.015	.001	.000	.000
	7	1.000	1.000	.996	.950	.787	.500	.213	.050	.004	.000	.000
	8	1.000	1.000	.999	.985	.905	.696	.390	.131	.018	.000	.000
	9	1.000	1.000	1.000	.996	.966	.849	.597	.278	.061	.002	.000
	10	1.000	1.000	1.000	.999	.991	.941	.783	.485	.164	.013	.001
	11	1.000	1.000	1.000	1.000	.998	.982	.909	.703	.352	.056	.005
	12	1.000	1.000	1.000	1.000	1.000	.996	.973	.873	.602	.184	.036
	11	1.000	1.000	1.000	1.000	1.000	1.000	.995	.965	.833	.451	.171
	14	1.000	1.000	1.000	1.000	1.000	1.000	1.000	.995	.965	.794	.537
	15	1.000	1.000	1.000	1.000	1.000	1.000	1.000	1.000	1.000	1.000	1.000
$n=16$	0	.440	.185	.028	.003	.000	.000	.000	.000	.000	.000	.000
	1	.811	.515	.141	.026	.003	.000	.000	.000	.000	.000	.000
	2	.957	.789	.352	.099	.018	.002	.000	.000	.000	.000	.000
	3	.993	.932	.598	.246	.065	.011	.001	.000	.000	.000	.000
	4	.999	.983	.798	.450	.167	.038	.005	.000	.000	.000	.000
	5	1.000	.997	.918	.660	.329	.105	.019	.002	.000	.000	.000
	6	1.000	.999	.973	.825	.527	.227	.058	.007	.000	.000	.000
	7	1.000	1.000	.993	.926	.716	.402	.142	.026	.001	.000	.000
	8	1.000	1.000	.999	.974	.858	.598	.284	.074	.007	.000	.000
	9	1.000	1.000	1.000	.993	.942	.773	.473	.175	.027	.001	.000
	10	1.000	1.000	1.000	.998	.981	.895	.671	.340	.082	.003	.000
	11	1.000	1.000	1.000	1.000	.995	.962	.833	.550	.202	.017	.001
	12	1.000	1.000	1.000	1.000	.999	.989	.935	.754	.402	.068	.007
	13	1.000	1.000	1.000	1.000	1.000	.998	.982	.901	.648	.211	.043
	14	1.000	1.000	1.000	1.000	1.000	1.000	.997	.974	.859	.485	.189
	15	1.000	1.000	1.000	1.000	1.000	1.000	1.000	.997	.972	.815	.560
	16	1.000	1.000	1.000	1.000	1.000	1.000	1.000	1.000	1.000	1.000	1.000
$n=17$	0	.418	.167	.023	.002	.000	.000	.000	.000	.000	.000	.000
	1	.792	.482	.118	.019	.002	.000	.000	.000	.000	.000	.000
	2	.950	.762	.310	.077	.012	.001	.000	.000	.000	.000	.000
	3	.991	.917	.549	.202	.046	.006	.000	.000	.000	.000	.000
	4	.999	.978	.758	.389	.126	.025	.003	.000	.000	.000	.000
	5	1.000	.995	.894	.597	.264	.072	.011	.001	.000	.000	.000
	6	1.000	.999	.962	.775	.448	.166	.035	.003	.000	.000	.000
	7	1.000	1.000	.989	.895	.641	.315	.092	.013	.000	.000	.000
	8	1.000	1.000	.997	.960	.801	.500	.199	.040	.003	.000	.000
	9	1.000	1.000	1.000	.987	.908	.685	.359	.105	.011	.000	.000
	10	1.000	1.000	1.000	.997	.965	.834	.552	.225	.038	.001	.000
	11	1.000	1.000	1.000	.999	.989	.928	.736	.403	.106	.005	.000
	12	1.000	1.000	1.000	1.000	.997	.975	.874	.611	.242	.022	.001

		P										
		.05	.10	.20	.30	.40	.50	.60	.70	.80	.90	.95
	c											
	13	1.000	1.000	1.000	1.000	1.000	.994	.954	.798	.451	.083	.009
	14	1.000	1.000	1.000	1.000	1.000	.999	.988	.923	.690	.238	.050
	15	1.000	1.000	1.000	1.000	1.000	1.000	.998	.981	.882	.518	.208
	16	1.000	1.000	1.000	1.000	1.000	1.000	1.000	.998	.977	.833	.582
	17	1.000	1.000	1.000	1.000	1.000	1.000	1.000	1.000	1.000	1.000	1.000
$n=18$	0	.397	.150	.018	.002	.000	.000	.000	.000	.000	.000	.000
	1	.774	.450	.099	.014	.001	.000	.000	.000	.000	.000	.000
	2	.942	.734	.271	.060	.008	.001	.000	.000	.000	.000	.000
	3	.989	.902	.501	.165	.003	.004	.000	.000	.000	.000	.000
	4	.998	.972	.716	.333	.094	.015	.001	.000	.000	.000	.000
	5	1.000	.994	.867	.534	.209	.048	.006	.000	.000	.000	.000
	6	1.000	.999	.949	.722	.374	.119	.020	.001	.000	.000	.000
	7	1.000	1.000	.984	.859	.563	.240	.058	.006	.000	.000	.000
	8	1.000	1.000	.996	.940	.737	.407	.135	.021	.001	.000	.000
	9	1.000	1.000	.999	.979	.865	.593	.263	.060	.004	.000	.000
	10	1.000	1.000	1.000	.994	.942	.760	.437	.141	.016	.000	.000
	11	1.000	1.000	1.000	.999	.980	.881	.626	.278	.051	.001	.000
	12	1.000	1.000	1.000	1.000	.994	.952	.791	.466	.133	.006	.000
	13	1.000	1.000	1.000	1.000	.999	.985	.906	.667	.284	.028	.002
	14	1.000	1.000	1.000	1.000	1.000	.996	.967	.835	.499	.098	.011
	15	1.000	1.000	1.000	1.000	1.000	.999	.992	.940	.729	.266	.058
	16	1.000	1.000	1.000	1.000	1.000	1.000	.999	.986	.901	.550	.226
	17	1.000	1.000	1.000	1.000	1.000	1.000	1.000	.998	.982	.850	.603
	18	1.000	1.000	1.000	1.000	1.000	1.000	1.000	1.000	1.000	1.000	1.000
$n=19$	0	.337	.135	.014	.001	.000	.000	.000	.000	.000	.000	.000
	1	.755	.420	.083	.010	.001	.000	.000	.000	.000	.000	.000
	2	.933	.705	.237	.046	.005	.000	.000	.000	.000	.000	.000
	3	.987	.885	.455	.133	.023	.002	.000	.000	.000	.000	.000
	4	.998	.965	.673	.282	.070	.010	.001	.000	.000	.000	.000
	5	1.000	.991	.837	.474	.163	.032	.003	.000	.000	.000	.000
	6	1.000	.998	.932	.666	.308	.084	.012	.001	.000	.000	.000
	7	1.000	1.000	.977	.818	.488	.180	.035	.003	.000	.000	.000
	8	1.000	1.000	.993	.916	.667	.324	.088	.011	.000	.000	.000
	9	1.000	1.000	.998	.967	.814	.500	.186	.033	.002	.000	.000
	10	1.000	1.000	1.000	.989	.912	.676	.333	.084	.007	.000	.000
	11	1.000	1.000	1.000	.997	.965	.820	.512	.182	.023	.000	.000
	12	1.000	1.000	1.000	.999	.988	.916	.692	.334	.068	.002	.000
	13	1.000	1.000	1.000	1.000	.997	.968	.837	.526	.163	.009	.000
	14	1.000	1.000	1.000	1.000	.999	.990	.930	.718	.327	.035	.002
	15	1.000	1.000	1.000	1.000	1.000	.998	.977	.867	.545	.115	.013
	16	1.000	1.000	1.000	1.000	1.000	1.000	.995	.954	.763	.295	.067
	17	1.000	1.000	1.000	1.000	1.000	1.000	.999	.990	.917	.580	.245
	18	1.000	1.000	1.000	1.000	1.000	1.000	1.000	.999	.986	.865	.623
	19	1.000	1.000	1.000	1.000	1.000	1.000	1.000	1.000	1.000	1.000	1.000

		P										
		.05	.10	.20	.30	.40	.50	.60	.70	.80	.90	.95
	c											
n = 20	0	.358	.122	.012	.001	.000	.000	.000	.000	.000	.000	.000
	1	.736	.392	.069	.008	.001	.000	.000	.000	.000	.000	.000
	2	.925	.677	.206	.035	.004	.000	.000	.000	.000	.000	.000
	3	.984	.867	.411	.107	.016	.001	.000	.000	.000	.000	.000
	4	.997	.957	.630	.238	.051	.006	.000	.000	.000	.000	.000
	5	1.000	.989	.804	.416	.126	.021	.002	.000	.000	.000	.000
	6	1.000	.998	.913	.608	.250	.058	.006	.000	.000	.000	.000
	7	1.000	1.000	.968	.772	.416	.132	.021	.001	.000	.000	.000
	8	1.000	1.000	.990	.887	.596	.252	.057	.005	.000	.000	.000
	9	1.000	1.000	.997	.952	.755	.412	.128	.017	.001	.000	.000
	10	1.000	1.000	.999	.983	.872	.588	.245	.048	.003	.000	.000
	11	1.000	1.000	1.000	.995	.943	.748	.404	.113	.010	.000	.000
	12	1.000	1.000	1.000	.999	.979	.868	.584	.228	.032	.000	.000
	13	1.000	1.000	1.000	1.000	.994	.942	.750	.392	.087	.002	.000
	14	1.000	1.000	1.000	1.000	.998	.979	.874	.584	.196	.011	.000
	15	1.000	1.000	1.000	1.000	1.000	.994	.949	.762	.370	.043	.003
	16	1.000	1.000	1.000	1.000	1.000	.999	.984	.893	.589	.133	.016
	17	1.000	1.000	1.000	1.000	1.000	1.000	.996	.965	.794	.323	.075
	18	1.000	1.000	1.000	1.000	1.000	1.000	.999	.992	.931	.608	.264
	19	1.000	1.000	1.000	1.000	1.000	1.000	1.000	.999	.988	.878	.642
	20	1.000	1.000	1.000	1.000	1.000	1.000	1.000	1.000	1.000	1.000	1.000
n = 25	0	.227	.072	.004	.000	.000	.000	.000	.000	.000	.000	.000
	1	.642	.271	.027	.002	.000	.000	.000	.000	.000	.000	.000
	2	.873	.537	.098	.009	.000	.000	.000	.000	.000	.000	.000
	3	.966	.764	.234	.033	.002	.000	.000	.000	.000	.000	.000
	4	.993	.902	.421	.090	.009	.000	.000	.000	.000	.000	.000
	5	.999	.967	.617	.193	.029	.002	.000	.000	.000	.000	.000
	6	1.000	.991	.780	.341	.074	.007	.000	.000	.000	.000	.000
	7	1.000	.998	.891	.512	.154	.022	.001	.000	.000	.000	.000
	8	1.000	1.000	.953	.677	.274	.054	.004	.000	.000	.000	.000
	9	1.000	1.000	.983	.811	.425	.115	.013	.000	.000	.000	.000
	10	1.000	1.000	.994	.902	.586	.212	.034	.002	.000	.000	.000
	11	1.000	1.000	.998	.956	.732	.345	.078	.006	.000	.000	.000
	12	1.000	1.000	1.000	.983	.846	.500	.154	.017	.000	.000	.000
	13	1.000	1.000	1.000	.994	.922	.655	.268	.044	.002	.000	.000
	14	1.000	1.000	1.000	.998	.966	.788	.414	.098	.006	.000	.000
	15	1.000	1.000	1.000	1.000	.987	.885	.575	.189	.017	.000	.000
	16	1.000	1.000	1.000	1.000	.996	.946	.726	.323	.047	.000	.000
	17	1.000	1.000	1.000	1.000	.999	.978	.846	.488	.109	.002	.000
	18	1.000	1.000	1.000	1.000	1.000	.993	.926	.659	.220	.009	.000
	19	1.000	1.000	1.000	1.000	1.000	.998	.971	.807	.383	.033	.001
	20	1.000	1.000	1.000	1.000	1.000	1.000	.991	.910	.579	.098	.007
	21	1.000	1.000	1.000	1.000	1.000	1.000	.998	.967	.766	.236	.034
	22	1.000	1.000	1.000	1.000	1.000	1.000	1.000	.991	.902	.463	.127
	23	1.000	1.000	1.000	1.000	1.000	1.000	1.000	.998	.973	.729	.358
	24	1.000	1.000	1.000	1.000	1.000	1.000	1.000	1.000	.996	.928	.723
	25	1.000	1.000	1.000	1.000	1.000	1.000	1.000	1.000	1.000	1.000	1.000

부록 D. 표준정규분포표

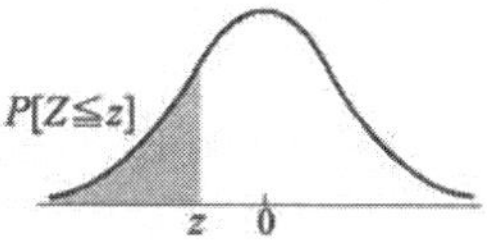

$$P'\{Z \leqq z\} = \int_{\infty}^{2} \frac{1}{\sqrt{2\pi}} e^{-\frac{1}{2}} dt$$

z	.00	.01	.02	0.3	.04	.05	0.6	0.7	.08	.09
.0	.5000	.5040	.5080	.5120	.5160	.5199	.5239	.5279	.5319	.5359
.1	.5398	.5438	.5478	.5557	.5557	.5596	.5636	.5675	.5714	.5753
.2	.5793	.5832	.5871	.5948	.5948	.5987	.6026	.6064	.6103	.6141
.3	.6179	.6217	.6255	.6331	.6331	.6368	.6406	.6443	.6480	.6517
.4	.6554	.6591	.6628	.6700	.6700	.6736	.6772	.6808	.6844	.6879
.5	.6915	.6950	.6985	.7054	.7054	.7088	.7123	.7157	.7190	.7224
.6	.7257	.7291	.7324	.7389	.7389	.7422	.7454	.7486	.7517	.7549
.7	.7580	.7611	.7642	.7703	.7703	.7734	.7764	.7794	.7823	.7852
.8	.7881	.7910	.7939	.7995	.7995	.8023	.8051	.8078	.8106	.8133
.9	.8159	.8186	.8212	.8264	.8264	.8289	.8315	.8340	.8365	.8389
1.0	.8413	.8438	.8461	.8485	.8508	.8531	.8554	.8577	.8599	.8621
1.1	.8643	.8665	.8680	.8708	.8729	.8749	.8770	.8790	.8810	.8830
1.2	.8849	.8869	.8888	.8907	.8925	.8944	.8962	.8980	.8997	.9015
1.3	.9032	.9049	.9066	.9082	.9099	.9115	.9131	.9147	.9162	.9177
1.4	.9192	.9207	.9222	.9236	.9251	.9265	.9279	.9292	.9306	.9319
1.5	.9332	.9345	.9357	.9370	.9382	.9394	.9406	.9418	.9429	.9441
1.6	.9452	.9463	.9474	.9484	.9495	.9505	.9515	.9525	.9535	.9545
1.7	.9554	.9564	.9573	.9582	.9591	.9599	.9608	.9616	.9625	.9633
1.8	.9641	.9649	.9656	.9664	.9671	.9678	.9686	.9693	.9699	.9706
1.9	.9713	.9719	.9726	.9732	.9738	.9744	.9750	.9756	.9761	.9767
2.0	.9772	.9778	.9783	.9788	.9793	.9798	.9803	.9808	.9812	.9817
2.1	.9821	.9826	.9830	.9834	.9838	.9842	.9846	.9850	.9854	.9857
2.2	.9861	.9864	.9868	.9871	.9875	.9878	.9881	.9884	.9887	.9890
2.3	.9893	.9896	.9898	.9901	.9904	.9906	.9909	.9911	.9913	.9916
2.4	.9918	.9920	.9922	.9925	.9927	.9929	.9931	.9932	.9934	.9936
2.5	.9938	.9940	.9941	.9943	.9945	.9946	.9948	.9949	.9951	.9952
2.6	.9953	.9955	.9956	.9957	.9959	.9960	.9961	.9962	.9963	.9964
2.7	.9965	.9966	.9967	.9968	.9969	.9970	.9971	.9972	.9973	.9974
2.8	.9974	.9975	.9976	.9977	.9977	.9978	.9979	.9979	.9980	.9981
2.9	.9981	.9982	.9982	.9983	.9984	.9984	.9985	.9985	.9986	.9986
3.0	.9987	.9987	.9987	.9988	.9988	.9989	.9989	.9989	.9990	.9990
3.1	.9990	.9991	.9991	.9991	.9992	.9992	.9992	.9992	.9993	.9993
3.2	.9993	.9993	.9994	.9994	.9994	.9994	.9994	.9995	.9995	.9995
3.3	.9995	.9995	.9995	.9996	.9996	.9996	.9996	.9996	.9996	.9997
3.4	.9997	.9997	.9997	.9997	.9997	.9997	.9997	.9997	.9997	.9998
3.5	.9998	.9998	.9998	.9998	.9998	.9998	.9998	.9998	.9998	.9998

부록 E. χ^2 분포표

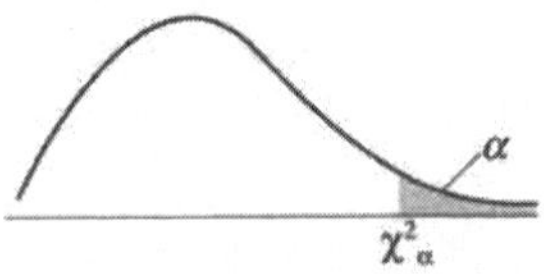

d.f \ α	.995	.990	.975	.950	.050	.025	.010	.005
1	392704×10^{-10}	157088×10^{-9}	982069×10^{-9}	393214×10^{-8}	3.84146	5.02389	6.63490	7.87944
2	.0100251	.0201007	.0506356	.102587	5.99147	7.37776	9.21034	10.5966
3	.0717212	.114832	.215795	.351846	7.81473	9.34840	11.3449	12.8381
4	.206990	.297110	.484419	.710721	9.48773	11.1433	13.2767	14.8602
5	.411740	.554330	.831211	1.145476	11.0705	12.8325	15.0863	16.7496
6	.675727	.872085	1.237347	1.63539	12.5916	14.4494	16.81 19	18.5476
7	.989265	1.239042	1.68987	2.16735	14.0671	16.0128	18.4753	20.2777
8	1.344419	1.646482	2.17973	2.73264	15.5073	17.5346	20.0902	21.9550
9	1.734926	2.087912	2.70039	3.32511	16.9190	19.0228	21.6660	23.5893
10	2.15585	2.55821	3.24697	3.94030	18.3070	20.4831	23.2093	25.1882
11	2.60321	3.05347	3.81575	4.57481	19.6751	21.9200	24.7250	26.7569
12	3.07382	3.57056	4.40379	5.22603	21.0261	23.3367	26.2170	28.2995
13	3.56503	4.10691	5.00874	5.89186	22.3621	24.7356	27.6883	29.8194
14	4.07468	4.66043	5.62872	6.57063	23.6848	26.1190	29.1413	31.3193
15	4.60094	5.22935	6.26214	7.26094	24.9958	27.4884	30.5779	32.8013
16	5.14224	5.81221	6.90766	7.96164	26.2962	28.8454	31.9999	34.2672
17	5.69724	6.40776	7.56418	8.67176	27.5871	30.1910	33.4087	35.7185
18	6.26481	7.01491	8.23075	9.39046	28.8693	31.5264	34.8053	37.1564
19	6.84398	7.63273	8.90655	10.1170	30.1435	32.8523	36.1908	38.5822
20	7.43386	8.26040	9.59083	10.8508	31.4104	34.1696	37.5662	39.9968
21	8.03366	8.89720	10.28293	11.5913	32.6705	35.4789	3S~i21	41.4010
22	8.64272	9.54249	10.9823	12.3380	33.9244	36.7807	40.2894	42.7956
23	9.26042	10.19567	11.6885	13.0905	35.1725	38.0757	41.6384	44.1813
24	9.88623	10.8564	12.4011	13.8484	36.4151	39.3641	42.9798	45.5585
25	10.5197	11.5240	13.1197	14.6114	37.6525	40.6465	44.3141	46.9278
26	11.1603	12.1981	13.8439	15.3791	38.8852	41.9232	45.6417	48.2899
27	11.8076	12.8786	14.5733	16.1513	40.1133	43.1944	46.9630	49.6449
28	12.4613	13.5648	15.3079	16.9279	41.3372	44.4607	48.2782	50.9933
29	13.1211	14.2565	16.0471	17.7083	42.5569	45.7222	49.5879	52.3356
30	13.7867	14.9535	16.7908	18.4926	43.7729	46.9792	50.8922	53.6720
40	20.7065	22.1643	24.4331	26.5093	55.7585	59.3417	63.6907	66.7659
50	27.9907	29.7067	32.3574	34.7642	67.5048	71 .4202	76.1539	79.4900
60	35.5346	37.4848	40.4817	43.1879	79.0819	83.2976	88.3794	91.9517
70	43.2752	45.4418	48.7576	51.7395	90.5312	95.0231	100.425	104.215
80	51.1720	53.5400	57.1532	60.3915	101.879	106.629	112.329	116.321
90	59.1963	61.7541	65.6466	69.1260	113.145	118.136	124.116	128.299
100	67.3276	70.0648	74.2219	77.9295	124.342	129.561	135.807	140.169

부록 F. t 분포표

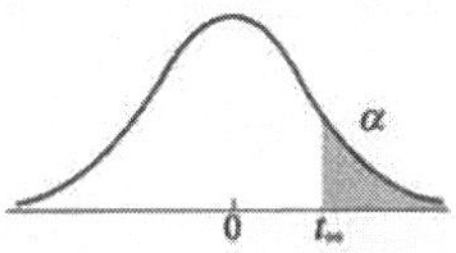

d.f	α .25	.1	.05	.025	.01	.005
1	1.000	3.078	6.314	12.706	31.821	63.657
2	.816	1.886	2.920	4.303	6.965	9.925
3	.765	1.638	2.353	3.182	4.541	5.841
4	.741	1.533	2.132	2.776	3.747	4.604
5	.727	1.476	2.015	2.571	3.365	4.032
6	.718	1.440	1.943	2.4.47	3.143	3.707
7	.711	1.415	1.895	2.365	2.998	3.499
8	.706	1.397	1.860	2.306	2.896	3.355
9	.703	1.383	1.833	2.262	2.821	3.250
10	.700	1.372	1.812	2.228	2.764	3.169
11	.697	1.363	1.796	2.201	2.7 18	3.106
12	.695	1.356	1.782	2.179	2.681	3.055
13	.694	1.350	1.771	2.160	2.650	3.012
14	.692	1.345	1.761	2.145	2.624	2.977
15	.691	1.341	1.753	2.131	2.602	2.947
16	.690	1.337	1.746	2.120	2.583	2.921
17	.689	1.333	1.740	2.110	2.567	2.898
18	.688	1.330	1.734	2.101	2.552	2.878
19	.688	1.328	1.729	2.093	2.539	2.861
20	.687	1.325	1.725	2.086	2.528	2.845
21	.686	1.323	1.721	2.080	2.518	2.831
22	.686	1.321	1.717	2.074	2.508	2.819
23	.685	1.319	1.714	2.069	2.500	2.807
24	.685	1.318	1.711	2.064	2.492	2.797
25	.684	1.316	1.708	2.060	2.485	2.787
26	.684	1.315	1.706	2.056	2.479	2.779
27	.684	1.314	1.703	2.052	2.473	2.771
28	.683	1.313	1.701	2.048	2.467	2.763
29	.683	1.311	1.699	2.045	2.462	2.756
30	.683	1.310	1.697	2.042	2.457	2.750
40	.681	1.303	1.684	2.021	2.423	2.704
60	.679	1.296	1.671	2.000	2.390	2.660
120	.677	1.289	1.658	1.980	2.358	2.617
∞	.674	1.282	1.645	1.960	2.326	2.576

부록 G. α=0.05 및 α=0.01에 해당하는 F 분포표

Example
For k_1=9, k_2= 12 degrees
of freedom: P[F>2.80] = 0.05
P[F>4.39] = 0.01

5%(Roman Type) and 1% (Bold Face Type) Points for the Distribution of F

k_2(분모의 자유도)	k_1(분자의 자유도)											
	1	2	3	4	5	6	7	8	9	10	11	12
1	161	200	216	225	230	234	237	239	241	242	243	244
	4,052	**4,999**	**5,403**	**5,625**	**5,764**	**5,859**	**5,928**	**5,982**	**6,022**	**6,056**	**6,082**	**6,106**
2	18.51	19.00	19.16	19.25	19.30	19.33	19.36	19.37	19.38	19.39	19.40	19.41
	98.49	**99.00**	**99,17**	**99.25**	**99.30**	**99.33**	**99.34**	**99.36**	**99.38**	**99.40**	**99.41**	**99.42**
3	0.13	9.55	928	9.12	9.01	8.94	8.89	8.85	8.81	8.79	8.76	8.74
	34.12	**30.82**	**29.46**	**28.71**	**28.24**	**27.91**	**27.67**	**27.49**	**27.34**	**27.23**	**27.13**	**27.05**
4	7.71	6.94	6.59	6.39	6.26	6.16	6.09	6.04	6.00	5.96	5.93	5.91
	21.20	**18.00**	**16.69**	**15.98**	**15.52**	**15.21**	**14.98**	**14.80**	**14.66**	**14.54**	**14.45**	**14.37**
5	6.61	5.79	5.41	5.19	5.05	4.95	4.88	4.82	4.77	4.74	4.70	4.68
	16.26	**13.27**	**12.06**	**11.39**	**10.97**	**10.67**	**10.45**	**10.27**	**10.15**	**10.05**	**9.96**	**9.89**
6	5.99	5.14	4.76	4.53	4.39	4.28	4.21	4.15	4.10	4.06	4.03	4.00
	13.74	**10.92**	**9.78**	**9.15**	**8.75**	**8.47**	**8.26**	**8.10**	**7.98**	**7.87**	**7.79**	**7.72**
7	5.59	4.74	4.35	4.12	3.97	3.87	3.79	3.73	3.68	3.64	3.60	3.57
	12.25	**9.55**	**8.45**	**7.85**	**7.46**	**7.19**	**7.00**	**6.84**	**6.72**	**6.62**	**6.54**	**6.47**
8	5.32	4.46	4.07	3.84	3.69	3.58	3.50	3.44	3.39	3.35	3.31	3.28
	11.26	**8.65**	**7.59**	**7.01**	**6.63**	**6.37**	**6.18**	**6.03**	**5.91**	**5.81**	**5.74**	**5.67**
9	5.12	4.26	3.86	3.63	3.48	3.37	329	323	3.18	3.14	3.10	3.07
	10.56	**8.02**	**6.99**	**6.42**	**6.06**	**5.80**	**5.61**	**5.47**	**5.35**	**5.26**	**5.18**	**5.11**
10	4.96	4.10	3.71	3.48	3.33	322	3.14	3.07	3.02	2.98	2.94	2.91
	10.04	**7.56**	**6.55**	**5.99**	**5.64**	**5.39**	**5.20**	**5.06**	**4.94**	**4.85**	**4.78**	**4.71**
11	4.84	3.98	3.59	3.36	3.20	3.09	3.01	2.95	2.90	2.85	2.82	2.79
	9.65	**7.20**	**6.22**	**5.67**	**5.32**	**5.07**	**4.88**	**4.74**	**4.63**	**4.54**	**4.46**	**4.40**
12	4.75	3.89	3.49	3.26	3.11	3.00	2.91	2.85	2.80	2.75	2.72	2.69
	9.33	**6.93**	**5.95**	**5.41**	**5.06**	**4.82**	**4.64**	**4.50**	**4.39**	**4.30**	**4.22**	**4.16**
13	4.67	3.81	3.41	3.18	3.02	2.92	2.83	2.77	2.71	2.67	2.63	2.60
	9.07	**6.70**	**5.74**	**5.21**	**4.86**	**4.62**	**4.44**	**4.30**	**4.19**	**4.10**	**4.02**	**3.96**
14	4.60	3.74	3.34	3.11	2.96	2.85	2.76	2.70	2.65	2.60	2.56	2.53
	8.86	**6.51**	**5.56**	**5.03**	**4.69**	**4.46**	**4.28**	**4.14**	**4.03**	**3.94**	**3.86**	**3.80**
15	4.54	3.68	3.29	3.06	2.90	2.79	2.71	2.64	2.59	2.54	2.51	2.48
	8.68	**6.36**	**5.42**	**4.89**	**4.56**	**4.32**	**4.14**	**4.00**	**3.89**	**3.80**	**3.73**	**3.67**
16	4.49	3.63	3.24	3.01	2.85	2.74	2.66	2.59	2.54	2.49	2.45	2.42
	8.53	**6.23**	**5.29**	**4.77**	**4.44**	**4.20**	**4.03**	**3.89**	**3.78**	**3.69**	**3.61**	**3.55**

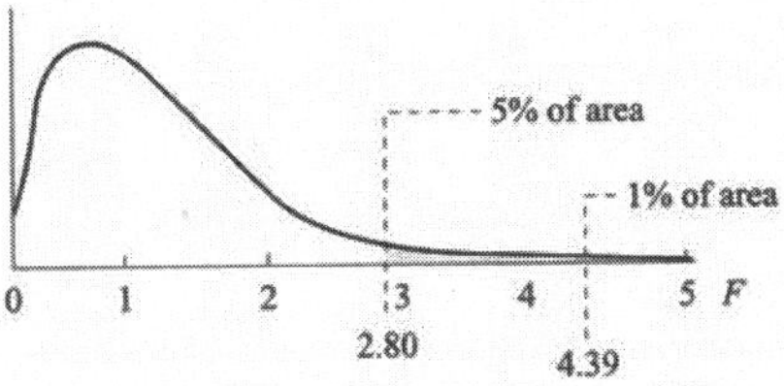

k_1(분자의 자유도)												
												k_2(분모의 자유도)
14	16	20	24	30	40	50	75	100	200	500	∞	
245	246	248	249	250	251	252	253	253	254	254	254	1
6,142	6,169	6,209	6,235	6,261	6,287	6,302	6,323	6,334	6,352	6,361	6,366	
19.42	19.43	19.44	19.45	19.46	19.47	19.47	19.48	19.49	19.49	19.50	19.50	2
99.43	99.44	99.45	99.46	99.47	99.48	99.48	99.49	99.49	99.49	99.50	99.50	
8.71	8.69	8.66	8.64	8.62	8.59	8.58	8.57	8.56	8.54	8.54	8.53	3
26.92	26.83	26.69	26.60	26.50	26.41	26.35	26.27	26.23	26.18	26.14	26.12	
5.87	5.84	5.80	5.77	5.75	5.72	5.70	5.68	5.66	5.65	5.64	5.63	4
14.24	14.15	14.02	13.93	13.83	13.74	13.69	13.61	13.57	13.52	13.48	13.48	
4.64	4.60	4.56	4.53	4.50	4.46	4.44	4.42	4.40	4.38	4.37	4.37	5
9.77	9.68	9.55	9.47	9.38	9.29	9.24	9,17	9.13	9.07	9.04	9.02	
3.96	3.92	3.87	3.84	3.81	3.77	3.75	3.72	3.71	3.69	3.68	3.67	6
7.60	7.52	7.40	7.31	7.23	7.14	7.09	7.02	6.99	6.94	6.90	6.88	
3.52	3.49	3.44	3.41	3.38	3.34	3.32	3.29	3.28	3.25	3.24	3.23	7
6.35	627	6.16	6.07	5.99	5.91	5.85	5.78	5.75	5.70	5.67	5.65	
3.23	3.20	3.15	3.12	3.08	3.04	3.03	3.00	2.98	2.96	2.94	2.93	8
5.56	5.48	5.36	5.28	5.20	5.12	5.06	5.00	4.96	4.91	4.88	4.86	
3.02	2.98	2.94	2.90	2.86	2.83	2.80	2.77	2.76	2.73	2.72	2.71	9
5.00	4.92	4.81	4.73	4.65	4.57	4.51	4.45	4.41	4.36	4.33	4.31	
2.86	2.82	2.77	2.74	2.70	2.66	2.64	2.61	2.59	2.56	2.55	2.54	10
4.60	4.52	4.41	4.33	4.25	4.17	4.12	4.05	4.01	3.96	3.93	3.91	
2.74	2.70	2.65	2.61	2.57	2.53	2.50	2.47	2.45	2.42	2.41	2.40	11
4.29	4.21	4.10	4.02	3.94	3.86	3.80	3.74	3.70	3.66	3.62	3.60	
2.64	2.60	2.54	2.51	2.47	2.43	2.40	2.36	2.35	2.32	2.31	2.30	12
4.05	3.98	3.86	3.78	3.70	3.62	3.56	3.49	3.46	3.41	3.38	3.36	
2.55	2.51	2.46	2.42	2.38	2.34	2.32	2.28	2.26	2.24	2.22	221	13
3.85	3.78	3.66	3.59	3.51	3.43	3.37	3.30	3.27	3.21	3.18	3.17	
2.48	2.44	2.39	2.35	2.31	2.27	2.24	2.21	2.19	2.16	2.14	2.13	14
3.70	3.62	3.51	3.43	3.34	3.27	3.21	3.14	3.11	3.06	3.02	3.00	
2.43	2.39	2.33	2.29	2.25	2.20	2.18	2.15	2.12	2.10	2.08	2.07	15
3.56	3.48	3.37	3.29	3.21	3.13	3.07	3.00	2.97	2.92	2.89	2.87	
2.37	2.33	2.28	2.24	2.19	2.15	2.13	2.09	2.07	2.04	2.02	2.01	16
3.45	3.37	3.26	3.18	3.10	3.02	2.96	2.89	2.86	2.80	2.77	2.75	

5%(Roman Type) and 1% (Bold Face Type) Points for the Distribution of F

k_2(분모의 자유도)	k_1(분자의 자유도) 1	2	3	4	5	6	7	8	9	10	11	12
17	4.45	3.59	3.20	2.96	2.81	2.70	2.62	2.55	2.49	2.45	2.41	2.38
	8.40	**6.11**	**5.18**	**4.67**	**4.34**	**4.10**	**3.93**	**3.79**	**3.68**	**3.59**	**3.52**	**3.45**
18	4.41	3.55	3.16	2.93	2.77	2.66	2.58	2.51	2.46	2.41	2.37	2.34
	8.28	**6.01**	**5.09**	**4.58**	**4.25**	**4.01**	**3.85**	**3.71**	**3.60**	**3.51**	**3.44**	**3.37**
19	4.38	3.52	3.13	2.90	2.74	2.63	2.54	2.48	2.42	2.38	2.34	2.31
	8.18	**5.93**	**5.01**	**4.50**	**4.17**	**3.94**	**3.77**	**3.63**	**3.52**	**3.43**	**3.36**	**3.30**
20	4.35	3.49	3.10	2.87	2.71	2.60	2.51	2.45	2.39	2.35	2.31	228
	8.10	**5.85**	**4.94**	**4.43**	**4.10**	**3.87**	**3.71**	**3.56**	**3.45**	**3.37**	**3.30**	**3.23**
21	4.32	3.47	3.07	2.84	2.68	2.57	2.49	2.42	2.37	2.32	2.28	2.25
	8.02	**5.78**	**4.87**	**4.37**	**4.04**	**3.81**	**3.65**	**3.51**	**3.40**	**3.31**	**3.24**	**3.17**
22	4.30	3.44	3.05	2.82	2.66	2.55	2.46	2.40	2.34	2.30	2.26	2.23
	7.94	**5.72**	**4.82**	**4.31**	**3.99**	**3.76**	**3.59**	**3.45**	**3.35**	**3.26**	**3.18**	**3.12**
23	4.28	3.42	3.03	2.80	2.64	2.53	2.44	2.37	2.32	2.27	2.24	2.20
	7.88	**5.66**	**4.76**	**4.26**	**3.94**	**3.71**	**3.54**	**3.41**	**3.30**	**3.21**	**3.14**	**3.07**
24	4.26	3.40	3.01	2.78	2.62	2.51	2.42	2.36	2.30	2.25	2.22	2.18
	7.82	**5.61**	**4.72**	**4.22**	**3.90**	**3.67**	**3.50**	**3.36**	**3.25**	**3.17**	**3.09**	**3.03**
25	4.24	3.39	2.99	2.76	2.60	2.49	2.40	2.34	2.28	2.24	2.20	2.16
	7.77	**5.57**	**4.68**	**4.18**	**3.86**	**3,63**	**3.46**	**3.32**	**3.21**	**3.13**	**3.05**	**2.99**
26	4.22	3.37	2.98	2.74	2.59	2.47	2.39	2.32	2.27	2.22	2.18	2.15
	7.72	**5.53**	**4.64**	**4.14**	**3.82**	**3.59**	**3.42**	**3.29**	**3.17**	**3.09**	**3.02**	**2.96**
27	4.21	3.35	2.96	2.73	2.57	2.46	2.37	2.30	225	2.20	2.16	2.13
	7.68	**5.49**	**4.60**	**4.11**	**3.79**	**3.56**	**3.39**	**3.26**	**3.14**	**3.06**	**2.98**	**2.93**
28	4.20	3.34	2.95	2.71	2.56	2.44	2.36	2.29	2.24	2.19	2.15	2.12
	7.64	**5.45**	**4.57**	**4.07**	**3.78**	**3.53**	**3.36**	**3.23**	**3.11**	**3.03**	**2.95**	**2.90**
29	4.18	3.33	2.93	2.70	2.54	2.43	2.35	2.28	2.22	2.18	2.14	2.10
	7.60	**5.42**	**4.54**	**4.04**	**3.73**	**3.50**	**3.33**	**3.20**	**3.08**	**3.00**	**2.92**	**2.87**
30	4.17	3.32	2.92	2.69	2.53	2.42	2.33	2.27	2.21	2.16	2.12	2.09
	7.56	**5.39**	**4.51**	**4.02**	**3.70**	**3.47**	**3.30**	**3.17**	**3.06**	**2.98**	**2.90**	**2.84**
32	4.15	3.30	2.90	2.67	2.51	2.40	2.32	2.25	2.19	2.14	2.10	2.07
	7.50	**5.34**	**4.46**	**3.97**	**3.66**	**3.42**	**3.25**	**3.12**	**3.01**	**2.94**	**2.86**	**2.80**
34	4.13	3.28	2.88	2.65	2.49	2.38	2.30	2.23	2.17	2.12	2.08	2.05
	7.44	**5.29**	**4.42**	**3.93**	**3.61**	**3.38**	**3.21**	**3.08**	**2.97**	**2.89**	**2.82**	**2.76**
36	4.11	3.26	2.86	2.63	2.48	2.36	2.28	2.21	2.15	2.10	2.06	2.03
	7.39	**5.25**	**4.38**	**3.89**	**3.58**	**3.35**	**3.18**	**3.04**	**2.94**	**2.86**	**2.78**	**2.72**
38	4.10	3.25	2.85	2.62	2.46	2.35	2.26	2.19	2.14	2.09	2.05	2.02
	7.35	**5.21**	**4.34**	**3.86**	**3.54**	**3.32**	**3.15**	**3.02**	**2.91**	**2.82**	**2.75**	**2.69**
40	4.08	3.23	2.84	2.61	2.45	2.34	2.25	2.18	2.12	2.07	2.04	2.00
	7.31	**5.18**	**4.31**	**3.83**	**3.51**	**3.29**	**3.12**	**2.99**	**2.88**	**2.80**	**2.73**	**2.66**
42	4.07	3.22	2.83	2.59	2.44	2.32	224	2.17	2.11	2.06	2.02	1.99
	7.27	**5.15**	**4.29**	**3.80**	**3.49**	**3.26**	**3.10**	**2.96**	**2.86**	**2.77**	**2.70**	**2.64**

k_1(분자의 자유도)												
												k_2(분모의 자유도)
14	16	20	24	30	40	50	75	100	200	500	∞	
2.33	2.29	2.23	2.19	2.15	2.11	2.08	2.04	2.02	1.99	1.97	1.96	17
3.35	3.27	3.16	3.08	3.00	2.92	2.86	2.79	2.76	2.70	2.67	2.65	
229	2.25	2.19	2.15	2.11	2.07	2.04	2.00	1.98	1.95	1.93	1.92	18
3.27	3.19	3.07	3.00	2.91	2.83	2.78	2.71	2.68	2.62	2.59	2.57	
2.26	2.21	2.15	2.11	2.07	2.02	2.00	1.96	1.94	1.91	1.90	1.88	19
3.19	3.12	3.00	2.92	2.84	2.76	2.70	2.63	2.60	2.54	2.51	2.49	
2.23	2.18	2.12	2.08	2.04	1.99	1.96	1.92	1.90	1.87	1.85	1.84	20
3.13	3.05	2.94	2.86	2.77	2.69	2.63	2.56	2.53	2.47	2.44	2.42	
2.20	2.15	2.09	2.05	2.00	1.96	1.93	1.89	1.87	1.84	1.82	1.81	21
3.07	2.99	2.88	2.80	2.72	2.63	2.58	2.51	2.47	2.42	2.38	2.36	
2.18	2.13	2.07	2.03	1.98	1.93	1.91	1.87	1.84	1.81	1.80	1.78	22
3.02	2.94	2.83	2.75	2.67	2.58	2.53	2.46	2.42	2.37	2.33	2.31	
2.14	2.10	2.04	2.00	1.96	1.91	1.88	1.84	1.82	1.79	1.77	1.76	23
2.97	2.89	2.78	2.70	2.62	2.53	2.48	2.41	2.37	2.32	2.28	2.26	
2.13	2.09	2.02	1.98	1.94	1.89	1.86	1.82	1.80	1.76	1.74	1.73	24
2.93	2.85	2.74	2.66	2.58	2.49	2.44	2.36	2.33	2.27	2.23	2.21	
2.11	2.06	2.00	1.96	1.92	1.87	1.84	1.80	1.77	1.74	1.72	1.71	25
2.89	2.81	2.70	2.62	2.54	2.46	2.40	2.32	2.29	2.23	2.19	2.17	
2.10	2.05	1.99	1.95	1.90	1.85	1.82	1.78	1.76	1.72	1.70	1.69	26
2.86	2.77	2.66	2.58	2.50	2.41	2.36	2.28	2.25	2.19	2.15	2.13	
2.08	2.03	1.97	1.93	1.88	1.84	1.80	1.76	1.74	1.71	1.68	1.67	27
2.83	2.74	2.63	2.55	2.47	2.38	2.33	2.25	2.21	2.16	2.12	2.10	
2.06	2.02	1.96	1.91	1.87	1.81	1.78	1.75	1.72	1.69	1.67	1.65	28
2.80	2.71	2.60	2.52	2.44	2.35	2.30	2.22	2.18	2.13	2.09	2.06	
2.05	2.00	1.94	1.90	1.85	1.80	1.77	1.73	1.71	1.68	1.65	1.64	29
2.77	2.68	2.57	2.49	2.41	2.32	2.27	2.19	2.15	2.10	2.06	2.03	
2.04	1.99	1.93	1.89	1.84	1.79	1.76	1.72	1.69	1.66	1.64	1.62	30
2.74	2.66	2.55	2.47	2.38	2.29	2.24	2.16	2.13	2.07	2.03	2.01	
2.02	1.97	1.91	1.86	1.82	1.76	1.74	1.69	1.67	1.64	1.61	1.59	32
2.70	2.62	2.51	2.42	2.34	2.25	2.20	2.12	2.08	2.02	1.98	1.96	
2.00	1.95	1.89	1.84	1.80	1.74	1.71	1.67	1.64	1.61	1.59	1.57	34
2.66	2.58	2.47	2.38	2.30	2.21	2.15	2.08	2.04	1.98	1.94	1.91	
1.98	1.93	1.87	1.82	1.78	1.72	1.69	1.65	1.62	1.59	1.56	1.55	36
2.62	2.54	2.43	2.35	2.26	2.17	2.12	2.04	2.00	1.94	1.90	1.87	
1.96	1.92	1.85	1.80	1.76	1.71	1.67	1.63	1.60	1.57	1.54	1.53	38
2.59	2.51	2.40	2.32	2.22	2.14	2.08	2.00	1.97	1.90	1.86	1.84	
1.95	1.90	1.84	1.79	1.74	1.69	1.66	1.61	1.59	1.55	1.53	1.51	40
2.56	2.49	2.37	2.29	2.20	2.11	2.05	1.97	1.94	1.88	1.84	1.81	
1.94	1.89	1.82	1.78	1.73	1.68	1.64	1.60	1.57	1.54	1.51	1.49	42
2.54	2.46	2.35	2.26	2.17	2.08	2.02	1.94	1.91	1.85	1.80	1.78	

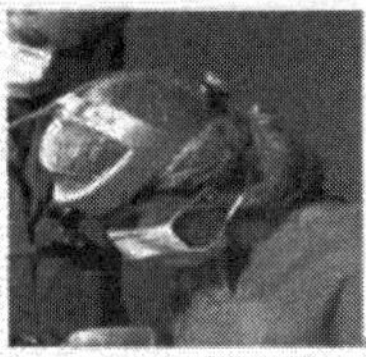

5%(Roman Type) and 1% (Bold Face Type) Points for the Distribution of F

k_2(분모의 자유도)	k_1(분자의 자유도) 1	2	3	4	5	6	7	8	9	10	11	12
44	4.06	3.21	2.82	2.58	2.43	2.31	2.23	2.16	2.10	2.05	2.01	1.98
	7.24	**5.12**	**4.26**	**3.78**	**3.46**	**3.24**	**3.07**	**2.94**	**2.84**	**2.75**	**2.68**	**2.62**
46	4.05	3.20	2.81	2.57	2.42	2.30	2.22	2.14	2.09	2.04	2.00	1.97
	7.21	**5.10**	**4.24**	**3.76**	**3.44**	**3.22**	**3.05**	**2.92**	**2.82**	**2.73**	**2.66**	**2.60**
48	4.04	3.19	2.80	2.56	2.41	2.30	2.21	2.14	2.08	2.03	1.99	1.96
	7.19	**5.08**	**4.22**	**3.74**	**3.42**	**3.20**	**3.04**	**2.90**	**2.80**	**2.71**	**2.64**	**2.58**
50	4.03	3.18	2.79	2.56	2.40	2.29	2.20	2.13	2.07	2.02	1.98	1.95
	7.17	**5.06**	**4.20**	**3.72**	**3.41**	**3.18**	**3.02**	**2.88**	**2.78**	**2.70**	**2.62**	**2.56**
55	4.02	3.17	2.78	2.54	2.38	2.27	2.18	2.11	2.05	2.00	1.97	1.93
	7.12	**5.01**	**4.16**	**3.68**	**3.37**	**3.15**	**2.98**	**2.85**	**2.75**	**2.66**	**2.59**	**2.53**
60	4.00	3.15	2.76	2.53	2.37	2.25	2.17	2.10	2.04	1.99	1.95	1.92
	7.08	**4.98**	**4.13**	**3.65**	**3.34**	**3.12**	**2.95**	**2.82**	**2.72**	**2.63**	**2.56**	**2.50**
65	3.99	3.14	2.75	2.51	2.36	2.24	2.15	2.08	2.02	1.98	1.94	1.90
	7.04	**4.95**	**4.10**	**3.62**	**3.31**	**3.09**	**2.93**	**2.79**	**2.70**	**2.61**	**2.54**	**2.47**
70	3.98	3.13	2.74	2.50	2.35	2.23	2.14	2.07	2.01	1.97	1.93	1.89
	7.01	**4.92**	**4.08**	**3.60**	**3.29**	**3.07**	**2.91**	**2.77**	**2.67**	**2.59**	**2.51**	**2.45**
80	3.96	3.11	2.72	2.48	2.33	2.21	2.12	2.05	1.99	1.95	1.91	1.88
	6.96	**4.88**	**4.04**	**3.56**	**3.25**	**3.04**	**2.87**	**2.74**	**2.64**	**2.55**	**2.48**	**2.41**
100	3.94	3.09	2.70	2.46	2.30	2.19	2.10	2.03	1.97	1.92	1.88	1.85
	6.90	**4.82**	**3.98**	**3.51**	**3.20**	**2.99**	**2.82**	**2.69**	**2.59**	**2.51**	**2.43**	**2.36**
125	3.92	3.07	2.68	2.44	2.29	2.17	2.08	2.01	1.95	1.90	1.86	1.83
	6.84	**4.78**	**3.94**	**3.47**	**3.17**	**2.95**	**2.79**	**2.65**	**2.56**	**2.47**	**2.40**	**2.33**
150	3.91	3.06	2.67	2.43	2.27	2.16	2.07	2.00	1.94	1.89	1.85	1.82
	6.81	**4.75**	**3.91**	**3.44**	**3.14**	**2.92**	**2.76**	**2.62**	**2.53**	**2.44**	**2.37**	**2.30**
200	3.89	3.04	2.65	2.41	2.26	2.14	2.05	1.98	1.92	1.87	1.83	1.80
	6.76	**4.71**	**3.88**	**3.41**	**3.11**	**2.90**	**2.73**	**2.60**	**2.50**	**2.41**	**2.34**	**2.28**
400	3.86	3.02	2.62	2.39	2.23	2.12	2.03	1.96	1.90	1.85	1.81	1.78
	6.70	**4.66**	**3.83**	**3.36**	**3.06**	**2.85**	**2.69**	**2.55**	**2.46**	**2.37**	**2.29**	**2.23**
1000	3.85	3.00	2.61	2.38	2.22	2.10	2.02	1.95	1.89	1.84	1.80	1.76
	6.66	**4.62**	**3.80**	**3.34**	**3.04**	**2.82**	**2.66**	**2.53**	**2.43**	**2.34**	**2.26**	**2.20**
∞	3.84	2.99	2.60	237	2.21	2.09	2.01	1.94	1.88	1.83	1.79	1.75
	6.64	**4.60**	**3.78**	**3.32**	**3.02**	**2.80**	**2.64**	**2.51**	**2.41**	**2.32**	**2.24**	**2.18**

k_1(분자의 자유도)												
												k_2(분모의 자유도)
14	16	20	24	30	40	50	75	100	200	500	∞	
1.92	1.88	1.81	1.76	1.72	1.66	1.63	1.58	1.56	1.52	1.50	1.48	44
2.52	2.44	2.32	2.24	2.15	2.06	2.00	1.92	1.88	1.82	1.78	1.75	
1.91	1.87	1.80	1.75	1.71	1.65	1.62	1.57	1.54	1.51	1.48	1.46	46
2.50	2.42	2.30	2.22	2.13	2.04	1.98	1.90	1.86	1.80	1.76	1.72	
1.90	1.86	1.79	1.74	1.70	1.64	1.61	1.56	1.53	1.50	1.47	1.45	48
2.48	2.40	2.28	.2.20	2.11	2.02	1.96	1.88	1.84	1.78	1.73	1.70	
1.90	1.85	1.78	1.74	1.69	1.63	1.60	1.55	1.52	1.48	1.46	1.44	50
2.46	2.39	2.26	2.18	2.10	2.00	1.94	1.86	1.82	1.76	1.71	1.68	
1.88	1.83	1.76	1.72	1.67	1.61	1.58	1.52	1.50	1.46	1.43	1.41	55
2.43	2.35	2.23	2.15	2.06	1.96	1.90	1.82	1.78	1.71	1.66	1.64	
1.86	1.81	1.75	1.70	1.65	1.59	1.56	1.50	1.48	1.44	1.41	1.39	60
2.40	2.32	2.20	2.12	2.03	1.93	1.87	1.79	1.74	1.68	1.63	1.60	
1.85	1.80	1.73	1.68	1.63	1.57	1.54	1.49	1.46	1.42	1.39	1.37	65
2.37	2.30	2.18	2.09	2.00	1.90	1.84	1.76	1.71	1.64	1.60	1.56	
1.84	1.79	1.72	1.67	1.62	1.56	1.53	1.47	1.45	1.40	1.37	1.35	70
2.35	2.28	2.15	2.07	1.98	1.88	1.82	1.74	1.69	1.62	1.56	1.53	
1.82	1.77	1.70	1.65	1.60	1.54	1.51	1.45	1.42	1.38	1.35	1.32	80
2.32	224	2.11	2.03	1.94	1.84	1.78	1.70	1.65	1.57	1.52	1.49	
1.79	1.75	1.68	1.63	1.57	1.51	1.48	1.42	1.39	1.34	1.30	1.28	100
226	2.19	2.06	1.98	1.89	1.79	1.73	1.64	1.59	1.51	1.46	1.43	
1.77	1.72	1.65	1.60	1.55	1.49	1.45	1.39	1.36	1.31	1.27	1.25	125
2.23	2.15	2.03	1.94	1.85	1.75	1.68	1.59	1.54	1.46	1.40	1.37	
1.76	1.71	1.64	1.59	1.54	1.47	1.44	1.37	1.34	1.29	1.25	1.22	150
2.20	2.12	2.00	1.91	1.83	1.72	1.66	1.56	1.51	1.43	1.37	1.33	
1.74	1.69	1.62	1.57	1.52	1.45	1.42	1.35	1.32	1.26	1.22	1.19	200
2.17	2.09	1.97	1.88	1.79	1.69	1.62	1.53	1.48	1.39	1.33	1.28	
1.72	1.67	1.60	1.54	1.49	1.42	1.38	1.32	1.28	1.22	1.16	1.33	400
2.12	2.04	1.92	1.84	1.74	1.64	1.57	1.47	1.42	1.32	1.24	1.19	
1.70	1.65	1.58	1.53	1.47	1.41	1.36	1.30	1.26	1.19	1.13	1.08	1000
2.09	2.01	1.89	1.81	1.71	1.61	1.54	1.44	1.38	1.28	1.19	1.11	
1.69	1.64	1.57	1.52	1.46	1.40	1.35	1.28	1.24	1.17	1.11	1.00	∞
2.07	1.99	1.87	1.79	1.69	1.59	1.52	1.41	1.36	1.25	1.15	1.00	

부록 H. 자유도 및 유의수준에 따른 상관계수(r) 분포표

df	.1	.05	.02	.01	.001
1	.98769	.99692	.999507	.999877	.9999988
2	.90000	.95000	.98000	.990000	.99900
3	.8054	.8783	.93433	.95873	.99116
4	.7293	.8114	.8822	.91720	.97406
5	.6694	.7545	.8329	.8745	.95074
6	.6215	.7067	.7887	.8343	.92493
7	.5822	.6664	.7498	.7977	.8982
8	.5494	.6319	.7155	.7646	.8721
9	.5214	.6021	.6851	.7348	.8471
10	.4973	.5760	.6581	.7079	.8233
11	.4762	.5529	.6339	.6835	.8010
12	.4575	.5324	.6120	.6614	.7800
13	.4409	.5139	.5923	.6411	.7603
14	.4259	.4973	.5742	.6226	.7420
15	.4124	.4821	.5577	.6055	.7246
16	.4000	.4683	.5425	.5897	.7084
17	.3887	.4555	.5285	.5741	.6932
18	.3783	.4438	.5155	.5614	.6787
19	.3687	.4329	.5034	.5487	.6652
20	.3598	.4227	.4921	.5368	.6524
25	.3233	.3809	.4451	.4869	.5974
30	.2960	.3494	.4093	.4487	.5541
35	.2746	.3246	.3810	.4182	.5189
40	.2573	.3044	.3578	.3932	.4896
45	.2428	.2875	.3384	.3721	.4648
50	.2306	.2732	.3218	.3541	.4433
60	.2108	.2500	.2948	.3248	.4078
70	.1954	.2319	.2737	.3017	.3799
80	.1829	.2172	.2565	.2830	.3568
90	.1726	.2050	.2422	.2673	.3375
100	.1638	.1946	.2301	.2540	.3211

참고문헌

고응린, 김정근, 이동우 등. 보건통계학. 초판. 신광출판사, 서울, 1974

김동희, 박중양, 손중권 등. 통계학 - 개념과 제문제. 개정판. 자유아카데미, 서울, pp. 3-50, 1989

김병천, 개인용 컴퓨터에서의 통계패키지의 선택과 활용. 응용통계연구. 1987;1:75-90

김우철, 김재주, 박성현 등. 현대통계학. 재개정판. 영지문화사, 서울, 1984

백운봉, 허명희. EDA-탐색적 데이터 분석. 초판. 박영사, 서울, 1987

성내경. 기본 SAS 소프트웨어. 자유아카데미, 서울, 1990

성내경. SAS 시스템과 SAS 언어. 자유아카데미, 서울, 1990

안윤옥. 실용 의학 통계론. 전정판. 서울대학교출판부, 서울, 1996

안윤옥, 유근영, 박병주 외. 역학의 원리와 응용. 서울대학교출판부, 서울, 2005

윤기중, 안윤기, 김병수. 통계의 오용과 효율적 이용에 관한 연구.

이동우 외. 보건통계학의 이론과 실제. 고문사, 서울, 1979 산업과 경영. 1987;24:3-37

채서일, 김범종. SPSS/PC⁺를 이용한 통계분석. 초판. 법문사, 서울, 1980

최종후, 이재창. 학술논문과 통계적 기법. 고려대학교 통계연구소 통계분석강의 총서 12. 자유아카데미, 서울, 1990

'89 의료보험통계연보 제11호, 제12호. 의료보험관리공단, 1989 한국의 사회지표. 경제기획원 조사통계국, 1988

Brown GW. Standard deviation, standard error. Which 'standard' should we use? *Am J Dis Child*. 1982; 136:937-41

Brown GW. Dounts, scales, and scores. Levels of observation. *Am J Dis Child*. 1985; 139:147-51

Chalmers AF. What is this thing called science?: An assessment of the nature and status of science and its methods. 2nd ed. University of Queensland Press, 1982. (신인철, 신중섭 역. 현대의 과학철학. 제1판. 서광사. 서울, pp. 27-75, 1989)

Detrie A. Lecture notes on medical statistics. 1st ed. Blackwell Scientific Publication. 1978

Elandt-Johnson RC. Definition of rates : some remarks on their use and misuse. *Am J Epidemiol*. 1975;102:267-71

Etzioni A. Effects of small computers on scientists. *Science*. 1975;189:4197

Feinstein AR. Clinical biostatistics L. On chossing a mean and other quantitative indexes to describe the location and dispersion of univariate data. *Clin Pharmacol Ther*. 1980;27:120-30

Feinstein AR. Clinical biostatistics LI. Quantitative significance and statistical indexes for a contrast of two groups. *Clin Pharmacol Ther*. 1980;27:567-78

Feinstein AR. Clinical biostatistics LV. The t test and the basic ethos of parametric statistical inference (Part I). *Clin Pharmacol Ther*. 1981;29:548-60

Feinstein AR. Clinical Biostatistics LVI. The t test and the basic ethos of parametric statistical inference (Conclusion). *Clin Pharmacol Ther*. 1981;30:133-46

Feinstein AR. Kramer MS. Clinical biostatistics LII. A primer on quantitative indexes of association. *Clin Pharmaol Ther*. 1980; 28: 130-45

Hulley SB. SR Cummings. Designing Clinical Research. An Epidemiologic Approach. 1st ed. Williams & Wilkins, 1988

Kimball AW. Errors of third kind in statistical consulting. *J Am Stat Assoc*. 1957;52:133-42

Kleinbaum DG. LL Kupper. H Morgenstern. Epidemiologic research. principles and quantitative methods. 1st ed. Van Nostrand Reinhold Company, New York. 1982, 17-95

Rothman KJ. Modern epidemiology. 1st ed. Little, Brown and Company, Boston/Toronto, pp51-76, 1986

Siegel S, NJ Castellan. Nonparametric statistics for the behavioral sciences. 2nd ed. McGraw-Hill Book Company, New York, 1988

Wallenstein S, CL Zucker, JL Fleiss. Some statistical methods useful in circulation reserch. Circulation Res. 1980;47:1-9

Wulf HR. Pedersen SA. Rosenberg R. Philosophy of medicine. 1st ed. Blackwell scientific Publication, 1986

찾아보기

한글 찾아보기

ㄱ

ㄴ

ㄷ

ㄹ/ㅁ

ㅂ

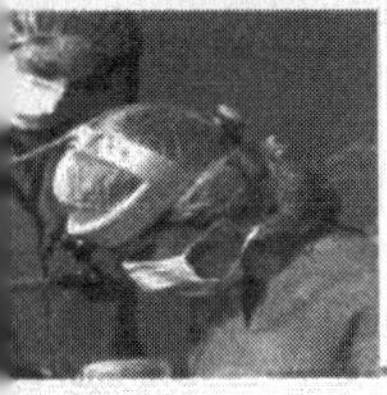

ㅇ

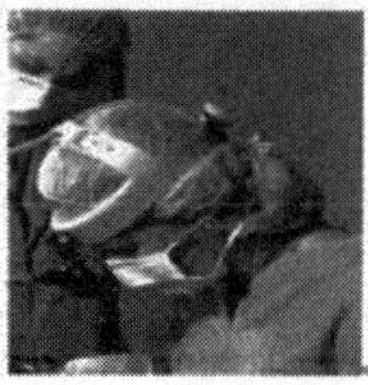

ㅊ

ㅋ/ㅌ

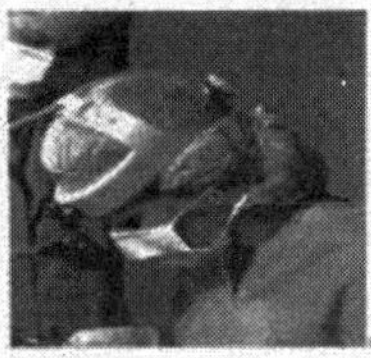

ㅎ

기타

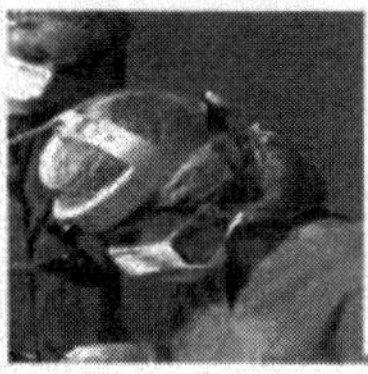

영문 찾아보기

A

B

C

D

E

F/G

H/I

K/L

M

N

O

P/Q

R

S

T

U/V

W/X/Z

etc.

저자 소개

안윤옥
1948년 3월 11일생(남)
1972년 서울대학교 의과대학 졸업(의학사)
1974년 서울대학교 보건대학원 졸업(보건학석사)
1977년 서울대학교 대학원 졸업(의학박사)
1983년 미국 하버드 보건대학원 초빙 연구원
1985년 일본 나고야대학 의학부 초빙 연구원
현 서울대학교 의과대학 예방의학교실 교수(1980년~)
현 대한암협회 회장(2004년~)

이무송
1989년 서울대학교 의과대학 졸업
1995년 서울대학교 대학원 졸업(의학박사)
덴마크 코펜하겐대학 방문 연구원
미국 워싱턴주립대학 방문 연구원
현 울산대학교 의과대학 예방의학교실 교수
현 울산의대 서울아산병원 의학통계지원실장

보건통계학의 이해

1992년 3월 15일 1판 발행
1993년 8월 15일 2판 발행
2003년 3월 25일 2판 6쇄
2006년 7월 20일 3판 발행
2008년 8월 25일 3판 2쇄
2010년 8월 20일 3판 3쇄
2012년 1월 25일 3판 4쇄

공저자 **안윤옥 · 이무송**

발행자 **김 시 동**
발행처 **정 문 각**

서울특별시 마포구 대흥동 210-1호 봉화빌딩
TEL 713-0421~3 FAX 704-6265
전자우편 jungmunk@unitel.co.kr
홈페이지 www.jungmunkag.co.kr
등 록 1990년 10월 25일 9-246호

정가 **17,000**원

ISBN 89-7742-325-2 93510